国家卫生健康委员会"十四五"规划教材

全国高等学校教材

供卫生信息管理、医学信息学及信息管理与信息系统等相关专业用

信息分析方法及医学应用

第 3 版

主　　编　崔　雷

副 主 编　刘智勇　安新颖　文庭孝　牟冬梅

编　　者　（按姓氏笔画排序）

王倩飞（济宁医学院）　　　　　　　李　莉（新疆医科大学）

文庭孝（中南大学）　　　　　　　　李　维（北京大学医学部）

刘　艳（哈尔滨医科大学）　　　　　袁永旭（山西医科大学）

刘智勇（华中科技大学同济医学院）　浦科学（重庆医科大学）

闫　雷（中国医科大学）　　　　　　黄丽丽（长春中医药大学）

安新颖（中国医学科学院北京协和医学院　崔　雷（中国医科大学）

　　　　　医学信息研究所）　　　　　潘　玮（蚌埠医学院）

牟冬梅（吉林大学白求恩第一医院）

编写秘书　兰　雪（中国医科大学）

人民卫生出版社

·北京·

图书在版编目（CIP）数据

信息分析方法及医学应用/崔雷主编. —3 版. —
北京：人民卫生出版社，2022.8
全国高等学校卫生信息管理/医学信息学专业第三轮
规划教材
ISBN 978-7-117-33440-2

Ⅰ. ①信… Ⅱ. ①崔… Ⅲ. ①医学－管理信息系统－
医学院校－教材 Ⅳ. ①R319

中国版本图书馆 CIP 数据核字（2022）第 141139 号

| 人卫智网 | www.ipmph.com | 医学教育、学术、考试、健康，购书智慧智能综合服务平台 |
| 人卫官网 | www.pmph.com | 人卫官方资讯发布平台 |

信息分析方法及医学应用
Xinxi Fenxi Fangfa ji Yixue Yingyong
第 3 版

主 编：崔 雷
出版发行：人民卫生出版社（中继线 010-59780011）
地 址：北京市朝阳区潘家园南里 19 号
邮 编：100021
E - mail：pmph @ pmph.com
购书热线：010-59787592 010-59787584 010-65264830
印 刷：廊坊一二〇六印刷厂
经 销：新华书店
开 本：850×1168 1/16 印张：25 插页：1
字 数：705 千字
版 次：2009 年 3 月第 1 版 2022 年 8 月第 3 版
印 次：2022 年 10 月第 1 次印刷
标准书号：ISBN 978-7-117-33440-2
定 价：92.00 元
打击盗版举报电话：010-59787491 E-mail：WQ @ pmph.com
质量问题联系电话：010-59787234 E-mail：zhiliang @ pmph.com
数字融合服务电话：4001118166 E-mail：zengzhi @ pmph.com

全国高等学校卫生信息管理/医学信息学专业规划教材第三轮修订
出版说明

为进一步促进卫生信息管理/医学信息学专业人才培养和学科建设,提高相关人员的专业素养,更好地服务卫生健康事业信息化、数字化的建设发展,人民卫生出版社决定组织全国高等学校卫生信息管理/医学信息学专业规划教材第三轮修订编写工作。

医学信息学作为计算机信息科学与医学交叉的一门新兴学科,相关专业主要包括管理学门类的信息管理与信息系统、信息资源管理、大数据管理与应用,理学门类的生物信息学,工学门类的医学信息工程、数据科学与大数据技术,医学门类的生物医药数据科学、智能医学工程等。我国医学信息学及卫生信息管理相关专业的本科教育始于20世纪80年代中期,通过以课程体系和教学内容为重点的改革,取得系列积极成果。2009年人民卫生出版社组织编写出版了国内首套供卫生信息管理专业使用的规划教材,2014年再版,凝结了众多专业教育工作者的智慧和心血,与此同时,也有多个系列的医学信息学相关教材和专著出版发行,为我国高等学校卫生信息管理/医学信息学教育和人才培养做出了重要贡献。

当前,健康中国、数字中国加快建设,教育教学改革不断深化,对卫生信息管理/医学信息学人才的需求持续增加,知识更新加快,专业设置更加丰富,亟需在原有卫生信息管理课程与教材体系的基础上,建设适应新形势的卫生信息管理/医学信息学相关专业教材体系。2020年国务院办公厅发布《关于加快医学教育创新发展的指导意见》,对"十四五"时期我国医学教育创新发展提出了新要求,人民卫生出版社与中华医学会医学信息学分会在对国内外卫生信息管理/医学信息学专业人才培养和教材编写进行广泛深入调研的基础上,于2020年启动了第三轮规划教材的修订工作。随后,成立全国高等学校卫生信息管理/医学信息学专业规划教材第三届评审委员会、明确本轮教材编写原则、召开评审委员会会议和主编人会议,经过反复论证,最终确定编写11本规划教材,计划于2022年秋季陆续出版发行,配套数字内容也将同步上线。

本套教材主要供全国高等学校卫生信息管理、医学信息学以及信息管理与信息系统等相关专业使用。该套教材的编写,遵循全国高等学校卫生信息管理/医学信息学专业的培养目标,努力做到符合国家对高等教育提出的新要求、反映学科发展新趋势、满足人才培养新需求、适应学科建设新特点。在修订编写过程中主要体现以下原则和特点。

一是寓课程思政于教材思政。立德树人是教育的根本任务,专业课程和专业教材与思政教育深度融合,肩负高校教育为党育才、为国育人的历史重任。通过对国内外卫生信息管理/医学信息学专业发展的介绍,引导学生坚定文化自信;通过对医学信息安全与隐私保护相关伦理、政策法规等的介绍,培养和增强学生对信息安全、隐私保护的责任意识和风险意识。

二是培养目标更加明确。在以大数据、人工智能为代表的新一轮科技革命和产业变革新背景下,卫生健康信息化加快发展,医工、医理、医文更加交叉融合,亟需加大复合型创新人才培养力度,教材结构、内容、风格等以服务学生需求为根本。

三是统筹完善专业教材体系建设。由于卫生信息管理/医学信息学相关专业涉及医学、管理学、理学、工学等多个门类,不同高校在专业设置上也各具特色,加之学科领域发展迅猛、应用广泛,为进一步完善专业教材体系,本轮教材在进行整合优化的基础上,增加了《医学大数据与人工智能》《公众健康信息学》《医学知识组织》和《医学信息安全》等,以满足形势发展和学科建设的需要。

四是遵循编写原则,打造精品教材。认真贯彻"三基、五性、三特定"的编写原则,重点介绍基本理论、基本知识和基本技能;体现思想性、科学性、先进性,增强启发性和适用性;落实"三特定"即特定对象、特定要求、特定限制的要求。树立质量和精品意识,突出专业特色,统筹教材稳定性和内容新颖性,坚持深度和广度适宜、系统与精练相统一,同一教材和相关教材内容不重复,相关知识点具有连续性,减轻学生负担。

五是提供更为丰富的数字资源。为了适应新媒体教学改革与教材建设的新要求,本轮教材增加了多种形式的数字资源,采用纸质教材、数字资源(类型为课件、在线习题、微课等)为一体的"融合教材"编写模式,着力提升教材纸数内容深度结合、丰富教学互动资源。

希望本轮教材能够紧跟我国高等教育改革发展的新形势,更好地满足卫生健康事业对卫生信息管理/医学信息学专业人才的新需求。真诚欢迎广大院校师生在使用过程中多提供宝贵意见,为不断提高教材质量,促进教材建设发展,为我国卫生信息管理/医学信息学相关专业人才培养做出新贡献。

全国高等学校卫生信息管理/医学信息学专业规划教材第三轮修订

序　言

随着互联网、大数据、云计算、人工智能等信息技术在医学和卫生健康领域的广泛深入应用，信息技术与医学和卫生健康事业的结合日益紧密。医学和卫生健康领域的信息化、数字化、智能化，对于推动健康中国和数字中国建设、卫生健康事业高质量发展、深化医药卫生体制改革和面向人民健康的科技创新，实现人人享有基本医疗卫生服务、保障人民健康等具有极为重要的意义，迫切需要既了解医学与卫生健康行业又懂信息技术的复合型、高层次医学信息专业人才。

医学信息学是实现医学和卫生健康领域信息化、数字化、智能化高质量发展，以及推动健康中国、数字中国建设的重要基础，是引领和支撑医学和卫生健康事业发展的重要支柱。医学信息学作为一门计算机信息科学与医学交叉的新兴学科，已经成为医学的重要基础学科和现代医学的重要组成部分。它伴随着计算机信息技术在医学领域中的应用以及服务医学研究与实践的需要而产生，也随着服务于医学及相关领域的目标与活动而不断发展。目前，已涵盖与人类生命健康相关的各层次（分子—基因—蛋白—亚细胞—细胞—组织—器官—个体—群体）的医学应用，通过对医学信息（数据）的挖掘、有效组织和管理、开发与应用，实现对医学信息的充分利用和共享，提高医学管理与决策的质量和效率，全面赋能医学与卫生健康事业发展。

我国医学信息学的发展主要起步于医学图书和情报管理领域，早期主要集中在医院信息系统、医学情报研究、医学信息资源建设与服务等方面。20世纪80年代中期开始，当时卫生部所属4所医学院校创办图书情报专业，开始了医学信息学专业教育的探索。经过30余年的建设，特别是进入新世纪以来，医学信息学发展迅速，加快形成为与理学、工学、管理学、医学相互交叉的新兴学科，涉及学科门类、专业类目众多，主要相关的如管理学门类的信息管理与信息系统、卫生信息管理、信息资源管理、大数据管理与应用，理学门类的生物信息学，工学门类的医学信息工程、数据科学与大数据技术，医学门类的健康数据科学、生物医药数据科学、智能医学工程等。目前，我国的卫生信息管理/医学信息学高等教育已形成以本科教育为基础、硕博士教育为龙头、专科教育为补充的多层次教育格局。与此同时，以课程体系和教学内容为重点的教学改革取得了系列成果，出版了一批内容新颖、富有特色的教材，包括规划教材、自编教材、翻译教材等。在全国高等学校规划教材建设方面，2009年人民卫生出版社就组织编写并出版了国内首套共9本供卫生信息管理专业学生使用的教材，2014年更新再版扩展至11本，为我国高等学校卫生信息管理/医学信息学教育做出了重要贡献。

随着计算机科学与信息技术的迅猛发展，健康中国建设的推进，医学信息学呈现诸多新特征，主要表现为,信息技术应用与卫生健康行业深度交融加快,数字健康成为健康服务的重要组成部分,信息技术与医学的深度融合推动新的医学革命,数据治理与开放共享、信息安全与隐私保护更加受到重视,医学信息学科发展加速。在此背景下,卫生信息管理/医学信息学人才需求持续增加,亟需建设适应新形势的相关专业教材体系,为培养复合型、高层次专业人才提供帮助。人民卫生出版社主动履行使命、担当作为,联合中华医学会医学信息学分会,在对国内外相关专业人才培养和教材编写进行深入调研的基础上,决定组织编写新一轮全国高等学校卫生信息管理/医学信息学专业教材,并将其作为国家卫生健康委员会"十四五"规划教材。

2020年人民卫生出版社成立全国高等学校卫生信息管理/医学信息学专业规划教材第三届评审委员会,由我担任主任委员,中华医学会医学信息学分会现任主任委员、中国医学科学院医学信息研究所钱庆研究员和候任主任委员、郑州大学第一附属医院刘章锁教授等8位专家学者担任副主任委员,来自全国高等院校、科研院所等机构的32位专家学者担任委员。评审委员会在现状调研和专家论证等基础上,紧密结合新形势、新需求,更好体现系统性、权威性、代表性和实用性,经反复论证对既往多个教材品种进行整合优化,针对前沿发展新增4个品种《医学信息安全》、《医学知识组织》、《医学大数据与人工智能》、《公众健康信息学》,最终确定11个品种,力求体现新的学科发展成果和更好满足人才培养需求。整套教材将于2022年秋陆续出版发行,配套数字内容也将同步上线。

经评审委员会和人民卫生出版社共同协商,从全国长期从事卫生信息管理/医学信息学相关教学科研工作的专家学者中,遴选出本套教材的主编和副主编。最终,11本教材共有主编18人、副主编40人、编委130余人,涵盖了全国110多所高校、科研院所和相关单位。

教材编写过程中,各位主编率领编委团队高度负责、精诚团结、通力合作、精益求精,高质量、高水平地完成了编写任务,中国医学科学院医学信息研究所的李姣研究员担任本套教材评审委员会的秘书,同人民卫生出版社共同完成了大量卓有成效的工作。我要特别指出的是,本轮教材的顺利出版,离不开人民卫生出版社的优质平台,离不开各参编院校、科研院所的积极参与,在此,我向各位领导的支持、专家同道的辛勤付出和做出的卓越贡献致以崇高的敬意,并表示衷心的感谢。

作为一门快速发展的新兴交叉学科,编写中尽可能反映学科领域的最新进展和主要成果,但囿于时间和水平等原因,难免存在错漏和不当之处,真诚欢迎各位读者特别是广大高等院校师生在使用过程中多提宝贵意见。

全国高等学校卫生信息管理/医学信息学专业
第三届教材评审委员会主任委员 代 涛
2022年秋于北京

主编简介

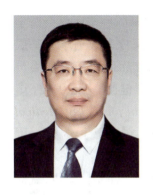

崔 雷

　　教授，博士研究生导师。中国医科大学健康管理学院副院长。中国科学技术情报学会理事，辽宁省科技情报学会副理事长，辽宁省医学信息与健康工程学会副理事长，中国中西医结合学会信息专业委员会副主任委员。

　　从事医学信息学专业教学工作 35 年，主持开发"书目信息共现挖掘系统"（BICOMB）。主编国家卫生和计划生育委员会"十二五"规划教材《临床信息管理》，全国高等学校医学规划教材《医学数据挖掘》《简明医学信息学》《因特网上生物医学信息检索指南》等教材。主持国家自然科学基金课题、国家卫生健康委课题、英国国际发展署和世界卫生组织课题等，发表论文 200 余篇。

副主编简介

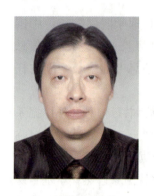

刘智勇

华中科技大学同济医学院教授，博士研究生导师。中华医学会医学信息学分会教育学组委员，中国卫生信息与健康医疗大数据学会基层应用专业委员会副秘书长，中国卫生经济学会医疗保险经济专业委员会委员，中国卫生经济学会委员；《重庆医学》《智慧健康》杂志编委，国际期刊 *Medicine* 学术编辑及 *PLOS ONE*、*International journal of Medical informatics*、*SCIENTOMATRICS* 等国际期刊审稿人。国家卫生健康委、国家医疗保障局等部委多个政策改革项目专家。

从事卫生信息管理、卫生统计专业教学科研 20 年。主持国家级、省部级、市级等各类科研项目 18 项。发表论文 120 余篇，出版专著 2 部。

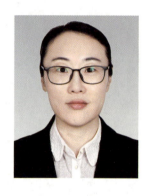

安新颖

研究员，中国医学科学院北京协和医学院医学信息研究所医学科技评价与战略情报研究中心主任。中华医学会医学信息学分会委员。

主持国家重点研发计划课题、教育部人文社科课题、国家自然科学基金项目、国家科技支撑计划课题等 20 余项 。以第一作者或通讯作者在 *Journal of Information Science*、*Scientometrics*、《情报学报》等期刊上发表论文 50 余篇。完成医学科技评价、学科领域发展报告、前沿技术监测研究等专题研究报告 80 余份，担任北京协和医学院"医学信息分析与评价"课程负责人。带领团队连续 8 年发布《中国医院科技量值报告》。

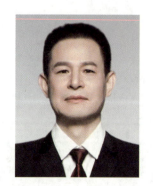

文庭孝

教授，博士研究生导师。中南大学生物医学信息系副主任。全国科学计量学与信息计量学专业委员会副主任。

从事教学工作 24 年，主持国家社科基金重点项目 1 项、国家社会科学基金重大项目子课题 1 项、国家社会科学基金青年项目 1 项、国家自然科学基金项目 1 项，湖南省社会科学基金项目 5 项，参与国家社会科学重大、重点项目 15 项，在国内外发表学术论文 180 余篇，出版学术著作、教材 15 部，研究成果获省部级以上奖励 3 项。

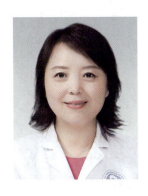

牟冬梅

　　教授，博士研究生导师。吉林大学白求恩第一医院大数据中心主任兼临床研究部副主任。中华医学会医学信息学分会第六届委员会医院信息化学组委员，吉林省健康协会健康医疗大数据专家委员会主任委员。

　　从事医药信息学领域教学28年，主持多项国家自然科学基金、国家社会科学基金、吉林省科技计划项目等项目，出版多部学术著作及教材，发表学术论文100余篇，授权发明专利1项，软件著作权4项。获得吉林省人民政府颁发的"吉林省拔尖创新人才第三层次""吉林省第十二批有突出贡献的中青年专业技术人才"等称号。

前　言

　　这是一本介绍信息分析方法的教材，聚焦这些方法在医学领域里的应用。《信息分析方法及医学应用（第3版）》是全国高等学校卫生信息管理/医学信息学专业的规划教材之一，整合、修订了上一轮规划教材中的《卫生信息分析（第2版）》和《信息计量学及其医学应用（第2版）》的有关内容，增加了比较成熟的和最新的信息分析技术。

　　我们生活在信息时代，信息成为每个人生活中不可或缺的要素；同时，信息已经成为人类社会的第三大资源，信息资源成为经济发展的重要支柱。每一个接触信息的人都在不知不觉地从事信息分析，并利用信息分析的结果做出决策。系统掌握并规范使用信息分析方法既是体现专业素质的亮点，也是信息专业学生在医学信息领域里纵横驰骋的"屠龙刀"。

　　本教材侧重介绍信息分析的方法，分为基于文献的分析方法和基于社会调查的方法。基于文献的分析方法部分主要介绍文献计量学经典定律和引文分析等经典方法，基于社会调查的方法包括专家调查法、层次分析法及竞争情报分析等。

　　本教材注重方法的使用，每一章都尽可能融入了该方法的相应案例；同时也及时跟进最新的信息分析方法，包括书目信息共现聚类分析、替代计量学、网络分析等前沿的信息分析技术。

　　本教材适用于医学背景的信息相关专业，包括信息管理与信息系统专业、医学信息工程、生物（医学）信息学，也可以用于非医学背景的数据科学与大数据技术专业、信息管理与信息系统专业、信息资源管理等专业的教学参考，也可以作为医学临床和基础专业本科及研究生在科研活动中的信息分析方法使用手册。

　　希望本教材能让热爱信息分析的同道们有所收获，由于编者水平有限，书中难免存在不足和疏漏之处，敬请批评指正，以使本书日臻完善。

崔　雷
2022年9月

目　　录

第一章

概　　论

随着信息技术、网络通信技术的快速发展，社会信息化程度不断提高，信息已经成为便利生活的必需品。在使用信息的过程中，人们不仅仅通过信息工具了解与自己相关的自然、社会问题，同时也在不知不觉中进行着信息分析活动。例如，你的朋友最近频繁在微信朋友圈发送有关买房或者装修的内容，你自然会推测你的朋友正在买房或者装修；电商平台根据你最近购买商品的种类和次数，推测出你的兴趣偏好而给你推荐产品；新闻消息提供商根据你浏览文章的题材种类，推荐相似的内容。因此，信息分析已经渗透到了社会生活的各个角落，成为个人和单位便利生活和改善服务的重要技能。

很多学科、专业成为数据驱动的科学，产生了诸多以信息分析为核心方法的信息学分支学科，比如生物信息学、临床信息学乃至护理信息学。这些学科、专业无一例外在其科研活动中要对获取的数据进行分析。例如，在生物信息学中，熟悉各种基因、蛋白等数据库并从中获取数据，熟练使用各种挖掘软件分析数据，已经成为开展生物信息学研究的常规操作。数据只有经过信息分析才能成为可靠和有效的知识，因此，信息分析在科学研究中的地位越来越重要。

从信息管理与服务活动的角度看，搜集信息、组织信息、检索信息和分析信息等信息管理工作的终极目标是为了让用户方便、高效地利用信息。信息服务的层次可以是比较原始的信息载体的传递，如书刊借阅、文献数据库检索，也可以是直接提供用户所需的信息和答案。在信息技术飞速发展的时代，随着各专业科研人员信息素养和能力的提高，智能化的信息系统给用户提供了傻瓜式的操作便利，越来越多的用户可以熟练地独自进行文献检索和下载等工作，传统的文献服务面临着信息技术带来的挑战。显然，为用户提供全面系统和准确的信息而非信息载体，是信息管理服务生存和发展的机遇；而信息分析则是回应这一挑战的唯一途径。

从信息管理与信息系统专业的培养目标来看，对于具有医药背景的信息管理专业，培养出来的学生应当掌握现代管理学理论基础、生物医学知识、数理基础及计算机科学知识；而在这些知识和技能中，信息分析与预测的学习需要专业学生在掌握了信息搜集知识和技能（文献检索、网络资源），数据分析知识和技能（计算机语言与统计）之后才能开展。因此，从这个角度讲，信息分析能力的培养是专业培养的终极目标，也是本专业具有研究性和创新性的一项服务活动。

第一节　信息分析的内涵

一、信息分析的含义

一直以来，信息分析（information analysis）的定义一直处于讨论和争议之中，尚无广泛接受的观点。这种局面的出现有其历史渊源。

早在 1956 年编制的《1956—1967 年科学技术发展远景规划纲要》中就将建立科技情报系统列为 57 项重大研究任务的最后一项。《规划》指出："情报工作的任务主要是迅速建立机构，培养情报工作的专家，全面地和及时地搜集、研究和报道国内外，特别是科学先进国家的科学技术发展情况和新的成就，使全国科学工作能及时地了解这些发展与成就"。

《规划》中对情报机构和专家所从事的工作的表述，奠定了当时情报工作的基本内容：搜集、研究和报道国外科学技术发展情况和新成就。

这一时期的科技情报工作被称为"情报研究"，并且至今依然在科学文献中见到这个名称。根据 2019 年统计，关于情报研究的定义目前已有 96 种之多。它们其实是情报调研的从业人员和理论研究专家对同一种活动从不同角度、不同层次、不同侧重和深度的阐述，对这些定义的辨析，有利于我们更好地了解情报研究的各种属性。表 1-1 列出了具有代表性的情报研究定义。

表 1-1 代表性的情报研究定义

提出时间与来源	定义内容	定义比较
1989 年，蒋沁，王昌亚，《情报研究》	情报研究是针对用户需要或者接受用户委托，制定研究课题，然后通过文献调查和实情调查，搜集与课题有关的大量的知识和信息，研究它们之间的相互关系和作用，经过归纳整理、去伪辨析、演绎推理、审议评价，使科技知识得以系统化、综合化、科学化、适用化，以揭示事物或过程的状态和发展（如背景、现状、动态、趋势、对策等）	调查对象包括文献和实情，同时强调了用户的需求，并对分析过程和方法进行了详细罗列
1990 年，邹志仁，《情报研究与预测》	情报研究就是针对某个课题，从大量文献资料和其他各种有关情报中，经过分析、综合、研究，系统地提出有情况、有对比、有分析、有观点、有预测的情报研究成果，以提供用户参考使用	对情报研究成果的内容提出了具体的要求
1990 年，包昌火，《情报研究方法论》	情报研究就是根据特定需要，对情报信息进行定向选择和科学抽象的研究活动，是情报工作和科技工作相结合的产物，是一类科学劳动的集合。所谓定向选择，就是根据特定需要进行的情报搜集和信息整序工作；所谓的科学抽象，就是透过现象，解释研究对象的本质、规律和相互间的联系的思维过程	对情报研究进行了更为抽象和简洁的描述，强调情报调研工作的科学性质为科学劳动，与科技工作密不可分
1991 年，国家科学技术委员会，《国家科学技术情报发展政策》	情报研究是以情报为对象，对情报的内容进行整理、加工、鉴别、判断、选择与综合，得出新的情报的科学研究活动。它是整个情报活动中的创造性劳动，是一种科学研究工作，属于思想库范畴	明确提出情报研究是创造性劳动，是一种科学研究工作
1993 年，《中国大百科全书》（图书馆学、情报学、档案学卷）	情报研究通常指文献情报的分析与综合的过程，即对反映一定时期某一课题领域进展的文献情报进行分析和归纳，并以研究报告等多种形式提供的专题情报或系统化的浓缩情报，满足用户或读者的专门需要或全面了解该领域现状和发展趋势的需要	限定在文献情报范围内。注重情报分析的实际过程，指出了情报研究的输出结果
1994 年，包昌火等，对我国情报工作的认识和对策研究，《情报理论与实践》	情报研究是根据社会用户的特定需求，以现代的信息技术和"软科学"研究方法为主要手段，以社会信息采集、选择、评价、分析和综合等系列化加工为基本过程，以形成新的、增值的情报产品，为不同层次的科学决策服务为主要目的的一类社会化的智能活动	提出情报研究是为决策服务的智能活动
1994 年，冯恩椿，谢兴仁，《情报研究学基础》	情报工作是根据特定目标，在已有情报中进行定向选择和科学抽象的研究活动，以揭示研究对象的内在变化规律及其与周围事物的联系，从而获得能满足特定用户需求的新情报或者情报集合	对以往概念的概括和综合

比较分析上述定义,可以发现这些定义集中出现于 20 世纪 80 年代末至 90 年代初。这些定义主要从研究对象(客体)、研究过程、研究结果等方面对情报研究进行定义,尤其是对情报研究工作的性质,也从科学劳动上升到创造性劳动再到科学研究工作乃至智能活动。至 1994 年前后,专家们在对之前提出的概念进行进一步梳理和概括之后,提出了全面而简洁的情报研究的定义。

20 世纪 90 年代,在专家对情报研究的定义进行热烈讨论的同一年代,随着"信息"一词日益被人们所接受,"情报研究"一词逐渐被"信息分析"所取代,"信息分析"的使用更为普及和广泛,但是人们普遍认为二者本质相同,一般在使用中对二者不加以区分,基于这个原因,在了解"情报分析"的基础上,目前相对广为接受的信息分析的定义为:以社会用户的特定需求为依托,以定性和定量研究方法为手段,通过对文献信息的收集、整理、鉴别、评价、分析、综合等系列加工过程,形成新的、增值的信息产品,最终为不同层次的科学决策服务的一项具有科研性质的智能活动。

二、信息分析的类型

从上述情报研究和信息分析的定义可以得知,信息分析按照其功能可以分为信息分析和信息预测两个方面。信息分析是对已知信息内容的深入分析,而信息预测则是建立在这种分析基础上的对未知或未来信息的科学预测。也有学者从功能更细的粒度上,提出跟踪型信息分析、比较型信息分析、预测型信息分析和评价型信息分析。

信息分析是一项涉及多种方法的智能活动,信息分析的类型也可以按照采用的方法来划分。一般可以分为定性分析方法、定量分析方法和定性与定量相结合的分析方法三种。定性分析方法一般不涉及变量关系,主要依靠人类的逻辑思维功能来分析问题;而定量分析方法肯定要涉及变量关系,主要是依据数学函数形式来进行计算求解。定性分析方法比如比较、推理、分析与综合等;定量分析方法比如回归分析法、时间序列法等。而定性与定量相结合的方法的产生则是由于信息分析问题的复杂性,很多问题的解决既涉及定性分析,也涉及定量分析,因此定性分析和定量分析方法相结合的运用越来越普遍。

由于信息分析的分析客体和方法绝大多数都是基于文献的分析,也可以将信息分析分为基于文献计量学方法的信息分析和基于社会调查方法的信息分析;分析数据的方法包括时间序列分析法、层次分析法、德尔菲法、聚类分析等,这种基于分析方法的分类一般广泛应用于专业教材的内容组织。

按照其所应用的领域,信息分析可以划分为政治(含外交)、经济(含产业)、社会、科学技术、交通通信、人物、军事等方面。医学信息分析属于科学技术信息分析的分支,由于健康医疗是与人的生命相关的领域,而人是具有社会属性的高级动物,因此医学信息分析中涉及的要素既有生物医学(如遗传物质、疾病、药物、医学诊疗技术),也有社会学因素(如患者、医护人员及人际关系、心理行为以及伦理道德等),这种重要性和复杂性使得医学信息分析较其他学科的信息分析更为引人注目,其发展也因此更为迅速并取得了丰硕的成果。

三、信息分析的特征

(一)在研究课题上,信息分析具有针对性和灵活性

研究课题的针对性体现在两个方面:一是研究课题的来源和研究本身具有目的性,即研究人员要根据社会需要和特定的委托,确定研究课题和研究目标;二是最终产品对用户的适用性,例如,在产品的内容、制作方式和传递渠道上适合特定用户在不同场合、时间和实际情况的需要。两者相比较,起决定性的还是选题上的针对性。

信息分析工作又具有一定的灵活性。在选择课题时,根据社会需要可以有多种选择,在一次选择中又可以根据课题性质、急迫性与重要性、信息可获得性和人员与设备条件等做出抉择。对于委托研究项目,对委托方提出的研究课题和目标,要从全局和实际情况出发,对研究内容和目标进行必

要的调整。收集信息与选择研究方法时,应根据工作条件、课题要求、目标、费用与时间要求等进行灵活处理。在研究工作过程中,有时会发现新事物、新情况、新问题,以至于需要调整研究目标和研究方向,此时,研究人员需要在仔细核对、综合平衡和向委托者进行充分说明之后,调整研究课题,以使研究工作与目标更有价值,更富有成就。

(二)在研究内容上,信息分析具有综合性与系统性

信息分析工作通过系统的加工整理,可以使分散的、片面的、无序的、零星的知识变得系统、有序和完整。这种系统性是从纵、横两方面来实现的。从纵的方面来看,要将有关课题的来龙去脉、发展经过、当前水平、存在问题、未来趋势等,按时间顺序进行研究,以掌握课题发展的全貌。从横的方面来看,要用系统工程的观点对与课题有关的政治、经济、社会、科技、军事等各个方面的问题进行综合考虑,这样才能对研究课题有全面的认识。

信息分析工作之所以表现出这种综合性和系统性,是因为现代科学研究相互渗透、相互交叉,而且政治、经济、社会、科技、军事等领域之间相互联系,任何一个事物的发展不仅取决于其自身的历史、现状和发展规律,也取决于各种外部条件及因素。所以,从事信息分析工作,就要从研究事物的环境和内部组成开始,去进行全面的综合性分析研究,并把事物的发展变化也看作是一个连续和统一的过程。从现实社会的实际情况看,任何一个社会系统或社会问题都包含了多方面的因素,受到多种自然因素与社会因素的制约,有关的信息分析与预测工作必须充分考虑这种情况,从整体上进行综合性的研究。

(三)在研究成果上,信息分析具有智能性与创造性

有一种观点认为信息分析工作不同于科学研究工作,只不过是信息的收集、整理、加工,并不产生新的知识。应该承认,信息分析确实与科学研究不同,但是任何信息分析工作都是致力于认识事物的特性和发现事物的规律,而事物的特性与规律并不一定直接、全面地体现在有关信息的表层含义之中,也就是说,不是一看就明白、一听就能有所收获的,需要经过深入的分析研究才能把握。这就要求信息研究人员具有较高的智能和知识水平、敏锐的观察力与准确的判断力,在工作中能运用智力劳动进行卓有成效的工作。因此信息分析是对各种相关信息的深度加工,是一种深层次或高层次的信息服务,是一项具有研究性质的智能活动。

对于一项具体的信息研究工作来说,研究人员总是面对新情况、新问题、新事物,需要在全面收集有关信息的基础上,经过创造性的智力劳动,然后提出对有关问题和事物的正确认识和看法,发现事物的规律和未曾被认识的方面,为人的认识与实践活动提供有创见性的、具有一定价值的指导意见。最终完成的信息分析产品是智力劳动的产物,是不同于原来信息的新的知识。因而可以说,信息分析工作具有鲜明的创造性,正是这种创造性特点使这一工作具有重要的社会价值。

(四)在研究工作上,信息分析具有预测性与近似性

一项重大的决策是否正确,不仅要从执行这项决策当时的经济和社会效果来衡量,而且要预见到对未来可能产生的影响。决策只有建立在预测的基础之上,才是科学的决策。信息分析是科学管理的一个重要组成部分,信息分析要为决策提供依据,就不能不对未来做出预测,具有明显的预测性是信息分析工作的一个突出特点。

正是由于信息分析与预测是在事件发生之前对其未来状态的预计和推测,或者是对已发生事件的未知状态的估计和判断,这些预计和推测,尽管有科学的依据、科学的态度和科学的方法做基础,但毕竟是简约化后对事物发展变化实际情况的一种近似反映。由于受到各种不断变化着的因素的影响,同实际情况相比,信息分析与预测结果往往会出现一定的偏差,它只是一个近似值。

(五)在研究方法上,信息分析具有科学性与特殊性

信息分析工作是一项科学工作,它建立在科学理论与方法的基础上,具有科学研究活动的一般特性。具体表现在:①采用科学的研究方法。在具体研究工作中,信息分析使用包括数学方法、逻辑

方法、系统分析方法等多种定性定量研究方法；并借助于电子计算机作为研究工具；研究的结果要通过科学手段进行检验，并在检验中修正和改进。②数据的客观性和结论的准确性。信息分析是以大量文献资料为对象的，它们客观地记录了各种数据和事实。根据这些客观事实和数据，信息分析人员进行客观分析，通过辨别真伪、去粗取精、去伪存真，从而得出正确的结论。③研究的相对独立性。信息分析工作虽然接受上级或用户的委托开展研究，但在研究过程中应保持相对的独立性，这是科学研究的基本要求，否则容易使信息分析工作受到"长官意志"或"唯用户是瞻"的影响，这样的信息分析工作就失去了科学性，得出的结论也就无法保证准确、可靠。

信息分析工作处于自然科学（重视实验手段）与社会科学（重视对文献的收集和利用）的接口，它并不具体研究某一自然物质或者某种自然现象，而是研究社会各个领域的发展战略决策问题。研究内容决定了其研究方法的特殊性，包括：①基本上不采用实验和试验手段。②收集的资料比一般科学研究要广泛而且系统，不仅要详细占有课题所涉及领域的资料，还要掌握与课题有关的地理环境、自然资源、科学文化水平等方面的资料。③作为对象，收集的不仅仅是文献，还包括实物信息、口头信息等。④收集方式多样化，不仅通过正规交流渠道获得文献和数据，还可以通过参观、访问、讨论会发放调查表等非正规交流渠道来收集信息。

（六）在研究过程上，信息分析具有社会性

可以从以下三个方面来理解：①课题来源的社会化。信息分析工作的课题是多种多样、十分广泛的，来自社会的各个部门、各个行业、各个阶层，是面向整个社会的。②研究人员的社会化。由于课题的综合性因素，仅靠一个部门、一个机构的研究人员很难完成，只有依靠相关部门的力量共同完成，例如专职信息分析人员、兼职信息分析人员和专业技术人员通过密切合作的方式来进行信息分析课题的研究已逐渐形成一种趋势。③研究成果的社会化。一般来说，信息分析成果是直接提供给委托用户的，并不直接服务整个社会，但是从最终目的和结果来看，还是为社会进步、经济发展服务的。

第二节　信息分析的功能与作用

概括起来说，信息分析的作用就是为决策服务。具体体现在：为决策提供依据、论证和备选方案，对决策实施过程进行评价反馈，而信息分析所能发挥的作用取决于信息分析的功能。

一、信息分析的功能

从信息分析的整个工作流程来看，信息分析具有整理、评价、预测和反馈四项基本功能。

（一）整理功能

体现在对信息进行收集、组织，使之由无序变为有序。目前这项功能多数是通过计算机系统和软件自动完成。例如，在文献数据库中检索并下载某一主题的文献记录，按照论文的年代、学科主题等属性对这些文献进行排列和统计数目，使之由无序变为有序，方便用户进一步分析并决策。

（二）评价功能

对信息价值进行评定，以达去粗（取精）、去伪（存真）、辨新、权重、评价、荐优之目的。例如，不同来源的信息其可信度是不同的，在对相互矛盾的观点进行甄别和取舍决策的时候，自然要考虑到经过同行专家评审后在期刊上发表的论文中的观点，这要比社交媒体上的观点更可靠。

（三）预测功能

体现在通过对已知信息内容的分析获取未知或未来信息。例如，对特定主题文献数目的时间序列分析，发现文献增长的机制和规律并用模型加以表示，通过数学模型预测有限未来时间点的文献

数目,进而表现该主题研究的发展阶段和趋势。

(四)反馈功能

体现在根据实际效果对评价和预测结论进行审议、修改和补充。例如,在利用共词聚类分析方法展现某一个领域研究热点的情报研究中,如果发现主题词共现的聚类结果无法解释,就应该返回到检索和数据处理步骤,检查制定的检索策略是否能全面和准确地收集数据,具体数据清洗是否达到分析的标准。

上述四种功能是密切相关的:整理和评价是信息分析的基础性功能,而预测和反馈则是信息分析的特征性功能。信息分析的基本功能决定了其在国民经济和社会发展中发挥着重要作用。

二、信息分析的作用

信息分析主要为科学管理决策部门、专业科研人员、企业和公众管理部门等不同的服务对象在决策时发挥辅助作用。

(一)在科学管理中发挥参谋和智囊作用

对于科学管理决策部门的决策者而言,科学管理实际上是科学决策的过程;而科学决策从信息角度来看就是将信息转化为行动的过程,信息分析是实现和加速这种过程的一个重要因素。无论是宏观还是微观管理,科学决策的关键在于获得大量可靠的信息,尤其是经过整理、鉴别、分析研究得到的信息分析成果。

在各级、各类的科技信息研究所的业务活动中,有相当一部分的信息分析工作是为相应的管理部门的战略决策提供情报服务,这种信息分析被称为“战略情报”研究,即为国家、地区或者行业确定宏观的发展目标、制定科技方针、规划经济发展方案、进行重大技术改造和技术引进等提供定向的、长期或全局的情报。例如,兰德公司是美国甚至国际战略情报研究的一个典型代表,针对不同的研究领域设定不同的研究方法和工具,如在战略情报研究中占有举足轻重作用的德尔菲方法就是首次应用于兰德公司的研究中。到了 20 世纪 70 年代,日本首次开展了大规模的技术预见活动,通过专家调查预测和决定日本未来几十年内重点投资和研究领域,拉开了以国家力量进行大规模科技战略情报工作的序幕。欧盟在 20 世纪 90 年代就开展了一系列科学技术战略情报研究,如欧盟科技展望所(IPTS)出版的《战略政策情报》报告。

(二)在研究开发中担负助手作用

与战略情报研究对应的,情报分析中也有战术情报分析,即为科技人员提供某一课题发展的水平、现状、动向以及需要注意的问题,使他们在短时间内就能在众多的材料中得到精选和有用的情报。

现代科学技术活动是以科学技术领域内的基础研究、应用研究和开发研究为核心的。这些活动都始终离不开信息,尤其是经过分析加工的有序化信息,这些信息对于科研和生产的发展具有更大的启迪、借鉴和促进作用。例如,采用共词聚类分析并将结果可视化,用于揭示和展现某一领域或专题研究的发展及演进趋势、研究课题的扩散与传播的关系等,为相关专业人员提供帮助。

(三)在市场开拓中起保障和导向作用

随着市场经济发展越来越活跃,市场的开拓在企业生存和发展中就显得至关重要,而充分的市场信息就是开展市场开拓的保障。信息分析的具体作用就是为企业提供内部产生和外部产生的信息,帮助企业寻找、识别和把握市场机会。

很多企业深刻认识到围绕产品及其市场进行信息分析的重要性,提出“无调研,不赚钱”的口号。例如,某制药企业为了给自己新开发的第三代保肝降酶药开拓市场,对该药品的市场现状、外部环境进行信息搜集,运用 SWOT 分析方法,提出可行性战略定位;最后,通过对企业内部影响战略实施的主要因素进行分析,提出合理化的方案,以保证战略定位及营销策略的顺利实施。

（四）在动态跟踪与监视中起耳目和预警作用

信息分析的耳目和预警作用是指信息分析不仅要根据服务对象的实际要求来进行，而且要做到抢先一步，主动提出应当注意什么或者应当做什么。为此，信息分析工作必须认真做到对各种学科、专业领域乃至行业的发展动态进行全方位的跟踪与监控，及时深入地分析研究信息。

例如，自新冠肺炎疫情暴发以来，疫情防控已演变为常态化。高校教育教学的未来发展和工作重点也受到疫情影响而产生深刻的变革，有研究人员主动提出疫情防控背景下大学生心理健康问题应当引起重视，经过信息搜集和整理分析，提出高校大学生心理健康教育工作的新思路及对策。

第三节　信息分析的基本思维方法

信息分析方法是指信息分析研究过程中所采用的一切方法和技巧的总和，本教材的大部分内容都是介绍信息分析的方法，本节仅仅对其中基本的逻辑思维方法加以介绍。

信息分析进行的定性思维活动，例如分析与综合、归纳与演绎、比较与分类、联想与反驳等都要借助于逻辑，逻辑方法作为一般思维方法，在信息分析中的具体应用是广泛的，它为信息分析提供方法的来源和基础，并促成了信息分析中逆向思维方法和综合比较方法等常用方法的出现。

一、比较与分类法

比较法和分类法是科学研究中经常同时用到的基本思维方法。分类法与比较法是相互关联的，比较是分类的客观基础。

（一）比较法

1. 比较法的概念　比较法（comparison）即对比法，就是对照各个研究对象，以确定其间差异点和共同点的一种逻辑思维方法。它是信息分析研究中最基本、最常用的一种方法。事物间的差异性和同一性是比较的客观基础。

信息分析研究中的比较，就是在表面上差异极大的事物之间，看到它们本质的共同点；在表面上极为相似的事物之间，看出它们在本质上的差异。在医学研究领域，比较法对于疾病的鉴别诊断、药物疗效的评价、科技成果的鉴定、病因的分析和疾病的防治等都具有十分重要的意义，也是分析、综合和推理研究的基础。

2. 比较法的种类　从不同的角度或根据不同的标准，比较法有不同的类型，如同类比较和异类比较、定性比较和定量比较、静态比较和动态比较、纵向比较和横向比较、全面比较和局部比较、宏观比较和微观比较等。医学信息研究中通常使用时间上的比较和空间上的比较两种类型。

（1）时间上的比较：时间上的比较是一种纵向比较，主要指时间上先后出现的事实之间过程方面的比较。即将同一事物在不同时期的某些指标进行对比，以动态地认识和把握该事物发展变化的历史、现状和趋势。比如患了某种疾病，患者在不同的病程阶段，会表现出不同的临床症状。通过不同阶段的比较，就可以发现某种疾病的病程规律。

（2）空间上的比较：空间上的比较是一种横向比较，主要指空间上同时并存的对象之间的形态方面的比较。空间比较是既定状态的比较，通过空间比较可以区分和认识各种不同的事物。比如在医学上，患有同一种疾病的患者，会有相同的临床表现，也会有不同的临床表现。

3. 运用比较法应遵循的逻辑规则

（1）比较的对象要有可比性：进行比较的各个对象必须具有共同的基础。就是说，事物之间必须具有真实的和比较直接的联系，这样才能进行比较，否则就不能进行比较。

(2) 比较的标准要统一：比较必须要有一个客观可行的标准，没有标准就无法比较，即使比较了，也是表面的、非本质的、不可靠的。所取的标准不同，比较得出的结论也不相同。如在比较一种治疗仪器与一种药物对某种疾病的治疗效果时，可以采用同一疗效标准，从而能够得出比较结果。而仪器结构与药物的化学结构之间，没有可比较的共同标准，所以这种事物之间就不能进行比较。

(3) 注意比较方式的选择：要根据比较的目的，采用不同的比较方式。比较的目的是要揭示事物的属性和某种属性的量的程度。上述已知，空间上的比较可以使人区分和认证各种不同的事物，时间上的比较可以使人发现事物发展的动态变化趋势。根据比较目的选择不同的比较方法，会产生不同的结果。例如，对肿瘤形态学研究是空间比较，而对药物药理与毒性作用的研究则主要是时间上的比较。在具体研究过程中，时间比较和空间比较往往要结合使用，二者的作用往往是互相补充的。

(4) 注意比较内容的深度：在比较时应根据事物之间的本质属性并尽可能进行全面比较。在比较时，应注意不要被所比较对象的表面现象所迷惑，而应该深入到其内在的本质深处。深入的程度越深，比较的结果就越精确、越有价值。例如要比较两种药物的效果，不能仅以一两个指标进行比较，而应以尽可能多的指标进行比较，且要选择反映病理生理的指标进行比较，而不是选择减轻症状的指标进行比较。只有根据比较的目的，选择能体现比较目的属性的指标进行比较，才能揭示出事物之间在比较点上的异同。

(5) 注意比较的局限性：任何比较都做不到无遗漏，从此意义上讲，都是不全面的，因此比较的结论就不可能尽善尽美，就不能说明一切。因此，我们在应用比较时，不要企图根据有限的比较做出无限的推论，否则就会超出所比较的范围，从而得出错误的结论。

(二) 分类法

1. **分类法的概念**　分类法（classification）是在比较的基础上，根据事物之间的共同点和差异点，将事物区分为不同种类或不同等级系统的一种逻辑方法。即按对象或事物属性的异同将事物区分为不同种类。

通常根据共同点将事物归合为较大的类；根据差异点将事物划分为较小的类，从而把事物区分为具有一定从属关系的不同等级的系统。因此，特性则是划分事物的根据，共性则是归合事物的依据。

对事物进行分类，是科学研究中最基本的方法。在任何科学研究中，都必须首先进行分类，因为对各种问题不知属于何类，就无法进行有序的研究。

在医学研究领域，分类法被广泛应用，常见的疾病分期、分型、分级等均属分类认识的范围，但人们对某一具体医学对象的分类认识，都是随着被比较的对象的增减或更替而不断演变的。

2. **分类法的种类**　分类法大致分为现象分类和本质分类两种方法。从分类的科学性来说，显然本质分类优于现象分类。

(1) 现象分类法：是按外部标准进行的分类，属于人为的分类，即依据事物的某些外部特征或表现形式为标准进行的分类。如按肝炎患者有无黄疸出现，将肝炎分为黄疸型肝炎和无黄疸型肝炎。

(2) 本质分类法：又叫自然分类法。它是依据事物的本质特征进行的分类。如按引起肝炎的病毒种类来分类，病毒性肝炎可分为甲型、乙型、丙型、丁型、戊型等。

3. **分类法应当遵循的规则**　在医学科学研究中运用分类法，除必须遵守比较法应遵循的前提条件外，还应遵守标准同一、逐层逐级、子项穷尽性等规则。

(1) 标准同一：每一次分类必须按同一分类标准进行，否则，就可能造成分类混乱或分类重叠。注意要根据对象本身的某种属性或关系进行比较分类。

(2) 逐层逐级：分类法的目的在于认识客观对象的结构、功能和信息的系统层次。因此，分类也只能按客观对象的这些层次来进行，绝不可跨越层次。否则，就会犯"跳级分类"的错误。例如，人体按层次可分为系统、器官、组织和细胞等；系统又可分为呼吸、循环、消化、泌尿、内分泌、造血、生殖、运动和神经系统等；各系统以下又包括组成的器官，如呼吸系统可分为鼻、咽喉、气管、支气管和肺。

（3）子项穷尽性原则：指分类母项的外延必须与子项的外延相称，分类的子项应当互不相容。否则，就会犯"子项相容"的错误。从逻辑上说，分类就是把一个种的概念（母项）划分为若干属的概念（子项）。分类的子项穷尽性原则是指划分出来的子项的外延之和等于母项的外延。外延系指某一概念所指对象的范围，如呼吸系统的肺仅能与循环系统的心脏相并列，绝不可将肺与整个循环系统相并列。

二、分析与综合法

任何事物本质上都是一个整体，其组成部分都处于相互联系和运动过程之中，为了认识它，就必须先把它分割成各个部分，把各种要素从联系和运动中分离出来，分别加以考察。分析之后，还要把各部分、各要素、各片段按其本来面目重新联结起来，这样才能真正认识事物的全体和全过程。这就是分析与综合的逻辑思维方法。

分析是把原本是一个整体的复杂事物分解为各个简单要素及其联系，即化整为零；综合则与此相反，是将构成事物整体的各个要素按照其本质的固有的联系重新综合为一个整体。

（一）分析法

1. **分析法的概念**　分析法（analysis）是将研究对象的整体分解为各个部分、要素、单元、环节或层次，并分别加以研究的一种思维方法。任何客观事物都是由各个不同的组成部分或要素通过一定的关系构成的一个复杂整体。分析法正是把客观事物整体分解为部分和简单的因素及其关系，分别研究，从而掌握事物各方面特殊本质和规律的研究方法，它包括问题分析、比较分析、相关分析、因果分析和类比分析等。

分析法在医学科学研究中是必不可少的方法，医学分析的必要性是由医学研究对象的复杂性决定的。医学研究的对象是各种因素构成的统一体，为了认识对象的总体，人们必须把总体的各个部分、各个要素暂时分开进行考察，加以科学的理论分析，揭示所要解决的问题。现代医学之所以建立起了科学的解剖学、组织胚胎学、生理学、病理学、免疫学、遗传学、药理学等，都是利用分析法完成的，如果没有这样的分析研究，医学认识就只能处于模糊不清，只知结果不知原因，只知现象不明本质的水平。

组成事物整体的各个部分本来是相互关联的，为了充分认识这些部分或方面，就必须把它们暂时割裂开来，把被考察的因素从整体中抽取出来，暂时孤立起来，以便看清它们单独的作用，这就是对事物的分析。

2. **分析法的种类**　由于研究对象的不同以及人们的实践要求和认识水平的不同，因而各门学科都有自己特殊的分析方式。医学信息分析研究中常用的有以下几种：

（1）问题分析法：它是按解决问题的思维过程，寻找出问题所在，并确定问题发生原因的系统方法。

例如，国内有许多厂家生产 β- 胡萝卜素，只有某地产的抗癌效果较明显。通过对其成分进行色谱分析发现，该厂家的产品中含硒元素，再经过文献分析，支持硒为人体微量元素，具有抗癌作用。

（2）相关分析法：它是通过一事物对另一事物的影响来推理出事物之间相互关系的一种分析方法。这是将科研的对象从一个复杂的整体分解为若干简单的事物或要素，根据事物间的特定关系，应用判断、推理方法，从已知的事实中分析出新的认识或结论。这些关系有表象和本质的相关，因果联系的相关等。医学科研有很多是通过相关分析法而产生科学假设。

药物新用途开发研究、新技术开发使用等都可以运用这种关联思维。如从阿司匹林抗血凝、溶栓作用的发现到治疗子痫；从鱼油对红细胞脆性、血液黏度的影响到可以治疗雷诺病；从细胞核移植技术、低等生物无性发育的应用到哺乳动物的无性细胞克隆产生"多莉"羊，都是关联思维的典型。

（3）类比分析法：它是不同类事物（或要素）间的比较分析法。通过比较不同类事物间某些相似性特点而推理得出结论。

　　例如，红细胞免疫研究中体现类比思维的事例。红细胞与淋巴细胞同源于骨髓干细胞，有许多相同及相似的属性。在1981年以前，医学界已经公认了淋巴细胞免疫系统的完整理论体系。而美国生殖免疫学家西格尔（I.Siegle）在红细胞免疫黏附现象的研究中，观察到红细胞的多种作用，即红细胞对自体胸腺细胞和T淋巴细胞具有黏附性；血清中存在红细胞免疫黏附因子；红细胞含有高浓度的过氧化物酶和超氧化物歧化酶；红细胞在阻止肿瘤细胞血行转移中有作用等。由此，红细胞与淋巴细胞在免疫系统方面具有许多相似属性。

　　根据以上事实，西格尔将大量、不同层次的实验结果进行了系统的分析、综合、归纳、科学抽象，与已形成完整理论体系的淋巴细胞免疫系统相比较，果断地提出了红细胞免疫系统这一科学假说，树立了红细胞免疫研究史上的里程碑。在西格尔以后，人们又对红细胞的多方面的免疫功能进行了研究，进一步发现红细胞具有识别、黏附、浓缩、杀伤抗原、清除疾病因素的能力，参与机体免疫调控，其本身还存在完整的自我调控体系。这些在西格尔以后的、大量不断充实和完善的研究恰恰符合类比思维的"或然性"。有人说，西格尔是幸运的，因为红细胞免疫研究已有了51年的研究基础，51年的艰苦历程凝聚了众多科学家的辛勤劳动。但如果没有西格尔对前人的研究成果进行科学的类比，即将科学家关于红细胞免疫多种研究结论与免疫学的已有理论相比较，进行类推，红细胞免疫系统的提出很可能还要推迟很多年。

（二）综合法

　　1. 综合法的概念　综合法（synthesis）是同分析法相对立的一种方法，就是在思维中把对构成事物的各个部分、因素、方面、层次、环节的认识结合起来加以研究的一种逻辑方法。综合是以分析为基础的，综合是分析的归宿。它不是主观地、任意地把对象的各要素凑合在一起，也不是各个部分的机械相加，而是按照各个要素在研究对象内部的有机联系从总体上去把握事物。它是抓住事物的本质，即抓住事物在总体上相互联结的矛盾特殊性，研究这一矛盾怎样制约着事物丰富多彩的属性，怎样在事物的运动中展现出整体的特征。

　　因此，综合法就是从错综复杂的现象中探索它们之间的相互关系，从整体的角度把握事物的本质和规律，通观事物发展的全貌和全过程，获得新的知识、得出新的结论的一种逻辑方法。

　　2. 综合法的种类　包括简单综合、系统综合、分析综合等方法。

　　（1）简单综合：是对与研究对象有关的信息（情况、数据、素材等）进行简单汇集、归纳和整理。运用的逻辑是关于部分与整体可逆的分解与加和原则，其分析和综合都是机械的、简单叠加的。

　　（2）系统综合：是从系统论的观点出发，对与研究对象有关的大量信息进行时间与空间、纵向与横向等方面的结合研究。系统综合不是简单的信息搜集、归纳和整理，而是一个创造性的深入认识研究课题的过程。

　　（3）分析综合：是对所搜集到的与研究对象有关的信息（情况、数据、素材等），在进行比较、分析和推理的基础上进行综合，以认识对象的本质、全貌和动向，获得新的知识和结论。

三、归纳与演绎法

　　推理法（reasoning）是从一个或几个已知的判断得出一个新判断的思维过程，就是在掌握若干已知事实、数据或因素相关性的基础上，通过因果关系或其他相关关系顺次、逐步地推论，最终得出新结论的一种逻辑思维方法。

　　任何一个推理都是由前提和结论两部分组成，都包含三个要素：已知判断、新的判断和一定的推理过程。作为推理的已知判断称为前提，根据前提推出的新的判断称为结论。前提与结论之间的逻辑关系是理由与推断、原因与结果的关系。

　　推理法的种类很多。按照推理的前提与结论之间联系的性质，一切推理可以分为归纳推理和演绎推理两大类。从个别事物中得出一般原理，又从一般原理推导出个别事物，这就是归纳和演绎的两种推理形式。凡前提和结论之间的联系不是必然的，则属于归纳推理；凡前提和结论之间的联系是必然的，则属于演绎推理。

归纳与演绎两者互相依赖，互为补充。演绎必须以归纳为前提，归纳又需要以演绎为指导，由归纳所得到的结论如果不由演绎来加以补充，就不能揭示事物的内在联系和本质；而由演绎得出的结论也需要回到现实中去检验，即通过归纳的经验事实来证明演绎结论的正确性。

（一）归纳法

1. 归纳法的概念　归纳法（induction）是从个别事实中推演出一般原理的一种逻辑思维方法，是通过对众多的事物特例进行观察和综合，以发现一般规律的推理方法。归纳推理由前提和结论两部分构成：前提是若干已知的个别事实，是个别的判断和陈述；结论是从前提中通过逻辑推理得到的一般原理，是普遍性的判断和陈述。

达尔文在其《物种起源》中说："科学就是整理事实，以便从中得出普遍的规律或结论"。

任何科学研究，总是要先搜集大量个别的经验事实，然后从这些经验事实中找出普遍存在的特征，进而去发现自然规律，总结出普遍的科学原理。归纳法就是要从个别事物中概括出一般原理。如果不研究大量的个别事物，普遍原理是无从得到的。科学史上，很多科学发现就是通过归纳法作出的。

归纳法有两个显著的特点：其一，归纳推理的方向是从个别到一般，从特殊到普遍，而推理的前提是数量多；其二，归纳推理的结论是未经证实的，具有或然性。

2. 归纳法的种类　根据归纳的前提是否概括了一类事物的全部对象，可以把它分为完全归纳和不完全归纳两种类型。下面分别结合具体实例介绍其原理与形式。

（1）完全归纳法：完全归纳法是根据同一类事物的每一个对象都具有（或不具有）某种属性而推出这类事物都具有（或不具有）该属性的一般性结论的推理。其推理公式是：

$S1$ 具有（或不具有）P 的性质；

$S2$ 具有（或不具有）P 的性质；

$S3$ 具有（或不具有）P 的性质；

$S4$ 具有（或不具有）P 的性质；

Sn 具有（或不具有）P 的性质；

$S1$、$S2$、$S3$、$S4\cdots Sn$ 是 S 类的全部对象。

所以，所有 S 都具有（或不具有）P 的性质。

完全归纳法是对穷尽事物的全部对象做出的概括推理，没有什么例外和遗漏。如细胞是生命的基本单位，就是对全部生物种类的归纳；DNA 是生物的遗传物质，DNA 都是由核苷酸组成的等，都属于完全归纳法。

需注意的问题：①要明确某类事物的全部对象，否则就不能由前提推出一类对象都具有或都不具有某种属性的一般性判断；②每个前提都必须是真实的，否则结论一定是假的，不能由前提推出合乎逻辑的结论；③结论不能超出前提所陈述的范围。

（2）不完全归纳法：不完全归纳法是根据某类中的部分对象具有（或不具有）某种属性，而得出该类对象全部都具有（或不具有）该属性的推理。它又可分为简单枚举归纳法和科学归纳法两类。

简单枚举归纳法是根据某类中的部分对象具有（或不具有）某种属性，而推出该类对象全部具有（或不具有）该属性的一般结论。其推理公式为：

$S1$ 具有（或不具有）P 的性质；

$S2$ 具有（或不具有）P 的性质；

$S3$ 具有（或不具有）P 的性质；

Sn 具有（或不具有）P 的性质；

S1、S2、S3…Sn 是 S 类的部分对象。

所以，所有 S 类事物都具有（或不具有）P 的性质。例如：

猩红热有发热症状；

白喉会有发热症状；

麻疹有发热症状；

流感有发热症状（这些病都是急性感染）。

所以，急性感染都会有发热症状。

需注意的问题：简单枚举归纳法的优点是运用方便，它可以根据对某类事物部分对象的研究而推出一般性结论，因而在医学科学研究和临床实践中被广泛采用。但简单枚举归纳法没有研究所有对象，不能保证没有例外。归纳不全，难免犯"轻率概括、以偏概全"的错误，带有较大的或然性。如果发现反例，其结论便不可靠。

科学归纳法是根据某类对象中部分对象与某种属性之间有必然联系，而推出该类对象全都具有（或不具有）该属性的一般性结论。其推理公式为：

S1 具有（或不具有）P 的性质；

S2 具有（或不具有）P 的性质；

S3 具有（或不具有）P 的性质；

Sn 具有（或不具有）P 的性质；

S1、S2、S3…Sn 是 S 类的部分对象，并与 P 有必然联系。

所以，所有 S 具有（或不具有）P 的性质。

科学归纳法是医学科学研究中进行归纳推理的一种主要形式。这种推理深入到客观对象发生某一种现象的原因中，即掌握了事物因果的必然联系。因此，这种归纳法不仅知其然，而且知其所以然。

（二）演绎法

1. 演绎法的概念　与归纳法相反，演绎法（deduction）则是从一般到个别的推理方法。它是从已知的某些一般原理、定理或科学概念出发，而推出个别或特殊结论的一种逻辑推理方法。

演绎推理的方向是从一般到个别的过程。凡是一类事物所共有的属性，其中的每一个别事物都必然具有，所以从一般中必然能够推出个别。

由于演绎推理是一种必然性推理，它揭示了个别和一般之间的必然联系，只要推理的前提是真实可靠的，推理形式是合乎逻辑的，结论就必然是真实的。如果没有违背逻辑规则，却推出了错误结论，那一定是前提错了，即前提不真实。

2. 演绎法的种类　演绎推理的主要形式是"三段式"，由大、小前提和结论三部分组成。其形式是：

S 是 P（大前提）；

Sn 是 S（小前提）。

所以，Sn 也是 P（结论）。

式中大前提是已知的科学原理，小前提是已知的个别事实与大前提中的全体事实的关系，结论是由大、小前提的关系通过逻辑推理得到的关于个别事实的认识。

例如：全部生物都是由细胞构成的（大前提），人也是生物之一（小前提），因此，人也是细胞构成的（结论）。

又如：疾病在科学认识的基础上是可以治愈的（大前提），癌症是一种疾病（小前提），癌症在科学认识的基础上是可以治愈的（结论）。

（崔　雷）

第二章

信息分析流程

　　信息分析和其他科学研究一样，是人类认识世界和能动地改造世界的活动。对于一个具体的研究课题，从选题开始到研究工作结束，是人们的认识不断深化和逐步提高的过程。一次典型的信息分析活动，一般由选题与规划、制订课题计划、信息收集与整理、信息分析与预测产品的形成与评价这几个环节组成。信息分析的每一个环节都是在前一环节的基础上进行的，其中课题的选定是首要一步，也是成败的关键；信息的收集和整理是信息分析的基础；信息分析产品的制作是对信息分析结果的全面总结；而信息分析产品的评价实质上就是对信息分析产品的价值和使用价值进行衡量和评判的过程，是整个信息分析工作必不可少的环节，是对其他各环节及其产生的最终结果的总体评价。具体信息分析流程如图2-1所示。

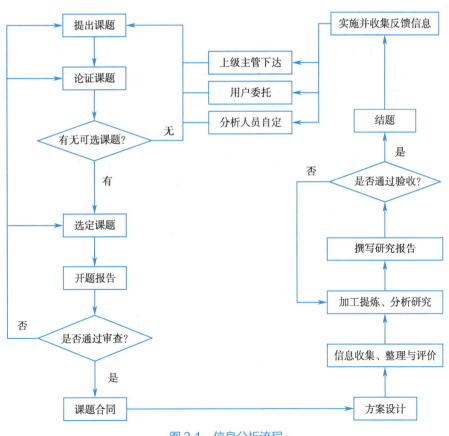

图2-1　信息分析流程

第一节　课题选择

一、选题的重要性

选题就是选择信息分析的题目，明确信息分析的对象、内容和目的。

信息分析工作首先遇到的是选择什么课题和如何选题的问题，这是整个工作的第一步，而且具有战略性意义。它决定着信息分析工作的主攻方向、奋斗目标，规定着应采取的方法和途径。著名科学家维纳说过，知道应该干什么，比知道干什么更重要。选题是信息分析工作的强大动力，因为许多有价值、有吸引力的课题会激发研究人员去思考、去学习、去研究，问题总是在研究活动的前方，是未知世界的最早的拓荒者，也是全部科学探索的出发点。

因此，选题是信息分析的基本功，是必需的基础工作。做好一个信息分析课题，要严格选题，准确地把握和挖掘选题，质量上要有长足的进步，角度上也要把握好方向。选题是一个创造性的思维过程，也是一项灵活的研究艺术。事实上，在社会生活中，各门学科中存在着大量可供选择的问题。

信息分析课题的选择，就是要明确信息分析的对象、目标和方向等，这是信息分析的起点。

二、选题来源

信息分析的课题主要来源于两个方面，即信息分析人员自己选定的课题和从外部获得的课题。信息分析人员在进行选题时，往往是这两种方式互相结合、相互补充。

（一）信息分析人员自己确定的课题

信息分析人员自己确定的课题主要源于两个方面：

1. 从现实生活中选题　信息分析人员由于对自身生活和社会生活的关注，往往喜欢结合现实生活进行课题研究，这样的课题选题和研究有效地解决一定现实问题，往往具有现实意义和应用价值。当前我国正处于全面的发展转型期，经济、政治、社会各领域的各个层面正发生着极为深刻的变化。一个专业的信息分析人员，具有一定的职业敏感度，在工作过程中能勤于观察，勤于思考，身体力行，能眼观六路、耳听八方，能发现生活中的问题，捕捉到生活中的热点，寻找到好的选题。

2. 从理论研究中选题　信息分析人员自己确定课题时，受到自身知识结构和研究基础的影响，很多持续性的课题研究都是在前期研究基础上的拓展和提升。由于信息分析人员长期从事相应领域的研究并进行信息分析活动，不仅积累了大量的源信息，熟悉社会信息需求，而且涉猎领域广泛、思路开阔，能在总体上把握某一学科或领域当前的动态、存在的问题、解决的办法和发展的趋势。实践证明，在多数情况下，由信息分析人员慎重而大胆提出的这类课题，不仅具有很好的前瞻性，而且课题的后续研究工作也容易开展，容易取得丰硕的研究成果。例如国家社会科学基金和国家自然科学基金课题，很多都是研究者在自身的研究基础和前期成果中再发现而凝练出来的。

（二）从外部获得的课题

信息分析人员从外部获得的课题，主要有上级主管部门下达的"自上而下"式的选题和信息用户委托的"自下而上"式的选题两类。

1. 上级主管部门下达的课题　上级主管部门下达的"自上而下"式的选题，是指信息分析人员根据上级主管部门的战略需要和计划目标，确定科研选题范围和具体课题。国家各级政府部门、企事业单位在制订规划、做出决策前，常常会遇到各种各样的问题，其中既有宏观性的、涉及全局的大问题，也有直接面向科研、生产实际的微观性的局部问题。国家各级政府部门、企业事业单位为了有效地解决这些问题，常会以课题的形式向所属的信息分析机构下达。这类课题大多系指令性和随机性任务，具有任务急、内容要求明确具体等特点。其中涉及全局的宏观性课题多关系到国家重大规划和决策的制定与实施，因而要求带有战略性和先导性，具有费时长、难度大、成本高的特点。例如，一些公共事件和危机发生后，上级主管部门往往会下达一些应急研究课题。

2. 信息用户委托的课题　信息用户委托的"自下而上"式的选题，是指信息分析人员能结合本专业、学科领域的研究方向与自身研究的兴趣和优势，主动接受并承担相应的研究任务，能根据信息用户的需求确定选题。信息用户，如政府部门、企事业单位或个人等，由于科研、生产、教学、管理、营销推广等的需要，常会以各种形式提出信息分析课题，委托信息分析机构帮助解决。信息用户一般将这类课题以咨询委托书的形式提交给信息分析机构。在市场经济条件下，信息用户委托的课题正在逐渐增多。信息用户在委托课题时，往往要进行调查和比较，有时还以招标形式开展课题研究。

三、选题原则

信息分析人员进行选题时，应遵守以下选题原则：

（一）必要性原则

课题选择的必要性是指课题研究要有一定的理论意义和现实意义，不能是低层次的重复研究，也不能是可有可无式的研究。一般来说，"按需选题"都是必要的，如符合国民经济和社会发展需要的选题，符合信息用户需求的选题，现实生活中需要解决问题的选题等。

（二）可行性原则

课题选择的可行性是指应具备研究解决某课题研究的主客观条件。主观条件主要是指研究者的理论水平、业务水平、研究能力、兴趣、特长、有关知识储备、时间和精力等。客观条件主要是指外在环境是否适合，领导是否支持，能否提供必要的条件，有关研究资料、设备以及必要的资金是否具备等。由于主客观条件的限制，同样一个课题，可能对某些信息分析是适用的，但却对另外一些信息分析人员不适用。信息分析人员在选题时，一方面要正确认识和度量自身的能力和条件，另一方面要按科学的程序正确评估待选课题，确定课题实现所必须具备的基本条件。

（三）创新性原则

信息分析是一种创造性劳动，具有创新性，重点体现在其课题选择上。信息分析人员在课题选择时可从以下三个方面考虑课题的创新性：一是研究视角的创新，能以独特的研究视角进行课题研究；二是研究内容的创新，所研究的问题是前人没有提出、没有解决或没有完全解决的；三是研究方法的创新，能够运用新的研究方法解决问题。

（四）科学性原则

课题选择的科学性是指课题所反映的问题应是具体明确的，界限要清楚，范围要明确。所选择的课题不能太宽、太大、太笼统，切忌贪大求全；也不能过于狭窄、太小。信息分析课题应该严格遵循科学研究和社会实践活动的规律，按照科学的程序进行。

（五）价值性原则

课题选择的价值性主要包括两个方面：一是课题针对性要强，能解决社会经济和社会生活中具有代表性、被普遍关注的及亟待解决的重大问题或热点、难点问题，能体现出重要的应用价值；二是课题符合自身发展需要，有利于检验、修正、创新和发展，体现出一定的学术价值。

（六）效益性原则

从经济角度来说，信息分析活动本身就是经济活动的一部分，效益性原则体现了信息分析活动中投入和产出的关系，应以最少的投入产出最大的效益。效益包括经济效益和社会效益，要正确处理好两者的关系，当两者发生冲突时，应将社会效益放在第一位。

四、选题程序

不论是哪种类型的课题，目的都是满足用户的需要。因此，选题应该严格遵循科学研究和社会实践活动的规律，按照科学的程序进行。信息分析的选题程序一般包括三个部分六个步骤：课题提出、课题分析与论证、课题选定与撰写开题报告（图2-2）。

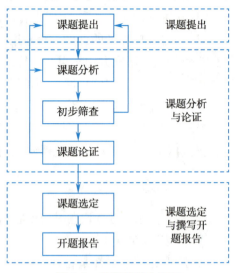

图2-2　选题的基本步骤

（一）课题提出

课题的提出是选题的起点。信息分析人员提出课题的过程实际上是一个发现问题和揭示问题的过程。对于上级主管部门和信息用户委托的课题，在刚提出的时候往往是目标不够明确、任务范围不够具体，信息分析人员在这一阶段的主要任务是对提出的课题进行形式上的整理、归纳和粗略地分析研究，以使课题明确化，如初步明确其目的、意义、要求、内容、难度、费用、完成期限等，必要时要与上级主管人员或信息用户进行交流与洽谈，以便准确地把握课题内容和要求。

对于信息分析人员自己提出的课题，在很大程度上取决于信息分析人员的思路、知识、经验、风险意识和创新精神，取决于信息分析人员能否有"打破砂锅问到底"的求知欲望，以及能否从别人认为平淡无奇的现象中发现问题并以适当的形式揭示出来。一般来讲，信息分析人员自己提出的课题要注意联系实际，面向国民经济建设的主战场，这样才有可能在研究过程中得到有关部门的经济支持，或者在研究成果出来以后取得很好的经济效益。但是，也不能忽视经济效益不理想，但有显著社会效益的选题。

（二）课题分析与论证

这一阶段的主要任务是进一步明确课题目的、范围、对象、意义、要求、难度、费用、完成期限，并对课题实施的政策性、必要性、可行性、效益性等进行初步论证。

1. **课题分析**　信息分析人员对于已经提出的研究课题，需要进一步分析，明确课题的目标、范围、意义，并考虑课题选择的必要性、可行性、创新性、科学性、价值性和效益性等，根据课题选择标准进行全面分析。

2. **初步调查**　在对课题进行分析的基础上，应围绕课题展开初步调查，包括文献调查和实地调查等，以采集文献资料和调查样本。通过文献调查，了解相关课题的国内外研究基础和进展情况，寻求课题研究的突破口，明确研究方法和需进一步研究的内容等，否则就要考虑改变选题方向或选题范围；通过实地调查，明确选题范围、完成期限，了解课题研究所需要的费用、时间、设备等条件，充分了解课题研究的可行性。

3. **课题论证**　在初步调查的基础上，还需要对所选定的课题通过定性与定量相结合的方法进行评估和分析。课题论证是对所提出课题进行分析、对比、评价和预测，目的在于避免选题中的盲目性，并进一步明确课题研究目的、范围、研究对象、意义、要求、研究的难易程度、费用、完成期限等，着重对课题实施的必要性、可行性、科学性、价值性和效益性等进一步论证。常采用五种方法：即调查法、比较法、预测法、综合法、决策法，这五种方法结合使用，可以较完整的完成课题的论证过程，见图2-3。

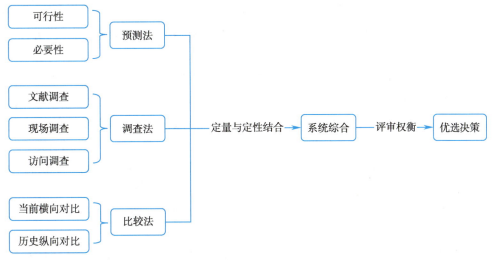

图2-3 课题论证的基本步骤

（三）课题选定与撰写开题报告

经过课题分析和论证，符合选题原则的相关课题可能会有多个，这就需要信息分析人员进行筛选和确定。课题筛选的实质是从多个可供选择的课题中确定一个最恰当的选题。课题筛选往往非常复杂，需要综合考虑多种因素，既有横向比较，也有纵向分析，为慎重起见，一般要邀请相关用户、专家、领导协商讨论，必要时还要重新进行分析研究和论证，以提高课题的应用价值，防止所选课题的一般化。

课题初步选定以后，对于某些耗资多、费时长、工作量大的重大课题，还要撰写开题报告。开题报告是预研究的成果，能论证这项研究的现实意义或者长远意义。开题报告主要包括以下几项内容：

1. **课题研究的立项依据** 包括研究意义、国内外研究现状及发展动态分析。研究意义：即为什么要进行这个课题的研究，这个课题是为什么人、为什么事服务的，研究意义一般分为理论意义和现实意义，理论意义阐述课题对于学科基本理论的推动作用，现实意义重点阐述课题对于实际问题的解决情况，所产生的经济效益和社会效益。国内外研究现状及发展动态分析：即对国内外其他人对这一课题所做研究工作的文献综合和述评，这种对国内外研究现状的文献综述包括历史的和现实的，厘清国内外研究现状才能明晰研究的脉络、研究成就、研究热点和研究空白点。国内外研究现状及发展动态分析是选题的证据支持，阐明选择该课题的依据，总结前人已经进行过研究，显示化说明研究者的研究成果的落脚点。

2. **研究目标** 即该课题研究所要达到的目的。

3. **研究内容** 研究目标的实现，是通过研究内容来达成的。从某个角度看，研究内容是研究目标的具象化和细化。这一部分是研究方案的重大内容，关系到整个研究的全过程，是对今后实施课题的基本思路和撰写研究报告（论文）的基本框架的描述，应写得翔实。

4. **拟解决的关键问题** 即该课题所要解决的最主要的问题，是研究中掣肘的、核心的问题，只有解决这些问题才能完成研究内容，最终达到研究目的。

5. **研究方法和技术路线** 即为了达到研究目标、完成研究内容，研究者所采用的研究方法、研究工具以及研究路径和研究步骤。陈述课题总体的研究方法和具体研究方法（如调查研究法、行动研究法、经验总结法、文献研究法、个案研究法、比较研究法等），研究步骤，并对所采用的研究方法的落实措施加以叙述。技术路线往往附在研究方案中，技术路线往往能体现出研究的逻辑和研究的可行性。在开题报告中用技术路线图来直观地表现技术路线。

6. **研究基础** 包括课题组成员以往在该课题及其相关领域所做的研究工作，所取得的研究成果、研究数据、前期实验；还包括课题组成员所属单位为该课题能够提供的资料、仪器、设备等条件，从组织领导、管理、费用预算等方面给予的保证以及课题组自我管理的措施，研究的可行性（作者的知识水平、研究能力、工作经历、资料准备）等。

7. 预期研究成果　即该课题研究所要达到的目标。是简单的建议，还是可行性论证；是专题资料，还是综合报告；是一次性报告，还是分阶段连续性报告，或者分成附件几次报告；是采用传统的书面印刷形式，还是采用图文并茂、音色俱全的多媒体形式或者数据库等。在调查开始时就粗略地预计最终成果形式，对于确定资料搜集的广度和深度，合理使用人力，科学地安排时间等都是有好处的。

此外，开题报告还应该包括课题日程安排、课题组成员及分工、拟邀请的协作单位和协作人员情况、用户单位基本情况、课题经费预算表、论证意见（选题的必要性、目标的先进性和现实性、方案实施的可能性、课题组成员组成的合理性、经费预算的经济性）、论证结论、相关部门审查意见、论证组成员名单等。

开题报告经确认以后，如果是上级主管部门下达或信息用户委托的课题，则双方还应当就课题有关事项签订书面合同，即课题合同书。课题合同书的内容通常包括合同编号、课题名称、课题内容、质量要求、成果提供形式、进度要求与完成期限、经费数额与支付方式、双方承担的责任和义务、成果权的归属及转让、奖惩办法等。

第二节　课题计划的制订

课题在论证阶段，需要撰写课题计划，以便课题委托单位、课题评审人直观了解课题概览，检查课题的合理性和可行性；课题立项后，需要再次拟定课题计划，保证课题科学有序地实施和推进。本节的制订课题计划阐述的是立项之后的具体详细计划。

一、课题计划的内容

研究课题确定以后，调研工作正式开展以前的一个重要任务，就是制订课题研究计划。课题计划是整个研究工作的指南和纲领，是课题任务全面而系统的统筹与安排，它可以把人们的思想和行动纳入一个共同的轨道，保证研究工作有条不紊地顺利进行。课题越大、时间越长、参加的单位和人员越多，就越需要一个周密而详尽的计划。

一般来说，信息分析课题的研究计划包括如下内容：

（一）课题研究目的

课题研究目的即课题要解决的主要问题。课题计划应以简洁而清晰的文字阐明课题研究目的，课题提出的背景和依据，课题的创新点和特色，课题拟解决的关键问题，课题服务的对象，研究成果可能取得的社会效益和经济效益等。

（二）调查大纲

调查大纲可以统一信息分析人员对调研目标的不同理解，决定素材收集的范围和深度，使调研活动按部就班地正常进行。调查大纲的具体内容包括以下几项：

1. 调查方式　确定调查采用的手段和方法。例如，选择文献调查方式还是选择实际调查方式；是选择网上调查方式还是实地信息采访方式。

2. 调查范围　包括调查的内容范围、地域范围和资料范围。内容范围应明确信息收集的对象，解决搜寻的问题，如需要弄清哪些情况（专业领域、时间和空间、国内和国外、历史进展），需要排除哪些无关信息和不良信息的干扰等。地域范围应明确可以从哪里得到所需要的信息，如重点了解哪些国家的情况，了解国外哪些机构、哪些厂家的情况。调研国内哪些城市、哪些单位，拜访哪些人等。资料范围应框定准备查找的资料类型、年代以及检索刊物的种类。

3. **调查步骤** 划分调查阶段，确定调查顺序，明确调查实施路径。

4. **调查的广度和深度** 由于资金、技术、人员、时间、课题要求等因素的影响，调查大纲具体内容涉及面的广度和对调查内容进行信息挖掘的深度因具体的课题和环境条件的不同而有所差异。

（三）研究方法和技术路线

应根据课题的性质和研究条件在课题计划中预计课题研究可能采用的研究方法和技术路线。对信息进行分析的方法有很多种，不同的方法对信息采集有不同的要求，所以，要根据课题性质和研究条件，对照不同研究方法和技术的特点，预计可能要采用的合适的研究方法和技术，这样可以提高研究工作的效率。

研究方法（research methods）是指在研究中发现新现象、新事物或提出新理论、新观点、揭示事物内在规律的工具和手段。这是运用智慧进行科学思维的技巧，一般包括文献调查法、观察法、思辨法、行为研究法、历史研究法、概念分析法、比较研究法等。根据研究对象的规模和性质，可以分为战略研究方法和战术研究方法；以研究方法的规则性为依据，可以分为常规方法和非常规方法；按方法的普遍程度不同，可以分为一般方法和特殊方法；根据研究手段的不同，可以分为定性研究方法和定量研究方法。信息分析有其特有的研究方法，如文献计量法、引文分析法、内容分析法、德尔菲法等，随着数据科学的不断发展，其统计学、机器学习、深度学习等方法也用于信息分析和课题研究中。在课题计划中写明课题研究使用的主要研究方法，使用新的研究方法，或者创新优化研究方法是课题研究的一个重要指标。

技术路线（technical route）是指课题负责人对要达到的研究目的或完成的研究内容所采取的技术手段、工具、具体步骤和流程、解决关键问题的方法等在内的研究途径。技术路线应尽可能详尽，每一步骤的关键点要阐述清楚并具有可操作性。技术路线可以采用流程图和示意图的方式进行说明，再结合必要的解释。流程图和示意图要表明研究的准备、启动、每部分研究内容所使用的研究方法、研究的顺序和研究迭代直至取得研究成果的整个过程。合理的技术路线可保证顺利实现既定研究目标。

一个课题成功与否，关键要做到思路新、技术新、结论新。思路新是指提出问题的着眼点是前人没有解决的或者解决得不够彻底的，且起点高，其研究水准是瞄准国内外最高水准，重点攻关应是国内外急需解决的难题或重大问题；技术新是指技术上有独创性，应采用国内外目前的新技术，即使不是创新技术，也应是在老技术上进行某些改进；结论新是指理论上填补空白或者技术方法上有新的突破。技术路线能清晰呈现出课题的研究思路，课题使用的新技术和新方法，以及研究的成果和结论，科学合理的技术路线不仅反映出课题的主旨，也是课题顺利进行的保证。

（四）预期研究成果形式及其提交方式

研究成果形式多种式样，既有系统资料、调查报告、咨询报告、建议和方案，也有学术论文、学术著作、研究报告，还有工具书、软件著作权、专利、产品、人才培养等。既有文字形式的，也有音频、视频、图像及多媒体形式的。既有印刷形式的，也有电子化、数字化、网络化等形式的。这些形式及其表现角度和提交方式的选择均因课题研究条件和用户的要求而异。在课题研究开始时，粗略估计一下成果形式及其表现角度和提交方式，对于确定资料搜集范围、合理使用资源和科学安排时间都十分有益。

科技报告（scientific and technical report）是在科研活动的各个阶段，由科技人员按照有关规定和格式撰写，以积累、传播和交流为目的，能完整而真实地反映其所从事科研活动的技术内容和经验的特种文献。科技报告是继图书、期刊、档案等类型文献之后出现的一种文献，它是人类科技发展和信息文化发展的产物，在人类的知识信息传播和利用中起着越来越重要的作用，世界各国在科技文献信息交流中都将科技报告列为首位。它具有内容广泛、翔实、具体、完整、技术含量高、实用意义大等特点，而且便于交流，时效性好，具有文献类型所无法比拟的优势。做好科技报告工作可以提高科研起点，减少科研工作中的重复劳动、节省科研投入，加速科学技术转化为生产力。目前，我国大部分国家级、省级的科技研究计划项目结项时要求提交科技报告，中国科学技术信息研究所（简称中信所）对科技报告的写作方式、内容要求和提交方式等定期开展培训工作，帮助科技人员科学规范地撰写科技报告。

（五）人员分工

课题组应根据自身特点和课题研究需要对课题任务进行具体分工。分工一般先按单位分工，如承担单位应完成的任务、协作单位应完成的任务。在单位分工的基础上，还应当将分工进一步深入到课题组成员。具体来说，就是充分利用课题组成员的能力和知识结构给每一课题组成员分配合适的、具体的工作任务，如任命课题组组长、分配负责对外联络、负责翻译外文资料、采集数据、对数据进行分析处理的人员、分配撰写课题成果报告的信息分析人员等。

（六）完成时间和实施步骤

为了检查计划的执行情况，以便发现问题及时补救，通常把调研活动划分为几个阶段，并且提出各阶段的预计完成时间与拟实施的步骤。例如，国内外文献调研阶段；信息资料的收集和摸底阶段；信息资料的整理、评价和分析阶段；产品制作、评价和利用阶段；研究报告撰写阶段等。预计每个阶段任务需要的时间，并根据任务和时间绘制研究进度甘特图（图2-4）。

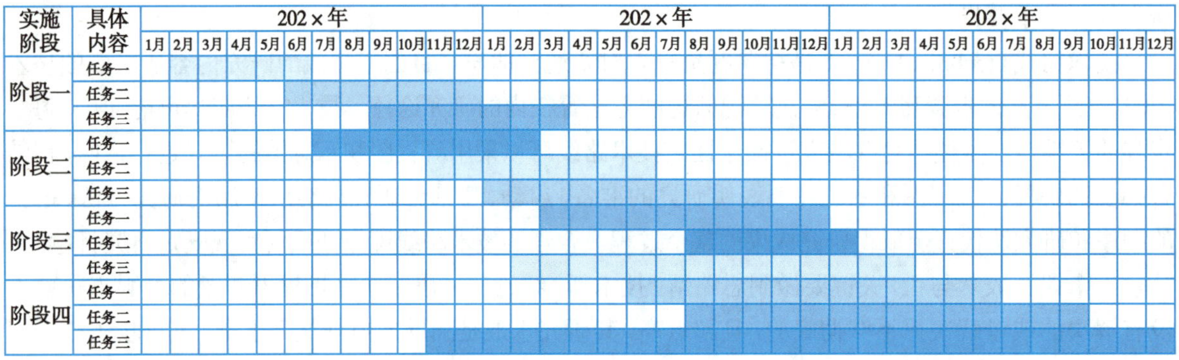

实施阶段	具体内容	202×年												202×年												202×年											
		1月	2月	3月	4月	5月	6月	7月	8月	9月	10月	11月	12月	1月	2月	3月	4月	5月	6月	7月	8月	9月	10月	11月	12月	1月	2月	3月	4月	5月	6月	7月	8月	9月	10月	11月	12月
阶段一	任务一																																				
	任务二																																				
	任务三																																				
阶段二	任务一																																				
	任务二																																				
	任务三																																				
阶段三	任务一																																				
	任务二																																				
	任务三																																				
阶段四	任务一																																				
	任务二																																				
	任务三																																				

图2-4　研究计划甘特图样例

甘特图（Gantt chart）又称为横道图、条状图（bar chart）。其通过条状图来显示项目、进展和其他时间相关的系统进展的内在关系随着时间进展的情况，以提出者亨利·劳伦斯·甘特（Henry Laurence Gantt）先生的名字命名。甘特图以图示通过活动列表和时间刻度表示出特定项目的顺序与持续时间。一条线条图，横轴表示时间，纵轴表示项目，线条表示期间计划和实际完成情况。直观表明计划和实际完成情况。甘特图被广泛应用于现代的项目管理中，是最容易理解、表现形式最直观最全面的一种图形。甘特图可以帮助项目负责人预测时间、成本、数量及质量上的结果，并回溯到项目开始，以便统筹和管理。以甘特图的方式，可以清晰了解任务的进展情况、资源利用情况等。如图2-4表示了研究计划的甘特图。

（七）课题计划表

除了以上几项，还有整个信息分析工作所需要的人员、经费、技术、设备等条件，需要在课题计划中体现。

在具体实践中，一些信息分析机构除了要求提交文字材料外，还要求提交一张格式化的课题计划表。课题计划表实际上是前述课题计划的一种变换形式，目的是使课题计划的相关内容醒目、清晰,以便于管理。计划表一般由各信息分析机构预制,需要时再领取和填写。表格内容是前述课题计划内容的全部或大部分,即一般包括:课题名称、课题来源及目的、主要内容、完成期限及进度安排、研究条件、研究方法和技术路线、研究重点与难点、经费预算、预期产品及其表现角度和提交方式、课题负责单位或负责人、协作单位或协作人、组织分工等。课题计划见表2-1,现在课题计划表在各级各类课题研究中,有的称为课题计划书,有的称为课题任务书,对于课题计划表中的内容不仅仅是一行或一列,而是课题计划的概要论述。

表 2-1　课题计划表

课题名称			
课题编号		课题类别	
课题负责人		课题起止时间	
经费预算			
课题研究目的			
课题研究内容			
拟采用的研究方法和技术路线			
课题创新点和特色			
课题重点与难点			
课题进度及人员分工			
课题预期目标及成果形式			
备注			

二、课题的组织实施与检查

(一)课题规划的组织实施

根据人力、物力、财力和时间状况以及课题特点和课题规划的要求,合理调配各类资源,保证课题研究按进度保质保量、有条不紊地进行。因此,课题开始之初,课题负责人应组织召开课题组会议,在会议上,阐述课题总体目标和具体研究内容,与课题参与人一起讨论划分研究阶段,明确人员分工和阶段任务。在课题的进行过程中也需要召开若干次会议,检查阶段成果,调整研究计划,以保证研究的顺利开展。

(二)课题规划实施情况的检查和调整

课题规划的检查主要按照课题规划项目逐项对照检查,内容一般包括:

(1)是否按进度实施计划;

(2)是否按课题的目的、内容和质量要求进行;

(3)各类资源调配是否恰当,有无资源浪费现象;

(4)经费使用是否有阶段性超支行为;

(5)课题研究中是否有新情况、新问题出现;

(6)课题规划是否需要进行适当的调整和改进等。

课题规划是信息分析人员的行动纲领,但课题规划并不是一经拟定就一成不变的。随着研究工作的进展和课题研究环境的发展变化,原有的规划可能会被修改、补充,特殊情况下还有可能被废止。

(三)课题阶段汇报

课题在进行过程中,一般都会有阶段检查或汇报、中期检查或汇报和结题汇报。课题按照课题计划开展研究,在研究的每个阶段进行研究汇报、提交成果和调整计划。如国家自然科学基金项目,每一年度都需要提交年度进展报告,结题的时候填写结题报告。

第三节 信息收集与整理

信息分析是建立在占有丰富而可靠的信息资料基础之上的一项研究活动。在进行信息分析之前，必须针对课题需要，进行广泛和必要的信息收集、整理，并对信息的可靠性、先进性、适用性做必要的评价。"巧妇难为无米之炊"，信息收集是信息分析的依据和基础，也是信息分析的重要程序之一，信息收集的质量关系到信息分析最终的成败。

一、医学信息源

信息源是一个广义的概念，即人们为解决各种问题借以获取信息的来源。信息源是搜集整理素材的前提和基础。过去一般将信息源划分为文献信息源、非文献信息源，目前由于网络信息源的数据激增、价值提升，网络信息源成为课题研究资源的重要补充。因此，诸多学者将信息源分为三类：文献信息源，非文献信息源和网络信息源。

（一）文献信息源

国际标准化组织《文献情报术语国际标准》(ISO/DIS5217)对文献的定义是："文献是在存储、检索、利用或传递记录信息的过程中，可作为一个单元处理的、在载体内、载体上或依附载体而存储有信息或数据的载体。"《国际标准书目著录（总则）》[ISBD（G）]中定义为："文献是指以任何形式出现的，作为标准书目著录的书目文献实体"。《中华人民共和国国家标准·文献著录总则》(GB 3792.1—83)对文献的定义为"文献是记录有知识的一切载体"。

文献信息源是指信息内容借助某种物质载体记录下来的信息源，并通过对物质载体的保管、复制、传播和开发利用而达到对所载信息内容的保管、复制、传播和开发利用的目的。

从人类社会发展来看，信息载体有很多，根据信息载体的不同，通常将文献信息源分为：印刷型文献信息源、缩微型文献信息源、机读型文献、声像型文献。

1. 印刷型文献源 印刷型文献信息源是以纸张为存储载体，以印刷为记录手段的传统纸质文献信息源，这是人类使用时间最长最普及的一种载体形式，是文献信息传递的主要载体，也是当前使用最广泛的信息源。如我们经常提及的医学领域学术期刊《中华内科杂志》《中华外科杂志》《新英格兰医学杂志》(*The New England Journal of Medicine*, *NEJM*)、《柳叶刀》(*The Lancet*)等都有印刷型刊物载体的文献。印刷型文献信息源的优点是阅读和利用方便；缺点是信息存储密度小、体积大、分量重，收藏和管理困难。

2. 缩微型文献信息源 缩微型文献信息源是以感光材料为存储介质，利用照相设备和其他缩微设备将印刷型文献信息源按照一定的缩小比例摄录在胶卷或胶片上，其产品称缩微品或缩微复制品，包括缩微胶卷、缩微胶片（平片）、缩微卡片等几种形式。缩微型文献信息源的优点是存储密度大、寿命长、易于还原复制和多功能使用；缺点是不能直接阅读，需要配备专用的显示还原设备等。

3. 声像型文献信息源 声像型文献信息源是以电磁材料为载体，以电磁波为信息符号，将声音、文字及图像记录下来的一种动态型文献，如唱片、录音带、录像带、电影拷贝、幻灯片等。它记录的对象主要不是文字，而是富有动感的声音和图像。声像型文献信息源的优点是能给人以直观形象的感觉，可以逼真地再现事物和现象。

4. 机读型文献信息源 也称为电子文献信息源，机读型文献信息源是指以磁性材料、光学材料为载体，存储时要将相关信息转换成计算机可以识别、理解和处理的二进制代码，如磁带、磁盘、光盘等。机读型文献信息源的优点是信息存储密度高、存取速度快；缺点是要通过计算机或具有功能的设备存储和阅读。

从目前文献信息源的发展来看，出现了印刷型文献信息源和其他多种文献信息源形式并存的现象。如许多书目、索引、文摘、手册、年鉴等各类检索工具书和参考工具书，既有印刷版，也有缩微版和声像版，还有数字网络版。

（二）非文献信息源

非文献信息源是指信息以非记录形式存在的信息源。主要提供口头信息、实物信息等。具有直接、简便、迅速、新颖和形象生动的特点，是信息分析人员普遍感兴趣的活的信息源。

1. **口头信息源**　口头信息源产生于人与人之间的面谈或电话交流等，实质上是一种零次信息，它源自各种讨论会、观摩会、展销会、座谈会、信息发布会、参观访问、个人专访、人际交谈等活动。这类信息源主要表现为人脑存储的知识，包括人掌握的诀窍、技能和经验等，是隐性知识的一种外显。口头信息源的主要优点：内容新颖、针对性强、传递迅速；能够弥补文献信息源的不足。缺点是：信息容易失真；信息搜集困难；信息保管困难；信息传播范围小。

2. **实物信息源**　实物信息源指以实物为载体的信息源，能够提供信息的一切物质实体。它包括自然实物信息源和人造实物信息源两大类，如一些产品样本、组织标本、种子、苗木、试剂等。实物信息源的加工、制作都凝聚了人类的思想、知识和智慧。

实物信息源的优点：信息成熟、可靠；信息内容丰富、直观、形象；缺点：信息搜集、保管、传播困难；信息挖掘困难。

3. **网络信息源**　网络信息源可以理解为"通过计算机网络可以利用的各种信息资源的总和"，也有学者提出是"以电子数据的形式将文字、图像、声音、动画等多种形式的信息存放在光磁等非印刷纸质的载体中，并通过网络通信、计算机或终端等方式再现出来的信息资源"。网络信息源具有数据量大、增长迅速、类型多样、传播方式动态、结构复杂、价值不一等特点，其在数量、结构、内涵、类型、载体形态、分布和传播范围、控制机制、收集整理方式等方面都与传统信息有显著差异。

网络信息源的类型多种多样，从网络信息源管理和利用的角度出发，产生不同的分类。按网络信息源的层次分：指示信息、信息单元、信息资源、信息系统；按信息内容属性分：文献信息，新闻信息、学术信息、娱乐信息、教育信息、财经信息、体育信息等；按信息资源组织形象分：文本信息、超文本/多媒体/超媒体信息、数据库信息、网站信息等。

网络型文献信息源内容属性上看隶属于文献资源，从形式上看隶属于网络信息源。网络型文献信息源是指借助于计算机网络可以获取和利用的所有文献信息资源的总和。按使用形式来划分，可分为联机检索信息资源和因特网信息资源两种类型。

二、医学信息收集

（一）信息收集的原则

信息收集一般包括文献调查和社会调查两种途径。为了保证信息收集的质量，应坚持以下原则：

1. **全面系统原则**　第一，所收集的信息不仅要有强相关的信息，而且要有一般性相关的信息，如果这些还不能充分地解决问题，某些弱相关的信息也可以考虑收集；第二，在信息收集过程中，不能为了迎合他人的观点或自己的主观愿望仅收集正相关的信息，也要注意收集负相关的信息；第三，所收集的信息不仅要有国内的信息，也要有国外的信息；不仅要有本地区、本部门和本单位的信息，也要有相关地区、相关部门和相关单位的信息。从全面性考虑，信息收集的初始阶段要从宽。信息收集要保证信息在空间上的完整性（空间上的横向扩展）和时间上的连续性（时间序列上的纵向延伸）。从空间角度来看，要把与某一问题有关的散布在各个领域的信息尽可能收集齐全，才能对该问题形成完整、全面的认识。从时间角度来看，要对同一事物在不同时期、不同阶段的发展变化情况进行跟踪收集,以反映事物的真实全貌。

2.真实可靠原则 信息分析的最终目的是服务于管理和决策,而真实可靠的信息是科学决策的前提和基础。因此,在信息收集过程中,信息分析人员应该坚持严肃认真的工作态度,采用科学严谨的收集方法,遵循科学合理的收集流程,不受个人主观意志和感情因素影响,否定和杜绝虚假信息,做到去伪存真,确保信息源真实可靠。真实可靠是信息收集工作的基本要求。为此,信息收集者必须对收集到的信息进行反复核实和检验,力求把误差减少到最低限度。

3.及时新颖原则 信息的利用价值取决于该信息是否能及时地提供,即它的时效性。所以信息收集应以最少的时间、最快的速度对信息及时搜求、收集、获取,并及时、迅速地提供给它的使用者才能最大限度地发挥信息的效用。同时,要求所收集的信息内容具有新颖性,尽量获得课题领域内最新的研究成果,包括新理论、新动态、新技术成就等。

(二)信息收集的一般程序

从信息处理的全过程来看,收集是起点,也是整个信息分析的源头。信息收集工作是一项程序化的过程,一般有如下几步:

1.明确信息收集的需求和目标 信息收集应该具有明确的目的性,它是为满足某一特定的信息需求服务的。需求和目标决定了信息收集的方向和方法,如果需求不明、目标不清,信息收集的针对性和适用性就无从谈起。因此,应首先进行目标分析,归纳出信息需求,并在总体目标和阶段目标下,将信息需求分为若干层次,可以建立目标需求表,使目标和需求更加具体化。这样就可以使各个阶段的信息收集更为明确,以保证信息收集工作少走弯路,达到事半功倍的效果。

2.选择收集方法 方法是达到目的的手段。方法正确,信息收集工作的效率就高。方法的选择要切合实际,要符合采集的目标与要求,一方面要综合考虑可利用资源的情况,另一方面要考虑财力情况,根据具体条件进行效率比较。同时,在收集方面还应当注意以下几个问题。①收集方法要多样:根据具体的目标需求,可以确定以某种方法为主,辅以其他方法,弥补单一方法的局限性。②收集制度要健全:信息收集的制度包括收集信息记录与保密制度、信息定期报告制度、信息的反馈制度等。③收集思路要创新:灵活运用常规和非常规的方法,运用现代信息技术收集信息尤其是大数据技术,创新信息收集的思路,使信息收集变得高效、便捷和实用。

3.制订收集计划 信息收集计划的制订,就是将信息收集工作具体化,明确具体的实施时序和实施过程,特别是当执行中出现常规步骤之外的意外情况时,应有相应的对策。为了保证计划的落实,要确定信息收集人员,挑选既有专业知识又熟悉信息源的有经验的人员;同时,编制好经费预算,信息收集要遵循经济效益原则,以尽可能少的投入获得最大的效益。

4.设计好数据结构和调查表 在信息收集之前应按照信息收集的目标、要求,设计好合理数据的结构。由于收集的目的不同,信息数据的结构形式会多种多样,但总的要求大体一致,既要能将所收集的数据都包含进去,又要便于以后的加工、存储和利用。现实世界的信息是多种类型的、异构的,所设计的数据结构也应容纳多种类型。同时还应注意,数据量是不断变化的,因此设计时,要在相对稳定情况下还应具有扩充性,以适应数据变化的需要。设计调查表格,首先应考虑调查表的信息容量,同时要考虑被调查者的因素,将调查内容安排在调查对象可接受的范围内,并力求简洁明了、节约时间。

(三)信息收集的方法

信息收集方法因信息源类型的不同而有所不同,针对文献信息源、非文献信息源和网络信息源的收集方法如下:

1.文献调查法 文献调查法主要用于文献信息的收集,收集的方法有以下几种:

(1)借阅:借阅是指用户向文献信息收藏机构或个人借取所需文献信息的方法。一般来说,国家有专门的收集文献信息的图书馆、档案馆、情报机构等，用户向文献信息收藏机构借阅所需文献信息是应用最广泛的信息收集方法之一。

（2）购买：一般对于重要的图书、期刊、报纸及数据库等信息源采用购买方式收集。购买有预订购买和现场购买两种方式。预订购买一般根据出版发行部门或数据库商编印的征订目录购买。现场购买就是到出版物的销售处或书市现场直接采购。

（3）交换：信息收集者可用本单位和收集到的信息资料，同有关组织或个人进行文献交换。交换通常是在等价、互惠、对口的原则基础上进行信息源交换，以达到互通有无、调剂余缺的目的。

（4）征集：征集通常是对非正式出版的内部资源，如档案文献、地方文献、古旧书刊、革命史料、作家手稿等，采用主动发函、上门访求或在报刊上发表征书启事、广告等方式进行收集。

（5）复制：复制包括抄录、复印、缩微复制、录音复制、网上下载复制等。一般适用于罕见信息源，如绝版书、孤本书、善本书、外文原版书、缺期报刊、残缺丛书、重要内部资料等。

（6）检索法：信息检索就是从浩繁的信息源中检索出所需信息的过程。信息检索是目前收集信息的最主要方法，信息检索的方法主要有三类：①系统检索法，是根据文献的内容特征（如学科、主题、关键词）或外部标识（如著者、题名），通过检索工具或数据库全面系统地收集信息的一种方法；②追溯检索法，是指以已知文献（或信息）所引用的参考文献（或链接）为线索进行追溯查找，逐步收集信息的一种方法；③浏览检索法，是指对各种相关信息广泛浏览以收集所需信息的一种方法。信息检索一般有手工检索、计算机检索和网络检索三种方式。手工检索主要是通过信息服务部门收集和建立的文献目录、索引、文摘、参考指南和文献综述等来查找有关的信息。计算机检索是信息检索的计算机实现方法，其特点是检索速度快、信息量大。随着互联网的发展，基于网络信息收集系统自动完成的网络信息检索已成为一种重要的趋势。

2. 非文献信息源收集方法　非文献信息源主要指口头信息和实物信息，未使用文字或者代码记载下来，大多没有经过系统处理，难以收集。一般非文献信息源采用各种社会调查收集，社会调查又称实际情况调查，是一切以信息收集为目的的社会实践活动的总称。社会调查是收集非文献信息的主要途径，除此之外，还有观察法、实验方法和专家评估法等。

（1）社会调查法

1）现场调查：现场调查是信息分析人员深入现场参观考察或参加具体活动而进行的调查方法。通过现场调查可以及时捕捉到一些难以明确表达或难以传递的信息；通过现场获取的信息大部分是第一手信息，具有直观、形象、真实、可靠的特点。

2）访问调查：访问调查是通过向受访者询问以获取所需信息的方法。访问调查的传统方式是直接面谈（又称访谈）；另一种方式是电话采访法。一般来说，如所要讨论的问题较复杂，需反复交流，甚至还需出示相关文献资料或实物，则以直接面谈为妥；如仅想询问几个简单的、明确的问题，或离受访者较远，则可考虑电话采访。

3）样品调查：这种调查的被调查对象不是人，也不是场所，而是某件实物样品。样品调查的内容包括：a. 样品存放线索的调查；b. 样品的获取；c. 样品实物信息的挖掘。

4）问卷调查：问卷调查是社会调查的主要方法。它是指信息分析人员向被调查者发放格式统一的调查表并由被调查者填写，通过调查表的回收获取所需要的信息。问卷调查的质量和效果主要取决于调查表的设计质量。调查表是以信息收集为目的，由信息分析机构设计的格式统一并具有明确的调查内容和要求的一种预制表格。

（2）观察法：观察法是通过开会、深入现场、参加生产和经营、实地采样、进行现场观察并准确记录（包括测绘、录音、录像、拍照、笔录等）调研情况。观察主要包括两个方面：一是对人的行为的观察；二是对客观事物的观察。观察法应用很广泛，常与询问法、搜集实物结合使用，以提高所收集信息的可靠性。

（3）实验方法：实验方法能通过实验过程获取其他手段难以获得的信息或结论。实验者通过主动控制实验条件，包括对参与者类型的恰当限定、对信息产生条件的恰当限定和对信息产生过程的合理设计，可以获得在真实状况下用调查法或观察法无法获得的某些重要的、能客观反映事物运动表征的有效信息，还可以在一定程度上直接观察研究某些参量之间的相互关系，有利于对事物本质的研究。实验方法也有多种形式，如实验室实验、现场实验、计算机模拟实验、计算机网络环境下人机结合实验等。

（4）专家评估法：专家评估法是指以专家作为收集信息的对象，依靠专家的知识和经验，由专家通过调查研究对问题做出判断、评估和预测的一种专项调查形式。专家调查通过召开专家座谈会（如头脑风暴法）和发放专家调查表（如德尔菲法）等形式进行，以座谈、讨论、分析、研究、征询意见等方式获得专项调查资料，并在此基础上找出问题症结所在，提出解决问题的方法。在数据缺乏、新技术评估和非技术因素起主要作用等情况下，专家评估法是行之有效且唯一可选的调查方法。

3．**网络信息源收集**　网络信息源是指通过计算机网络发布、传递和存储的各种信息。网络信息源搜索是基于网络信息收集系统自动完成的。网络信息源搜索系统首先按照用户指定的信息需求或主题，调用各种搜索引擎进行网页搜索和数据挖掘，将搜索的信息经过滤等处理过程剔除无关信息，从而完成网络信息资源的"收集"；然后通过计算机自动搜索、重排等处理过程，剔除重复信息，再根据不同类别或主题自动进行信息的分类，从而完成网络信息的"整合"；分类整合后的网络信息采用元数据方案进行索引编目，并采用数据压缩及数据传输技术实现本地化的海量数据存储，从而完成网络信息的"保存"。网络信息源收集的方法主要有：

（1）网页访问或网站浏览：通过对网页和网站的浏览，发现对自己有用的信息。每个网民一般都有自己熟悉的网站，可以快速高效地获得所需要的信息。

（2）网络数据库：网络数据库是跨越计算机在网络上创建、运行的数据库，它将数据存放在远程服务器上，用户通过互联网直接访问，也可以通过 Web 服务器或中间商访问，是一种重要的网络信息资源。网络数据库具有收录范围广、数据量大、类型多样、异地检索、易于使用、更新速度快、不间断服务等特点，授权用户可实现 7×24（7 天 24 小时）不间断采集数据。

（3）搜索引擎：搜索引擎是一种引导用户查找网络信息的工具。搜索引擎一般包括数据收集机制、数据组织机制和用户利用机制三个部分。数据收集机制用人工或自动方式按一定的规律对网络上的信息资源站点进行搜索，并将搜索得到的页面信息存入搜索引擎的临时数据库；数据组织机制对页面信息进行整理以形成规范的页面索引，并建立相应的索引数据库；用户利用机制帮助用户以一定的方式利用搜索引擎的索引数据库，获得用户需要的网络信息资源。常用的搜索引擎有百度、谷歌等。

三、医学信息整理

经过收集得到的信息为原始信息，该信息通常是杂乱无章的，因此需要进行整理。信息整理本质为信息组织，将信息从无序变为有序，从无类别变为分类清晰，从无主题到标识主题。医学信息整理一般包括形式整理和内容整理，方法包括信息分类与序化、信息提炼与重组等。

（一）形式整理

形式整理基本上凭借信息的外在特征为依据，进行整理，一般不涉及信息的内容和主题，是一种初级的信息组织。

1．**按载体分类整理**　不同的载体有不同的性质、特点和保存方式与要求，可以按照承载信息的载体进行分类整理，通常可以分为纸张、光盘、缩微品、试听资料和实物等几大类。

2. **按使用方向分类整理** 具有较高信息素质的信息分析人员在进行信息收集的过程中,一方面是围绕着正在进行的某项课题进行针对性的信息收集;另一方面是为今后研究工作做铺垫和记录的信息资料。这两类信息有着明显不同的使用方向,应当区分开来。如医学领域的临床研究需要收集流行病学数据,流行病学数据分为狭义的流行病学数据和广义的流行病学数据。所谓狭义流行病学数据指任何来自针对明确研究目的特定的流行病学研究所收集的资料,通常将这部分数据整理到研究专题数据库中;而广义流行病学数据应包括出于其他目的和用途而收集的、以一个人为最小观察单位的、可以用来定量地探索疾病、健康或医疗卫生服务相关问题的资料。包括医院某科室常规记录的有关一个患者的所有信息的集合;各种医学和健康大数据,通常将收集整理这部分数据的数据库称为专病数据库。

(二)内容整理

1. **分类整理** 分类的目的,一是为了便于医学信息管理和医学信息检索,二是为了方便医学信息的利用。分类时通常用类号来标引各种医学信息概念,将医学信息内容一一予以揭示,并分门别类地将其组织起来,形成医学信息分类目录。医学信息经过分类整理,便能有效地显示出各类医学信息的性质及其相互之间的关系,性质相同的可以聚类,相近的可以建立关联。在医学信息的分类整理过程中,一方面要遵循科学规律,依照科学分类法进行,另一方面要兼顾医学信息需求者的利用要求和使用习惯。

2. **数据整理** 在内容整理过程中,要特别注意连续性变量数据的整理,在进行比较、鉴别、转换(连续变量转换为等级变量)、订正和缺失值处理之后进行统计图表的制作,为进一步的统计分析、数据挖掘和信息分析做好准备。

3. **观点整理** 注意收集原始信息中的各种观点和事实,包括矛盾的观点或事实,对于观点和事实的整理有助于把握课题研究的现状,发现课题研究相关领域的研究进展、研究热点和空白点,课题立项依据的论证有理有力。

(三)整理方法

1. **信息分类与序化** 分类是指根据信息分析课题需要,将收集到的信息按照一定标准划分成不同类别的过程。信息分类的目的是便于信息管理、检索和利用。医学信息的分类整理包括形式整理和内容整理两个方面:①形式整理基本上不涉及信息的具体内容,而是凭借某一外在依据或特征对原生信息进行分门别类处理;②内容整理是在形式整理的基础上进一步深化,是从内容角度对信息的再处理,通常包括信息内容的理解、信息内容的揭示和按内容细分归类。内容整理过程的实质是对原生信息的消化和吸收过程。

信息序化即排序,将鉴别、分类后的所有信息排列成为一个有序的整体,便于信息分析人员获取和利用。分类是信息序化的常用方式,此外还可以按照主题、字顺、号码、时空(时间和空间特征)、超文本和超链接、数据库等方式序化信息。

2. **信息提炼与重组** 信息提炼与重组就是对原生信息进行汇编、摘录、分析、综合等浓缩和精深加工,即根据用户需要将分散的信息汇集起来进行深层次加工处理,提取有关信息并适当改编和重新组合,形成各种集约化的优质信息产品。信息提炼与重组通常采用汇集、摘录、浓缩、概括、综合等方式形成资料汇编(如剪报资料、文献选编、年鉴名录、数据手册、音像剪辑等)、摘要、提要、文摘、综述、述评等高级信息产品。通过信息提炼与重组去理解和揭示医学信息,实现医学信息的归一化。如在电子病历中,每个医生由于书写习惯不同将同样的诊断填写成不同称谓,如小细胞型肺癌、肺癌小细胞型、小细胞肺癌、肺小细胞癌等,这时我们要对诊断信息进行分析,对同一种疾病的诊断名称进行归一化,进行语义消歧,将以上诊断归一化为"小细胞肺癌",以便日后的信息归类、统计和分析。

第四节　医学信息评价与分析

一、信息评价

在医学信息整理过程中,医学信息人员需要对原生医学信息的价值进行评价,对医学信息价值的鉴别主要围绕信息的可靠性、先进性和适用性三个方面。信息有文献信息、非文献信息和网络信息之分,要分别进行判断。

(一)信息评价标准

1. 可靠性　可靠性一般可从信息源和信息内容两方面进行鉴别。信息源鉴别可以从该信息源以往所提供的信息是否可靠、提供信息的动机是否良好、权威性如何等方面进行。信息内容鉴别一般根据信息内容的观点是否鲜明、论据是否充分、数据是否翔实、逻辑结构是否严谨来判断。另外,还可以根据信息提供者以往所提供信息的可靠程度及信息被传播被引用等情况来分析。

2. 先进性　信息的先进性表现在时间上,主要指信息内容的新颖性,即在出现该信息内容之前没有被披露和被报道。在空间上,则可以按地域范围将先进性分为许多级别,例如世界水平、国家水平、地区水平等。

3. 适用性　信息适用性是指对于接受者可利用的程度。信息的可靠性和先进性是适用性的前提。信息的适用性还要受地理、环境、科技发展水平、自然资源和经济实力等多方面因素的制约。判断信息的适用性,要将信息提供方与使用方的政治、经济、科技、自然资源等各方面的情况加以比较,找出异同,最终确定。信息适用性是决定信息价值的一个重要因素,它可以从信息发生源的自然条件和技术水平、信息吸收者、长远发展与综合效果、专家的评论意见、社会实践效果等几方面来进行判断。

(二)主要信息源评价内容

1. 文献信息评价　文献信息评价可从可靠性、新颖性和适用性等方面进行评价和考量。

(1)可靠性:可靠性是衡量文献信息的内容是否真实可靠,取决于其所依附的文献的可靠性,因此可从以下几个方面进行判断。①作者身份:有名望的专家、学者发表的文献比较完整成熟,水平较高;专职研究人员受过较系统、严格的科研基本功训练,具有深厚的科研功底,所发表的科技文章可靠性较强。②出版物类别:期刊论文、会议文献、专题报告等往往经过同行评议、经过层层严格筛选,较为成熟可靠;专利文献、标准文献要求较高,可靠性高于一般书刊;学位论文、试验报告具有一定的可靠性,但一般不够成熟和完善;科技图书一般成熟可靠,比新闻消息可靠性强。③出版机构:官方机构和政府出版的出版物较为可靠。著名高校、研究机构、权威出版社的出版物质量较高。④被引情况:文献如果被他人反复引用,说明得到了一定程度的认可,可靠性较强。⑤引文情况:文献中所引用的参考资料,如果比较全面,且权威性高,说明作者文献调研工作较为扎实,可靠性强。⑥内容本身:如果文献内容本身论点鲜明、论据充分、数据翔实、论证过程逻辑严密、所选用研究方法科学性强、结果客观,论文结构严谨,文字具有学术性,则可靠性较强。

(2)新颖性:文献信息的新颖性可以衡量文献信息的内容是否先进,新颖性的评价可从文献的外部特征入手,如文献类型、出版机构、发表时间、计量特征、内容特征等指标加以考察。①文献类型:新近出版的科技文献、刚刚更新的文献数据库、近期公开的专利文献、研究报告、科技报告、上市公司文件、会议文献等所含的信息新颖性较强;②出版机构:权威出版机构出版的文献新颖性较强;③发表时间:近期发表的科技文献通常具有一定的创新性,所含信息新颖性较强;④信息老化规律:根据文献信息所属学科领域的半衰期及信息老化规律来判断信息的新颖性;⑤文献内容:通过判断文献内容中是否含有新观点、新理论、新假说；技术上有无新方案、新设计、新工艺，研究方法上有无使用新原理、新算法、新参数等衡量和评价信息的新颖性；⑥经济效益：看文献信息是否产生经济效益，通过观察产量、品种、质量、成本、劳动生产率、劳动条件等经济指标是否具有显著改善和提高来判断信息的新颖性；⑦社会环境和效益：根据文献信息对实践的贴近程度和超前水平以及信息使用前后所产生的社会效益和环境效益大小来判断信息的新颖性。

（3）适用性：适用性是指原生信息在特定条件下信息接收对信息的使用程度。一般来说，原生信息的适用性取决于两个方面，即所选课题和信息用户。可靠性、新颖性强的原生信息并不一定适用，因此，需要在可靠性和新颖性的基础上进行适用性评价。

2．非文献信息源评价

（1）口头信息源评价：可以从发言者权威性、场合的重要性、内容性质（承诺、趋势）、听众反应等方面去判断。①发言者：知名人士、权威人士、行业领域专家、学术带头人等发言时所传递的口头信息可靠性、新颖性较高。②场合：在重要的、正式的场合传递的口头信息价值高于一般场合、非正式场合传递的口头信息。③发言时间：发言时间越近，新颖性越强。④内容：内容系统、全面，尤其是发言者做出承诺的发言，可靠性越强；关于进展、趋势方面的前瞻性发言新颖性较强；信息内容所涉及的地区或部门越发达、水平越高，新颖性越强。⑤其他听众反应：如果有其他听众，则其反应或者间接评价可作为参考依据。

（2）实物信息源评价：①实物研制（设计）者：具有较高级别的专业技术职称者、知名研制（设计）者所研制（设计）的实物中所含信息价值较高。可以从实物研制者、生产机构、商标、关键技术内容、实践效果等方面去评价。②生产机构：国家大型企业、重点企业生产出来的实物产品所含信息可靠性较强；外向型企业、高新技术企业、属于行业"领头羊"性质的企业、新近投产的企业生产的实物产品所含信息新颖性较强。③商标：拥有著名商标的实物产品所含信息的可靠性较强。④关键技术内容：专利产品所含信息可靠性较强。⑤实践效果：经长期使用证明功能强、效益高、性能稳定、故障率低的实物产品所含信息可靠性较强；正在使用且产生了良好的经济效益、社会效益和环境效益的实物产品所含信息的新颖性较强。

（3）网络信息源评价：网络信息源的价值主要从是否正式出版、信息来源、信息内容、信息时效性、外部链接数量等指标进行评价。

1）出版信息：①是否正式出版。正式出版的信息比非正式和半正式出版的信息权威性高；非正式和半正式出版信息的权威性主要是通过网站的性质和知名度来判断。专业学术研究机构或大学发布的信息一般权威性较高，信息被其他权威站点摘引、链接或推荐过也可以说明信息的权威性。②作者声望。作者、编辑或出版者的背景与声望可以作为评价网络信息源是否具有权威性的重要衡量指标。作者或信息提供者是信息内容所属主题领域的专家、权威人士或专门机构，一般可靠性强、可信度高。

2）信息内容：①信息来源。网站在引用、摘录、推荐其他信息源时需要注明出处，根据网络信息源的出处可以对信息内容的权威性、可靠性、客观性进行判断。②写作质量。网上信息内容大多依靠文字传递，文字表达质量对信息的传播具有重要的影响。例如，文字写作是否符合语法和文章写作规范，标题是否明确且概括全面，信息表达是否清晰且具有逻辑性。③深度与广度。这主要是衡量网站所提供的信息内容是否具有足够的深度和广度以满足不同用户的需要。

3）信息时效性：①出版日期。网络信息资源的传播速度快、更新及时、时效性强，一个好的网站应当明确地说明其创建期和最新更新或修改日期，便于用户根据日期进行信息选择。②更新频率。随时更新是网络信息资源的一大优势，网络信息资源可以24小时进行更新与维护，具有较高的更新频率。信息的内容及链接也较新颖。通常情况下，网站更新的频率越快，它所提供的信息时效性就越强，利用价值也越大，反之亦然。

4）其他指标：①检索功能。在一个内容丰富、设计完整的网页中，单靠层层点击很难快速找到需要的信息，因此，以网页内容为检索范围具备一定的检索功能是必须的。检索功能的完备与否对网络信息的利用率有很大的影响，完善的检索功能可以帮助用户有效利用网站资源。②链接数量。网络的链接数量，尤其是外部链接数量是衡量一个网站信息资源权威程度的重要指标，外部链接如同文献的被引数量，数量越多往往说明价值越高。③导航系统。导航系统是人们进入一个网站查找信息的指示性工具，反映了一个网站信息的组织与分类情况，完善的导航系统可以帮助访问者快速找到所需要的信息。

二、医学信息分析

分析研究是信息分析工作中的核心，是一项综合性很强的智力活动，需要多种方法和手段，并得出结论。该阶段充分体现了信息分析的创造性和智能性，也体现了分析人员的能力水平。信息分析是一个复杂的过程，其本身没有统一的规章可循，比如根据不同课题的目的要求和所掌握的有关资料，可采取不同的哲学方法，信息分析过程一般分为以下六个步骤，见图2-5。

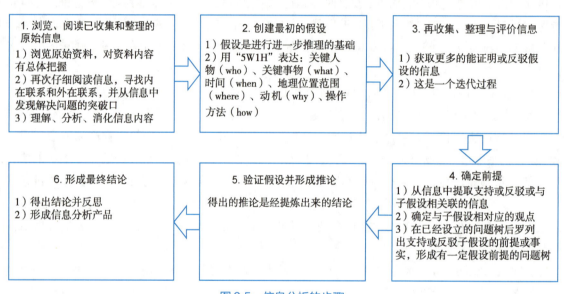

图2-5　信息分析的步骤

（一）浏览、阅读已搜集和整理的原始信息

首先，通过浏览原始信息，对资料内容有总体把握。其次，信息分析人员对有价值的信息进行仔细阅读，努力寻找原始资料的内在联系和外在联系，找出文献可能出现的矛盾或错误，分析文献的观点与自己想法的联系和矛盾之处，以找出思考问题、解决问题的突破口。最后，依据课题任务的进展程度和自我满意程度，理解、咀嚼、分析、消化信息内容。

（二）创建最初的假设

创建最初假设的目的是解决问题或解释现象；最初的假设是从原始资料中抽象出来的，以解决问题或解释现象为目的，假设仅仅是有待证明或反驳的理论，也是进行进一步推理的基础，它不是答案。最初的假设的实质是"在你开始之前找出问题的解决方法"。最初的假设可表达为"5W1H"：关键人物（who）、关键事物（what）、时间（when）、地理位置范围（where）、动机（why）、操作方法（how）。

创建最初假设的方法有：①推理方法。通过学习大量的案例来形成结论。②比较方法。通过对以前类似事件的比较分析，得出当前事件与以前类似事件之间的关联之处，从而推断出当前事件可能出现的结果。③信息淹没法。即让信息分析人员完全沉浸在与研究课题相关的信息资料之中，通过阅读和分析，信息分析人员自发地、本能地形成假设。

（三）再搜集、整理与评价信息

再搜集、整理与评价信息的最终目的是验证最初的假设。这个过程更突出的特点是：行为上更具目标性和指导性，内容上更具专指性和准确性。再搜集、整理与评价信息步骤，不是一蹴而就的，应是不断迭代的。随着分析研究的进展，可能需要一次又一次地进行搜集、整理和评价信息，是一个迭代过程，尽可能收集遗漏的信息。

（四）确定前提

前提就是隐含于信息中或与其他前提信息相关联的观点，用于支持证明或反驳假设的推论或推断。首先，从最初假设的各个子假设出发，再结合搜集的信息和已经阅读信息的心得体会，针对每个子假设，从信息中提取支持或反驳，或与子假设相关联的信息；然后，根据提取信息确定假设前提，或支持假设的论据，确定与子假设相对应的观点；最后，在已经设立的问题树后罗列出支持或反驳子假设的前提或事实，形成有一定假设前提的问题树，以证明或反驳子假设的事实基础。

（五）验证假设并形成推论

推论就是前提信息支持的，或从前提信息中提炼出来的结论。在这个环节，可以借助多种信息分析方法来形成推论。

（六）最终的结论

结合假设的判断结果和可能性分析，最终形成信息分析的最终结论，并阐述为什么得出这样结论的证据。要考虑的问题是：最初的假设是可能设计的最佳假设吗？是否已经把关于假设的所有问题都想到了？是不是已经考虑到关于这个问题的所有关键驱动因素？最终结论是不是都是可行的、可证明的？

第五节 医学信息分析与预测产品的形成与评价

信息分析人员按照用户的要求，经过信息分析前述的一系列工作环节之后，其最终成果是形成有针对性的某种形式的信息产品，并通过一定的途径进行传递、利用和反馈以满足用户的实际需要。信息分析产品是信息分析机构交付给用户的最终产品，是信息分析过程中产生的各种有用信息的综合体。

一、医学信息分析产品的类型

医学信息分析活动的任务、服务对象以及采用方法的不同，决定了信息分析产品类型的多样化特征。目前国内对信息分析产品类型划分的角度很多，尚未达成共识，如有的学者将其分为综述、述评、专题报告、学科总结、情况反映类成果和系统资料类成果；有的学者将其分为综述性研究报告、述评性研究报告、预测性研究报告和数据性资料；还有的学者将其分为动态简报、水平动向报告、综述、述评、预测报告、可行性研究报告、专题调研报告、背景报告、专用数据集成或数据库以及建议、对策与构想报告等。我们根据产品内容及其制作特点，将信息分析产品划分为消息类产品、数据类产品和研究报告类产品。

（一）消息类产品

消息类产品主要任务是跟踪和及时报道特定学科、领域的国内外发展的最新进展、动向和成果等。消息类产品常见的形式有简报、快报和动态等。消息类产品的特点是内容简洁、新颖，报道迅速及时，具有很强的客观性、针对性和实用性。

值得注意的是，消息类产品的报道内容和方式与一般的新闻报道有些类似，所以它常常被人们忽视，而不被看成是信息分析产品。从制作过程来看，消息类产品是经过信息分析人员全面搜集、系统整理和仔细分析研究得出的具有很强针对性和实用性的报道，其内在价值通常远远高于一般的新闻报道。

【阅读材料1】

儿童青少年近视防控取得实效

本报北京7月13日电 （记者杨彦帆）在国家卫健委13日举行的新闻发布会上，国家卫健委疾控局副局长再那吾东•玉山介绍，2020年，我国儿童青少年总体近视率为52.7%；其中6岁儿童为14.3%，小学生为35.6%，初中生为71.1%，高中生为80.5%。2020年总体近视率较2019年上升了2.5个百分点，但相比2018年下降了0.9个百分点。

再那吾东•玉山表示，2020年9月到12月期间全面开展的近视专项调查，覆盖了全国8604所学校，共筛查247.7万名学生。

结果显示，近视防控总体见效的基本局面初步展现。从2018—2020年的监测结果分析来看，通过多部门的合力推进，儿童青少年近视防控工作取得了一定成效。2020年总体近视率较2019年（50.2%）上升了2.5个百分点。但与2018年的53.6%相比，仍有所下降，下降了0.9个百分点。

（资料来源：中国医药信息网［2021-07-31］）

（二）数据类产品

数据类产品是信息分析人员以某个专业、技术、产品、现象的各种资料或数据为主要研究对象，在日常积累和全面调查、系统搜集的基础上完成的，对这些数据进行加工整理和分析研究所形成的一种信息分析产品。它拥有密度高、系统性强、完整性和准确性好、查阅方便的资料或数据库。这类产品类型很多，如"手册""汇编""指南""要览""年鉴""名录""数据库""数据集""数据图表"等。按照所含信息内容特点的不同，数据类产品中常见的数据库类型主要有数值数据库、事实数据库和图像数据库。

1. **数值数据库** 数值数据库（numeric database）是计算机可读的数据集合，是从文献资料中分析提取出来的，或是从实验、观测、统计工作直接得到的。信息分析人员把这些数据收集起来，经过核实、检验和加工整理，按一定方式组织起来，利用计算机进行存储和检索。如中国科学院地理科学与资源研究所承建的人地系统主题数据库（图2-6），就是环境、人口、社会经济等相关数据的集合。

ID	数据年份	卫生机构床位数总计	医院卫生院床位数	#县及以上医院床位数	疗养院,所床位数	其他卫生机构床位数
单位	*	万张	万张	万张	万张	万张
1	1949	8.5	8	8	0.4	0.1
2	1950	11.9	10	10	0.6	1.3
3	1951	15.9	12.4	12.4	0.9	2.6
4	1952	23.1	16	16	2	5.1
5	1953	27.3	18.1	18.1	3.4	5.8
6	1954	32.9	20.5	20.5	4.5	7.9
7	1955	36.3	22.1	22.1	5.8	8.4
8	1956	41.4	26.2	26.2	6.6	8.6
9	1957	46.2	29.5	29.5	6.9	9.8
10	1958	67.2	42.6	42.6	7.2	17.4
11	1959	81	55.2	52.1	8.9	16.9
12	1960	97.7	65.5	60	10.7	21.5
13	1961	91.6	66.3	63.6	11.3	14
14	1962	93.3	69	57.7	10.5	13.8
15	1963	93.4	68.6	57.4	10	14.8
16	1964	97.2	71.3	59.1	10.1	15.8
17	1965	103.3	76.6	62.1	9.8	16.9
18	1966	111.8	85.5	66.6	9.6	16.7
19	1967	113	91.3	67.2	8.6	13.1

图2-6 人地系统主题数据库——各类卫生机构床位数（全国）部分数据

2. **事实数据库** 事实数据库（factual database）是一种存放某种具体事实、知识数据的信息集合。利用事实数据库可以查找已知事实或判断未知事实，如"DrugBank"（图 2-7）、中国科学院建立的"红外谱图库""化学物质毒性库"等都是事实数据库。

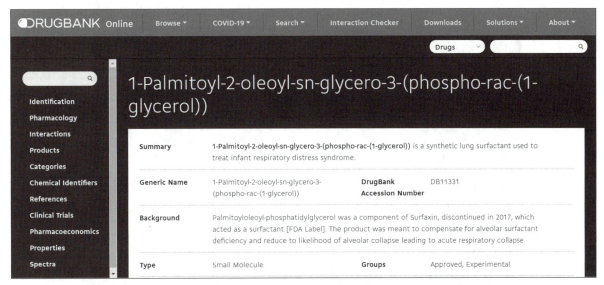

图 2-7　DrugBank 数据库

3. **图像数据库** 图像数据库（image database）是供人们存储和检索图像或图形及其文字说明资料的一种源数据库，如中国植物图像数据库、日本医用图像数据库（图 2-8）。

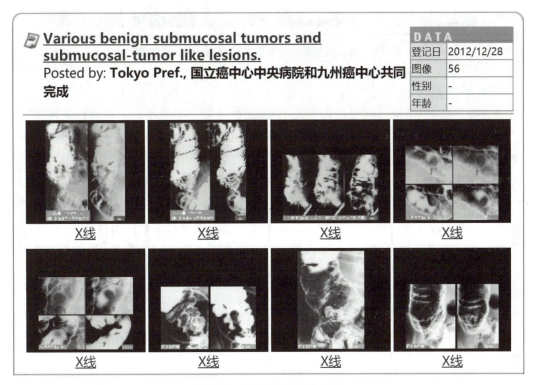

图 2-8　日本医用图像数据库

MedPix 也是一个免费的开放式在线访问数据库（图 2-9），它由美国国家医学图书馆（National Library of Medicine）发布。其中包含医学图像，教学案例和临床主题，集成了图像和文本数据，包括 12 000 多个患者案例，9 000 个主题和近 59 000 个图像。主要目标受众包括医师和护士，专职医疗人员,医学生,护理生以及其他对医学知识感兴趣的人。该数据集可按患者症状和体征,诊断,器官系统,图像形式和图像描述,关键字,作者和许多其他选项进行搜索。

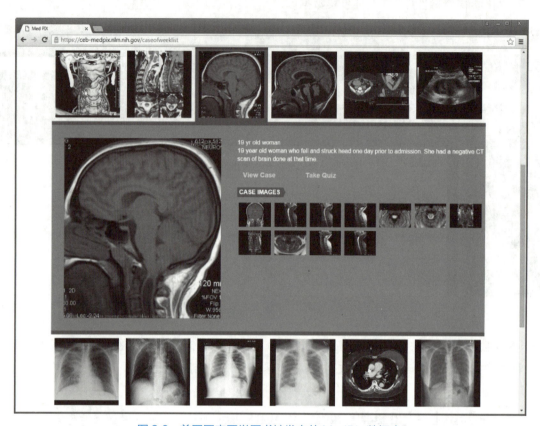

图 2-9　美国国家医学图书馆发布的 MedPix 数据库

(三)研究报告类产品

研究报告类产品(以下简称研究报告)是信息分析的主要产品类型。它以分析说明、归纳提炼、论证推测为宗旨,具有结构严谨、分析深刻、结论明确等特点。根据研究报告内容的性质主要分为以下几种类型。

1. **综述性研究报告**　综述性研究报告是针对某一课题搜集一定时空范围内的大量相关信息,并对信息进行综合分析、精炼加工后形成的一种产品,一般包括"综述""学科总结""专题总结""年度总结""年度进展"等。其基本任务是对某一课题在一定时空范围内的信息做出概括性描述,以便于人们能够在较短的时间内用较少的精力获取大量的有关课题的内容、意义、历史、现状和发展趋势方面的信息。

综述性研究报告有以下特点:

(1)叙述性:综述性研究报告一般只是对大量相关信息进行归纳整理和叙述,信息分析人员并不发表个人意见和评论,但可以通过对内容的取舍来间接表达自己的主观倾向,这也正是导致不同的信息分析人员所作的综述性研究报告在质量和水平上有所区别的原因。

(2)综合性:综述性研究报告对于所综述课题的有关信息,特别是涉及该课题重要的、最新的、有典型意义的信息,都尽量搜集齐全,并充分表述。综述的过程是一个使大量相关信息从无序到有序的过程,反映这一过程的标志就是对这些信息进行全面、系统的叙述。所以,一个课题的高质量的综述性研究报告通常都是由该课题所属专业领域的权威人士来撰写的。

(3)浓缩性:完成一篇综述性研究报告,要参考至少几十篇多则几百篇的原始文献,并剔除当中的冗余信息,对精髓信息进行精炼、浓缩,它是对原始信息反复提炼和加工后的产物。

（4）具体性:综述性研究报告的主题一般都比较具体、明确。

2.**述评性研究报告**　述评性研究报告是在综述的基础上增加了信息分析人员对课题的内容、质量、水平、应用情况的综合评价,并提出有关评论、观点或建议的一种信息分析产品。述评性研究报告一般包括"述评""评述""考察报告""专题报告""水平调查"等。

述评性研究报告与综述性研究报告的根本区别在于增加了评论部分,正是这个带着信息分析人员个人色彩或者主观色彩的评论,使述评性研究报告具有了一些一次文献的特征,它是一种比综述性研究报告更加高级的信息分析产品。高质量的述评性研究报告能够指导科学决策、研究开发、市场开拓等活动。

3.**预测性研究报告**　预测性研究报告是根据有关课题的大量已知信息,运用一定的科学方法（如建立数学模型）和现代技术工具,对课题的发展前景及其对国民经济和社会发展的各种可能的影响进行分析研究和预测所形成的信息分析产品。这类产品的具体表现形式有"预测""展望""趋向"等。

预测性研究报告中的预测是狭义的预测,是由大量已知信息推导出未来信息,即"鉴往知来"。因此,未来信息（即预测的结果）是预测性研究报告的核心内容,应重点阐述。

4.**评估性研究报告**　评估性研究报告是在掌握有关课题的大量已知信息的基础上,运用现代评估技术,对课题的水平、方案、可行性、效益等进行分析研究和评估所形成的一种信息分析产品,一般包括水平评估、方案评估、效益评估、可行性研究、能力评估、实力比较等。

评估性研究报告的目的是优化方案,准确地把握现状。因此,在对有关课题已知信息做出必要的阐述后,应将重点放在比较上,只有通过科学的比较才能得出有参考价值的结论。如中国医药信息网给出的评估性研究报告,如图 2-10 所示。

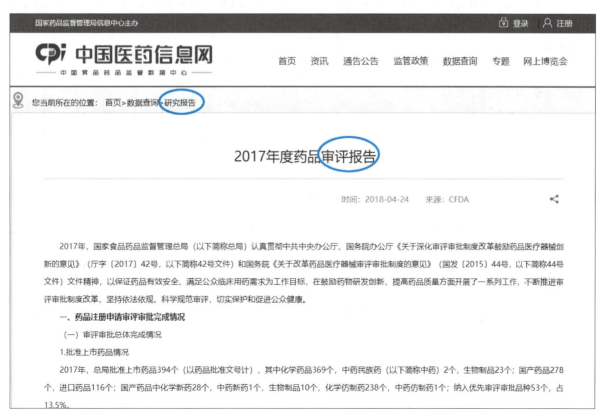

图 2-10　评估性研究报告

【阅读材料2】

信息分析产品的种类繁多，并且在不断地推陈出新，载体形式也正在由传统的、单一的印刷型转向印刷型、缩微型、视听型和机读型并存的方向。上面我们所列举的仅仅是目前医学信息分析实践中常见的一些类型。对于既定的信息用户和信息分析课题而言，信息分析产品究竟应该以何种形式提交才能最大限度地发挥其效用、满足用户的信息需要，是一个值得研究的课题。但是，不论研究角度怎样，下列几个因素都是应该考虑的：① 信息用户的类型及其信息需求特点；② 课题的性质、内容及其信息分析结果的特点；③ 信息分析机构的硬件和软件条件。

二、医学信息分析产品的制作

信息分析产品的制作是对信息分析结果的全面总结。产品质量的高低取决于：①整个信息分析过程及其产生的结果；②信息分析人员在制作过程中对方法和技巧的把握程度。不同类型的产品有不同的制作方法和技巧。本节我们仅从撰写的角度对消息类产品、数据类产品和研究报告类产品作一般性的分析介绍。

（一）消息类产品的制作

1. 消息类产品制作的基本要求　消息类产品的特点决定了其制作时要选题新颖、内容客观真实、报道及时迅速、篇幅短小精辟。

2. 消息类产品的基本内容　完整的消息类产品由导语、主体、结尾、背景四个部分组成。但并非每一消息类产品都必须有这四个部分，可根据内容需要，取舍其中的部分。

（1）导语：导语是消息类产品的第一段或第一句话，简要概括某一事实中最重要、最新鲜、最能引起读者兴趣的内容。导语的撰写没有固定的模式，但应兼顾内容的写实性和语言的形象性，简言之，就是要用生动形象的语言揭示内容的实质。

（2）主体：主体是消息类产品的事实内容。它要求用充分、典型的事实阐述导语中突出的主题思想，回答导语中提出的问题。主体的写作要求是：紧扣导语，选择典型素材，合理安排行文层次顺序，避免重复。

（3）结尾：结尾是对全文的小结，用来充实深化主题，起到画龙点睛的作用。结尾要注意和导语相呼应，将前面的内容进行归纳。

（4）背景材料：背景材料是指与主题事实有关的附属材料，如对比性材料、说明性材料、注释性材料等，目的是介绍主题事实发生的历史条件、环境和原因，可以使主题更加鲜明、突出，容易为读者理解和掌握。

（二）数据类产品的制作

数据类产品以信息密度高为其特点，但这些信息不是杂乱无序的堆积，而是按照某种事先设计好的组织结构组成的信息链。数据类产品的制作因类型不同而异。这里，我们仅对年鉴和数据库产品的制作做以简要介绍。

1. 年鉴的编写　年鉴是一种按年刊行的产品，汇集着大量的最新事实和数据，具有连续性、概括性、编年史性的特点。如《中国卫生健康统计年鉴》是一部反映中国卫生事业发展情况和居民健康状况的资料性年刊，收录了全国卫生事业发展情况、目前居民健康水平的统计数据以及历史重要年份的全国统计数据。

年鉴的编排结构包括前言、主体和便览三部分。

（1）前言：前言主要说明年鉴的性质、目的、意义、服务对象、编写过程、当年的年鉴与上年相比有哪些内容的增加或改变等，使读者对年鉴有大致了解。前言一定要力求简明扼要、突出重点。

（2）主体：主体是年鉴的主要部分，反映一年来年鉴编写对象所属领域取得的主要成就和基本进展情况、统计数据等实质内容。它提供现时信息，以满足人们对近期信息的需要；因为按年刊行，所以也能直接或间接指明事物发展和变化的趋势。主体通常没有太多的描述性文字，而是提供大量详细的数据和具体的事实等信息，具有高度的浓缩性和简明性。主体可以按专业的分支进行编排，也可以按年内的月份顺序编排。

（3）便览：便览记载与年鉴内容有关的参考信息，具有索引的功能。利用便览，读者可以查找到原始信息（特别是某些政府统计数据）的来源出处，从而可以方便地核对信息或获取更多的背景信息。

2. 数据库的制作　目前，数据库技术已广泛应用于信息分析产品的制作。

数据库类型多种多样，但其制作均大致包括系统分析、数据库设计、数据存储、系统试运行、成品包装几个阶段。

（1）系统分析：系统分析是通过数据库需求分析、数据库可行性分析，提出数据库的逻辑解决方案，主要解决数据库是"做什么"的问题，为此，信息分析人员必须进行数据库制作的选题、需求和可行性的分析。

（2）数据库设计：数据库设计主要指结构设计，兼顾数据库的代码设计、储存设计等，主要解决数据库"怎么做"的问题。数据库的结构设计一般包括文档、记录和字段三个不同层次的设计。

（3）数据存储：数据存储是借助一定的数据管理系统和计算机系统进行数据录入和数据核对，以确保录入数据的准确性。

（4）系统试运行：系统试运行一般是分步骤试行，先在组织小批量的典型数据录入后就试行（一次或几次），并在大批量的数据全部录入后再次试行。通过试行检测数据的功能、结构、代码。

（5）成品包装：包含全部数据的数据库试运行成功后，可将数据库制成产品，以便于评价、传递和开发利用。目前"包装"数据库主要有数字版授权数据库、光盘版数据库。

（三）研究报告的撰写

1. 研究报告的构成　研究报告一般包括标题、绪言、主体、结论或建议、附录、参考和引用文献六大部分。

（1）标题：标题是研究报告的眉目，是其内容的高度概括与提炼，应当客观新颖、言简意赅，体现全文的主旨和重点。根据需要，标题有单标题、主副标题和冒号并列标题三种形式可供选择，用以揭示报告论述的范围或重点。对于某些内容复杂、层次繁多的研究报告，也可采用内容简介、目录、摘要等项目来揭示题目的含义。

1）内容简介：内容简介是标题的补充说明，它以简短、精练的文字进一步说明文章的主要内容、编写目的、读者对象等。

2）目录：目录由研究报告各章节的大小标题组成，并且注明每一章节的所在页码。大型研究报告多数编有目录，其位置在内容简介之后。由设计较好的章节标题组成的目录，一般都能反映研究报告所探讨的基本内容和主要观点。

3）前言或摘要：一般在两种情况下需要前言或者摘要。一是课题内容复杂、观点分歧或者研究者提出了重要观点、见解，需要特别加以强调；二是对于该报告的特点以及使用范围需要着重说明。

（2）绪言：绪言主要交代研究报告制作的原因、目的、意义、背景、方法以及课题的基本情况，如目前的研究状况与水平、可能会遇到的困难和限制条件、值得关注的发展方向和趋势以及与课题相关的其他情况。绪言还应当交代选题目的，阐明对原始情报选择和搜集的原则，说明搜集的地理范围和起止时间。一般来说，绪言是为主体作铺垫的，应简明扼要。

（3）主体：主体是研究报告的核心部分，反映了研究报告的主要内容。研究报告通常是比较大型的带有论证或预测性质的综合性报告，或者就某一问题所写的可行性研究报告。报告的主体主要是作为论证或预测依据的事实和数据，论证或预测方法和详细的推演、论证过程。如果是可行性研究报告，则主体部分主要是描述可行性研究的事实和数据，分析推理和论证过程等。

（4）结论或建议：这部分是对研究报告主要内容的总结，是对该研究中的主要观点、结论、建议、方案、措施、存在问题及趋势展望等的精炼叙述。结论或建议一定要与主体内容的论述紧密呼应，既要防止拼凑或者提出没有充分理由和根据的结论或建议，也要避免轻易放弃应该坚持的观点或有必要提出的建议。

（5）附录：在研究报告中，通常将一些经常引用的图、表、数据、公式、符号说明等重要资料作为附录，集中放在结论或建议之后，构成附录。

（6）参考和引用文献：在研究报告的最后，必须详细列出撰写研究报告过程中所参考和引用的文献目录。列出参考和引用文献有三种目的：一是为读者的进一步研究提供线索；二是提高研究报告的可信度；三是向参考和引用文献的作者表示感谢。参考文献的排列有两种方式：一是按照研究报告中的引用顺序依次排列，一般定量研究多采用这种方式；二是按照文献参考作用大小来排列，定性研究更适合采取这种方式罗列文献。

2. 研究报告的制作程序　研究报告的制作一般分确定主题、选择材料、设计结构、拟定提纲、撰写初稿、修改定稿几个步骤。

（1）确定主题：主题又称为主题思想或中心思想，是研究报告的写作意图和基本观点。主题是文章的灵魂，它贯穿全篇的始末，将文章各组成部分紧密地联系起来，形成一个有机整体，衡量一份研究报告质量的高低、价值的大小、作用的强弱，最主要取决于主题的质量。如果主题较差，结构再精巧、论证再严密、材料再丰富，也将是一份低水平的研究报告。主题不能自然萌生，需要精心提炼，一般要在搜集大量的材料之后，经过组织整理、去粗取精、去伪存真才能提炼出来。一份高水平的研究报告，它的主题一定要深刻、集中、鲜明且具有一定的创新性。所谓深刻，就是要透过现象看本质，揭示事物的内在联系和客观规律；集中是指一份研究报告应当只有一个中心、一个重点；鲜明是指研究报告的主题应当明确，且能让读者一目了然地把握主题，切不能像文艺作品一样主题含蓄、隐蔽，让读者自己去领悟。

（2）选择材料：主题确定之后，就要考虑选择哪些材料来表现主题。材料究其来源可分为两类：一是直接材料，是作者调查或实验中获得的资料、方法、结果等；二是间接材料，是作者查阅文献或由他人提供的数据、图表、公式和论点等。选择材料时需围绕主题精心筛选，要遵循必要而充分、真实而准确、典型而新颖的原则。

（3）设计结构：结构是研究报告各组成部分的总体布局和全部材料的具体安排，包括层次、段落、过渡、呼应、开头和结尾等。结构是影响报告质量的关键因素，为达到某种目标就会有一定的文章结构与之对应，研究报告一般由题目、绪言、正文、结论、参考文献、附录这几部分组成，结构的任务就是要有效地表现主题。主题是一个完整的思想，因此要求研究报告也必须要有一个完整的结构。所谓完整，就是研究报告各组成部分应齐全、没有残缺；要很好地表现主题，结构还应该协调统一、衔接连贯。为此，在构思时要合理安排好各部分的先后次序和篇幅比例，特别是要安排好开头和结尾，做到头尾清楚明晰、前后呼应；要保持段落和层次之间的相互衔接和贯通一气。

（4）拟定提纲：提纲是按照一定的逻辑关系逐层展开的，由序号和文字组成的许多大小标题。大量运用标题和序号，可以使提纲醒目。标题和序号可以分为若干层次，大标题套小标题，大序号套小序号。

提纲对层次的安排，有时间、空间和内容三种顺序，分别将材料按事物发生和发展的先后顺序、物理空间位置（上下、左右、内外等）和内容本身的内在关联关系（因果关系、属种关系等）进行编排。

但这种划分不是绝对的,在很多情况下,三种顺序可以同时体现于一份研究报告的提纲中。例如一份预测性研究报告的提纲,可以考虑以空间(国内外、省内外等)为主线,构成提纲的第一层次,以时间(过去、现在和未来)为辅线构成提纲的第二层次,以内容(因果、属种等)为次辅线构成提纲的第三层次。这样的写作顺序在大型研究报告中是司空见惯的。

(5)撰写初稿:提纲拟定之后,即可着手撰写初稿。初稿可以由一人单独撰写,也可以由多人分工合作,大型的研究报告一般都是由多人完成。在撰写初稿时,应围绕主题展开,并注意材料取舍的合理性和论证过程的严密性,做到既无重大遗漏,也无明显的交叉重复。对于多人合作的大型研究报告,还应注意前后协调,术语、观点和提法不要出现严重的分歧和矛盾。

研究报告是为了满足社会需要,解决科研、生产和工程建设中出现的问题而撰写的。研究报告的内容和写作方法,必然由于读者对象的不同而有所区别。根据不同的读者群,研究报告可以分为供领导参考和供科技人员参考两类。不同的读者初稿的撰写内容侧重点不同。

1)供领导参考的研究报告:这类研究报告主要是为了帮助领导了解国内外的科学技术、经济建设、军事防务等的现状和发展,给他们提供科学决策的建议和方案。因此,这类报告专业和技术方面的叙述不必太多、太细;避免使用过专的术语;不宜过多罗列表格和公式;尽量将数据融合在文字中,同时采用绝对数和百分比,以加强表达效果;文字叙述要简练,观点要鲜明,条理要清晰,以增强说服力;关于新产品、新设备和新仪器等方面的研究报告,可以采用以图片为主,附加说明的办法,做到图文并茂,以期引起更大的重视。

2)供科技人员参考的研究报告:这类研究报告主要是为了帮助科技人员掌握国内外科学技术的发展水平和动向。科技人员熟悉专业,本身担负着某一方面的科研或生产课题,因此,这类报告除了要求有一定的科学技术深度外,还要考虑它的广度,把有关相邻学科和技术的进展情况引入,把数据和图表详尽地列出,以便科技人员能从中受到启发,开拓新的研究课题,或者从新的角度去研究原有的问题。

3)如果研究报告既要供领导决策参考,又要给专家和科技人员使用,则可把全文分成主件与附件两部分。主件文字精练,列举基本观点和主要论据。大量的数据、图表、计算方法以及基础性资料则放在附件中。这样,工作繁忙的领导只看主件就能了解报告的主要内容,必要时,再去参考附件中的详细情况,而专家与科技人员也能满足各自的需要。

(6)修改定稿:由于初稿只是"毛坯",从形式到内容都是比较粗糙的,需要反复地修改。修改的过程,实际上是纠正错误和毛病,充实和完善不足的过程。初稿中存在的问题可归纳为10个方面,即题目不贴切,结构不合理;概念不清楚,论点不明确;数据不准确,运算有错误;推理不严密,论证无逻辑;分析不客观,考虑欠全面;评价不恰当,机密不保守;修辞不讲究,语言不精炼;符号不统一,图表不美观;字迹不清晰,标点不正确;款式不规则,引文项不全。这些问题尽管在表现形式、出现概率上不一样,但都有可能导致某种严重的后果,因此予以修改。

修改是通过反复推敲进行的。初稿形成后,一般先由撰稿人自己修改,如调整不合理的结构,使之能恰到好处地反映主题内容;删重补漏,使语言既精练又完整;改正错误,使内容正确等。初稿由撰写人自己修改后,应提交课题组讨论,通过集思广益达到进一步完善的目的。如果有必要,这种工作还可以扩展到课题组之外,如呈送专家审阅、征求同行意见、召开学术报告会等。初稿经过反复的修改并经课题组负责人确认后,就可最后定稿,即形成修改好了的研究报告。

三、医学信息分析产品的利用与反馈

(一)医学信息分析产品的利用

信息分析产品的利用是一个复杂的过程。从微观上,产品的利用不仅包括信息分析产品的理解、消化和吸收,还包括将产品利用于预测或社会实践活动中实现其效用。从宏观上来看,产品的利用就是通过运用产品信息为临床辅助决策提供支持,其产品为临床辅助决策支持系统(clinical decision support system,CDSS)、为医学科研提供智能服务、为医院管理提供科学决策以及为患者提供其他社会活动服务,并实现产品科技效用、社会效用和经济效用的过程。产品的利用是复杂的,也是最关键的,产品利用的效果直接影响产品效用的发挥。而产品的利用效果受多方面因素影响:其一是用户本身已有的知识结构、经验、信息意识、消费心理以及对产品内容的理解、消化和吸收能力等。其二,产品内容是否真正支持被作用的科学决策,是否真正适用于被作用的社会问题。其三是信息分析产品应用于社会实践活动的具体实施过程。

(二)医学信息分析产品的反馈

信息分析产品的利用过程,不仅是发挥产品效用的过程,同时也是发现产品漏洞、缺陷的信息反馈过程。因为任何信息分析产品都不可能是尽善尽美的,都会存在这样或那样的缺点或不足。用户信息反馈就显得尤为重要。用户在产品利用过程中,可以向分析人员或信息分析机构,就产品价格、产品质量、产品内容等方面提供建议和意见。这为信息分析人员改进、完善该产品提供了切入点,为修正、调整和改进以后的信息分析工作提供了依据。

四、医学信息分析产品的评价

(一)信息分析产品评价的意义

1.**理论意义** 众所周知,信息分析与预测产品在市场经济条件下基本上是以信息商品的形式体现出来的。首先,信息分析产品是信息分析人员体力劳动和脑力劳动的结果,它是人类社会劳动成果的重要组成部分,具有价值属性;其次,信息分析产品成为商品后还具有使用价值,它可以通过传递和开发利用产生效用,如降低经济活动成本、减少经营风险、改善管理行为、提高决策质量等。由此可见,和其他商品一样,信息分析产品在成为商品后,具有价值和使用价值两重属性。评价是根据确定的工作目标来测定事物的有关属性的过程。信息分析产品的评价实质上就是对信息分析产品的价值和使用价值进行衡量和评判的过程。它是整个信息分析工作必不可少的环节,是对其他各环节及其产生的最终结果的一个总体评价。

2.**实践意义** 在实践中,运用科学的评价指标体系对信息分析产品作出客观评价,有利于总结信息分析工作实践中的经验教训,有效地发挥信息分析产品的作用,主要表现在以下几个方面:①及时发现信息分析工作各个环节中存在的问题和缺陷,进一步改进和提高产品的质量,更好地满足用户的需要;②通过产品评价揭示产品潜在的使用价值,起到向社会宣传的作用,同时也是对信息分析人员劳动的认可,有利于调动他们的积极性;③产品评价既有利于信息分析机构的日常管理,又便于社会对信息分析工作进行监督。

(二)信息分析产品的特点

1.**客观性** 客观性是指信息分析产品内容的科学性,是其最根本的属性。信息分析产品的客观性主要体现在以下两个方面:①研究报告以文献、实物、事实等作为原始素材,这些素材真实地反映了事物的本质属性和基本规律;②信息分析工作要求信息分析人员以公正、客观、实事求是的态度对素材进行取舍,作出准确、可信的研究报告。

2.**综合性** 信息分析产品的综合性表现在两个方面:①信息分析内容涉及的学科范围广泛。信息分析单纯依赖一两门学科的知识是不够的,需要涉及自然科学、社会科学等多种交叉科学。②信息分析研究的内容复杂、分析方法多样。具体来说,就是信息分析除了要对研究对象本身进行研究外,还需对政治与经济、社会与环境、科学技术与管理等各方面内容进行分析研究。在进行信息分析过程中不仅需要定性的分析方法,以便能从宏观的角度把握事物的发展全貌和发展趋势,同时还需要精确的定量分析方法,从微观的层次判断事物变化的规律,以预测未来。

3．间接性　与科学技术成果能直接推动生产的发展、创造财富相比,信息分析成果的效果则是隐性的、间接的。①信息分析并不具体探讨某一科学理论或某一技术,它只是对现有的科学技术成果进行分析、整理,并把它放到一个新的环境中去加以考察,以判断它的适用性和经济性。信息分析成果是帮助人们发现问题和解决问题,但它并不直接参与科学和技术的发明与创造,只有通过用户把成果转化为生产力,研究报告才能产生经济和社会效益。②决策行为是领导者行使权利的一个过程。信息分析报告虽然能对领导做出决策产生影响,但不能强迫领导做出决策。因此,即便是一个非常好的建议和完善的方案,如果领导者不采纳,这个建议或方案还是进入不了社会实践过程;或即使被采纳,但在贯彻执行和具体实践的过程中出现偏差,其实际效果还是不能体现出来。

（三）信息分析产品评价指标体系

1．信息分析产品评价指标体系设计的原则　信息分析产品类型多样、内容复杂,分析对象及用户需求的不同,决定了信息分析工作带有典型的软科学研究色彩,通常需要借助于多层次的评价指标体系才能实现,且必须遵循以下原则。

（1）科学性:科学性是指评价指标设计要反映实物的本质和内在联系,要求评价指标科学、可行、简洁。既要结构合理、层次分明,又要概念清晰、语言简明、边界确切;要覆盖面大、适用范围广;要以尽可能少的指标数量反映尽可能全面的评价内容。

（2）系统性:系统性是指评价指标设计要从整体性出发,充分考虑信息分析工作的内部联系和结构要素,构建多层次、综合性的指标体系,全面地反映信息分析成果的内容。

（3）可操作性:可操作性是指评价指标能够在现实条件下具体实现,是可操作的。为此,必须使所设计出来的评价指标体系能够适应评价过程中的数据统计和处理需要以及评价结果的对比需要。

2．信息分析产品评价的通用指标　实践证明,构建一套具有普遍意义且符合上述原则要求的通用评价指标体系是困难的。比较可行的办法是根据产品的类型和内容,分析预测的对象和目的以及目标市场的信息需求,设计若干针对性和实用性较强的评价指标,在评价实践过程当中根据情况适当地删减指标。

（1）针对性:针对性是指信息分析产品要满足特定用户在管理、生产、经营等活动过程中对信息的需求。具体来说,就是信息分析过程、信息分析成果的表现形式、信息分析成果的内容特征等都是从实际出发,根据用户的需求量身定做的。针对性越强,对信息分析产品的评价越高。

（2）加工度:加工度包括信息的加工深度和难度两方面。加工深度是指信息产品所揭示的问题的深度。加工难度是指成果本身的复杂程度,以及完成该课题所投入的人力、物力、财力和时间的多少。加工度越高,对信息分析产品的评价越高。

（3）准确性:准确性是指信息分析产品内容的可靠、准确程度。准确性越高,对产品的评价越高。产品内容的准确性与所搜集的原始信息的准确性、信息加工整理的科学性、分析预测能力创造性以及产品制作水平、分析研究人员的工作态度相关。

（4）新颖性:新颖性是指信息分析产品与国内外同行业同类信息产品相比较的水平,主要体现在选题和方案两个方面。新颖性越强,对产品的评价越高。

（5）创造性:创造性是指信息产品中是否包含了分析人员的创造性劳动,是否通过对原始信息的加工整理和分析研究提炼出了原始信息中没有体现出来的有用信息,如对事物发展的未来趋势做出了准确预测、对问题提出了真知灼见、对方案进行了令人信服的论证等。创造性越高,对产品的评价越高。

（6）时间性:信息分析产品具有时效性。客观事物发展变化越快,产品的时效性就越强。因此,分析人员能否准确地确定选题,迅速地搜集、加工整理和分析研究信息,并制作出相应的信息产品非常重要。

（7）效益性：效益性是指信息产品在促进国民经济和社会发展，在满足用户信息需求方面产生的效益的大小。社会效益和经济效益越高，对产品的评价越高。

（四）信息分析产品评价方法

信息分析产品的特点决定了其评价不仅要考察产品本身质量和所提供的内容，而且要考察用户的吸收利用效果。目前比较通用的方法有定性评价法、定量评价法、半定量评价法。

1. **定性评价法**　定性评价法是凭借专家个人判断定性描述产品的一种主观评价方法。这种方法一般通过选择、推荐，由评委寄出评语的方式进行。评价等级一般分一、二、三（或甲、乙、丙）级，等级的区分通过评语措辞上的差异体现出来。定性评价方法的优点是简便易行，无烦琐的计算和公式推导；缺点是人为性大，容易受到各种主观因素的干扰，精确性不高。在信息分析产品评价过程中常用的定性评价法有同行评议法、德尔菲法、专家定性判断法等。

定性评价的评语一般依据某一预先制定的评价标准给出，评价标准制定的依据主要是产品的类型和评价目的。表 2-2 是信息分析领域的学者提出的研究报告定性评价的参考标准和等级判定。在表中提供的各项指标中，一份研究报告如果有 2/3 项（或 2/3 项以上）达到一级标准，则可认定该产品为一级产品，如果有 2/3 项（或 2/3 项以上）达到二级或二级以上标准，则可认定该产品为二级产品；如果有 2/3 项（或 2/3 项以上）达到三级或三级以上标准，则可认定该产品为三级产品。如果分别达到一、二、三级标准的项目总计不足 2/3 项，则可认定该产品为非等级产品。

表 2-2　研究报告评价指标

指标	等级		
	一级	二级	三级
课题意义	涉及重要决策性或重大技术性问题	涉及决策性或重要技术性问题	情况介绍或一般技术性问题
课题针对性	抓住关键问题	有一定针对性	内容太泛
信息量	大量	一定量	少量
内容新颖性	有较多新内容	有一些新内容	新内容少
信息质量	有关键性信息	有重要信息	仅有一般性信息
加工深度	有较深程度的加工	有一定程度的加工	一般性信息的汇总
论点、论据	论点明确、论据充分	有明确观点和一定量的论据	有初步的看法和推测
见解或建议	有独创性见解或建议	有一般性见解或建议	无自己的见解或建议
技术阐述和语言表达	技术问题阐述准确，语言清晰流畅	技术问题阐述准确，语言表达一般	技术问题阐述较差，但并无关键性错误
标题逻辑或结构	好	较好	一般
用户反映	利用价值大	有一定的利用价值	可供一般性参考
提供利用情况	可公开提供利用	可在局部范围内提供利用	可提供给特定的用户参考
加工难度	较复杂	中等	不复杂
生产成本投入	较高	中等	一般

2. **定量与半定量评价方法**　定量评价方法是借助于量化指标，运用模型、曲线、公式等手段定量评价产品的一种方法。该方法克服了定性评价方法易受主观因素干扰、精确性不高的弊端，但具体操作通常比较复杂，因而极少单独使用。实际常用的是定性与定量相结合的评价方法，即半定量评价方法。该方法在定性评价中引入数学手段，使某些定性问题得以量化处理。

在信息分析产品评价中，典型的半定量评价方法有：综合评分法、层次分析法和模糊综合评价法。

（1）综合评分法：在半定量评价方法中，综合评分法是最简单、最常用的一种方法。该方法用评分来反映评委对各项评价指标的评价，并将各种分值以某种形式进行综合，最后用一个量化的结果来表达评价结论。

用综合评分法评价产品一般包括以下几个步骤：

1）确定产品的评价指标和评价等级：评价指标已如前所述。评价等级一般分为优、良、中、差、劣（或一、二、三、四、五）5个级别，其划分的依据是某一预先制定的评价标准。等级的区分是通过不同的分值来体现的，分值常有小数制、十分制和百分制三种计分形式。

2）给产品的各项评价指标打分：即每个评委对该产品的每一项评价指标依据评价标准给出一个具体的分值。

3）计算产品的总分：即根据各项评价指标的打分，运用一定的数据统计方法计算出该产品的总分。

4）计算评委会的评分：计算评委会对该产品的综合评分。这个综合评分是一个量化的结果，是评委会对该产品的总体评价。

（2）层次分析法：层次分析法的基本原理是，首先把复杂的问题结构化，即分解成若干层次，形成递阶层次结构模型；然后根据对一定客观现实的判断就每一层的相对重要性给予定量表示，利用数学方法确定并表达每一层次的全部元素的相对重要性次序的数值；最后通过排序来分析和解决问题（参见本书第十一章）。

（3）模糊综合评价法：模糊数学应用于信息分析产品的评价有很好的适用性。因为在进行产品评价时，尽管人们可以人为地将每一评价指标的评语划分为若干等级，但各个等级之间的边界实际上是模糊的。在具体评价时，用一般的方法很难对这些模糊的概念进行准确描述，而模糊数学正是为描述和解决这个问题而发展起来的。

模糊数学描述和解决模糊问题的具体方法很多，但用于信息分析产品评价的主要是模糊变换和综合评判方法，这是因为这类产品的综合性特点及其评价所涉及的因素的多样性决定的。这里所说的模糊综合评价法实际上是指借助于模糊数学中模糊变换和综合评判方法对信息分析产品进行模糊综合评价的方法。

在具体实践中，产品评价指标体系往往是多层次的。因此，在单层次模糊综合评价的基础上还应当进行多层次的模糊综合评价，其具体操作因层次多寡而异。具体做法是：在单层次模糊综合评价的基础上，自下而上（即从低层次向高层次）把每层的评价结果作为上一层的输入，逐层计算，直至最后得出总的模糊综合评价结果。

（牟冬梅）

思 考 题

1. 信息分析选题的原则是什么？
2. 信息分析的课题计划包括哪些内容？
3. 医学信息收集的方法有哪些？
4. 为什么要对信息分析产品进行评价？
5. 信息分析产品的主要评价方法有哪些？目前信息分析学者提出的评价指标体系涉及哪些方面？

第三章

书目信息获取与整理

　　文献信息源是信息分析的主要信息来源,在实际操作中文献信息主要是来源于各种电子数据库的书目信息,本章将介绍常用文献数据库中书目信息的检索与下载方法,以及书目信息的抽取与统计方法。

第一节　书目信息检索与下载

一、书目信息的定义

　　书目是图书目录的简称,书目信息则是借由图书目录反映出来关于图书的信息。由于当前文献数据库迅速发展,在信息分析领域中书目信息的含义则转化为文献数据库中提供的关于文献(尤其是期刊论文)的基本信息,也就是通过文献数据库的文献记录中的各个字段所提供的信息,包括文献的作者、标题、摘要、关键词/主题词、期刊、发表时间、引文等。

二、书目信息的检索

　　作为分析样本的书目信息的搜集是开展后续分析工作的基础,如果样本采集出现错误,或者收集不全,或者误检率过高,无论其后的分析过程多么严谨,所得到的结论都是不可信的。因此,制定查全率、查准率高的检索策略就显得至关重要,在编制检索策略时要注意根据信息分析课题的性质和研究内容,选择恰当的检索途径。

　　信息分析的类型和研究内容包括:分析具体研究主题或某一学科领域的研究状况,分析比较期刊质量,分析比较研究机构的科研水平等。

　　1. **具体研究主题的研究状况分析**　对于具体研究主题的信息分析,通常采用主题检索途径,在进行主题检索时,通过分析课题明确检索的主题概念及概念间的逻辑关系,将主题概念转换为适合检索系统使用的主题词或关键词,如果检索系统具有主题词检索途径,优先使用主题词检索,因为主题词具有规范性、唯一性、可扩展性等优点,能够获得较高的查全率与查准率。如果检索数据库没有主题词途径,在使用关键词等自然语言检索时,需要注意考虑检索词的同义词,合理地使用截词检索、精确短语检索等功能。如果涉及两种以上逻辑关系,还要注意设计好各种逻辑关系的优先顺序,以免造成误检。

　　2. **研究学科领域的信息分析**　采用分类检索或期刊检索途径,可利用分类表中代表该领域的分类号进行检索,或者选择该领域有代表性的核心期刊作为检索对象,在选择核心期刊时可以使用 JCR 通过影响因子筛选高水平期刊,也可以使用核心期刊目录如《中国核心期刊要目总览》、中国科学引文数据库(CSCD)、中国社会科学引文索引(CSSCI)等作为选刊工具。

　　3. **分析比较期刊**　以选定的要比较的期刊作为检索对象即可。

4．**分析比较研究机构科研水平**　使用机构检索途径，可使用机构名称在作者单位字段进行检索，检索时需要注意的是，有些数据库对作者单位进行了标准化，如 Web of Science 数据库，使用标准化后的单位名称检索即可，还有些数据库在著录作者单位时采用的是照录原文的原则，如 CNKI 数据库，这时就要考虑同一单位的不同写法，如第一附属医院、附属第一医院、第一临床学院都可能是同一医院的单位名称。

三、常用书目信息数据库的检索与下载

下面将介绍几种常用书目信息数据库的检索与下载，关于数据库的检索方法只作简要介绍，具体可参考文献检索相关书籍，本节重点介绍各种数据库检索结果的下载方法及分析功能。

（一）PubMed 数据库检索与下载

1．**PubMed 数据库简介**　PubMed 数据库对收录的文献数据采用"医学主题词表（medical subject headings，MeSH）"进行标引，MeSH 词作为规范的医学主题词在表达概念含义时具有唯一性，同时通过 MeSH 表的树状结构方便进行扩展检索，利用主要主题词（MeSH major topic）可进行加权限定检索，基于以上的诸多优点，加上收录的文献范围广、质量高，使得 PubMed 数据库成为生物医学领域信息分析人员最受欢迎的书目信息来源之一。

2．**PubMed 数据库检索**　PubMed 数据库提供了基本检索、高级检索以及特色的主题词检索功能，还提供了丰富的限定方式筛选检索结果。

（1）基本检索：PubMed 默认的检索窗口即为基本检索，用户在检索提问框中输入带逻辑关系的检索式后点击"Search"，就可以得到相关检索结果。PubMed 支持"与""或""非"3 种逻辑运算，用大写的 AND、OR、NOT 表示。对于输入检索框中未加限定的检索词，系统会启动自动词语匹配功能，依次在 MeSH 转换表（MeSH translation table）、刊名转换表（Journals translation table）和著者索引（author index）中进行词语的匹配、转换和检索。用户可用如下三种方式实现精确短语检索：①加双引号，如："single cell"；②加标字段标识[tw]：single cell[tw]；③使用连字符"-"将两词连接起来：single-cell。PubMed 还支持使用星号"*"作为通配符进行截词检索。需要注意的是，精确短语检索和截词检索都会关闭自动词语匹配功能。

（2）高级检索：通过基本检索框下的"Advanced"链接或者 PubMed 主页下方"Find"列表中的"Advanced Search"链接可以进入高级检索页面。PubMed 的高级页面整合了构建带字段限定的检索式（add terms to the query box）、浏览索引词表（show index）、查看检索历史和检索细节等功能，用户可以通过检索历史查看检索式经自动匹配功能转换后的详细检索式，也可以使用检索式序号进行逻辑组配检索，如"#2 AND #6"。

（3）主题词检索：主题词检索是 PubMed 特色的检索功能，通过 PubMed 主页下方"Explore"列表中的"MeSH Database"链接可以进入主题词检索页面。通过该页用户可以检索相关主题词，在主题词详情页面选择要组配的副主题词，还可以选择主题词加权检索、不扩展下位主题词检索等操作。

（4）限定检索结果：在检索结果页面的左侧列出了可供选择的限定选项，可以对检索结果进行精确的限定。当选择了某种限定条件并进行检索后当前的限定条件显示于检索结果页面上方，进行新的检索时需单击限定条件后的"Clear all"选项清除当前的限定条件，否则将使用相同的限定条件进行检索。

3．**PubMed 数据库检索结果下载**　PubMed 数据库提供了多种检索结果下载方式：可以在数据库检索结果页面直接下载，也可以利用其提供的 E-utilities API 编程下载，还可以通过 FTP 方式下载。检索结果页面直接下载，提供的可下载格式较少，受网速等原因影响下载过程容易中断，因此比较适合少量数据的下载；E-utilities 通过特定的 URL 网址下载数据，提供的下载格式丰富，支持分段下载，适合数据量较大时使用；FTP 方式可下载全库数据。

（1）检索结果页面直接下载：通过 PubMed 检索结果页面（图 3-1）的检索框下方的"Save"按钮可以打开"Save citations to file"选项，选择"Selection"和"Format"内容后点击"Create file"即可将 PubMed 检索结果保存为文本文件。通过"Selection"选项可以选择下载的检索结果范围，可选择的范围包括"All results on this page"（当前页面全部记录）、"All results"（全部检索结果）和"Selection"（选中的检索结果）。"Format"选项提供了"Summary（text）""PubMed""PMID""Abstract"和"CSV"5 种下载格式。利用检索结果页面的"Save"按钮每次最多支持下载 10 000 条文献记录，如果超过 10 000 条则需要结合"Selection"选项分多次下载。

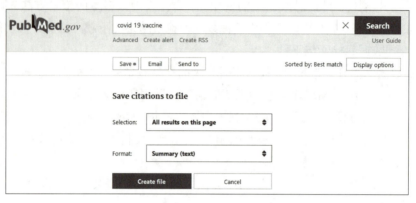

图 3-1 PubMed 检索结果页面

在 PubMed 检索结果页面提供的 5 种下载格式中，只有"PubMed"格式属于半结构化的格式且提供的字段信息比较全面，可以用于数据分析，其他几种格式或者因为是非结构化的，或者因为提供的字段信息过少，很少用于数据分析。图 3-2 显示的即是"PubMed"格式的文献结果，数据中每个字段都以标准的字段标识开头，后跟一连字符"-"，之后显示字段具体内容，在进行数据分析时可以通过标准的字段标识来识别相应字段的内容。

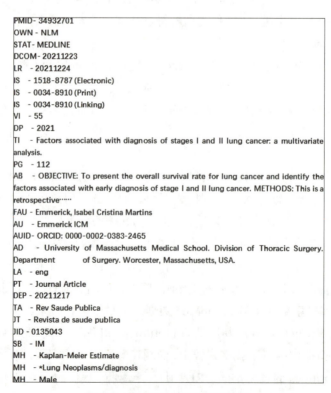

图 3-2 PubMed 格式文献结果

（2）E-utilities 下载：E-Utilities（entrez programming utilities）是 Entrez 系统的结构化接口，包括 9 个服务器端程序：EInfo、ESearch、EPost、ESummary、EFetch、ELink、EGQuery、ESpell 和 ECitMatch。E-Utilities 程序可用于任意一种能够向其服务器发送 URL 并解释 XML 响应的计算机语言的程序中，包括 Perl、Python、Java 和 C++等。E-Utilities 程序使用固定的 URL 语法生成特定的 URL 网址向 NCBI 数据库发送检索策略获取数据，特定的 URL 网址的格式为："基本 URL＋?＋参数"。

利用 E-utilities 可以下载更多结构化格式的数据，包括 XML 格式、ASN.1 格式等，而且下载的文献量也没有限制，E-Utilities 下载 PubMed 数据库检索结果通过 EFetch URL 实现，主要有 2 种情况：一种是已知待下载文献的 pmid 列表，如果 pmid 数量不超过 200 可直接使用 EFetch 下载，如果 pmid 数量超过 200 需先使用 EPost 方式加载该列表，获取其 query_key 和 WebEnv 参数后再使用 EFetch 下载；另一种是首先使用 ESearch 通过文本检索策略获取 query_key 和 WebEnv 后再使用 EFetch 下载。以上操作用到的 E-Utilities 程序包括 ESearch、EPost 和 EFetch，下面进行详细介绍。

1）ESearch（文本查询）：使用文本检索策略查询获得给定数据库中匹配的 UID 列表（供以后在 ESummary、EFetch 或 ELink 中使用）以及查询的术语翻译，并可获得文本查询的查询键（QueryKey）和网络环境（WebEnv）。

ESearch 的基本 URL 为：

https://eutils.ncbi.nlm.nih.gov/entrez/eutils/esearch.fcgi

ESearch URL 的参数包括必备参数 db 和 term，可选参数 usehistory、retstart 和 retmax。

db 的值为 NCBI 的数据库名，用于指定获取数据的数据库，默认值为 pubmed。

term 的值为文本检索策略，其格式为：term1［field1］＋Op＋term2［field2］＋Op＋term3［field3］＋Op，其中的"term"是具体的检索词，"field"为字段标记，"Op"为 3 种布尔运算符（AND，OR，NOT）之一，这些布尔运算符必须全部用大写字母输入，"＋"代表空格。

usehistory 的默认值为"n"，当 usehistory 设置为"y"时，ESearch 会将搜索操作产生的 uid 发布到历史服务器上生成相应的 WebEnv 和 query_key，以便在后续的 EFetch 调用中直接使用它们。

retstart：获取结果 uid 列表中要显示的第一条记录的顺序索引（默认值＝0，对应于获取的 uid 列表中的第一条记录）。

retmax：获取结果 uid 列表中显示的 uid 总数。与 retstart 参数联合使用设定在 ESearch 获取结果中显示的 uid 范围，默认情况下显示前 20 个 uid。

【例题 3-1】　使用 ESearch 获取 PubMed 数据库中有关"lung cancer"的文献的 pmid 列表（显示前 5 篇文献的 pmid）及该文本检索策略的 query_key 和 WebEnv。

URL：https://eutils.ncbi.nlm.nih.gov/entrez/eutils/esearch.fcgi?

db=pubmed&term=lung+cancer&usehistory=y&retstart=0&retmax=5

在网络浏览器中运行上述网址的结果及各部分说明见图 3-3。

2）EPost（加载 UID）：接受来自给定数据库的 UID 列表，将集合存储在历史服务器上，并返回上传数据集的查询键（QueryKey）和网络环境（WebEnv）。

其基本 URL 为：

https://eutils.ncbi.nlm.nih.gov/entrez/eutils/epost.fcgi

EPost 的必备参数包括 db 和 id。

db 的值为 NCBI 的数据库名，用于指定获取数据的数据库，默认值为 pubmed。

id：待存储到历史服务器上的 uid 列表，可以是单个 uid，也可以是多个用逗号分隔的 uid，虽然没有设置最大的 uid 数量限制，但当 uid 数超过 200 时需使用 HTTP POST 方式发出请求。

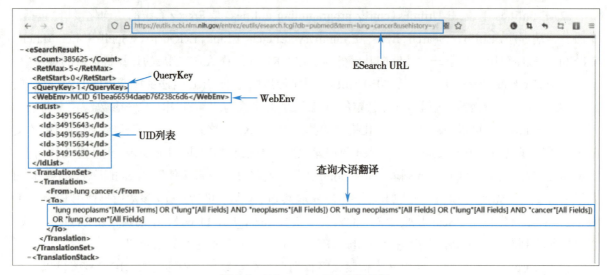

图 3-3　ESearch URL 运行结果

【例题 3-2】　将 PMID 号为：34942667、34942646、34942494、34942493、34942492 的 5 篇文章存储在历史服务器上，并返回查询键（QueryKey）和网络环境（WebEnv）。

URL：https://eutils.ncbi.nlm.nih.gov/entrez/eutils/epost.fcgi? db=pubmed&id=34942667，34942646，34942494，34942493，34942492

在网络浏览器中运行上述网址的结果见图 3-4。

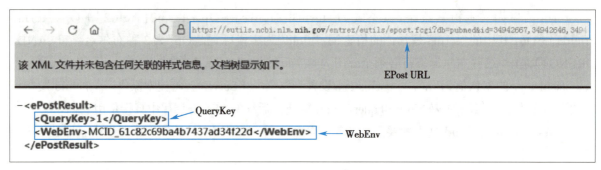

图 3-4　EPost URL 运行结果

3）EFetch（数据下载）：EFetch 使用给定数据库中的 UID 列表或使用网络环境（WebEnv）与查询键（QueryKey）从 PubMed 等 NCBI 数据库中获取指定格式的数据结果。

基本 URL：

https://eutils.ncbi.nlm.nih.gov/entrez/eutils/efetch.fcgi

EFetch URL 的必备参数包括 db、id 或 query_key + WebEnv，可选参数包括 retmode、rettype、retstart 和 retmax 等。

db 的值为 NCBI 的数据库名，用于指定获取数据的数据库，默认值为 pubmed。

id：如果使用 UID 列表作为输入获取数据则参数 id 为必备，其值为待获取数据的 UID 列表，多个 uid 用逗号分隔，最多支持 200 个 uid 数据的下载，超过 200 需使用 Epost 方式加载后使用历史服务器参数进行下载。

query_key + WebEnv：如果使用历史服务器作为输入则参数 query_key 和 WebEnv 为必备参数，用于导入历史服务器中的查询键值和网络参数。

retmode：检索模式（retrieval mode）用于指定获取数据结果的格式，如纯文本格式、XML 格式或 HTML 格式等。

rettype：检索类型（retrieval type）用于指定获取数据结果的类型，如 PubMed 数据库的摘要类型、MEDLINE 类型等。

retstart：要下载的数据中第一条记录的顺序索引（默认值＝0，对应于整个集合的第一条记录）。

retmax：要下载的数据的记录总数，最多 10 000 条。对于大型集合，可以在保持 retmax 为常数的同时迭代 retstart 的值，从而批量下载整个集合的数据。

表 3-1 列出了 PUBMED 数据库与 PMC 数据库中 retmode 和 rettype 的参数值。

表 3-1　EFetch URL 中 retmode 和 rettype 的参数值

Record Type	&rettype	&retmode
All Databases		
Document summary	docsum	xml，default
List of UIDs in XML	uilist	xml
List of UIDs in plain text	uilist	text
db＝pmc		
XML	null	xml，default
MEDLINE	medline	text
db＝pubmed		
text ASN.1	null	asn.1，default
XML	null	xml
MEDLINE	medline	text
PMID list	uilist	text
Abstract	abstract	text

【例题 3-3】　使用 EFetch 获取 PubMed 数据库中 PMID 为 17284678，9997 文章的 ASN.1 格式的文本文件。

URL：https://eutils.ncbi.nlm.nih.gov/entrez/eutils/efetch.fcgi?db=pubmed&id=17284678，9997&retmode=asn.1

在网络浏览器中运行上述网址即可得到两篇文章的 ASN.1 格式的结果见图 3-5。

【例题 3-4】　使用 EFetch 分 2 次、每次 5 000 条获取 PUBMED 数据库中 query_key 值为 key，WebEnv 为 webenv 的检索策略的前 10 000 条文献的 XML 格式文件（query_key 值和 WebEnv 值来自 ESearch 或 EPost 生成网址的检索结果）。

URL1：

https://eutils.ncbi.nlm.nih.gov/entrez/eutils/efetch.fcgi?db=pubmed&WebEnv=webenv&query_key=key&retmode=xml&retstart=1&retmax=5000

URL2：

https://eutils.ncbi.nlm.nih.gov/entrez/eutils/efetch.fcgi?db=pubmed&WebEnv=webenv&query_key=key&retmode=xml&retstart=5001&retmax=5000

```
Pubmed-entry ::= {
  pmid 17284678,
  medent {
    em std {
      year 2007,
      month 2,
      day 8,
      hour 9,
      minute 0
    },
    cit {
      title {
        name "Sequencing and analysis of chromosome 1 of Eimeria tenella
reveals a unique segmental organization."
      },
      authors {
        names std {
          {
            name ml "Ling KH",
            affil str "Malaysia Genome Institute, UKM-MTDC Smart Technology
Centre, Universiti Kebangsaan Malaysia, 43600 UKM Bangi, Selangor DE,
Malaysia."
          },
          {
            name ml "Rajandream MA"
          }
        }
      },
      from journal {
        title {
          iso-jta "Genome Res",
          ml-jta "Genome Res",
          issn "1088-9051",
          name "Genome research"
        },
```

图 3-5　EFetch 获取的文章 ASN.1 格式结果

EFetch 获取的 XML 格式检索结果见图 3-6。

```
-<PubmedArticleSet>
 -<PubmedArticle>
  -<MedlineCitation Status="MEDLINE" Owner="NLM">
     <PMID Version="1">17284678</PMID>
   -<DateCompleted>
      <Year>2007</Year>
      <Month>04</Month>
      <Day>05</Day>
    </DateCompleted>
   -<DateRevised>
      <Year>2018</Year>
      <Month>11</Month>
      <Day>13</Day>
    </DateRevised>
   -<Article PubModel="Print-Electronic">
     -<Journal>
        <ISSN IssnType="Print">1088-9051</ISSN>
       -<JournalIssue CitedMedium="Print">
          <Volume>17</Volume>
          <Issue>3</Issue>
        -<PubDate>
           <Year>2007</Year>
           <Month>Mar</Month>
         </PubDate>
        </JournalIssue>
        <Title>Genome research</Title>
        <ISOAbbreviation>Genome Res</ISOAbbreviation>
      </Journal>
     -<ArticleTitle>
        Sequencing and analysis of chromosome 1 of Eimeria tenella reveals a unique segmental organization.
      </ArticleTitle>
     -<Pagination>
        <MedlinePgn>311-9</MedlinePgn>
      </Pagination>
     -<Abstract>
      -<AbstractText>
         Eimeria tenella is an intracellular protozoan parasite that infects the intestinal tracts of domestic fowl and
```

图 3-6 EFetch 获取的 XML 格式检索结果

（3）FTP 下载：利用 NCBI 的 FTP 服务器可以下载 PUBMED 的年度基线数据或每日更新文件。

https://ftp.ncbi.nlm.nih.gov/pubmed/baseline/ 用于下载 PubMed 年度基线数据，数据为 XML 格式，每年更新一次。

https://ftp.ncbi.nlm.nih.gov/pubmed/updatefiles/ 用于下载 PubMed 每日更新数据，数据为 XML 格式。

（二）Web of Science 数据库检索与下载

1. Web of Science 数据库简介　Web of Science 是世界著名的网络引文检索工具，收录了 21 000 多种世界权威的、高影响力的学术期刊，学科范围涵盖了自然科学、生物医学、工程技术、社会科学、艺术与人文等领域。Web of Science 数据库作为开发最早、最经典的引文数据库，其最大的特点就是为收录的每篇文献都著录了详细的参考文献，也因此，Web of Science 成为引文分析最常用的数据来源之一。

2. Web of Science 数据库检索　Web of Science 数据库提供了基本检索、高级检索、作者检索以及特色的被引参考文献检索功能，还提供了丰富的过滤器用于精炼检索结果。

Web of Science 除了支持"AND""OR""NOT"三种逻辑运算符以外，还提供了"NEAR/x"和"SAME"运算符，其中"NEAR/x"为同句检索运算符，"SAME"为同字段检索运行符，主要用于"地址"字段。

（1）基本检索：Web of Science 默认的检索窗口即为基本检索，基本检索通过填空方式构建检索策略完成检索。

（2）高级检索：通过基本检索框下的"高级检索"链接可以打开"高级检索式生成器"进入高级检索页面。高级检索通过"高级检索式生成器"构建检索式完成检索。在高级检索页面下方会显示检索历史，可以使用检索策略的序号对它们进行逻辑组配，如"#2 AND #6"。

（3）作者检索：通过基本检索页面的"作者"链接可以打开作者检索页面，按提示输入作者的姓全称、名字和中间名的首字母缩写后点击"检索"按钮，可以得到符合输入条件的作者姓名列表，在列表的左侧可以通过"作者姓名"、作者所在"组织"、作者所属"学科类别"进一步筛选作者后，在列表中直接点击作者姓名链接即可查看该作者发表的论文。

（4）引文检索：通过基本检索页面的"被引参考文献检索"链接可以打开引文检索页面，输入被引文献的"被引作者""被引著作""被引 DOI""被引年份""被引卷""被引期""被引页""被引标题"等信息后，点击"检索"按钮，即可得到符合输入检索条件的被引文献列表，从列表中选中要查找被引情况的文献的复选框后点击列表上方的"查看结果"按钮，即可得到施引文献列表。

（5）精炼检索结果：在检索结果页面的左侧提供了多种筛选条件用来精炼检索结果。

3. Web of Science 数据库检索结果处理　　点击 Web of Science 检索结果页面（图3-7）上方的"导出"可以打开保存选项菜单，Web of Science 支持以"纯文本文件""RIS""BibTex""Excel"和"制表符分隔文件"等格式保存检索结果，选择相应格式后会弹出导出文件选项对话框，在对话框中可以选择保存的记录范围（选中的记录、当前页面所有记录或者记录范围），一次最多可以保存 1 000 条记录，保存的记录内容也提供了"作者、标题、来源出版物""作者、标题、来源出版物、摘要""完整记录"和"全记录与引用的参考文献（一次最多保存 500 条记录）""自定义导出选择项"等选项。选择"全记录与引用的参考文献"格式或通过"自定义导出选择项"选择"Cited References"选项会同时保存下载记录的所有参考文献信息，可用于同被引分析与引文耦合分析。设置完相关选项后点击"导出"按钮，即可将选定的记录以设定的格式保存为本地文件。部分导出格式见图3-8。

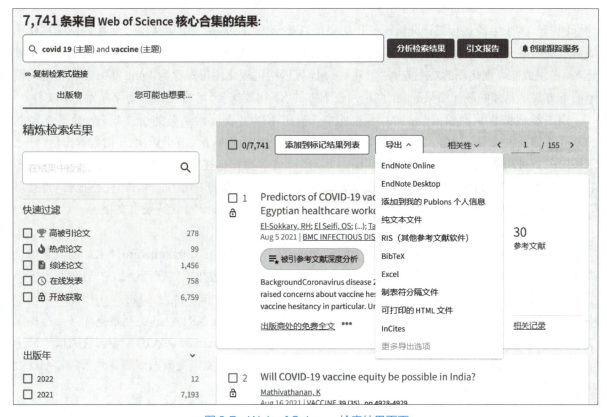

图 3-7　Web of Science 检索结果页面

除了可以导出检索结果以外，Web of Science 还提供了"分析检索结果"和"引文报告"功能对检索结果进行进一步的统计分析。点击检索结果页面检索框后的"分析检索结果"按钮，即可以对所有检索结果进行统计分析，支持对"Web of Science 类别""出版年""文献类型""作者""所属机构""出版

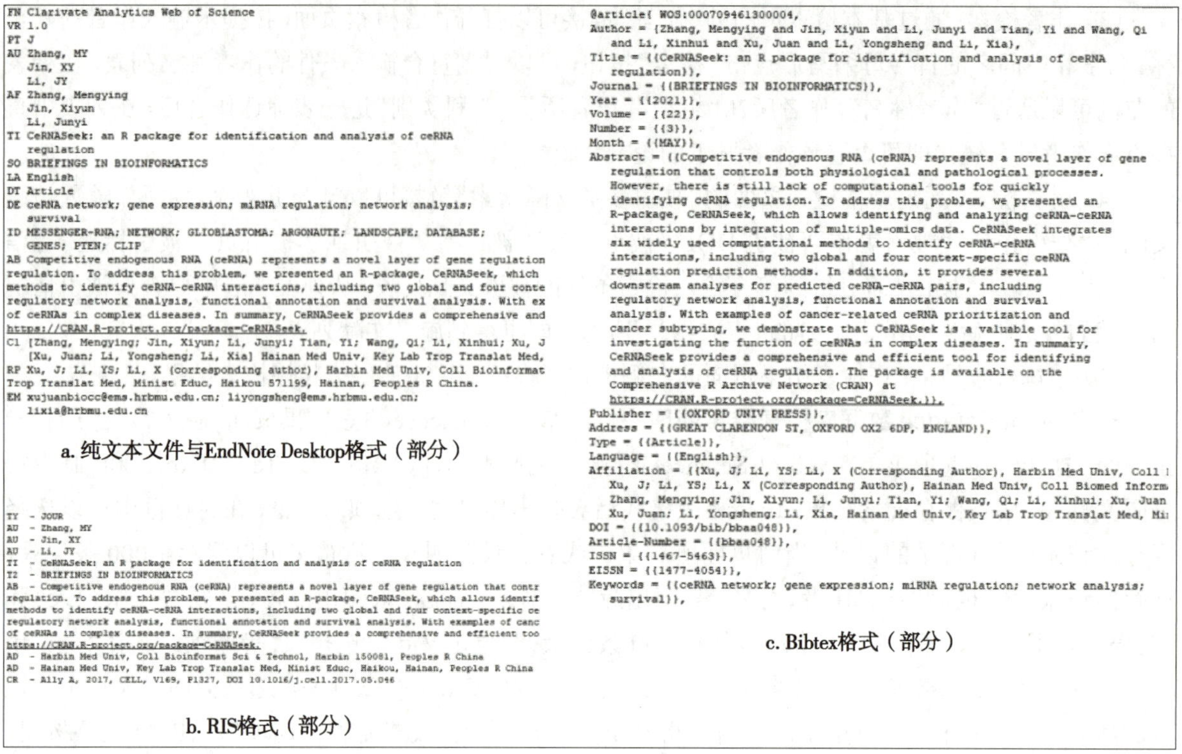

a. 纯文本文件与EndNote Desktop格式（部分）

b. RIS格式（部分）

c. Bibtex格式（部分）

图 3-8 Web of Science 检索结果导出格式

物标题”等 18 个字段进行统计分析。统计结果可以显示为“柱状图”或“树状图”，鼠标停留在柱状图或树状图的某一部分上时会弹出“查看记录”对话框，点击“查看记录”可以查看该分类下的所有文献记录，在生成的可视化图的右上方有“下载”按钮，可以将可视化图形保存为“.png”格式，在可视化图形的下方显示具体的统计结果列表，点击列表下方的“下载数据表”可将统计结果保存为文本文件。

点击检索结果页面检索框后的“引文报告”按钮可以生成检索结果的引文报告，最多支持对 10 000 条记录生成引文报告，引文报告显示检索结果中的出版物数量、被引频次、h 指数等指标，还显示按年份的被引频次和出版物分布柱状图，以及所有出版物按年被引情况的数据列表，点击柱状图右上方的“下载”按钮可以将分布图以图片格式下载，点击引文报告右上方的“导出完整报告”链接可以 Excel 文件或文本文件格式导出引文报告，图 3-9 为 Web of Science 检索结果引文报告。

（三）CNKI 数据库检索与下载

1. CNKI 数据库简介 国家知识基础设施（National Knowledge Infrastructure，NKI）的概念由世界银行《1998 年度世界发展报告》提出。1999 年 3 月，以全面打通知识生产、传播、扩散与利用各环节信息通道，打造支持全国各行业知识创新、学习和应用的交流合作平台为总目标，中国知网启动了中国知识基础设施工程（China National Knowledge Infrastructure，CNKI）。其主要数据库产品有中国学术期刊（网络版）（China Academic Journal Network Publishing Database，CAJD）、中国优秀博士硕士学位论文全文数据库、中国重要报纸全文数据库、中国重要会议论文全文数据库等。本节以 CAJD 数据库为例，介绍 CNKI 数据库的检索与下载。

2. CAJD 数据库检索 CAJD 根据学术文献检索的需求，提供了基本检索、期刊导航、高级检索、专业检索、作者发文检索、句子检索等面向不同需要的检索方式。

（1）基本检索：CAJD 默认的检索页面即为基本检索，其基本检索为一框式检索，用户选择检索字段，输入检索词后点击检索框后的放大镜图标即可得到检索结果，CAJD 的基本检索不提供逻辑组配检索。

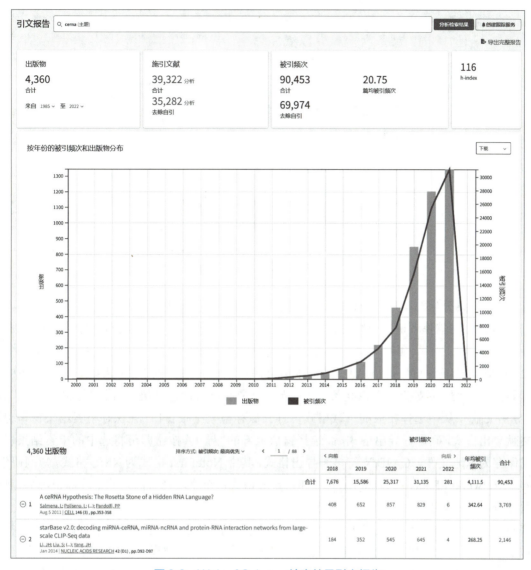

图 3-9　Web of Science 检索结果引文报告

（2）期刊导航：在基本检索页面点击左侧的"期刊导航"链接，可以进入期刊导航页面，在该页面可以通过关键词检索查找期刊，也可以利用页面左侧的各种分类导航选择期刊进行浏览。

（3）高级检索：点击基本检索页面检索框后的"高级检索"按钮，可进入高级检索页面。高级检索为填空式检索，选择字段—输入检索词—选择逻辑关系构建检索式后即可完成检索。

（4）专业检索：在高级检索页面点击"专业检索"标签，可进入专业检索页面。专业检索需要用户使用运算符和检索词构造检索式进行检索，专业检索表达式的一般式为：〈字段〉〈匹配运算符〉〈检索值〉。

（5）作者发文检索：在高级检索页面点击"作者发文检索"标签，进入作者发文检索页面，CAJD的作者检索通过输入作者姓名及其单位信息，检索某人以作者、第一作者或通讯作者身份发表的论文。

（6）句子检索：在高级检索页面点击"句子检索"标签，进入句子检索页面，可进行同句或同段检索。句子检索不支持空检，同句、同段检索时必须输入两个检索词。

3 . CAJD 数据库检索结果处理　CAJD 检索结果（图 3-10）提供详细和列表两种显示格式，可通过右上角的相关图标进行显示格式的切换。在检索结果页面还可以对检索结果进行分组筛选、排序分析来准确查找文献，点击结果右侧的"发表年度趋势图"可以显示检索结果按年发文量变化的趋势图。

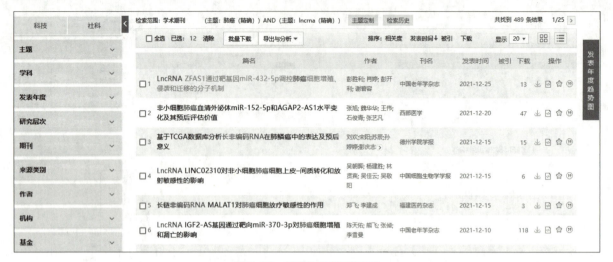

图 3-10　检索结果处理页面

（1）检索结果分组与排序：检索结果可按研究层次、主题、发表年度、期刊、来源类别、学科、作者、机构和基金、文献作者进行分组筛选，还可将检索结果按相关度、发表时间、被引频次、下载频次等进行排序。

（2）检索结果下载与分析：CAJD 的检索结果提供了多种格式供下载，需要先选中下载的文献再进行导出，一次最多支持选中 500 条记录，选中记录后点击检索结果上方的"导出与分析"菜单，选择"导出文献"，从中选择相应的下载格式可打开保存检索结果窗口，在保存检索结果窗口也可以选择文献导出格式，确定好导出格式后，选择窗口上部的"导出"按钮即可将选中的检索结果以选择的格式保存为本地文件。CAJD 支持多种导出格式，其中 NoteFirst 格式为 XML 格式，知网研学（原 E-Study）、Refworks、EndNote、NoteExpress 和自定义格式每个字段都有固定的字段标识，这几种格式比较适合信息分析使用。

除导出文献以外，CAJD 还提供了检索结果可视化功能，通过"导出与分析"菜单的"可视化分析"选项，可以对已选结果或全部检索结果进行可视化分析，已选结果分析的上限为 200 篇文献，如果选中的文献超过 200 则只分析前 200 篇，分析结果包括：指标分析，总体趋势，文献互引网络、关键词共现网络、作者合作网络等关系网络图，以及所分析文献的资源类型、学科、来源、基金的分布图。指标分析显示所分析文献的总参考数、总被引数、总下载数、篇均参考数、篇均被引数、篇均下载数、下载被引比等指标数据；总体趋势默认显示所选文献、参考文献及引证文献年代分布趋势的折线图，可切换显示为柱状图，支持保存为图片；各种关系网络图支持对图中节点通过已选文献筛选和条件筛选，支持保存为图片，图 3-11 为作者合作网络图。全部检索结果分析结果包括：检索结果的总体趋势，研究层次、主要主题、次要主题、期刊、来源类别、学科、中国作者、海外作者、机构和基金的分布情况，各种分布图都可以显示成折线图或柱状图，还可以选择某一指标进行比较分析。

（四）万方数据库检索与下载

1. 万方数据库简介　万方数据知识服务平台是一个大型网络数据库检索系统，系统整合数亿条全球优质知识资源，集成期刊、学位、会议、科技报告、专利、标准、科技成果、法规、地方志、视频等十余种知识资源类型，覆盖自然科学、工程技术、医药卫生、农业科学、哲学政法、社会科学、科教文艺等全学科领域，实现海量学术文献统一发现及分析，支持多维度组合检索。本节以万方数据库的期刊子库中国学术期刊数据库（China Online Journals，COJ）为例，介绍万方数据库的检索与下载。

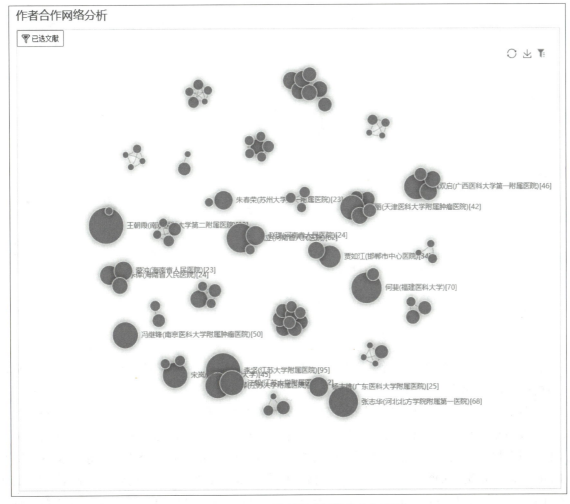

图 3-11　CAJD 已选结果分析作者合作网络

2.**万方数据库检索方法**　COJ 根据学术文献检索的需求,提供了基本检索、期刊导航、高级检索、专业检索、作者发文检索等面向不同需要的检索方式。

(1)基本检索:COJ 默认的检索页面即为基本检索,其基本检索为一框式检索,用户选择检索字段,输入检索词后点击“搜论文”或“搜期刊”即可查找到相关的文献或期刊列表。

(2)期刊导航:在基本检索页面的下方即为 COJ 数据库的期刊导航,可通过提供的多种导航选择期刊进行浏览。

(3)高级检索:点击基本检索框后的“高级检索”进入高级检索页面,在检索信息区提供了多行检索框,高级检索为填空式检索,选择字段——输入检索词——选择逻辑关系构建检索式后即可完成检索。

(4)专业检索:在高级检索页面点击“专业检索”标签进入专业检索页面,专业检索使用运算符和检索词构造检索式进行检索,支持与、或、非三种逻辑关系,优先顺序:( )>not>and>or。

(5)作者发文检索:在高级检索页面点击“作者发文检索”标签,进入作者发文检索页面,通过输入作者姓名及其单位信息,检索某人以作者或第一作者身份发表的论文。

3.**万方数据库检索结果处理**　COJ 检索结果(图 3-12)提供详细和列表两种显示格式,可通过右上角的相关图标进行显示格式的切换。在检索结果页面还可以对检索结果进行分组筛选、排序分析来准确查找文献。

(1)检索结果分组与排序:在检索结果页面的左侧可选择按年份、学科分类、核心、语种、来源数

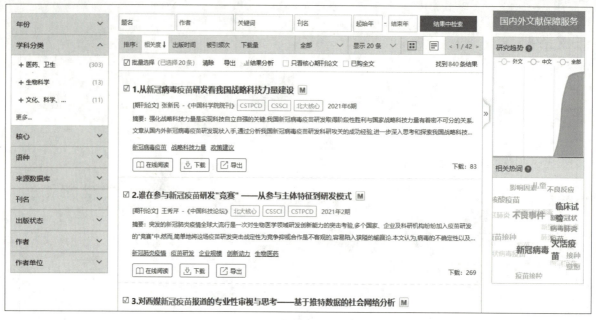

图 3-12   COJ检索结果页面

据库、刊名、出版状态、作者或作者单位对检索结果进行分组筛选，还可将检索结果按相关度、出版时间、被引频次、下载量等进行排序。

（2）检索结果下载：COJ的检索结果提供了多种格式供下载，需要先选中下载的文献再进行导出，一次最多支持选中500条记录，选中记录后点击检索结果上方的"已选择××条"链接可打开导出页面（图3-13），在页面左侧选择要导出的格式，点击页面上方的"导出TXT"或"导出XLS"或"导出DOC"，即可将选中的检索结果以选择的格式保存为本地文件。COJ支持多种导出格式，其中NoteFirst格式为XML格式，NoteExpress、Refworks、EndNote和Bibtex格式每个字段都有固定的字段标识，这几种格式比较适合信息分析使用。

除导出文献以外，COJ还提供了检索结果分析功能，点击检索结果上方的"结果分析"选项，可以对全部检索结果进行可视化分析（图3-14），可视化结果包括：检索结果的年份分布图、关键词词云图、作者和机构发文量柱状图、学科分布饼图、期刊载文量柱状图、基金资助文章柱状图和不同资源类型饼图等。

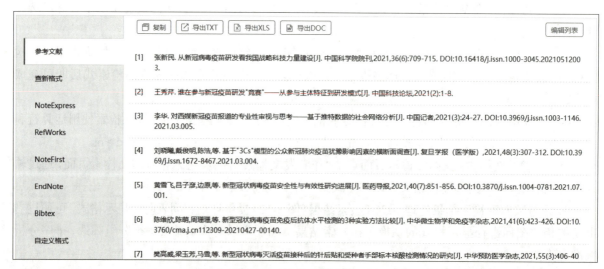

图 3-13   检索结果导出页面

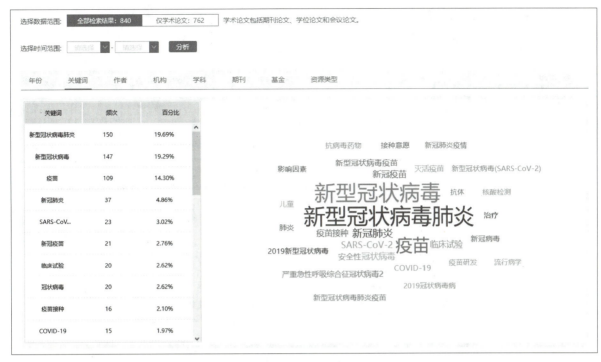

图 3-14　COJ 数据库检索结果可视化分析

（五）利用参考文献管理软件检索的下载书目数据

在实际信息分析中，由于各数据库的收录范围不同，经常会同时对来自多个数据库的检索结果合并后进行分析，如果从不同数据库单独下载数据进行分析，不仅麻烦而且还会因为来自不同数据库的重复数据对分析结果造成影响。参考文献管理软件的在线检索与去重功能为解决这个问题提供了很好的方案，参考文献管理软件具有检索文献、管理文献和利用文献等功能，可以帮助科研用户快速地检索文献，在阅读文献时方便地添加笔记，在写作时自动生成文末参考文献，比较常用的参考文献管理软件有 EndNote、NoteExpress、Mendeley、医学文献王等，这些软件除了具有方便的在线检索、去重功能以外，还提供了多种格式化或半格式化的导出格式，包括 EndNote 格式、NoteFirst 格式、Bibtex格式、NoteExpress 格式、Medline 格式等，可以为信息分析提供非常友好的书目数据来源，下面以NoteExpress 为例介绍如何利用参考文献管理软件检索、去重和导出来自多种数据库的书目数据。

1. **NoteExpress 简介**　NoteExpress 参考文献管理与检索系统的主要功能包括：搜索文献信息、管理文献信息和利用文献信息。支持当前主流的文档编辑软件 Word 和 WPS。该软件可以通过各种途径高效、自动地搜索、下载、管理文献资料和论文，在 Word 或 WPS 的文档中自动生成各种格式化的参考文献信息。NoteExpress 采用数据库来存储和管理用户的个人文献信息，用户可以建立不同的数据库来存储不同课题的文献，可通过软件的"文件"菜单或快捷工具栏"数据库"中的"新建数据库"或"选择本地数据库"选项新建数据库或打开已经存在的数据库，数据库的结构包括题录、笔记、检索、组织和回收站几部分（图 3-15），用户管理的所有文献题录保存在题录部分。

2. **NoteExpress 在线检索功能**　NoteExpress 集成了 CNKI、万方、维普、Web of Science、PubMed、EmBase 等几十种数据库，可以通过"检索"菜单或快捷工具栏中的"在线检索"选项选择在线数据库，打开统一的检索页面（图 3-16）进行检索，检索结果可以直接保存到数据库题录中，不受数据库本身每次最多保存题录数量的限制。在获得检索结果后点击页面中部的"批量获取"标签，在弹出窗口中将结束页改为最大值后点击确定，待状态栏中的"已取回"和"已勾选"后的数字都等于检索结果数时即完成检索结果的取回，选择"保存勾选的题录"即可将检索结果保存到数据库题录中。

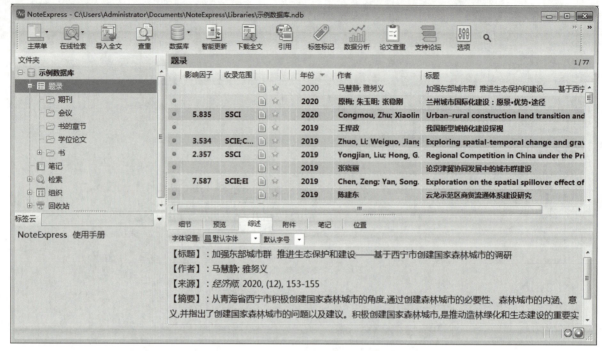

图 3-15 NoteExpress 软件主页面

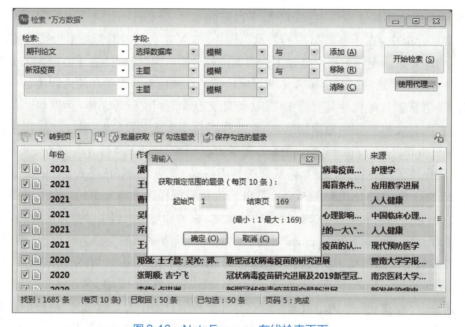

图 3-16 NoteExpress 在线检索页面

3. NoteExpress 查重功能 将从多个数据库中检索到的结果保存到同一个题录文件夹中后,选择快捷工具栏中的"查重"按钮打开查找重复题录对话框,根据提示设定查重条件后点击"查找"按钮,题录中的重复题录会被选中,右键点击选中的题录,在弹出菜单中选择"从所有文件夹中删除",将重复题录删除即完成去重。

4. 导出文献题录 在数据库结构区右键点击保存文献的题录文件夹,在弹出的快捷菜单中选择"导出题录"选项,打开"导出题录"对话框,在选项中选择"使用样式",点击"开始导出"即可将去重后的文献以想要的格式导出,待后续分析使用。

第二节 书目信息抽取与统计

从数据库中下载了书目数据之后，还要从这些数据中抽取出待分析的具体内容，对内容进行统计整理之后才能进行后续的分析，抽取的内容通常为数据的各字段内容，如：作者、期刊、国家、年份、主题词（关键词）、参考文献等。抽取之后可对抽取的内容进行统计分析，如进行简单的频数统计、生成共现矩阵、条目-来源文献矩阵等。目前，有些数据库设置了对检索结果进行可视化分析功能，如 Web of Science 的"分析检索结果"和"引文报告"功能，CNKI 的检索结果"可视化分析"功能、万方数据库的结果分析功能等，这些检索结果的分析功能仅能实现对各字段内容的简单频数统计及可视化，对于生成共现矩阵或条目-来源文献矩阵等功能则需借助专门的信息分析软件完成。本节将以书目共现分析系统 BICOMB 为例，介绍书目信息的抽取与统计。

一、书目共现分析系统 BICOMB 简介

书目共现分析系统（bibliographic item co-occurence matrix builder, BICOMB）是中国医科大学健康管理学院开发的一款用于处理书目数据的信息分析软件，可用于抽取书目数据中特定字段的内容，如作者、期刊名、标题、发表年代、引文等；统计相应字段的出现频次；按照一定的阈值截取高频条目后，形成共现矩阵和条目-来源文献矩阵（如词-篇矩阵）；输出高频条目和矩阵。

二、BICOMB 使用方法

（一）项目管理

BICOMB 通过"项目"来管理课题数据，需要为每一个待处理课题建立一个对应的项目，用来保存和管理原始数据及数据处理结果。在项目管理页面（图 3-17）单击"增加"，输入项目名称，选择格式类型，输入项目说明，即可完成新建项目。格式类型为系统可以处理的文件类型的格式，系统默认的格式类型包括：pubmed<xml>、CNKI<xml>（notefirst 格式）、万方<xml>（notefirst 格式）、Web of science<txt>等，可通过管理员页面建立新的格式类型。

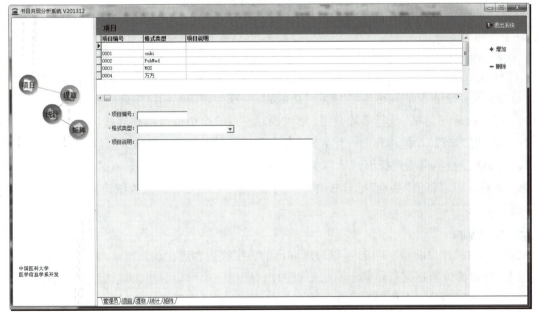

图 3-17　BICOMB 项目管理页面

（二）提取信息

利用 BICOMB 的"提取"功能，可以对其支持的格式类型的原始数据进行解析，提取出特定字段的内容，用于后续的统计分析和矩阵生成。系统支持对单一的文件进行提取，也支持对文件夹中的多个文档同时进行提取。通过数据提取页面（图 3-18）右侧的"选择文档"选项可以选取单个待处理文件，系统支持 txt 格式和 xml 格式文件的处理，选取后待处理文件会出现在待处理文件列表中；对于 CNKI、万方、Web of Science 等受单次下载数量限制的数据库，检索结果通常分为多个文档下载，这种情况可通过"选择目录"选项选取位于同一文件夹下的一批待处理文件，选取后待处理文件目录会出现在待处理文件列表中。选择好待处理文档后，点击"提取"标签执行提取数据的操作。

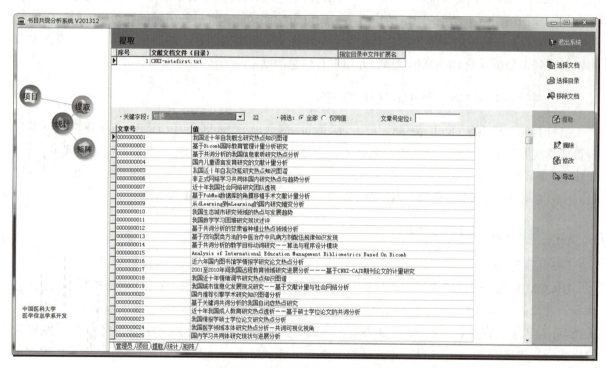

图 3-18　BICOMB 数据提取页面

提取后，在关键字段下拉列表中选择特定字段即可显示该字段中提取出的内容。在显示的字段具体内容中选中一个具体值后，选择"仅同值"，则只显示结果为该值的内容，重新选择"全部"返回显示全部结果。对显示的字段内容，可通过点击数据列表栏目的"值"标签实现按字段内容进行排序，单击"值"标签后其前面会出现"△"，单击该按钮可以逐次按降序、升序和原始顺序对字段内容进行显示。提取结果中无意义的词可使用"摘除"功能删除，在字段值显示区中选中要摘除的值，单击"摘除"选项，弹出摘除对话框，选择摘除范围，可以摘除当前一个值或全部相同的值。对于提取结果中的同义词可使用"修改"功能进行归一化处理，在字段值显示区中选中要修改的值，单击"修改"选项，弹出修改对话框，根据需要选择不同选项实现对字段值的修改，例如：对于关键词中的同义词"研究热点"和"热点"，可以将值"热点"批量修改为"研究热点"，修改后在后续的统计过程中就能将两者进行合并统计。

（三）统计功能

BICOMB 的统计页面（图 3-19）可以对提取出的各字段内容进行词频统计，统计结果按词频由高到低排列。将鼠标停留在某行结果上点击右键弹出导出菜单，可以导出出现该结果的所有文章的列表信息。统计页面的另一个作用就是选取高频词阈值，选取阈值后可通过"导出"功能将高频结果导出为 excel 文件。

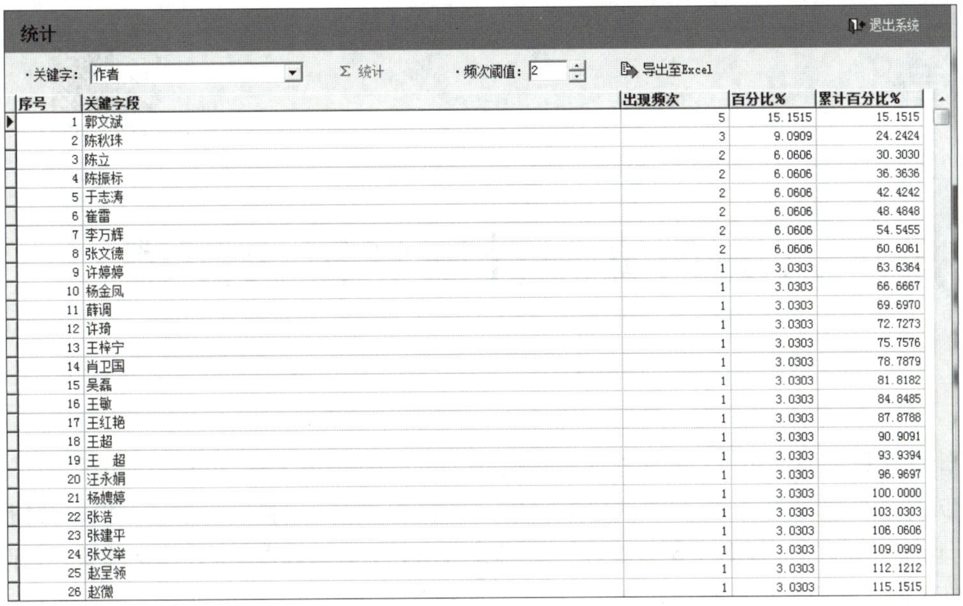

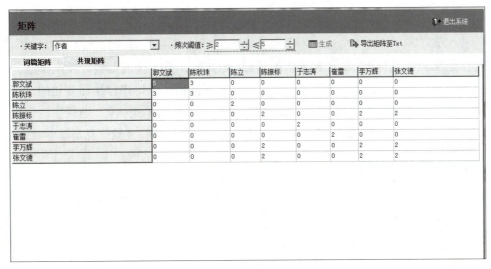

图 3-19　BICOMB 数据统计页面

（四）矩阵生成

通过 BICOMB 的矩阵页面（图 3-20）选取待生成矩阵的字段及频次范围后，点击"生成"选项，即可生成高频词的词篇矩阵或共现矩阵，利用"导出矩阵为 TXT"功能可将矩阵结果导出为 txt 文本文件，待后续分析使用。

图 3-20　BICOMB 矩阵页面

（闫　雷）

思 考 题

1. 本章所介绍的 4 种书目信息数据库在检索结果下载时有哪些限制？

2. 在一次信息分析中要同时处理来自多个书目数据库的信息，该如何解决？

3. 对于不使用规范词表标引的书目数据库，在进行关键词提取与统计时需要注意什么？

第四章

频次排序方法与文献计量学三大定律

文献计量学是图书情报学、信息管理学领域的一个重要分支学科，也是当前国际图书情报学术界研究活跃的专业领域之一，在图书资料的收集、管理、检索分析、科研管理与评价以及情报研究中有着重要地位。频次排序法是文献计量学的基础统计方法，主要依据文献外部特征和内部信息对文献作者、期刊和关键词等进行统计和排序，是文献计量学三大定律发现的主要手段。布拉德福定律、洛特卡定律和齐普夫定律被称为文献计量学的三大经典定律，它们是基于文献统计规律的经验总结，描述了文献与作者之间的数量关系、文献集中与分散现象以及文献信息的词频分布规律。三大定律的研究为文献信息的有序化、文献资源的合理分布、文献资源的有效利用、文献计量的科学化、信息流的描述提供了定量依据，具有重要的理论意义和广阔的应用前景。

第一节　频次排序法

频次排序是文献信息提取、统计和分析的基础，是文献计量工作的前提。频次排序分布模型是文献计量学中的重要模型，主要用来探讨不同计量元素频次值随其排序位次而变化的规律。不同学科或领域期刊所包含的文献数量变化，以及作者所发表的论文数量变化等，是科学地评价和预测学科发展，发现文献信息规律的重要信息。频次排序方法对于展示这些文献信息是非常直观和有效的。

一、频次排序法的内涵

频次排序法是文献计量学的一种经典统计方法。对文献信息进行统计和频次排序分析是定量分析中一项最为基础和重要的工作，其中对分析字段进行有序排列是频次排序的真谛。作者发表论文数、期刊刊载相关论文数、词汇或短语的频次、作者所在国家和机构分布、文献发表时间、期刊领域分布等特征数据是统计和频次排序的对象。该研究方法最显著的特征是"定量性"，以数据来描述或揭示作者、期刊和词汇等数量特征及变化规律，按照一定的要求和规则进行排列，为文献计量学三大定律的发展奠定了重要的统计基础。

二、频次排序的方法

（一）秩－频率组织方法

文献计量学中对不涉及时间变量的统计数据，常常按统计项发生的频率进行降序或升序排列以构成函数。这种函数的变量是频率，自变量是秩或等级（rank），并以自然数为单位。按频率高低的顺序排列，就是数据秩－频率（rank-frequency）。基本步骤是：首先对于某一样本统计其文献特征的分布频率；然后根据特征频率高低，按频率递增或递减进行排序；最后用自然数顺序为每一频率的特征添序。

（二）时序组织方法

文献计量学中处理涉及时间序列的数据，通常可按时间的自然序列进行组织，其函数关系是，以时间为自变量，以文献总量、单位时间文献量或文献被利用频次等数据作为因变量。基本步骤是：首先以历史年代为自变量，其次以文献总量、引文量等数据为因变量，最后以图表的形式直观地展现自变量和因变量之间的关系。

三、频次排序法的基本步骤

（一）数据获取

在当下互联网时代，文献多以网络信息源即新型的数字化信息资源存储在互联网这一载体上，与传统的文献信息源相比，网络文献信息源具有文献数据量大且内容丰富、文献更新及时且变化快等特点，针对其特点可以通过多种方式获取。例如：①通过搜索引擎快速准确地从海量文献信息源中提取出所需的文献，同时可以提取不同网站上的文献信息源来建立本地的文献数据库；②利用数字图书馆（digital library）查找所需的文献，它的学科性和领域性更强；③访问文献数据库——网络学术资源高度组织集成的集合，它的专用性更强。确认数据获取渠道后，进行数据提取流程，目前各大文献数据库支持多种格式导出，获取的文献题录信息都是比较标准的格式，可以利用 excel 手工提取所需字段，如果数据量较大也可以借助相关软件辅助提取。

（二）数据预处理

统计文献信息的字段项时，获取的数据可能存在无效值、重复值、同义值等，在使用之前需要进行数据预处理。数据预处理没有标准流程，通常针对不同任务和数据属性进行处理。数据清洗是最常见的处理流程，数据字段项可能存在不完整的情况，造成数据缺失，常规操作是忽略缺失项或人工再次查找相关字段进行补充；数据重复时可以通过查重操作去除重复项。清洗期刊字段时需要注意大小写统一。清洗作者字段时需要注意作者姓名消歧，主要通过作者机构或单位邮编判别。清洗关键词字段时需注意同义词归并、无效词停用等。

（三）统计分析

对获取的数据进行组织和计算，完成频次排序，文献信息统计是最为基础的工作，统计方法因分析目的和研究对象而异。如果研究对象是词频、论文、作者和引文可以利用秩 - 频率组织方法，借助频次排序的工具，进而完成各特征数据的频次统计。最后结合研究需求，挖掘深藏于文献信息中的特性和规律，探究如作者、期刊、关键词、机构和发表时间等文献数据内部或相互之间的关系。

目前，有很多文献计量学工具可以辅助进行数据的统计分析，如 HisCite、Citespace 等可视化工具，BICOMB、SATI 等题录信息统计工具，以及 Excel、SAS、SPSS、MATLAB 等常用的数据统计软件。

四、频次排序法的应用领域

频次排序法为文献计量学提供支撑，广泛应用于文献信息统计，尤其为文献作者、期刊和词频等分析奠定统计学基础，对文献分析、信息管理和科学评价具有重要意义。

（一）应用于作者统计

可以对特定领域发表超过一定论文阈值数的作者进行排序，分析出该领域的主要作者。频次排序法还可以用于 h 指数计算。首先将某作者发表的所有论文按被引次数从高到低排序；然后从前往后查找排序后的列表，直到某篇论文的序号大于该论文被引次数，所得序号减 1 即为 h 指数。以基因编辑领域中作者"Doudna, Jennifer A."为例，其 1970 年到 2021 年 8 月共发表 388 篇文献被 Web of Science 核心合集数据库收录，将文献按被引频次排序，排序第 104 篇的论文被引频次为 103，小于该篇论文的序号，因此作者"Doudna, Jennifer A."的 h 指数为 104 减 1，即 103。

（二）应用于期刊统计

通过频次排序法，将某一特定学科或领域文献的期刊按照相关论文载文量的多少排列，可以揭示学科或领域文献信息的集中与离散分布情况。

（三）应用于词频统计

词频统计是文献集合中词汇的出现频率或某词库中词汇的使用频率。通过频次排序法，对文献中的词或短语进行统计和排序后，可以揭示文献词汇的数量特征和变化规律。

通过词频统计方法，可以分析学科领域的研究现状和未来发展方向，通过研究关键词或主题词在某一研究领域文献中出现的频次高低，提炼出该研究领域的研究热点及潜在研究方向。例如，荣英男等人定量分析了国际转化医学研究近 20 年文献的外部特征，基于频次排序通过被引用次数反映各个学科在转化医学研究中受关注程度及其重要性。

五、频次排序法的应用案例

以 2016—2020 年基因编辑相关论文的外部特征分析为例，了解频次排序法的具体应用。

（一）数据获取

利用 Web of Science 数据库进行文献检索，检索策略和结果如表 4-1 所示。

表 4-1　基因编辑相关论文检索策略

字段	内容
检索主题	基因编辑
检索式	(TS = "gene Editing" OR TS = "gene editor*" OR TS = "genome Editing" OR TS = "genome editor*" OR TS = "DNA editing" OR TS = "DNA editor*" OR TS = "genome and epigenome editing") OR (TS = (("Zinc Finger Nuclease*") OR ("Zinc-Finger Nuclease*") OR ("Zinc-finger endonuclease*") OR ("Zinc Finger Protein Nuclease*") OR (((Genome OR Gene OR Genetic OR DNA OR RNA OR "zinc-finger") AND ZFN) NOT "ZFN 361") OR ((Genome OR Gene OR Genetic OR DNA OR RNA OR "zinc-finger") AND ZFNs))) OR (TS = ("Transcription* Activator-Like Effector Nuclease*" OR "Transcription* Activator* Like Effector Nuclease*" OR "TALE nuclease*" OR "TAL Effector Nuclease*" OR "transcription activator-like effector endonuclease*") OR ((Genome OR Gene OR Genetic OR DNA OR RNA OR Nuclease OR ZFNs OR CRISPR) AND TALEN) OR (((Genome OR Gene OR Genetic OR DNA OR RNA OR Nuclease OR ZFNs OR CRISPR) AND TALENs) NOT "Talens, R. P."))) OR (TS = ("Clustered Regularly Interspaced Short Palindromic repeat*" OR CRISPR*)) OR ((TS = "base editing") NOT (TS = ("knowledge base editing" OR "case base editing"))) OR ((TS = "base editor") NOT (TS = ("knowledge base editor" OR "database editor" OR "multimedia" OR "visual modeling" OR "Semantic Annotation")))
数据库	Web of Science 核心合集
限定年份	2016—2020 年
检索时间	2021.8.1
检索结果	25 845 条

（二）数据预处理

以期刊、作者和关键词为例，采用 Excel 作为预处理工具，对获取的基因编辑相关论文题录数据进行预处理。将期刊名称统一为大写形式；选用显示英文作者全名的字段，删除匿名作者的统计结果，合并同一作者统计结果，对同名不同人的作者进行消歧（主要通过作者机构进行判断）；对检索结果中 Keywords Plus 项进行拆分，进行同义词合并（CRISPR-CAS9 和 CAS9 合并为 CRISPR-CAS9），英文单词统计需要注意单词大小写和单复数形式（EXPRESSION 和 EXPRESSIONS 合并为 EXPRESSION）。

（三）统计分析

对预处理后的期刊、作者和附加关键词（keywords plus）字段项进行统计和排序，实际研究中可根据需要开展分析工作。统计结果如表4-2、表4-3、表4-4所示。

表4-2　基因编辑相关论文的期刊统计排序（Top20）

序号	期刊	频次	序号	期刊	频次
1	*SCIENTIFIC REPORTS*	866	11	*BLOOD*	265
2	*MOLECULAR THERAPY*	800	12	*FRONTIERS IN PLANT SCIENCE*	250
3	*NATURE COMMUNICATIONS*	506	13	*JOURNAL OF BIOLOGICAL CHEMISTRY*	233
4	*PLOS ONE*	408	14	*NATURE BIOTECHNOLOGY*	220
5	*NUCLEIC ACIDS RESEARCH*	356	15	*TRANSGENIC RESEARCH*	219
6	*PROCEEDINGS OF THE NATIONAL ACADEMY OF SCIENCES OF THE UNITED STATES OF AMERICA*	351	16	*FRONTIERS IN MICROBIOLOGY*	214
7	*HUMAN GENE THERAPY*	307	17	*ACS SYNTHETIC BIOLOGY*	208
8	*CANCER RESEARCH*	295	18	*FASEB JOURNAL*	203
9	*INTERNATIONAL JOURNAL OF MOLECULAR SCIENCES*	286	19	*ELIFE*	183
10	*NATURE*	265	20	*CRISPR JOURNAL*	182

表4-3　基因编辑相关论文的作者统计排序（Top10）

序号	作者	频次	序号	作者	频次
1	Doudna，Jennifer A.	79	6	Yamamoto，Takashi	65
2	Kim，Jin-Soo	78	7	Lai，Liangxue	64
3	Zhang，Feng	72	8	Liu，David R.	61
4	Barrangou，Rodolphe	71	9	Gao，Caixia	58
5	Gersbach，Charles A.	69	10	Bao，Gang	54

表4-4　基因编辑相关论文的词频统计排序（Top20）

序号	关键词	频次	序号	关键词	频次
1	EXPRESSION	3 639	11	RNA	1 189
2	GENE	2 459	12	MUTATIONS	1 132
3	CRISPR-CAS9	1 868	13	GENE-EXPRESSION	1 121
4	PROTEIN	1 866	14	IN-VIVO	855
5	SYSTEM	1 621	15	GENERATION	843
6	GENOME	1 448	16	RESISTANCE	824
7	DNA	1 418	17	EVOLUTION	738
8	CELLS	1 373	18	TRANSCRIPTION	735
9	IDENTIFICATION	1 313	19	MICE	727
10	ACTIVATION	1 218	20	CANCER	707

基因编辑相关论文排名前20的期刊影响因子均大于2.5，其中 *NATURE BIOTECHNOLOGY* 和 *NATURE* 的影响因子（2020年）分别为54.908和49.962，是医学领域的权威期刊；统计排序前10的作者频次均大于50，说明这些作者在基因编辑领域发文量大，有较为深入的研究；根据词频统计结果，大致能反映目前基因编辑领域重点研究基因表达、CRISPR-CAS9技术、基因组等。

第二节　洛特卡定律及其应用

科研人员是科研领域发展的主体，科研人员数量的增加是科学文献数量增长的重要原因。科学文献的作者可以看作科学知识的生产者，而科学文献则是用于承载和传达作者科学研究和成果的重要载体和渠道。研究科学文献与作者之间的数量关系对于探索科学史的发展具有重要的价值。洛特卡定律（Lotka's law）由美国著名人口统计学家阿尔弗雷德·詹姆斯·洛特卡（Alfred James Lotka）于1926年首先提出，解释了科学生产率（scientific productivity），揭示了科学文献与作者之间的数量关系，其作为描述科学文献作者信息的经典定律之一，与布拉德福定律和齐普夫定律并称为文献计量学三大基本定律。

一、洛特卡定律的形成

（一）洛特卡定律人物简介

1924年，洛特卡定律的创始人洛特卡在大都会人寿保险公司（Metropolitan Life Insurance Company）工作。洛特卡精于统计学，曾担任 *Scientific American* 的副主编和美国统计协会和美国人口协会（American Statistical Association and the Population Association of America）的主席。

1926年，洛特卡在《华盛顿科学院杂志》（*Journal of the Washington academy of sciences*）上发表题为《科学生产率的频率分布》（*The frequency distribution of scientific productivity*）的论文，对化学和物理学两个学科领域的文献及作者数量进行统计分析，揭示了科学文献与作者的数量之间存在着平方反比的关系，他首次提出了"科学生产率"的概念和经典的洛特卡定律。科学生产率也称为作者生产率（author productivity），是指科学工作者在科学研究上所表现出来的能力和工作效果，通常用其在一定时期内所发表的科学论文数量来衡量，在概念上与"劳动生产率"相似。"劳动生产率"属于经济学概念，指的是劳动者的生产能力或效果，而"科学生产率"的主客体为科学工作者和科学文献，其适用范畴和特征规律与经济学上的"劳动生产率"有所不同。"科学生产率"既是一项衡量科学生产能力的定量指标，又为揭示科学文献信息的作者分布规律以及更加深入的研究提供了重要途径。洛特卡定律成为最早最著名的文献计量学定律，为文献计量学的诞生和发展做出了创造性的贡献。

（二）洛特卡定律的形成过程

洛特卡开展的作者及其发文数量的研究步骤如下：

1. **数据收集和总结**　洛特卡从化学和物理文献中收集数据作为基本数据。化学和物理是20世纪发展最快、最全面的学科，能够反映科学发展的全过程。在化学方面，洛特卡选择了《化学文摘》（*Chemical abstract*, CA），这是由化学文摘社出版的集理论化学和应用化学于一体的综合性检索工具。《化学文摘》收录的论文数量占所有化学文献的近98%。在物理学方面，洛特卡分析了由德国奥尔巴赫（Auerbach）编撰的《物理学史清单》（*List of physics history*），其中包括20世纪初在物理学领域的1 325名科学家及其论著。

如表4-5所示，洛特卡在《化学文摘》1907—1916年的累积索引中选择了6 891位姓氏以 A 或 B 开头的作者，从《物理学史清单》中选择了1 325名作者。PN 表示论文数量，AN 表示作者数量，AP 表示作者百分比，CP 表示作者累积百分比。AP 可以表示为 $f_0(y_x) = \dfrac{y_x}{\sum y_x}$，$y_x$ 为作者数量，等同于 AN，且 $CP = \sum f_0(y_x)$。

表4-5　洛特卡统计数据（1926年）

化学文摘				物理学史清单			
PN	AN	AP	CP	PN	AN	AP	CP
1	3 991	57.91	57.91	1	784	59.16	59.16
2	1 059	15.36	73.28	2	204	15.39	74.56
3	493	7.15	80.43	3	127	9.58	84.15
4	287	4.16	84.60	4	50	3.77	87.92
5	184	2.67	87.27	5	33	2.49	90.41
6	131	1.90	89.71	6	28	2.11	92.52
7	113	1.63	90.81	7	19	1.43	93.96
8	85	1.23	92.04	8	19	1.43	95.39
9	64	0.92	92.97	9	6	0.45	95.84
10	65	0.94	93.91	10	7	0.52	96.27
11	41	0.59	94.51	11	6	0.45	96.84
12	47	0.68	95.19	12	7	0.52	97.35
13	32	0.46	95.66	13	4	0.3	97.66
14	28	0.40	96.06	14	4	0.3	97.96
15	21	0.30	96.37	15	5	0.37	98.33
16	24	0.34	96.72	16	3	0.22	98.55
17	18	0.26	96.98	17	3	0.22	98.78
18	19	0.27	97.25	18	1	0.07	98.86
19	17	0.24	97.50	21	1	0.07	98.94
20	14	0.20	97.70	22	3	0.22	99.16
21	9	0.13	97.83	24	3	0.22	99.39
22	11	0.15	97.99	25	2	0.15	99.54
23	8	0.11	98.11	26	1	0.07	99.62
24	8	0.11	98.22	27	1	0.07	99.68
25	9	0.13	98.36	30	1	0.07	99.75
26	9	0.13	98.49	31	1	0.07	99.83
27	8	0.11	98.60	34	1	0.07	99.97
28	10	0.14	98.75	37	1	0.07	99.97
29	8	0.11	98.86				
30	7	0.10	98.96				
31	3	0.04	99.01				
32	3	0.04	99.05				
33	6	0.08	99.14				
34	4	0.05	99.2				
40	2	0.02	99.36				
41	1	0.01	99.37				
42	2	0.02	99.4				
44	3	0.04	99.44				
45	4	0.05	99.5				
46	2	0.02	99.53				
47	3	0.04	99.57				
49	1	0.01	99.59				
50	2	0.02	99.62				
51	1	0.01	99.63				
52	2	0.02	99.66				
53	2	0.02	99.69				
54	2	0.02	99.72				
55	3	0.02	99.76				
57	1	0.01	99.78				
58	1	0.01	99.79				
61	2	0.02	99.81				
66	1	0.01	99.82				
68	2	0.02	99.84				
73	1	0.01	99.85				
74	1	0.01	99.86				
78	1	0.01	99.87				
80	1	0.01	99.88				
84	1	0.01	99.89				
95	2	0.02	99.91				
107	1	0.01	99.92				
109	1	0.01	99.93				
114	1	0.01	99.94				
115	1	0.01	99.95				
345	1	0.01	99.96				
346	1	0.01	99.97				

2. 指数的估计　假设发表了 x 篇论文的作者数量为 y_x，为更好地观察数据之间的关联，洛特卡对 x 和 y_x 取了对数，得到了 $\lg x$ 与 $\lg y$，并且绘制了二者的关系图（图4-1、图4-2）。

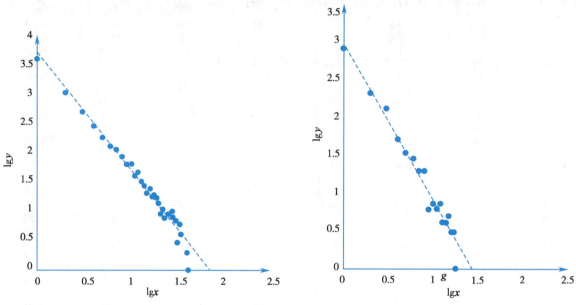

图4-1　化学领域作者与论文数量对数值散点趋势图　　图4-2　物理学领域作者与论文数量对数值散点趋势图

为更好地展现 $\lg y$ 与 $\lg x$ 之间的线性关系，洛特卡去掉了几位最高产出的作者，并采用最小二乘法来估算斜率 n（即在 y 与 x 的关系中 x 的指数）的值，公式如下：

$$n = \frac{N \cdot \sum \lg x \cdot \lg y - \sum \lg x \cdot \sum \lg y}{N \cdot \sum (\lg x)^2 - \left(\sum \lg x\right)^2}$$
（式4-1）

其中，N 指被观察的数据对的数量。

洛特卡发现在使用《化学文摘》的前 30 个数据时，$n = 1.888 + 0.007$。在物理学中使用前 17 个数据时，$n = 2.201 + 0.017$。因此，洛特卡根据这两个例子确定了指数 n 约为 2.0。

3. 平方反比定律的提出　在确定了指数 n 之后，洛特卡提出了最初始的洛特卡定律：在一定时期内发表了 x 篇论文的作者占总作者的比例为 $f(x)$，与 x 的平方成反比如下：

$$f(x) = \frac{C}{x^2}$$
（式4-2）

其中，C 为某一学科领域的特征常数。

二、洛特卡定律的基本原理

（一）文字表述

1926 年提出的"洛特卡定律"所揭示的是特定研究领域作者频率和文献数量之间的关系，起初被称为"平方反比定律"（the inverse square law），直到 1949 年才被称为"洛特卡定律"。在洛特卡 1926 年的研究中，发表了 2 篇论文的作者大概是发表了 1 篇论文的作者数量的 1/4；发表了 3 篇论文的作者大约是发表了 1 篇论文的作者数量的 1/9；发表了 n 篇论文的作者数量大约是发表了一篇论文作者数量的 $1/n^2$。而发表了 1 篇论文的作者数约占作者总数的 60%。

（二）数学表达式

假设发表了 x 篇论文的作者频率为 $f(x)$，则上述结论可用下式来表达：

$$f(x) = \frac{f(1)}{x^2}$$
（式4-3）

$f(1)$等于在该领域中发表了 1 篇论文的作者数量占作者总数的比例，且 C＝$f(1)$，通过推导和级数求和可得 C≈60.79%；式 4-3 的含义为发表了 x 篇文章的作者数量是发表了 1 篇文章作者数量的$1/x^2$。

（三）图像描述

若以横轴表示作者论文数的对数，纵轴表示发表了 x 篇论文的作者频率的对数，lg$y$ 与 lg$x$ 的关系如式 4-4，则可得到作者频率与论文数量的关系曲线，如图 4-3 所示。

$$\lg y = \lg C - 2\lg x \qquad\text{（式 4-4）}$$

（四）适用性和局限性

1. 受学科领域发展时期的影响　学科的发展一般经过潜伏期、成长期、成熟期三个阶段，在这三个阶段中，科学论文作者的活动状况不尽相同，因而洛特卡定律不能全面地描述学科发展整个过程的作者分布；对于成熟期的作者分布比较乐观。

2. 统计数据不够全面和充分　删除了高产作者，只统计以 AB 开头的作者数，而这只占了全部作者中的一小部分。所以洛特卡定律是个经验定律，会受到诸多随机因素、人文因素和其他因素的影响。

3. 对合作者处理过于简单　洛特卡处理合作者的方法是第一作者法，即仅统计第一作者的数据，这种简单计数的方法显然不能反映科学生产率分布的实际情况。

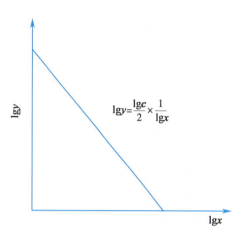

图 4-3　作者频率与论文数量的关系曲线

三、洛特卡定律的发展

（一）广义洛特卡定律

1. 广义洛特卡定律的基本内容　洛特卡在 1926 年的研究仅局限于式 4-2 中 x 的指数为 2 的情况，因而也被称为"平方反比定律"，后来，经过一些研究发现，x 的指数不一定是 2，1985 年 Miranda Lee Pao 对"洛特卡定律"进行修正，提出了"广义洛特卡定律（generalized Lotka's law）"的表达式，也是洛特卡定律的一般表达式：

$$f(x) = \frac{C}{x^n} \qquad\text{（式 4-5）}$$

其中，x 为发表论文数量；$f(x)$ 为某领域中发表了 x 篇论文的作者数量占作者总数的比例；C 为在该领域中发表了 1 篇论文的作者数量占作者总数的比例，由式 4-2 和式 4-3 可知 C＝$f(1)$；n 为在特定的学科领域为固定的一个常数，在不同的学科领域有波动，一般在 1.2～3.5 之间变化。

n 的值一般通过最小二乘法来计算。当 $n>1$ 且 n 为整数时，常数 C 的值为 $\dfrac{1}{\sum_{x=1}^{\infty} x^n}$。当 $n>0$ 且 n 为实数时，可利用帕欧（M. L. Pao）公式求解（其中 p 值一般取 20）：

$$C = \frac{1}{\sum\limits_{x=1}^{p-1} \dfrac{1}{x^n} + \dfrac{1}{2p^n} + \dfrac{n}{24(p-1)^{n+1}}} \qquad\text{（式 4-6）}$$

2. 广义洛特卡定律的适用性评价　经过诸多学者的验证，广义洛特卡定律在一定统计条件下适用于大多数的学科领域，并且可以通过柯尔莫哥洛夫 - 谢米诺夫检验法（Kolmogorov-Smirnov，K-S）来合理评价洛特卡定律对其他学科的适用性：

（1）计算 K-S 值：在 0.01 的显著性水平下，可用式 4-7 计算 K-S 值。此处的 y 为统计的作者总数。

$$K\text{-}S = \frac{1.63}{\sqrt{y}} \qquad\qquad （式\ 4\text{-}7）$$

（2）找出最大偏差值 D_{max}：$D_{max} = \text{Max}|F_0(x) - S_n(x)|$，其中 $F_0(x)$ 为累积作者频率的理论值；$S_n(x)$ 为累积作者频率的观察值。

（3）比较 D_{max} 值与 K-S 值的大小：若 $D_{max} <$ K-S 则抽样分布符合洛特卡定律理论分布；若 $D_{max} >$ K-S 则不符合洛特卡分布。

（二）普赖斯定律与重要推论

洛特卡对于"高产作者"的数据处理方法相对简单，由于他只用了一些点和线性模型的拟合方程，而高产作者的数据点不会遵循直线，所以洛特卡直接删除了高产作者，然而这部分作者分别占《化学文摘》和《物理学史清单》论文作者总数的 1.30% 和 1.02%。但这一点缺陷并不能掩盖其研究结果所发挥的重要作用，洛特卡定律依旧成为了文献计量学的三大著名定律之一。洛特卡本身就是一位才华横溢的杰出学者，是推动这一学科发展的重要动力。对高产作者进行深入研究，将推动对作者分布的探索和研究。

美国著名科学史学家普赖斯（Derek John de Solla Price）是第一个认识到高产作者重要性的人，他在 1969 年出版的《大科学，小科学》（*Big science, small science*）一书中提出了普赖斯定律（Price's law），即撰写全部论文一半的高产作者数量，等于全部科学作者总数的平方根。

根据普赖斯定律可以推导出：科学家发表的论文总数超过 $0.749\sqrt{n_{max}}$ 篇，等于论文总数的一半，其中 n_{max} 是杰出作者群中最高产作者撰写的论文数。因此，在高产作者中产量最低的科学家的论文数量相当于产量最高的科学家论文数量平方根的 0.749 倍。

同时，普赖斯根据洛特卡定律的推断，经过进一步的推导和计算，得出了估算高产作者数与所有作者数量比率 R 的估算公式：

$$R = \frac{0.812}{\sqrt{n_{max}}} \qquad\qquad （式\ 4\text{-}8）$$

洛特卡定律的应用领域主要在以下三个方面：①掌握文献的增长趋势，为图书情报管理提供依据。一般用来预测发表不同论文数的作者数量和特定学科领域的论文数，通过某一特定学科的论文数量来估算出对应论文数的作者数量及变化。②在预测科学方面，具有广泛的应用。根据洛特卡定律，既可以通过作者的数量来预测文献的增长速度，也可以根据文献来预测作者数量的增长。③在科学学和人才学方面，关系更为紧密，提供了新的途径和手段，利用洛特卡定律可以研究特定领域的人才特点以及需求情况，有利于探究该领域的发展特点以及人才培养的规划。

四、洛特卡定律的应用案例

（一）国际实验动物繁育技术领域的洛特卡定律应用

1. 数据的收集和整理　在 PubMed 和 Web of Science 核心合集的《科学引文索引》扩展版（Science Citation Index Expanded, SCI-EXPANDED）数据库中，下载 2000—2020 年实验动物繁育技术领域的研究文献题录，主要从实验动物遗传学分类的角度入手，围绕近交系、封闭群、杂交群等传统的实验动物繁育方法进行检索，保留 PubMed 和 WoS 双收录的文献题录数据进行分析，所用数据库及检索式如表 4-6 所示：

表4-6　国际实验动物繁育技术领域的题录数据来源说明

字段	内容
检索主题	国际实验动物繁育技术领域的研究
检索式	（"recombinant inbred strain"[Title/Abstract]OR "congenic inbred strain"[Title/Abstract]OR "consomic strain"[Title/Abstract]OR "chromosome substitution strain"[Title/Abstract]OR "conplastic strain"[Title/Abstract]OR "advanced intercross line"[Title/Abstract]OR "animals, inbred strains/genetics"[MeSH Terms]OR "animals, outbred strains/genetics"[MeSH Terms]OR "closed colony"[Title/Abstract]OR "outbred stock"[Title/Abstract]OR（"animals, laboratory/genetics"[MeSH Terms]AND "hybrid"[Title/Abstract]））AND（2000/1/1：2020/12/31[pdat]）
数据库	PubMed 和 WoS™SCI-EXPANDED 双收录的文献数据
检索结果	1 772 条记录（WoS™：2021.06）
实验数据	选取全部题录数据中的作者字段进行验证

将获取的论文题录信息进行作者频次统计，并按照发表论文数量升序排列给出相应数量论文的作者数量以及所占作者总数的比例（表4-7）。

表4-7　国际实验动物繁育技术领域的作者频次分布表

序号	论文数	作者数	占总数百分比/%
1	1	7 363	84.545
2	2	795	9.128
3	3	266	3.054
4	4	92	1.056
5	5	50	0.574
6	6	44	0.505
7	7	30	0.344
8	8	12	0.138
9	9	17	0.195
10	10	10	0.115
11	11	3	0.034
12	12	3	0.034
13	13	6	0.069
14	14	4	0.046
15	15	2	0.023
16	16	3	0.034
17	17	1	0.011
18	20	3	0.034
19	21	1	0.011
20	22	1	0.011
21	23	1	0.011
22	27	1	0.011
23	36	1	0.011
合计	302	8 709	100.000

2. **数学模型的建立**　广义洛特卡定律的数学表示式如式4-5：$f(x)=\dfrac{C}{x^n}$，两边同取对数后得到：

$$\lg y=\lg f(x)=\lg C-n\lg x \qquad （式4-9）$$

由于洛特卡定律不适用于高产作者，通过观察法根据发表不同数量论文作者频次的变化特点，删除论文数量超过 12 篇的作者，仅对论文数量在 12 篇及以下的作者数据进行处理和分析，见表 4-8。将论文数(x)和作者数(y)取对数后得到 lg$x$ 和 lg$y$，两者之间的散点趋势关系如图 4-4 所示。

表 4-8　作者频次及取对数后的分布数据

论文数(x)	作者数(y)	lg$x$	lg$y$	lg$x$·lg$y$	(lg$x$)²
1	7 363	0.000 000	3.867 055	0.000 000	0.000 000
2	795	0.301 030	2.900 367	0.873 098	0.090 619
3	266	0.477 121	2.424 882	1.156 963	0.227 645
4	92	0.602 060	1.963 788	1.182 318	0.362 476
5	50	0.698 970	1.698 970	1.187 529	0.488 559
6	44	0.778 151	1.643 453	1.278 855	0.605 519
7	30	0.845 098	1.477 121	1.248 312	0.714 191
8	12	0.903 090	1.079 181	0.974 598	0.815 572
9	17	0.954 243	1.230 449	1.174 147	0.910 579
10	10	1.000 000	1.000 000	1.000 000	1.000 000
11	3	1.041 393	0.477 121	0.496 871	1.084 499
12	3	1.079 181	0.477 121	0.514 900	1.164 632
合计	8 685	8.680 337	20.239 508	11.087 590	7.464 290

3. 计算斜率 n 的值　根据取对数后所得到的论文数量在 12 篇及以下的作者数据，利用最小二乘法公式 4-1：$n = \dfrac{N \cdot \sum \lg x \cdot \lg y - \sum \lg x \cdot \sum \lg y}{N \cdot \sum (\lg x)^2 - \left(\sum \lg x\right)^2}$ 计算指数 n，可得 $n = 2.997\,537$，较符合广义洛特卡定律中指数 n 在 1.2～3.5 的范围。

计算 C 的值，由于 $n > 0$ 且 n 为实数，代入 $n = 2.997\,537$ 采用帕欧公式（令 $p = 20$）计算可得常数 C 为 0.832 585。最终可得 2000—2020 年国际实验动物繁育技术领域作者的洛特卡分布为：

$$f(x) = \frac{0.832\,585}{x^{2.997\,537}} \qquad （式 4-10）$$

4. K-S 检验　为比较理论计算值分布和实测值分布的一致性，对上述用到的数据进行 K-S 检验（表 4-9）。

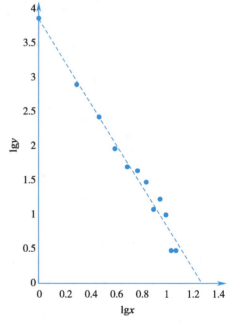

图 4-4　国际实验动物繁育技术领域作者与论文数量对数值散点趋势图

表 4-9　K-S 检验数据

论文数(x)	作者数(y)	实际占比	实际累计占比	预测占比	预测累计占比	D
1	7 363	84.78	84.78	83.26	83.26	0.015 199
2	795	9.15	93.93	10.43	93.68	0.002 485
3	266	3.06	96.99	3.09	96.78	0.002 193
4	92	1.06	98.05	1.31	98.08	0.000 268
5	50	0.58	98.63	0.67	98.75	0.001 198
6	44	0.51	99.14	0.39	99.14	0.000 003

续表

论文数(x)	作者数(y)	实际占比	实际累计占比	预测占比	预测累计占比	D
7	30	0.35	99.48	0.24	99.38	0.001 012
8	12	0.14	99.62	0.16	99.54	0.000 759
9	17	0.20	99.82	0.11	99.66	0.001 568
10	10	0.12	99.93	0.08	99.74	0.001 882
11	3	0.03	99.97	0.06	99.81	0.001 598
12	3	0.03	100.00	0.05	99.85	0.001 459

若给定检验的显著性水平为 0.01，则 $K\text{-}S = \dfrac{1.63}{\sqrt{\sum y(x)}} = 0.017\,478$。显然，$D_{max} = 0.015\,199 < K\text{-}S = 0.017\,478$，数据分布完全符合洛特卡定律。

（二）国际基因编辑领域的洛特卡定律应用

1. 数据的收集和整理　在 Web of Science 核心合集数据库下载 2016—2020 年国际基因编辑相关论文题录数据，检索策略及数据集见表 4-1。

将下载的全部论文题录信息进行作者频次统计，并按照发表论文数量升序排列给出相应数量论文的作者数量以及所占作者总数的比例（表 4-10）。

表 4-10　国际基因编辑领域作者频次分布表

序号	论文数	作者数	占总数 %
1	1	41 661	82.305
2	2	5 707	11.275
3	3	1 691	3.341
4	4	646	1.276
5	5	343	0.678
6	6	187	0.369
7	7	122	0.241
8	8	65	0.128
9	9	49	0.097
10	10	35	0.069
11	11	25	0.049
12	12	18	0.036
13	13	11	0.022
14	14	14	0.028
15	15	3	0.006
16	16	7	0.014
17	17	5	0.010
18	18	4	0.008
19	19	4	0.008
20	20	3	0.006
21	21	3	0.006
22	22	1	0.002
23	24	3	0.006
24	25	1	0.002

续表

序号	论文数	作者数	占总数 %
25	28	1	0.002
26	29	1	0.002
27	30	1	0.002
28	31	1	0.002
29	32	1	0.002
30	34	1	0.002
31	39	1	0.002
32	42	1	0.002
33	46	1	0.002
34	55	1	0.002
合计	668	50 618	100.000

2. 数学模型的建立   广义洛特卡定律的数学表示式如式 4-5：$f(x) = \dfrac{C}{x^n}$，两边同取对数后得到：

$$\lg y = \lg f(x) = \lg C - n \lg x$$

由于洛特卡定律不适用于高产作者，通过观察法根据发表不同数量论文作者频次的变化特点，删除论文数量超过 22 篇的作者，仅对论文数量在 22 篇及以下的作者数据进一步处理和分析，如表 4-11 所示。将论文数（x）和作者数（y）取对数后得到 $\lg x$ 和 $\lg y$，两者之间的散点趋势关系如图 4-5 所示。

表 4-11   作者频次及取对数后的分布数据

论文数(x)	作者数(y)	$\lg x$	$\lg y$	$\lg x \cdot \lg y$	$(\lg x)^2$
1	41 661	0.000 000	4.619 730	0.000 000	0.000 000
2	5 707	0.301 030	3.756 408	1.130 791	0.090 619
3	1 691	0.477 121	3.228 144	1.540 216	0.227 645
4	646	0.602 060	2.810 233	1.691 929	0.362 476
5	343	0.698 970	2.535 294	1.772 095	0.488 559
6	187	0.778 151	2.271 842	1.767 836	0.605 519
7	122	0.845 098	2.086 360	1.763 179	0.714 191
8	65	0.903 090	1.812 913	1.637 224	0.815 572
9	49	0.954 243	1.690 196	1.612 857	0.910 579
10	35	1.000 000	1.544 068	1.544 068	1.000 000
11	25	1.041 393	1.397 940	1.455 804	1.084 499
12	18	1.079 181	1.255 273	1.354 667	1.164 632
13	11	1.113 943	1.041 393	1.160 052	1.240 870
14	14	1.146 128	1.146 128	1.313 609	1.313 609
15	3	1.176 091	0.477 121	0.561 138	1.383 191
16	7	1.204 120	0.845 098	1.017 599	1.449 905
17	5	1.230 449	0.698 970	0.860 047	1.514 005
18	4	1.255 273	0.602 060	0.755 749	1.575 709
19	4	1.278 754	0.602 060	0.769 886	1.635 211
20	3	1.301 030	0.477 121	0.620 749	1.692 679
21	3	1.322 219	0.477 121	0.630 859	1.748 264
22	1	1.342 423	0.000 000	0.000 000	1.802 099
合计	50 604	21.050 767	35.375 472	24.960 356	22.819 831

3. 计算斜率 n 的值　根据取对数后所得到的论文数量在 22 篇及以下的作者数据,利用最小二乘公式 4-1: $n = \dfrac{N \cdot \sum \lg x \cdot \lg y - \sum \lg x \cdot \sum \lg y}{N \cdot \sum (\lg x)^2 - \left(\sum \lg x\right)^2}$ 计算指数 n,可得 $n = 3.319\,999$,较为符合广义洛特卡定律中指数 n 在 1.2～3.5 的范围。

计算 C 的值,由于 $n > 0$ 且 n 为实数,代入 $n = 3.319\,999$ 采用帕欧公式(令 $p = 20$)计算可得常数 $C = 0.870\,505$。最终可得 2016—2020 年国际基因编辑领域作者的洛特卡分布为:

$$f(x) = \frac{0.870\,505}{x^{3.319\,999}} \qquad \text{(式 4-11)}$$

4. K-S 检验　为比较理论计算值分布和实测值分布的一致性,对上述用到的数据进行 K-S 检验(式 4-7),得到的检验数据如表 4-12 所示。

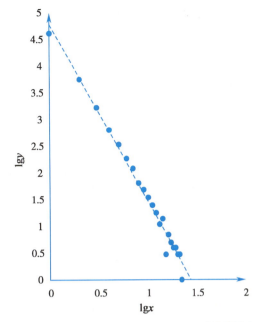

图 4-5　基因编辑领域作者与论文数量对数值散点趋势图

表 4-12　K-S 检验数据

论文数(x)	作者数(y)	实际占比	实际累计占比	预测占比	预测累计占比	D
1	41 661	82.33	82.33	87.05	87.05	0.047 230
2	5 707	11.28	93.61	8.72	95.77	0.021 620
3	1 691	3.34	96.95	2.27	98.04	0.010 888
4	646	1.28	98.22	0.87	98.91	0.006 850
5	343	0.68	98.90	0.42	99.32	0.004 233
6	187	0.37	99.27	0.23	99.55	0.002 809
7	122	0.24	99.51	0.14	99.69	0.001 760
8	65	0.13	99.64	0.09	99.78	0.001 350
9	49	0.10	99.74	0.06	99.83	0.000 972
10	35	0.07	99.81	0.04	99.88	0.000 697
11	25	0.05	99.86	0.03	99.91	0.000 507
12	18	0.04	99.89	0.02	99.93	0.000 379
13	11	0.02	99.91	0.02	99.95	0.000 336
14	14	0.03	99.94	0.01	99.96	0.000 195
15	3	0.01	99.95	0.01	99.97	0.000 245
16	7	0.01	99.96	0.01	99.98	0.000 194
17	5	0.01	99.97	0.01	99.99	0.000 167
18	4	0.01	99.98	0.01	99.99	0.000 147
19	4	0.01	99.99	0.00	100.00	0.000 117
20	3	0.01	99.99	0.00	100.00	0.000 100
21	3	0.01	100.00	0.00	100.01	0.000 076
22	1	0.00	100.00	0.00	100.01	0.000 086

若给定检验的显著性水平为 0.01,则 K-S $= \dfrac{1.63}{\sqrt{\sum y(x)}} = 0.007\,246$。显然,$D_{\max} = 0.047\,230 >$ K-S $= 0.007\,246$,由此可知,在 0.01 的显著性水平上来说,不能认为数据分布符合洛特卡定律。

5. 结果分析　由于洛特卡定律是一个经验定律,它受到诸多随机因素、人文因素和其他因素的影响,在不同学科领域和学科发展时期的表现形式也不尽相同,并不能都像物理学中那样精确而严密。对近十年洛特卡定律的验证研究进行调研后,发现重症医学、病毒学和放射学等多个学科的作者分布都没有在 0.01 的显著性水平上通过洛特卡定律的 K-S 检验。学科发展一般经过潜伏期、成长期、成熟期三个阶段,而作者发表科研论文的活动状况在这三个不同的阶段不尽相同,洛特卡定律并不能完全描述学科发展整个过程的作者分布,一般对于学科发展处于成熟期的作者分布比较乐观。

第三节　布拉德福定律及其应用

在科学研究和文献工作中,科学文献的集中与分散现象十分常见,科学文献的集中是指某一学科领域的专业期刊会集中发表该学科的文献,科学文献的分散是指学科的分化、交叉、融合以及科学知识间的相互联系和渗透导致某一主题的科学文献在其他相关学科期刊中分散分布的现象。布拉德福定律是研究科学文献集中与分散现象相对成熟的理论,在文献计量学研究中有十分重要的地位和作用,是文献计量学的奠基理论之一。本节主要介绍布拉德福定律的形成、基本原理、发展以及应用案例。

一、布拉德福定律的形成

(一)布拉德福人物简介

布拉德福定律的创始人是布拉德福(Samuel Clement Bradford,1878—1948),英国文献学家、化学家,1947 年当选为国际文献工作联合会副主席,国际分类法委员会主席,主要论著有《理论科学与应用科学著作的分类》《分类原理》《科技目录的组织》等。布拉德福于 1934 年在 *Engineering* 发表了文献计量学研究具有奠基意义的论文"特定主题的情报源"(*Sources of information on specific subjects*),提出了描述科学文献分散的布拉德福定律。之后,1948 年出版专著《文献工作》(*Documentation*),对文献分散现象进行系统、全面的分析和论述,并用数学模型进行验证,为文献计量学的诞生做出了巨大的贡献。

(二)布拉德福定律形成的背景

1. 文献分散的普遍性　布拉德福在科学研究和文献工作中,发现科学文献的分散现象十分明显,一个学科的论文常分散发表在其他学科的期刊上。

2. 科学统一性原则　科学统一性原则(principle of scientific unity)认为,尽管存在不同的学科,但它们是更大的知识体系的一部分。科学统一性原则是布拉德福定律产生的思想基础,按照科学统一性原则,科学技术的每一个学科都或多或少、或远或近地与其他任何一个学科相互关联。

3. 文献统计研究的兴起　布拉德福在长期文献工作中,对科学文献进行大量的统计研究,掌握了文献分散的特点,发现了其中的某些规律,并在文献统计基础上经过数学推导得出结论,为布拉德福分散定律的正式确立奠定了基础。

(三)布拉德福定律的形成过程

1. 布拉德福定律的提出　某一特定主题、学科或领域的论文称为"相关论文"。期刊上发表相关论文受分散规律的影响,呈现不服从均匀分布但明显集中的现象。针对这一问题,直到 20 世纪中期才开展广泛研究。布拉德福提出了著名的布拉德福分散定律(Bradford's law of scattering),简称布拉德福定律(Bradford's law)。布拉德福定律是文献计量学的重要定律之一。

布拉德福提出的假设是:任何一个学科的绝大部分专业文献都集中于少数的专业期刊内,但是同时也散布于其他相关期刊中,其分散的态势则与该学科研究范围的大小有关。

(1)数据来源:布拉德福选取应用地球物理学和润滑两个领域的期刊论文作为研究对象,然后组织同事琼斯（E.L.Jones）对这两个学科的文献进行统计（490 种期刊的 1 727 篇论文）。应用地球物理学领域共统计到 326 种期刊，1 332 篇论文。润滑领域共统计到 164 种期刊，395 篇论文（表 4-13）。其中 A 为期刊数量（种），B 是每种期刊的论文数量（篇），C 是 A 的累积和，D 是 A×B 的累积和（论文累积和），E 是 lgC（期刊累积和的对数）。

表 4-13　应用地球物理和润滑期刊文献分布

| 应用地球物理学（1929—1932 年） | | | | | 润滑领域（1931—1932 年） | | | | |
A	B	C	D	E	A	B	C	D	E
1	93	1	93	0	1	22	1	22	0
1	86	2	179	0.301	1	18	2	40	0.301
1	56	3	235	0.477	1	15	3	55	0.477
1	48	4	283	0.602	2	13	5	81	0.699
1	46	5	329	0.699	2	10	7	101	0.845
1	35	6	364	0.778	1	9	8	110	0.903
1	28	7	392	0.845	3	8	11	134	1.041
1	20	8	412	0.903	3	7	14	155	1.146
1	17	9	429	0.954	1	6	15	161	1.176
4	16	13	493	1.114	7	5	22	196	1.342
1	15	14	508	1.146	2	4	24	204	1.38
5	14	19	578	1.279	13	3	37	243	1.568
1	12	20	590	1.301	25	2	62	293	1.792
2	11	22	612	1.342	102	1	164	395	2.125
5	10	27	662	1.431					
3	9	30	689	1.477					
8	8	38	753	1.58					
7	7	45	802	1.653					
11	6	56	868	1.748					
12	5	68	928	1.833					
17	4	85	996	1.929					
23	3	108	1 065	2.033					
49	2	157	1 163	2.196					
169	1	326	1 332	2.513					

（2）布拉德福定律的三种分析方法

1）区域分析：布拉德福根据期刊相关论文的年平均载文数量，按照递减顺序进行排序，将上述两个学科的期刊分为 3 个区域，I 区：论文超过 4 篇的期刊；II 区：论文超过 1 篇但不超过 4 篇的期刊；III 区：只有 1 篇论文的期刊。分区结果如表 4-14 所示。经过分析，布拉德福得出结论，每个区域的论文数量几乎是一致的，连续区域的期刊数量基本呈等比数列，公比约为 5。其中 I 区的期刊平均载文量最大，为核心区，II 区为相关区，III 区为外围区。

表 4-14　期刊在不同区域的分布

| 分区 | 期刊年均载文量 x（篇） | 应用地球物理学（1929—1932 年） | | 润滑领域（1931—1932 年） | |
		期刊数量	论文数量	期刊数量	论文数量
I 区（核心区）	$x > 4$	9	429	8	110
II 区（相关区）	$1 < x \leq 4$	59	499	29	133
III 区（外围区）	$x \leq 1$	258	404	127	152

2）图像观察：布拉德福绘制了这两个领域期刊的论文分布曲线（图4-6），x轴表示期刊累积数量的对数（表4-13中 E 列数据），y轴表示论文累积数量（表4-13中 D 列数据）。在图4-6中曲线 A 为应用地球物理学领域论文分布情况，曲线 B 为润滑领域论文分布情况。曲线 A 的纵坐标与实际相比放大了 2 倍，曲线 B 的纵坐标与实际相比放大了 5 倍。布拉德福观察到，如果忽略线条下部的弯曲部分，那么线条将变成一条直线。布拉德福推断，在这种情况下，Ⅰ区、Ⅱ区和Ⅲ区的期刊数量也相应地同时增加。

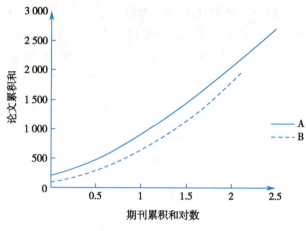

图4-6　两个学科相关论文分布曲线

3）数学推导：布拉德福在总结相关经验数据和公式的基础上，进行数学推导。具体推导过程如下：

设Ⅰ区、Ⅱ区和Ⅲ区期刊刊载论文的数量为 m_1、m_2、m_3，Ⅰ区、Ⅱ区和Ⅲ区的期刊数量为 n_1、n_2、n_3，Ⅰ区、Ⅱ区和Ⅲ区每种期刊平均刊载论文的数量为 r_1、r_2、r_3，其中，$r_1 = \dfrac{m_1}{n_1}$、$r_2 = \dfrac{m_2}{n_2}$、$r_3 = \dfrac{m_3}{n_3}$。依据排序原则，$r_1 > r_2 > r_3$，$n_1 < n_2 < n_3$。

布拉德福给每个分区分配的论文数量相同，即 $m_1 = m_2 = m_3$：

$$n_1 \cdot r_1 = n_2 \cdot r_2 = n_3 \cdot r_3 = m_1$$

于是，可得 $\dfrac{n_2}{n_1} = \dfrac{r_1}{r_2} = a_1$，$\dfrac{n_3}{n_2} = \dfrac{r_2}{r_3} = a_2$，其中 a_1 和 a_2 大于 1 的常数。

布拉德福假设 $a_1 = a_2 = a$，因此，可得：

$$n_2 = a_1 \cdot n_1 = a \cdot n_1;\ n_3 = a_2 \cdot n_2 = a^2 \cdot n_1。$$

则有，

$$n_1 : n_2 : n_3 = 1 : a : a^2 \qquad\text{（式4-12）}$$

布拉德福认为，经过数学推导得到的式4-12和区域分析结果具有一致性。

在统计研究中，布拉德福认为尽管学科不同，但相应学科期刊的论文分布规律是相同的。根据这一具有规律性的事实，布拉德福得出了文献分散规律的结论。

2. 布拉德福定律确立　1934 年，布拉德福就已经提出科学文献的分散规律，但他的研究成果并没有在短时间内迅速引起公众的注意。直至 1948 年，布拉德福去世后不久，他的专著《文献工作》（*Documentation*）出版，将他在 1934 年发表的"专门学科的情报源"全文收入该专著的第 9 章"文献的紊乱"（documentary chaos），引起了许多学者，特别是维克利（Vickery）等人的重视。

维克利是一名英国文献学家，在英国帝国化学公司的研究实验室工作。布拉德福定律的确立要得益于维克利，他较早研究了布拉德福定律，丰富并发展了布拉德福定律，为布拉德福定律的确立和发展做出了重要贡献。维克利是第一个发表关于布拉德福定律论文的专家，他在论文中不仅完全肯定了布拉德福的工作，也最早将期刊上论文的分布称为"布拉德福离散分布"，将该规律命名为"布拉德福分散定律"。维克利创造性地提出对该定律进行修正和补充的方案，其研究成果在结构上统一了图像分布和规律，使定律在形式上更加一体化。布拉德福定律得到了国际图书情报学界的广泛认可，而维克利的工作在其中发挥了决定性的作用。因此，虽然布拉德福定律由布拉德福提出，但它的确立和流传都要归功于维克利。

二、布拉德福定律的基本原理

（一）布拉德福定律的基本原理

布拉德福定律的基本原理由区域描述和图像描述两个部分组成。

1. 区域描述　如果一定时期（一般为 1 年）内科学期刊按照属于某一学科的论文数量依降序排列的话，那么期刊可以分为论文数量相同的 3 个区，第Ⅰ区（核心区）的论文来自 n_1 种期刊，第Ⅱ区（相关区）包含 n_2 种期刊，第Ⅲ区（外围区）的论文来自 n_3 种期刊，呈现如下关系：

$$n_1 : n_2 : n_3 = 1 : a : a^2 (a > 1) \tag{式 4-13}$$

其中，a 是布拉德福常数或"比例系数"。

2. 图像描述　如果以期刊累积数的对数（$\lg n$）为横坐标，以相应的累积论文数 $[R(n)]$ 为纵坐标来描述一幅图像，则可以得到布拉德福定律的曲线分布，如图 4-7 所示。曲线 AB 可以分为两个部分，第一部分为曲线 AC，对应核心区；第二部分为直线 CB，对应相关区和外围区。后续研究证明，核心区和非核心区的分界点是拐点 C。

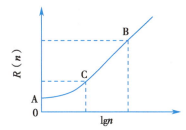

图 4-7　布拉德福定律的曲线分布

从图像角度进行分析布拉德福得出了另外一个结论，Ⅰ区、Ⅱ区和Ⅲ区的期刊数量分别为 n_1、n_2、n_3，$n_1 : (n_1 + n_2) : (n_1 + n_2 + n_3) = 1 : b : b^2$，其中 b 为分散系数。需要注意的是，此处 b 与式 4-13 中的布拉德福常数 a 并非相同概念，且在数值上也不相等，b 可用核心区期刊数量、核心区与相关区期刊总数以及三个区域期刊总数之比求得，a 可以用各区域期刊数量之比计算得到。

（二）区域描述和图像描述的比较

1. 区域描述和图像描述的结论不同，经过数学证明布拉德福定律的两种描述方式不能进行统一。

2. 图像描述比区域描述能更加反映文献分布的真实情况，威尔金森（E.A.Wilkinson）对其进行了证明。

3. 两种描述方式无法完全与实际统计数据相吻合，只能近似地对文献分布情况进行揭示。

（三）布拉德福定律理论和实际的一致性

1. 布拉德福定律理论解释　科学是遵循一定的规律发展的，这种规律可以总结为两个方面：一是学科交叉，现代科学技术互相交叉渗透；二是学科融合，小学科有向大学科综合的趋势。

在一个新的学科出现后，第一批文献将在几种期刊上发表，并将吸引越来越多的文献。随后，将有新的期刊出版，经过发展、整合、竞争和淘汰之后，一定数量的期刊将成为专门致力于某一学科的期刊，这种期刊刊载该学科文献规模最大、质量最高。作者更愿意在这些期刊上发表他们的论文，从而导致"核心期刊"的出现，这在布拉德福的图像中呈现为不断上升的曲线。这一现象是文献分布中的"堆积效应"，其产生的主要原因，一是"马太效应"，二是作者以及期刊在文献选择上的影响。

事物的发展往往不是单一因素确定的，该学科的论文可以在其他一些期刊上发表，从而产生文献的集中和分散现象。随着科学和技术之间相互渗透，许多新的学科和边缘学科出现，将在这些期刊上发表他们的论文。期刊刊载文献的能力有限，"限制因素"必然会生效，以抑制核心期刊数量的无限增加。为了平衡这些文献，编辑们必须制订计划和策略来控制文献的数量。许多新期刊随之出现，以满足出版文献日益增长的需求。因此，随着时间推移，这一学科期刊的数量将与论文的数量成比例增加，这在布拉德福的图表中呈现为不断上升的直线部分。曲线与直线之间的分界点能够客观地反映"限制因素"的影响。否则，布拉德福定律的图像将继续沿着曲线上升。

2. 格鲁斯下垂　1967 年，格鲁斯指出布拉德福曲线的直线部分不会无限直伸，之后要经历弯曲下垂。因此，布拉德福定律的曲线（图 4-8）由三部分构成，分别是上升曲线、上升直线和弯曲下垂曲线，弯曲下垂曲线部分为"格鲁斯下垂"。

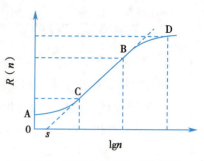

图4-8 现代布拉德福分散曲线

之后，加拿大学者波普（Adrew Pope）使用美国《情报科学与技术目录》（*a Bibliography on Information Science and Technology*）收录的 1 011 种期刊的 7 368 篇文献（1964 年 9 月—1970 年 1 月），绘制出了 $R(n)$ 与 lg$n$ 的对应图形，对曲线的三个部分进行了证明。当 $1 \leqslant n \leqslant 10$，可以得到 $R(n) = \alpha n^{\beta}$ 的曲线 AC；当 $10 \leqslant n \leqslant 200$，可以得到 $R(n) = K\lg n/s$ 的直线 CB；当 $n > 200$ 时，直线部分开始弯曲下垂，得到曲线 BD。从图中可以获得相关数据，将这些数据导入 $R(n) = K\lg n/s$ 发现，《情报科学与技术目录》收录的期刊应是 1 418 种，所刊载论文的数量应是 8 900 篇，可以看出实际值小于理论值。因此，布拉德福曲线出现下垂的原因是期刊和文献的数量不足，无法代表所有文献。"格鲁斯下垂"反映了实际值和预期值之间的不同。

3. 理论与实际存在差异的原因 相关研究表明，布拉德福定律与文献分布的实际情况一般呈现一致性，但也会存在一些差异。理论与实际存在差异的根本原因可以分为两个方面：一是布拉德福定律本身的理论局限性；二是实际数据对客观事实的反映失真。

在实际统计过程中相关期刊和文献统计不全也会导致图像偏离直线，弯曲下垂，其原因有 3 个，分别是：①在统计过程中，未能清晰地对学科进行界定；②编辑人员对原始文献加工过程中产生的变异；③期刊更名、停刊以及文章重复发表等因素也会造成统计误差的产生。

（四）布拉德福定律应用的条件和局限性

在运用布拉德福定律时，学科的范围应进行清晰界定；相关学科的期刊应足够进行分析；被分析期刊的时间跨度应明确以保证文献统计的一致性。

布拉德福定律基于特定时期对文献的分布进行分析，是相对静态的。而某一学科的发展是动态的过程，可能导致不同起始时间得出的研究结果不同。

三、布拉德福定律的发展

（一）理论研究阶段（20 世纪 60 年代）

1960 年，肯德尔（M.G.Kendall）首次提出了布拉德福定律在结构上很类似齐普夫定律的看法。维克利对布拉德福定律进行修正，将适用于三个区域的规律调整为适用于多个区域的规律，提出维氏公式：

$$n_1 : n_{1-2} : n_{1-3} \cdots n_{1-m} = 1 : V : V^2 \cdots V^{m-1} \tag{式 4-14}$$

$n_{1-k}(k = 2, 3 \cdots m)$ 为第 1 区到第 k 区期刊的累积数量，并提出布拉德福定律的推广形式：$n_1 : n_2 : n_3 : \cdots = 1 : a : a^2 : \cdots$。

1967 年，莱姆库勒（Leimkuhle）发展了"布拉德福定律"的区域描述方法，建立了莱姆库勒公式：

$$F_{(x)} = \frac{\ln(1 + \beta x)}{\ln(1 + \beta)} \tag{式 4-15}$$

x 为前 j 个区期刊累积数量 n_j 占所有期刊数量 N 的份数：$x = \dfrac{n_j}{N}$，$F_{(x)}$ 为前 j 个区论文累积数 $R(n_j)$ 占全体论文数 $R(n)$ 的份数：$F_{(x)} = \dfrac{R(n_j)}{R(n)}$，$\beta$ 为与专业性质和被收集文献的完整程度有关的常数。

1967 年，格鲁斯（Q. V. Gross）指出了布拉德福曲线中存在"格鲁斯下垂（Gross droop）"。1968 年，布鲁克斯（B.C. Brookes）用数学公式描述该规律并且发展图像分析，建立布鲁克斯方程：

$$R(n) = \begin{cases} \alpha n^{\beta} (1 \leqslant n \leqslant C) \\ k \lg n / s (C \leqslant n \leqslant N) \end{cases} \tag{式 4-16}$$

$R(n)$对应于n的相关论文累积数，n为期刊等级排列的序号，a为第一级期刊中相关论文数$R(1)$，C为核心区的期刊数，N为等级排列的期刊总数，k为参数，分散曲线中直线部分的斜率，当n足够大时$k=N$，s为参数其数值等于现代布拉德福分散曲线直线部分反向延长线与横轴交叉点（图4-8）。布拉德福定律的文献分散曲线呈现出一种"S"形的趋势。然而，布鲁克斯的数学公式只有两个部分组成，分别对应图像的曲线上升和直线上升部分，而没有对下垂的数学描述。因此，布鲁克斯的数学公式本身就是近似结果，这是随着布拉德福定律研究的不断深入而暴露的缺陷。

1968 年高夫曼（W. Goffman）提出最大划分和最小核心的方法。在许多学者的共同努力和贡献下，布拉德福定律的理论、数学描述和应用逐渐趋于完善。

（二）全面发展阶段（20世纪60年代以后）

1972 年，威尔金森（E. A. Wilkinson）对区域描述和图像描述进行了对比研究，证明两者在数值上是不相等的。

1976 年，哈斯帕斯（J. H. Haspers）提出将布拉德福图像直线化的结果。1977 年，J.J.Hubert 用新的方法验证了"区域分析法"。

1977 年，斯马里科夫（N. A.Cmolbkob）提出了一个改进的统一方程式：

$$R(n) = k\lg(q_1 n + q_2 e^{-\beta n})\qquad\text{（式 4-17）}$$

用此方程替代布鲁克斯的两个公式，利用此方程描绘的分布曲线与实际数据吻合度高。

四、布拉德福定律的应用领域

布拉德福德定律在考察文献分布确定核心期刊、考察专著分布确定核心出版社、评价文献检索效率、测定检索工具的完整性、比较学科幅度、优化馆藏等方面发挥了重要的指导作用，具有广阔的应用前景。

（一）确定"核心期刊"

某一学科或者专业的"核心期刊"有助于读者快速了解某一学科或者专业，提高读者文献阅读的效率。

（二）评价文献检索效率

通过估计某一学科或者专业论文总数和相应期刊的总数进行检索效率的评估以及检索工具完整性的测定。

（三）动态馆藏的维护

根据期刊流通数据确定期刊的最小核心区，根据读者的借阅次数和借阅数量确定图书馆最小核心用户，分析用户兴趣所在，形成优化的动态馆藏。

（四）指导文献管理

通过区域描述确定某一学科或者专业的"核心期刊"和"核心出版社"，指导期刊选订和专著采购。

（五）比较学科幅度

通过不同学科"核心期刊"的重叠的情况辅助判断学科交叉情况。s值可以用于不同学科领域范围和发展成熟程度的比较。

五、布拉德福定律的应用案例

以 2016—2020 年基因编辑相关论文为例，分析布拉德福定律的具体应用。

（一）选择统计工具和获取原始数据

通过 Web of Science 核心合集下载"基因编辑"研究领域 2016—2020 年的 SCIE 论文 25 845 篇，选择 Excel 作为统计工具，进行期刊频次统计。检索策略以及数据集与第一节频次排序法相同。

（二）期刊分布情况统计

利用 Excel 函数"COUNTIF"进行期刊出现频次统计，并根据频次进行降序排序（表4-15）。

表4-15　期刊出现频次统计表（部分）

序号	期刊名称	频次（论文数量）
1	*SCIENTIFIC REPORTS*	866
2	*MOLECULAR THERAPY*	800
3	*NATURE COMMUNICATIONS*	506
4	*PLOS ONE*	408
5	*NUCLEIC ACIDS RESEARCH*	356
6	*PROCEEDINGS OF THE NATIONAL ACADEMY OF SCIENCES OF THE UNITED STATES OF AMERICA*	351
7	*HUMAN GENE THERAPY*	307
8	*CANCER RESEARCH*	295
9	*INTERNATIONAL JOURNAL OF MOLECULAR SCIENCES*	286
10	*NATURE*	265

根据期刊出现频次统计数据，计算期刊数量（种）、每种期刊的论文数量（篇）、期刊数量累积数、论文累积数量、期刊累积数量的对数，得到与表4-13结构类似的数据表，如表4-16所示。

表4-16　基因编辑期刊文献分布（部分）

期刊数量	每种期刊的论文数量	期刊数量累积数（N）	论文累积数量[$R(n)$]	期刊累积和的对数（$\lg N$）
1	866	1	866	0
1	800	2	1 666	0.301
1	506	3	2 172	0.477
1	408	4	2 580	0.602
1	356	5	2 936	0.699
1	351	6	3 287	0.778
1	307	7	3 594	0.845
1	295	8	3 889	0.903
1	286	9	4 175	0.954
2	265	11	4 705	1.041

（三）统计结果分析

1. 区域分析　25 845篇基因编辑研究相关论文被大致平均分为3个区域（表4-17），核心区有33种期刊，相关区有197种期刊，外围区有2 090种期刊，三个区域期刊数之比为33∶197∶2 090，可简化为1∶5.97∶63.33（7.96^2），期刊分布大致符合布拉德福定律区域描述，布拉德福系数a≈6。各个分区的期刊数量逐渐增加，每种期刊的平均载文数量逐渐减少。

表4-17　基因编辑期刊在不同区域的分布

分区	期刊载文量 x（篇）	期刊数量	论文数量
Ⅰ区（核心区）	$x > 111$	33	8 511
Ⅱ区（相关区）	$110 < x \leq 23$	197	8 690
Ⅲ区（外围区）	$x \leq 22$	2 090	8 644

2. 图像分析　以期刊累积数量的对 $\lg N$ 为横坐标，以论文累积数量 $R(n)$ 为纵坐标，绘制出基因编辑研究文献布拉德福分布曲线图，从图4-9可以看出，该图示基本符合布拉德福定律的图像分布规律。

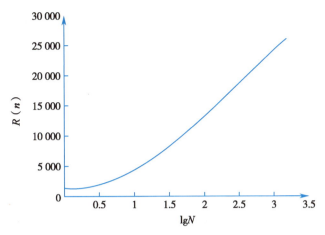

图 4-9　基因编辑研究文献布拉德福分布曲线图

第四节　齐普夫定律及其应用

科学信息是由符号尤其是文字有规则排列而形成的，无论是在文本还是语言中，不同词汇的使用和出现频率具有一定的规律。已有许多学者对词频的分布现象进行探索，这些研究与成果为齐普夫定律的产生与确立奠定了必要的基础。齐普夫定律描述了科学信息的词频分布规律，是文献计量学的基本定律之一，本节主要介绍齐普夫定律的形成、原理、发展以及应用。

一、齐普夫定律的形成

（一）齐普夫人物简介

齐普夫定律创始人乔治·金斯利·齐普夫（George Kingsys Zipf）是美国哈佛大学教授，著名语言学家和心理学家。1935 年，齐普夫首次利用大量统计数据对前人提出的词频分布规律进行验证与系统研究，使该分布定律得以正式形成和确立。1948 年，齐普夫完成专著《最省力原理：人类行为生态学导论》（*Human Behavior and the Principle of Least Effort: an Introduction to Human Ecology*）并于 1949 年首次出版，该专著共 50 万余字，其中引用了大量数据和事实对"最省力原则"进行论述。这部专著具有很大的影响力，被许多学者称为"巨著""杰作"。

齐普夫的研究中采用的工具是频率词典。频率词典实际上是一种词表，统计了词表中每个词在一定长度文本中出现的频率。1898 年，德国语言学家凯丁（F.W.Kaeding）编写了世界上第一部频率词典《德语频率词典》（*HäufigkeitsWörterbuch der DeutschenSprache*），该词典由 110 万个词汇的语言素材构成。20 世纪初，美国教育学家兼心理学家 E. L. Thorndike 对英语词汇进行了大量的频率统计工作，先后编写了《教师二万词书》（*Teacher's Word Book of 20,000 Words*）和《教师三万词书》（*Teacher's Word Book of 30,000 Words*）。目前，世界上的频率词典已有许多品种，主要包括普通频率词典和专业性频率词典两大类，都是根据词汇出现频次的高低编制而成。频率词典中的词序和词频共同刻画了词汇在词表中的统计特点，是最基本的数量指标，因此人们着重研究这两个指标之间的相互关系，以揭示词频分布规律。

（二）艾思杜的发现

1916 年，法国速记学家艾思杜（J.Estoup）在从事速记文字体系的改善研究工作中观察到如下规律：假设有一篇包含 N 个词的文献（N 应该充分大），按这些词在文献中出现的绝对频率 n 降序排列，并按照正整数升序为这些词编号，从1（绝对频率最大的词）到 L（绝对频率最小的词），得到这个文献的词表（表4-18）。

表4-18　词的绝对频率与它相对应的词的序号

词的序号	1	2	⋯	r	⋯	L
词的绝对频率	n_1	n_2	⋯	n_r	⋯	n_L

艾思杜发现，词的绝对频率 n_r 与其相应的词的序号 r 的乘积基本稳定于一个常数 K，即

$$n_r r = K \qquad\qquad （式4-18）$$

（三）贡东的公式

1928年，美国物理学家贡东（E.Condon）在研究提高电话线路通信能力的工作中，根据德韦（G.Dewey）和阿叶斯（X.Ayres）关于词频的统计资料，用横坐标表示词序的对数即 $\log_{10}r$，纵坐标表示词频的对数即 $\log_{10}n_r$，发现 $\log_{10}r$ 与 $\log_{10}n_r$ 的分布关系趋近于一条直线。

根据直线方程公式，设直线与横坐标轴正方向之间的夹角的补角为 α，直线斜率为 $\tan(\pi-\alpha)$，直线截距为 $\log_{10}K$。

令 $\tan\alpha = \gamma$，则有

$$\log_{10}n_r + \gamma\log_{10}r = \log_{10}K$$

$$\log_{10}r^{\gamma}n_r = \log_{10}K$$

因为 K 是一个常数，所以

$$n_r = \frac{K}{r^{\gamma}}$$

贡东经过多次试验，发现 $\alpha = 45°$，那么 $\gamma = \tan\alpha = \tan45° = 1$

故，上式变为 $n_r = Kr^{-1}$；

等式两边同除以 N（文章所包含的词汇总数），得 $\dfrac{n_r}{N} = \dfrac{K}{N}r^{-1}$。同时，令 f_r 为序号为 r 级词的相对频率（是指该词的绝对频次与总词数的比），即 $f_r = \dfrac{n_r}{N}$，

令 $\dfrac{K}{N} = c$，则有

$$f_r = cr^{-1} \qquad\qquad （式4-19）$$

式4-19就是贡东提出的定量化公式。但是，贡东对于 c 是否为一个常数无法给出明确答案。

当试验次数 $t \to \infty$ 时，相对频率 f_r 变成概率 P_r，此时公式变为：$P_r = cr^{-1}$。因为所有词的概率之和等于1，即 $\sum_{r=1}^{L}P_r = 1$，且对于给定的文章，词表容量 L 是已知的，可以用 cr^{-1} 来代替 P_r，则有

$$\sum_{r=1}^{L}cr^{-1} = c\sum_{r=1}^{L}r^{-1} = 1$$

因此，可由下式求得 c 值。

$$c = \frac{1}{\sum_{r=1}^{L}r^{-1}} \qquad\qquad （式4-20）$$

在德韦的资料中，L = 10 161，代入上式求得 c = 0.102。贡东顺利地得到并发表了上述结果，同时指出，希望人们能用更广泛的数据来探究 c 的性质，检验 c 是否是一个常数。将德韦的数据带入贡东的定量化公式，得 $f_r = 0.102 \times r^{-1}$，词频分布曲线如图4-10。

可见，贡东虽然提出了定量公式，但是并没有完全验证该公式。而齐普夫正是在此基础上，大胆探

索了贡东的遗留问题,正式创立了词频分布定律。

(四)齐普夫定律的确立

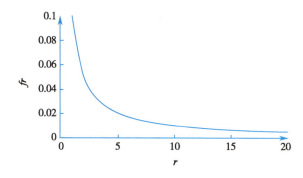

图4-10　德韦资料中的词频分布曲线

1935年,齐普夫根据乔伊斯(J. Joyce)的中篇小说《尤利西斯》(*Ulysses*)所编的频率词典对词频分布规律进行系统研究。该词典的文句容量为260 432个词,词典中收词29 899个,齐普夫以这样一个大规模数据为基础检验贡东的结果,着重研究c是否是一个常数。

起初,齐普夫按照公式$P_r = cr^{-1}$估计c的值,当$r=1$时,有$P_r = cr^{-1} = c$,可见,c就是词序为1的词的概率。根据试验,齐普夫得出了$c=0.1$,因此认为c是一个常数。但是后来,大量数据说明在大多数欧洲语言中,几乎没有一种语言序号为1的词的相对频率为0.1,一般小于0.1。例如,英语中出现频次最高的词是the,它的$P_r = 0.071 < 0.1$。由此,齐普夫对他原来的结论进行了修正,指出c是一个参数,而非常数,其取值区间为$0 < c < 0.1$,对于$r = 1, 2 \cdots L$,这个参数c使得

$$\sum_{r=1}^{L} P_r = 1 \tag{式4-21}$$

后来,齐普夫还根据其他文句进行词频统计得出了类似的结论,从而论证了单参数词频分布公式($P_r = cr^{-1}$或$f_r = cr^{-1}$)的正确性,齐普夫定律由此确立。

齐普夫为验证贡东的定量化公式做了大量统计和计算工作,对描述词的频率与词的序号之间关系的定量形式进行论证,并确定了c的性质。由于他为揭示词频分布规律做出的巨大贡献,人们用他的名字来命名这一定律。

二、齐普夫定律的基本原理

(一)理论基础

齐普夫认为,人类的任何运动(广义上的运动,包含行走、交谈等)在有意无意中都遵循着一个最基本的原则,即最省力法则,这个"最省力"是带有主观含义的,"力"也并非物理意义上的力。假设一个人要从A地前往B地,那么他需要从经济、安全、时间等角度,结合本人的主观条件(身体状况、个人意愿等)以及客观条件(所处环境等)等各种因素综合考虑,在A至B的所有路线中选择一条最符合自己条件和要求的道路,以使自己付出的"力"最小,那么可以认为做出这个选择的依据就是"最省力法则"。

在人类运用语言交流信息表达思想时,通常受到"单一化的力"和"多样化的力"这两个相反方向力的作用。两种力表现在谈话和写作中就是,一方面希望被对方理解,另一方面希望尽量简短。表达者以用词最少为最省力,接受者以概念尽可能拆解为最省力。这两种相反方向的力达成均衡的结果就是使得自然语言词汇分布呈现出双曲线的形式。在语言表达中,一般使用频率高的词功能较小,因而传输他们所需的力并不大,结合起来基本呈现反比规律,即词频与词序乘积趋于常数。

(二)文字描述及数学模型

所谓齐普夫定律,实际上就是关于词频与词序的单参数一次反比定律。这里涉及必须予以明确界定的几个基本概念。

(1)词频:词频包含两层含义,一是绝对词频(F),二是相对词频(f)。绝对词频是指自然语言中某一个单词在文献中或讲话中出现的次数(这里专指频次或频数)。不同的词汇在同一篇文献中出现

的频次的分布是不均匀的。相对词频是指自然语言中某一个单词在文献中或讲话中出现的频率,即该词在考察文档中出现的次数占全部词汇频数的比率,可以表示为 $f_r = \dfrac{F_r}{\sum_{r=1}^{L} F_r}$。对于指定的考察文档,绝对词频和相对词频应该是成正比的。

(2)词汇数(N)和词次数(N′):词汇数是指文档中出现的不同词的数量,即文献中作者使用了多少个不同的词;词次数是指文档的长度,即总词量,包括同一词重复出现的次数。

(3)词序:也就是统计学中的"秩次",即样本量按一定变量排序后的序号。

齐普夫定律的文字描述为:将一篇较长的文献(5 000 个词以上)中每个词出现的频次进行统计,按照高频词在前低频词在后,对词汇依据频次降序排列并用自然数进行编号,频次最高的词序为 1,其次的词序为 2,依此类推,频次最低的词序为 L。用 r 表示词汇的序号,用 F_r 表示词序为 r 的词出现的频次,则有

$$F_r \times r = K \qquad\qquad (式 4\text{-}22)$$

其中 K 为常数。上式是用绝对频次表示的,称为齐普夫定律或齐普夫第一定律。

若令 N 为文献中所包含的词汇总数,f_r 表示词序为 r 的词出现的频率,则有

$$f_r r = c \qquad\qquad (式 4\text{-}23)$$

其中,$c = \dfrac{K}{N}$,$f_r = \dfrac{F_r}{N}$。该式称为齐普夫定律的相对频数表示法或频率表示法。

当样本容量充分大时,则 $f_r \rightarrow P_r$(概率),上式变为

$$P_r r = c \qquad\qquad (式 4\text{-}24)$$

其中 $\sum P_r = 1$,$c = 1 / \sum_{r=1}^{n} r^{-1}$,$r = 1, 2 \cdots n$。

由上述三个式子可知,f_r 应该满足方程式 $\sum_{r=1}^{L} f_r = 1$。那么应有

$$1 = \sum_{r=1}^{L} \frac{c}{r} = c\left(1 + \frac{1}{2} + \cdots + \frac{1}{L}\right)$$

则有

$$c = \frac{1}{1 + \dfrac{1}{2} + \cdots + \dfrac{1}{L}} \qquad\qquad (式 4\text{-}25)$$

可近似写为

$$c = \frac{1}{\ln L + \beta} \qquad\qquad (式 4\text{-}26)$$

式中 β 为欧拉常数,$\beta \approx 0.577\,2$,式 4-21 可在已知频次最低的词序的情况下求得齐普夫定律中的参数 c。

举例说明,当 L 分别为 5 000、10 000、50 000 和 100 000 时,c 值分别为 0.11、0.10、0.09 和 0.08,近似为 0.1。可见,齐普夫第一定律中的常数 c 受考察样本的最高词序影响,当最高词序在 10 000 以上时才满足齐普夫定律对该参数的取值范围约定。

(三)图像描述

通过建立不同的坐标系,可以得到齐普夫定律的不同图像形式。根据文献中出现的词频与词序的统计数据,如表 4-19 所示,建立以词序为横坐标、以词频为纵坐标的直角坐标系,得到如图 4-11 所示的双曲线分布,即齐普夫分布曲线。齐普夫用最省力法则解释这种分布为"单一化力"和"多样化力"这两种方向相反的力作用平衡的结果。

表 4-19　文献中出现的词频与词序统计数据

r	F_r	$\log_{10}r$	$\log_{10}F_r$
1	400	0.000 000 0	2.602 060 0
2	200	0.301 030 0	2.301 030 0
3	133	0.477 121 3	2.123 851 6
4	100	0.602 060 0	2.000 000 0
5	80	0.698 970 0	1.903 090 0
6	66	0.778 151 3	1.819 543 9
7	58	0.845 098 0	1.763 428 0
8	50	0.903 090 0	1.698 970 0
9	44	0.954 242 5	1.643 452 7
10	40	1.000 000 0	1.602 060 0
…	…	…	…

齐普夫分布曲线的数学表示为：$F_r \times r = K$。如果将词序与词频取对数坐标，即建立双对数坐标系，即 $\log_{10}r + \log_{10}F_r = \log_{10}K$，那么齐普夫定律分布曲线就会变成一条直线，被称为齐普夫分布，如图 4-12 所示。

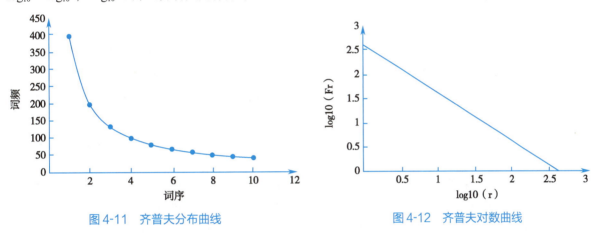

图 4-11　齐普夫分布曲线　　　　　　　　图 4-12　齐普夫对数曲线

（四）适用性和局限性

齐普夫定律比较符合西文文献中词频分布的实际情况，并揭示了文献信息词频分布的定量规律，能够在较大范围内对词频分布规律给予较好的反映。但是词频分布是一个复杂的问题，而齐普夫定律是一个纯粹的经验定律，存在一定的局限性，尤其是不能准确反映高频词和低频词的分布规律。

从公式来看，r 值和 f_r 或 P_r 值是一一对应的关系，即文句中不能出现频率相同的词，这与语言的客观事实是完全不符的。试验证明，当 $15 < r \leqslant 1\ 500$ 时，频率相同的词群容量不大，但当 $r > 1\ 500$，即词频较低时，频率相同的词群容量大大增加。可见，齐普夫公式无法恰当地描述低频词的分布情况。

表 4-20 通过引用一个词频 - 词序统计表具体说明自然语言中的词频分布特征。

表 4-20　英语单词词频与词序关系实例

单词	词序 r	F_r	乘积 $r \cdot F_r$
the	1	9	9.0
in, of	2～3, 平均 2.5	7	17.5
a, one	4～5, 平均 4.5	6	27.0
law	6	5	30.0
and, it	7～8, 平均 7.5	4	30.0
suppose, that, Zipf's	9～11, 平均 10.0	3	30.0
21 个单词	12～32, 平均 22.0	2	44.0
43 个单词	33～75, 平均 54.0	1	54.0

在上表中，词序6～11处，乘积$r×F_r$近似一个常数，满足式$r×F_r=K$。但是，在高频词段和低频词段，情况并非如此。从表中可以观察到：①常出现多个词同频次，即同一词序的词并非唯一，但在齐普夫定律中，一般一个r值只能对应于一个F_r，而不能处理出现频次F_r相同的词。②相同频次的词的个数随着词频的降低而增多，尤其在低频词段，低频词难以像高频词那样在F_r和r之间呈现良好的一一对应关系。例如，词频为9的仅一个词"the"；而词频为7的有两个词，"in"和"of"，同时它们也共享一个词序；当词频为1时，有43个词共享一个词序。

在实际的文献集合中，出现同频次词的情况十分常见，要想很好地处理该问题，首先应该研究如何确定具有相同词频词的词序。目前在词频统计中，大多采用以下三种方法。

（1）平均编秩法：所谓平均编秩法就是对于词频相同的词，采用序号平均数来定义它们共同的词序的方法。例如，在表4-20中，单词"in"和"of"的词频均为7，此时利用平均编秩法，它们的词序应为2.5。

（2）随机编秩法：在随机编秩法中，具有相同词频的不同词，将被定义不同的词序。例如，设有m个词具有相同的词频f，而词频为$f+1$的词的词序为r_{f+1}，则该m个词的词序可以随机定义，分别为：

$$r_{f+1}+1, r_{f+1}+2, r_{f+1}+3, \cdots, r_{f+1}+m$$

以表4-20中数据举例，频次为2的词共有21个词，利用随机编秩法，它们的词序分别为12，13…32。

（3）最大秩-序法：所谓最大秩-序法就是对于词频相同的词，按照词序最大词的序号给其他词相同的词序。例如，在表4-20中，利用最大秩-序法，词频为2的21个单词的词序都应定义为32。

平均编秩法是比较简单的一种方法，但未能揭示词序的特点，因此不利于进一步统计分析。随机编秩法突出了词序的特点，但增加了人为控制因素，使解决问题的方法变得更加复杂。最大秩-序法反映了词序的特点，并由于赋予相同的词序，所以可得到形式比较简单的数学表达式，是应用比较普遍的一种方法。

尽管上述三种编秩方法能够解决相同词频词的编秩问题，但随着相同词频的词数大大增加，齐普夫定律的局限性也就越发凸显，难以正确描述客观现实规律。因此可以说，齐普夫定律更适于描述高频词和中频词的分布，不适于表达低频词的分布，从而引发了此后文献计量学家对其进行的一系列修正。

三、齐普夫定律的发展

在齐普夫之后，有不少学者对齐普夫定律进行了广泛而深入的研究。这些研究主要集中在两个方面：第一，通过增加参数的个数对齐普夫定律进行修正，使之能够更加精确地在更普遍的意义上描述文献的词频分布定律；第二，研究其经验定律和齐普夫分布的理论基础，以及从多角度广泛讨论其应用前景。这些研究都有力地促进了齐普夫定律及其分布理论的全面发展。

（一）双参数词频分布律

1936年，美国语言学家朱斯（M.Joos）对齐普夫的单参数分布律提出了修正。朱斯指出，齐普夫分布对数曲线（图4-12）中的直线与横坐标轴所成锐角并不永远是45°，即词的序号r的负指数γ并非永远等于1。也就是说，γ是一个参数而非常数。那么，在齐普夫公式中，就存在c和γ两个参数。

令这个参数γ=b，则有

$$P_r = cr^{-b} \quad\quad\quad （式4-27）$$

式中，b>0，c>0，且对于r=1，2…L，参数b和c要使

$$\sum_{r=1}^{L} P_r = 1$$

式4-26就是朱斯的双参数词频分布律，也称为朱斯修正式。

在朱斯修正式中，当 $b=1$ 时，公式变为 $P_r=cr^{-1}$，即齐普夫的单参数词频分布律。因此，可以认为齐普夫公式是朱斯公式 $b=1$ 时的一种特殊情况。可见朱斯公式是齐普夫公式更加普适的形式，是对齐普夫公式真正意义上的修正。

（二）三参数词频分布律

1952 年，美籍法国数学家曼德布罗特（B.Mandelbrot）运用信息论原理和概率论方法重新解释了齐普夫定律，并修正了定律的表达式。

曼德布罗特把词视为由空格隔开的一些有一定顺序的字母序列，将书面语言和利用模拟或数字表达形式的编码进行比较；把句子视为用词来编码的词序列；把文章视为由句子的增消过程而形成的句子序列。他认为，所有符号都有一定的值，可先赋予词汇先验概率，以使其总平均值最小而信息量保持不变。

以这种观点出发，通过严格的数学推导，曼德布罗特从理论上提出了词的三参数频率分布定律，又称为曼德布罗特修正式。其形式为

$$P_r=c(r+a)^{-b} \qquad \text{（式 4-28）}$$

式中，$0 \leqslant a < 1, b > 0, c > 0$，对于 $r=1, 2 \cdots L$，参数 a、b、c，要使

$$\sum_{r=1}^{L} P_r=1$$

其中，a、b、c 三个参数的含义如下：①参数 c 与出现概率最高的词的概率大小有关；②参数 b 与高概率词的数量多少有关，对于 $r < 50$ 的高概率词，b 是 r 的非减函数，随着 r 的增大，参数 b 并不减小；③参数 a 与词的数量 n 有关，由于 a 的选择自由度较大，公式的灵活性很大，更能在各种条件下适合测定的数据。

在式 4-27 中，当 $a=0$ 时，公式 $P_r=cr^{-b}$，变为朱斯公式；当 $a=0、b=1$ 时，公式 $P_r=cr^{-1}$，变为齐普夫公式。可以认为，朱斯公式和齐普夫公式都是曼德布罗特修正式的两个参数为特定值时的特殊情况。该公式基本保持了齐普夫定律的原貌，又使公式的适用面更宽广。

（三）齐普夫第二定律

虽然曼德布罗特对齐普夫的公式进行了修正，但仍有局限性，尤其是涉及到低频词时，无法完全满足分布公式。因此，词频分布规律有待于进一步研究和完善，这也导致了齐普夫第二定律的产生，即低频词分布定律。

齐普夫第二定律是由布什（B.Booth）首先导出来的。如果设 P_r 为第 r 位词出现的概率，N 为词的总体集合中不同词出现的总次数，n 为第 r 位词出现的次数，则

$$P_r=\frac{n}{N} \qquad \text{（式 4-29）}$$

将齐普夫分布定律 $P_r=cr^{-1}$ 代入上式，可得 $r=\dfrac{cN}{n}$。由于存在同频词，因此词的序号 r 是不连续的，我们假定用最大秩 - 序法编秩，并将 r 理解为以频次 n 为自变量的函数，即 $r_n=\dfrac{cN}{n}$。

则有 r_n 个词出现 n 次以上，有 r_{n+1} 个词出现 $n+1$ 次以上，那么正好出现 n 次的词的数量为：

$$I_n=r_n-r_{n+1}=\frac{cN}{n}-\frac{cN}{n+1}=\frac{cN}{n(n+1)} \qquad \text{（式 4-30）}$$

式中，出现 n 次的词的数量用 I_n 表示，则出现 1 次的词的数量则为

$$I_1=\frac{cN}{1(1+1)}=\frac{cN}{2} \qquad \text{（式 4-31）}$$

那么出现 n 次和出现 1 次的词的数量的比值为：

$$\frac{I_n}{I_1} = \frac{cN/[n(n+1)]}{cN/2} = \frac{2}{n(n+1)} \quad n = 2, 3, 4\cdots \quad （式4-32）$$

可见，出现 n 次与出现 1 次的词的数量之比与参数 c 无关，只与词频 n 有关。也就是说：

$$I_n = \frac{2}{n(n+1)} \cdot I_1 \quad （式4-33）$$

上式是由布什首先推导出来，用于预测英文文献中低频词的出现频率，因此被称为布什低频词分布定律，也称为齐普夫第二定律。该定律与齐普夫第一定律互为补充。

四、齐普夫定律的应用领域

在情报学和图书馆学领域，齐普夫定律对于揭示语言统计规律和书目信息特征、设计情报系统、制定标引原则和进行词汇控制以及组织检索文档等，都具有一定的指导意义。

（一）词表编制与词汇控制

20 世纪 60 年代以来，大型计算机在情报检索的应用以及随之而来的强功能叙词索引语言的发展，大大提高了情报检索的效率，同时也提出许多新的问题，例如，词汇控制问题、如何确定词表的规模、选词的范围和标准等。这些问题的解决在很大程度上决定着叙词表和标引工作的质量，直接影响着情报检索的查全率和查准率。

为了提高计算机情报检索的效率，人们开始研究利用语言学理论和数学方法指导词表编制的具体实践，齐普夫定律在这方面发挥了重要作用。研究者可以根据齐普夫词频分布定律，通过标引试验，找出被引文献与叙词使用频率的分布特征，找出合乎需要的参数值。也可以根据原始文献中叙词的词频统计结果，初步选词入表，并通过标引实践不断修改充实，使词表趋于规范、实用。国外从 20 世纪 60—70 年代开始，推行词表编制中的定量数学检验方法，使词表的编制建立在科学方法的基础上，大大提高了词表的质量，从而编制出一批高水平的著名词表。

（二）自动标引技术

随着计算机的不断发展，信息处理的自动化需求与程度也越来越高，计算机标引主要采用三种方法，即统计标引法、句法分析法和语言分析法，其中统计标引法的理论根据是各种词在原始文献中的出现频率与其在文献中的表达功能之间存在着一定的数量关系。这显然与齐普夫的词频分布规律有密切的联系。

美国情报学家，情报科学奠基人之一卢恩（H. P. Luhn，1896—1964）最早进行这方面的研究，他认为文献中每一个词都有一定的分辨能力，即信息增益的能力，这种能力与词的出现频次有着密切的联系。只有词频适中且表达功能较强的词才能作为标引中的有效词，比如表 4-20 中的高频词"the""in""of"等，是各类文献、语言表达中常用的冠词和连词，但是单独看这几个常用词无法明确该文献或是对话的主题，那么在这种情境下这些高频常用词即为无效词。

那么如何确定有效词呢？帕欧（M. L. Pao）经过研究确定出有效词的词频应在 $n = \frac{\sqrt{1+8I_1}-1}{2}$ 附近。结合齐普夫定律可以发现，有效词主要集中于齐普夫分布曲线的中部。利用这一规律，可以编制相应的程序，令计算机选出有效词作为索引词，供检索和标引使用。

（三）情报检索的文档组织

设指定数据中某一字段共有 D 个不同的词汇，出现的总次数为 N，令 P_r 为 D 中词序为 r 的词汇出现的概率，由齐普夫定律 $P_r = \frac{F_r}{N}$，根据概率定义，P_r 满足 $\sum_{r=1}^{D} P_r = 1$。

通过统计分析发现，在一个倒排文档（情报检索系统中从文献专指属性出发进行快速检索的一种方法）中，入档词出现的频次近似地满足 $P_r = \dfrac{A}{r}$，其中 A 是一个常数，近似等于 0.1。这个公式与齐普夫定律是等价的，说明文献库中的词频特征与齐普夫定律是一致的。事实上，上述公式中含 D 个不同词汇的字段既可以是表征文档内容的词汇，也可以是作者等其他字段。齐普夫定律描述了文献数据库中任一字段词汇（符号）的分布规律，因而可用于确定数据库所需的存储量。

必须说明的是齐普夫定律是以英语为基础的，应用于其他语言会有一定差异，还有许多问题需要进一步研究和讨论。此外，目前在科学评价和科技管理领域，国内外诸多机构通过对科学技术信息源中表征信息内容的词汇进行统计分析，进而挖掘科学和技术情报，以期为各级各类科学决策提供支持。但是在这方面，齐普夫定律尚未得到充分合理地应用。

五、齐普夫定律的应用案例

由于齐普夫定律是以英语为基础的，在本节应用案例部分采用第一节频次排序法所用数据集（基因编辑），并随机抽取 1 000 条题录数据进行验证。从下载到的文献题录数据中，提取标题（TI）和摘要（AB）字段，去除字段名称"TI""AB"并生成一个总文本（如代码中标题＋摘要数据 .txt），利用 Python 编程实现大小写转换、符号统一、分词等预处理（由于齐普夫定律描述的是自然语言的统计规律，因此并未进行同义词合并等数据清洗操作），共计得到 12 884 个单词并统计前 5 000 个词的词频，其中词频最高的词是"the""of"和"and"，词频分别为 7 948、7 169 和 5 764。统计结果如表 4-21 所示。

表 4-21　基因编辑示例词频统计结果

单词	词序 r	词频 F_r	$\log_{10} r$	$\log_{10} F_r$
the	1	7 948	0.000 000 0	3.900 257 9
of	2	7 169	0.301 030 0	3.855 458 6
and	3	5 754	0.477 121 3	3.759 969 9
in	4	5 027	0.602 060 0	3.701 308 9
to	5	3 894	0.698 970 0	3.590 395 9
a	6	3 196	0.778 151 3	3.504 606 8
for	7	2 328	0.845 098 0	3.366 983 0
gene	8	1 639	0.903 090 0	3.214 579 0
crispr	9	1 590	0.954 242 5	3.201 397 1
editing	10	1 581	1.000 000 0	3.198 931 9
that	11	1 487	1.041 392 7	3.172 311 0
we	12	1 461	1.079 181 2	3.164 650 2
is	13	1 428	1.113 943 4	3.154 728 2
cas9	14	1 363	1.146 128 0	3.134 495 9
genome	15	1 277	1.176 091 3	3.106 190 9
with	16	1 267	1.204 120 0	3.102 776 6
by	17	1 149	1.230 448 9	3.060 320 0
…	…	…	…	…
addition	266	89	2.424 881 6	1.949 390 0
functions	267	89	2.426 511 3	1.949 390 0
significantly	268	89	2.428 134 8	1.949 390 0
…	…	…	…	…
destructive	3 942	5	3.595 716 6	0.698 970 0
marine	3 943	5	3.595 826 8	0.698 970 0
…	…	…	…	…
cas12f	5 000	3	3.698 970 0	0.477 121 3

　　基于上表中数据，得到图 4-13 齐普夫分布图和图 4-14 齐普夫对数分布图。从统计结果中看，出现频次超过 1 500 的单词共有 10 个，分别是"the""of""and""in""to""a""for""gene""crispr"和"editing"，其中前 7 个单词均为常见的冠词、连词，后 3 个是与领域高度相关的单词，分别是"gene""crispr""editing"。出现频次超过 1 000 的单词仅 18，频次超过 500 的有 33 个，频次不超过 5 的共计 9 457 个。5 000 个单词中频次相同的词非常多，尤其在低频词段，如词频为 4 的单词共计 791 个，在示例中采用随机编秩法来解决词序相同的问题。

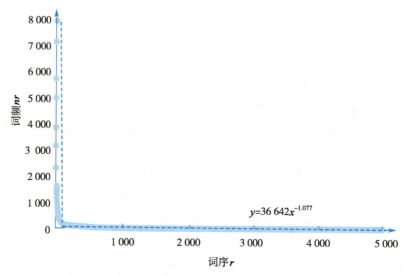

图 4-13　基因编辑领域齐普夫分布曲线图

　　因为低频词在词频统计表中所占比例过大，因此在图 4-13 中，双曲线过于贴近坐标轴，如果选择出现频次 2 000 或 1 000 甚至更少的数据值进行展示，可以得到更优美的齐普夫分布曲线。

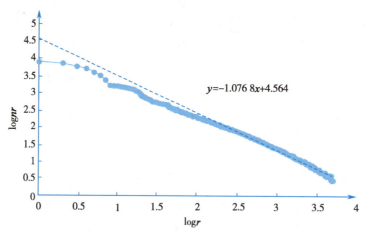

图 4-14　基因编辑研究领域齐普夫对数曲线图

　　在基因编辑示例中，除图像佐证外，还可以通过以下几个数据值对齐普夫定律进行验证：

　　（1）图像斜率：在图 4-14 齐普夫对数曲线中，通过 5 000 个数据点可拟合成一条直线，其直线方程为 $y=-1.076\,8x+4.564$。该直线的斜率为 $-1.076\,8$，与齐普夫定律中提出的斜率（$P_r=cr^{-1}$）为 -1 基本相符。

　　（2）参数 c：在齐普夫基本原理的章节中，结合欧拉公式，得到 c 的近似公式为 $c=\dfrac{1}{\ln L+\beta}$

（$\beta \approx 0.5772$），示例中共统计到 12 884 个单词，即 $L = 12\ 884$，可计算出 c 的近似值为 0.099 592，与齐普夫得出的参数 c 的取值范围（$0 < c < 0.1$）吻合。

（3）齐普夫第二定律：示例中出现频次为 1 的单词共计 5 079 个，如表 4-22 所示，根据齐普夫第二定律 $I_n = \dfrac{2}{n(n+1)} \cdot I_1$ 进行考察，发现示例的实际值与齐普夫第二定律给出的理论值之间非常接近，差距保持均在 6.8% 以内，具体数据见表 4-23。

表 4-22　基因编辑示例数据集中的词频分布

出现 1 次的词数 I_1	I_2	I_3	I_4	I_5	I_6	I_7	I_8	I_9	…	I_{15}	…	I_{20}
5 079	1 949	1 088	791	552	378	313	251	223	…	80	…	56

表 4-23　基因编辑示例数据集中 I_n/I_1 的理论值与实测值比较

	I_2/I_1	I_3/I_1	…	I_5/I_1	I_6/I_1	I_7/I_1	I_8/I_1	I_9/I_1	…	I_{15}/I_1	…
理论值	0.333	0.167	…	0.067	0.048	0.036	0.028	0.022	…	0.008 3	…
实测值	0.384	0.214	…	0.109	0.074	0.062	0.049	0.044	…	0.015 7	…

本案例利用基因编辑的数据验证了齐普夫定律的适用性，从图像和参数多个角度展示了该定律在文献计量学中的经典地位。

（安新颖）

思 考 题

1. 简述洛特卡定律，并思考在广义洛特卡定律中 n 值和 C 值的变化对于整体作者分布有什么样的影响？

2. 举例说明布拉德福定律如何确定核心期刊？

3. 简述文献计量学三大定律之间的区别和联系，并思考是否可以用一个统一的公式来表现信息在信息载体上的集中 - 离散规律？

4. 齐普夫定律是如何形成与发展的？

5. 什么是"马太效应"，在科学研究领域里是否存在"马太效应"？

第五章

时间序列分析与文献增长老化规律

世间一切事物都是在时间的长河里发展、变化。早在 7000 年前的古埃及,人们根据尼罗河的涨落规律来发展农业;科学家研究全球气温变化、太阳黑子的活动周期;经济学家预测经济大势、股市行情;医学研究者获取表征生命体征的生物医学信号进行疾病诊断、预测等均属于时间序列(time series,TS)的分析范畴。为了更准确地估计和拟合其发展变化的规律,统计学家利用数理统计学原理分析时间序列数据,开创了新的应用统计学方法——时间序列分析法(time series analysis,TSA),研究领域也从天文、物理、海洋学不断地拓展到了金融、保险、法律、人口等社会科学。而科学文献是衡量科学技术发展的主要指标之一,其增长与老化也是随着时间发展变化的。本章介绍时间序列分析的基本理论知识,并结合文献的增长与老化规律综合应用时间序列分析。

第一节　时间序列分析法

一、时间序列

在信息分析中,人们所研究的数据纷繁芜杂,数据产生的行业领域和类型各不相同,如果仅从数据的形成来划分,可分为三类:截面数据、时序数据与面板数据。截面数据(cross section data),也称"静态数据",是指在同一时间,一定的客观条件下,不同统计单位的相同统计指标值组成的数据,如 2021 年全国各地高考录取分数线数据,反映的是不同空间(或个体)差异。时序数据(time series data)就是"时间序列",也称"动态数据",是指按时间的先后顺序,将同一统计指标值排列成的数列,如 2010—2021 年北京市高考录取分数线数据,反映的是同一指标随时间的发展而变化的趋势。面板数据(panel data),也称"平行数据",是指将不同统计单位的相同统计指标值按时间先后顺序排列成一个矩阵,如 2010—2021 年全国各地高考录取分数线数据,反映的是不同空间(或个体)随时间发展而变化的情况及在某一时间点上的差异。

(一)时间序列的定义

在统计学研究中,时间序列是指将反映事物特征的统计指标在不同时间点上的观测值按时间的先后顺序排列而成的数列。

$$X_{t_1}, X_{t_2}, \cdots, X_{t_n} \cdots$$

（式 5-1）

简记为:$\{X_t, t \in T\}$。其中,X 为统计指标,$t_1, t_2 \cdots t_n$ 为不同时刻。

例如,要了解我国结核病的相关研究和卫生防控工作情况,那么每一年结核病的相关文献量就是一个统计指标,记为 X,如果按时间顺序把每一年的发表文献量排成一个数列,就构成了我国结核病相关文献发表情况的时间序列。其中,2011—2020 年我国结核病的相关文献量就是一个长度为 10 的时间序列数据:

$$X_{2011}, X_{2012}, X_{2013}, X_{2014}, X_{2015}, X_{2016}, X_{2017}, X_{2018}, X_{2019}, X_{2020}$$

其观测值为：4 387,4 565,4 734,4 790,4 993,4 724,4 541,4 540,4 710,4 906（单位：条），如图 5-1 所示。

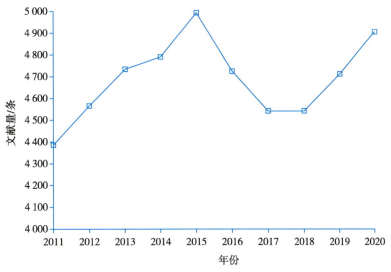

图 5-1　2011—2020 年中国结核病相关文献量时序图

在日常生产中，时间序列比比皆是，比如某三甲医院的日门诊量，某地区流感季度发病率，以"时间序列分析"为主题的图书出版量等，能够反映事物随时间发展变化的动态趋势。

（二）时间序列的构成

时间序列是由现象所属的时间 t 和现象在不同时间上的观测值 X 构成，一般是由以下因素的作用叠加或耦合的结果，从而呈现出不同的变动形态，如图 5-2 所示。

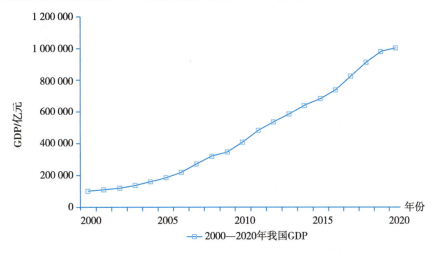

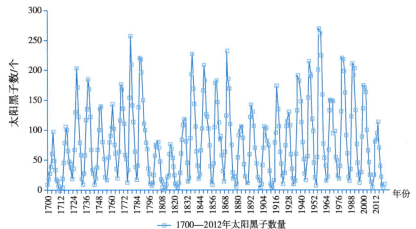

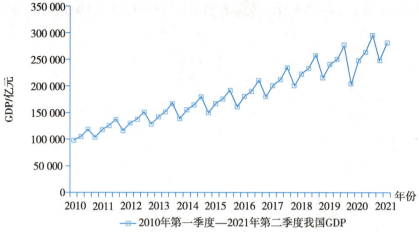

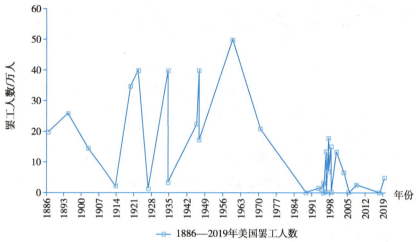

图 5-2 不同变动形态的时间序列时序图

1. **长期趋势变动**（secular trend fluctuation，T） 在较长时期内受某种根本性因素作用而形成的持续渐增或渐减的单一方向的变动趋势。

2. **周期变动**（cyclical fluctuation，C） 以一定的时间间隔为周期所呈现出的涨落交替形态的规律性波动。

3. **季节变动**（seasonal fluctuation，S） 以一年为周期，随着季节的变化而发生的有规律的周期性变动。

4. **不规则变动**（irregular fluctuation，I） 受到偶然因素的影响而形成的一种无规律的变动，包括随机变动和不规则的突发变动两种。随机变动是受各种随机因素影响所形成的不规则变动。突发变动是受到突发因素所形成的变动。

其中，长期趋势变动是时间序列的最基本构成要素，也是影响时间序列的根本性因素。

（三）时间序列的特点

序列中的数据是依赖于时间的推移而变化，具有动态性。但某一时间上的观测值又是随机的，具有随机性。结合图 5-1 和图 5-2，从整体上看，时间序列数据往往呈现某种趋势性、周期性或变化不规则性，数据之间又存在动态相依性。时间序列数据的特点表明历史数据已经蕴含了现在或未来数据的发展变化趋势。因此，了解历史才能预测未来。

（四）时间序列的编制原则

不同时期各统计指标值必须具有可比性，为了保证时间序列数据的质量，需遵循以下原则：

1. 各项数据的观测时期长短（或间隔时间）应该一致且连续；

2．各项数据观测的总体范围应该一致；

3．各项数据所代表的质的内容应该前后一致，即统计指标应该统一；

4．数据的计算方法和计量单位应该一致。

（五）时间序列的分类

采用不同的划分标准可将时间序列进行如下分类：

1．按照时间序列的平稳程度划分为平稳时间序列和非平稳时间序列。

（1）平稳时间序列（stationary time series）：是指时间序列数据呈现在一个水平线上的随机波动，且范围基本不变，总体上不存在任何趋势。

（2）非平稳时间序列（non-stationary time series）：是指总体上存在某种趋势的时间序列，包括有线性或非线性趋势性、季节性、周期性或复合型序列。

2．按统计指标的表现形式划分为绝对数时间序列、相对数时间序列和平均数时间序列。

（1）绝对数时间序列（absolute time series）：也称总量指标时间序列，是指由一系列同类总量指标数据按时间先后顺序排列而形成的序列，反映的是现象在各个时期（或时点）上达到的绝对水平。

绝对数时间序列按指标值的时间特征又分为时期序列和时点序列。

1）时期序列（period series）：是指现象在一段时间内达到的总量指标序列，是由连续观测的数据累计得到的，其各期指标值具有可加性。例如，国内生产总值（GDP）的时间序列。

2）时点序列（time series）：是指现象在某一时间达到的总量指标序列，其各期指标值不具有可加性。例如，人口数的时间序列。

（2）相对数时间序列（relative time series）：是指由一系列同类相对指标数据按时间先后顺序排列而形成的序列，反映的是现象在不同时间达到的相对水平。例如，国内生产总值同比增长率的时间序列。

（3）平均数时间序列（mean time series）：是指由一系列同类平均指标数据按时间先后顺序排列而形成的序列，反映的是现象在不同时间的平均水平。例如，人均国内生产总值的时间序列。

3．按研究的对象划分为一元时间序列和多元时间序列。

（1）一元时间序列（unary time series）：指在同一时间仅有一个统计指标，按时间顺序将这个统计指标值排列形成的一个时间序列。

（2）多元时间序列（multivariate time series）：指在同一时间有多个统计指标，分别按时间顺序对其值进行排列形成的多个一元时间序列。

二、时间序列分析

每个时间序列包含了产生该序列的历史行为的全部信息，其本质是反映事物特征的统计指标随时间不断变化的趋势。研究时间序列的目的是通过观察时间序列数据来揭示时间序列的性质，挖掘其蕴含的发展规律，建立合适的时间序列模型，解释隐含在数据背后的生成机制，推断各种确定性因素之间的相互作用及对时间序列的综合影响；进而根据建立起来的模型，对未来进行中、短、长期预测或估计，从而为科学决策、合理干预提供更有力的依据和支撑。

时间序列分析是运用统计学方法分析时间序列的发展过程、方向和趋势，揭示时间序列的动态结构和发展规律，并对未来进行预测的方法。

（一）基本思想

时间序列分析法是基于随机过程理论和数理统计学方法，遵循事物发展规律的延续性和随机性，研究时间序列样本数据所包含的信息，发现其蕴含的规律，建立能够较精确地反映序列中所包含的动态依存关系的数学模型，从而预测或估计未来的发展趋势。

（二）分析模型

一个时间序列通常是由趋势、循环、季节或不规则变动因素中的一种或多种构成，因此，时间序列分析的基本思路就是将时间序列包含的变动因素分解出来，测定其变动规律，然后再综合讨论这些变动因素对时间序列变动的影响。

如何测定和分析时间序列中各因素的变动规律或特征取决于对变动因素之间相互关系的假设。一般可对时间序列的各变动因素进行加法关系或乘法关系的假设，由此形成了时间序列的加法模型和乘法模型。

1. 加法模型　假设时间序列中的各变动因素之间是相互独立且数值可以相加，即

$$Y_t = T_t + S_t + C_t + I_t \tag{式 5-2}$$

其中，Y_t 表示统计指标在 t 时间的取值，T_t 表示统计指标在 t 时间的长期趋势值，S_t、C_t、I_t 分别表示季节变动、循环变动、不规则变动对长期趋势产生的或正或负的偏差，即离值。

显然，加法模型是假设季节、循环和不规则因素的变动均围绕长期趋势值上下波动，呈现出正值或负值，以此测定其在长期趋势值的基础上增加或减少若干个单位，并且反映其各自对时间序列的影响和作用。

2. 乘法模型　假设时间序列中的各因素之间为相乘关系，即

$$Y_t = T_t \times S_t \times C_t \times I_t \tag{式 5-3}$$

其中，Y_t 表示统计指标在 t 时间的取值，T_t 表示统计指标在 t 时间的长期趋势值，S_t、C_t、I_t 分别表示季节变动、循环变动、不规则变动对长期趋势值增加或减少的百分比，即变动率。

显然，乘法模型也假设季节、循环和不规则因素的变动围绕长期趋势值的上下波动，但这种波动表现为一个大于或小于 1 的系数或百分比，以此测定其在 t 时间的长期趋势值的基础上增加或减少的相对程度，并且反映其各自对时间序列的影响和作用。

（三）分析方法

时间序列分析方法分为描述性时序分析和统计时序分析。

1. 描述性时序分析　早期的时间序列分析通常都是采用描述性时序分析，即通过直观的数据比较和绘图观测，寻找序列中蕴含的发展规律。描述性时序分析是人们在认识自然、改造自然的过程中发现总结出的方法，虽然简单，也常常能使人们发现一些意想不到的规律。古埃及人发现尼罗河泛滥的规律就是依靠这种方法。在我国，《史记·货殖列传》中记载早在春秋战国时期，人们通过长期的观察研究发现我国农业具有"六岁穰，六岁旱，十二岁一大饥"的丰歉循环规律，范蠡据此提出了"平粜齐物，关市不乏"的治国之道。这也是根据长时间观察、收集数据，通过描述性时序分析发现的规律，从而合理利用，造福人类。此后，描述性时序分析广泛应用于农业、天文、物理、海洋学等自然科学领域。

描述性时序分析是进行统计时序分析的第一步，通过图示的方法反映序列的波动特征，操作简单、直观有效。

2. 统计时序分析　随着研究领域的不断拓展，时间序列的发展会呈现出很强的随机性，单纯地采用描述性时序分析就会存在一定的局限性。为了更准确地估计随机序列的发展变化规律，统计学家利用数理统计学原理和方法分析时间序列数据内在的相关关系，即统计时序分析。统计时序分析方法，可分为频域（frequency domain）分析和时域（time domain）分析两大类。

（1）频域分析：也称"频谱分析"或"谱分析"（spectral analysis）。是从寻找时间序列数据里"隐藏的周期性"开始，假设任何一种无趋势的时间序列都可以分解成若干不同频率的周期波动，借助富里埃分析、傅里叶变换，引入最大熵谱估计理论，将时间序列用正弦和余弦的线性组合进行建模，从频率的角度揭示时间序列的规律。该方法广泛应用于自然科学与工程声学、通信工程、地球物理学、天文学、海洋学、气象科学及生物医学等各领域。

由于频域分析过程一般都比较复杂,研究人员通常要具有很强的数学基础才能熟练使用它,同时它的分析结果也比较抽象,不易于进行直观解释,所以谱分析方法的使用具有很大的局限性。

(2)时域分析:以时间为自变量描述时间序列的发展变化,在时域内对序列进行滤波、统计特征计算、相关性分析,求取样本数据在不同时刻的相似性和关联性,从序列自相关的角度揭示时间序列的发展规律,并拟合出适当的数学模型来描述这种规律,进而利用拟合模型来预测序列未来的走势。相对频域分析方法,时域分析方法具有扎实的理论基础、操作步骤规范、分析结果易于解释等优点。目前已广泛应用于自然科学和社会科学的各个领域,成为时间序列分析的主流方法。

根据不同时间序列的特征,统计学家们先后提出了与之相适应的分析方法,主要有确定性变化分析和随机性变化分析。其中,确定性变化包括趋势变化、周期变化、循环变化,其分析方法有移动平均法、指数平滑法、模型拟合法等。随机性变化分析:自回归(AR)模型、滑动平均(MA)模型、自回归滑动平均(ARMA)等。

(四)基本步骤

1. **编制时间序列** 用观测、调查、统计、抽样等方法取得被观测系统时间序列动态数据。

2. **确定时间序列的构成** 绘制时间序列统计图,进行相关分析,求自相关函数,把各种可能发生作用的因素进行分类,确定时间序列包含的成分。

3. **辨识合适的模型,进行曲线拟合** 一个时间序列通常都是由许许多多不同的因素同时发生作用后的综合结果。对于平稳时间序列,可用通用 ARMA 模型及其特殊情况的 AR 模型、MA 模型或组合 -ARMA 模型等来进行拟合。对于非平稳确定性时间序列,可用趋势模型(移动平均法和回归分析法)和季节模型加上误差来进行拟合。对于非平稳随机时间序列则要先将观测到的时间序列进行差分运算,化为平稳时间序列,再用适当模型(ARIMA、ARCH、GSRCH)去拟合这个差分序列。

4. **模型评价、优化模型** 可采用直观图形观察法、均方误差、和方差、平均绝对误差等指标进行评价时间序列,选择优化的模型。

5. **模型预测** 设置时间点,对未来发展趋势进行预测分析。

三、常用时间序列分析方法

(一)平滑法

平滑法是进行趋势分析和预测的常用方法。它利用修匀技术对时间序列数据进行平滑,削弱短期随机波动对序列的影响,从而使序列呈现出长期发展变化的趋势。广泛应用于计量经济、人口发展等研究领域。

1. **算术平均法(arithmetic mean method)** 最简单的平滑方法就是算术平均法,即取时间序列数据的算术平均值,可以有效地消除随机变动的影响。例如:时间序列数据为 $x_1, x_2, \cdots, x_N$,对应时间 $t = 1, 2, \cdots, N$,则其算术平均值为

$$\bar{x} = \frac{x_1 + x_2 + \cdots + x_N}{N} = \frac{1}{N} \sum_{t=1}^{N} x_t \qquad (式 5\text{-}4)$$

其中,x_t 表示在 t 时间的取值;t 为时间下标,表示不同时间;N 为时间个数,也表示时间序列数据的个数。

采用算术平均值作为时间序列数据平滑的数学模型虽然简单,但它忽略了时间序列数据中的高、低趋势值,只能反映时间序列的平均水平;同样,它忽略了时间序列的近期数据与早期数据对当前数据的作用和影响,不能反映时间序列的演变过程和发展趋势,更不能准确地预测未来时间序列可能的倾向性变动。

2. **分段平均法(piecewise average method)** 对算术平均法的改进最初是分段平均法,也称部分平

均数法,是指将一个时间序列数据分成若干段,再取每段的平均值。例如:对时间序列数据 $x_1, x_2, \cdots, x_N$ 求分段平均值,将 N 个样本数据分成 M 段,每段包含 N/M 个样本,则其分段平均数为 $\{y_1, y_2, \cdots, y_M\}$,其中,

$$y_1 = \frac{x_1 + x_2 + \cdots + x_{N/M}}{N/M} = \frac{M}{N} \sum_{t=1}^{N/M} x \qquad \text{(式 5-5)}$$

分段平均法通过取各段的平均值,可以减弱随机因素的作用和影响,也能够反映时间序列的总的变化趋势和各时期的变化幅度,但由于分段后的数据样本大大减少,只有原来的 $1/M$,使各段平均值呈现出阶梯状,不能连续地反映时间序列的变化过程。当时间序列受循环变动和不规则变动的影响起伏较大时,则不能采用这种简单的平均法进行分析预测。

如果把分段平均法加以改进,不是对截然分开的段求平均数,而是按样本数据的顺序,逐点推移去求平均值,进而保留数据之间的相依性,使趋势线呈平滑状。这种方法为移动平均法。

3. 移动平均法(moving average method, MA) 也称滑动平均法。该方法的基本思想是以固定的时间间隔,对时间序列数据顺序滑动,依次计算一定项数的算术平均值得到一系列的平均数,这些平均数不仅能消除或减弱时间序列中的循环波动和不规则变动,而且能突出时间序列固有的变化趋势,可以用过去时间的样本数据的平均值来预测未来的取值,所以移动平均法在市场预测中有着广泛的应用。

(1)一次移动平均:如果时间序列数据为 $x_1, x_2, \cdots, x_t, \cdots, x_N$,选择分段跨越期数 $n <= t$,则第 t 期一次移动平均值计算公式为

$$M_t^{(1)} = \frac{x_t + x_{t-1} + \cdots + x_{t-n+1}}{n} \qquad \text{(式 5-6)}$$

那么用第 t 期一次移动平均值 $M_t^{(1)}$ 来预测下一期,即第 $t+1$ 期的预测值 $\hat{x}_{t+1} = M_t^{(1)}$。

由一次移动平均值计算公式可以看出,每一段跨越期 n 的取值对移动平均法预测至关重要,因此,在实际应用中,可以根据时间序列数据的特征,参考以下经验选择模型参数 n 的取值。

①存在长期趋势时,n 应取较大的值,修匀曲线越平滑,表现出的长期趋势越清晰;②存在循环波动(或季节变动)时,n 应取循环周期(或季节变动)的长度,可以削弱循环波动(或季节变动)因素的作用和影响;③当随机因素影响较大时,n 应取较大的值,有利于平滑由随机性所带来的严重偏差,反之,当随机因素影响较小时,n 应取较小的值,有利于跟踪序列的变化。

当时间序列的数值由于受季节变动、循环变动和不规则变动的影响,起伏较大,不易反映发展趋势时,可用一次移动平均法,消除这些因素的影响,分析、预测序列的长期趋势。但是,当序列呈现出线性变动趋势时,用第 t 期的移动平均值 $M_t^{(1)}$ 来预测第 $t+1$ 期,$\hat{x}_{t+1}$ 势必小于(或大于)观测值 x_{t+1},导致"滞后"现象。因此,一次移动平均法一般只适用于比较平稳时间序列的近期预测。

(2)二次移动平均:对时间序列数据的一次移动平均值再进行第二次移动平均,计算方法与一次移动平均相同。其计算公式为

$$M_t^{(1)} = \frac{x_t + x_{t-1} + \cdots + x_{t-n+1}}{n}$$

$$M_t^{(2)} = \frac{M_t^{(1)} + M_{t-1}^{(1)} + \cdots + M_{t-n+1}^{(1)}}{n} \qquad \text{(式 5-7)}$$

二次移动平均值是在一次移动平均值的基础上进行的,因此,二次移动平均得到序列也会出现滞后偏差,而二次移动平均法对于线性变动趋势进行预测时,正是利用这种滞后偏差的规律来建立预测目标的线性时间关系的数学模型来进行预测。

二次移动平均法的预测模型为

$$\hat{x}_{t+l} = a_t + b_t l \qquad \text{(式 5-8)}$$

其中,l 为向未来预测的期数;a_t 为截距,即 t 时期的数据水平;b_t 为斜率,即单位时期的变化量。

计算公式如下：

$$a_t = 2M_t^{(1)} - M_t^{(2)}$$
$$b_t = \frac{2}{n-1}(M_t^{(1)} - M_t^{(2)})$$

（式 5-9）

注意，计算 $M_t^{(1)}$ 和 $M_t^{(2)}$ 时 n 的取值应该保持一致。

二次移动平均法纠正了一次移动平均法的滞后问题，同时，也解决了一次移动平均法只能向后预测一期的问题。但也只适用于时间序列呈现线性趋势变化的预测。

【**例题 5-1**】 对 2010—2020 年我国结核病发病情况（表 5-1）进行分析，并建立移动平均模型对未来进行预测。

首先，依据 2010—2020 年我国结核病发病量，选取 $M=3$（舍弃 2010 年和 2011 年数据）计算出分段平均值；由于 2010—2020 年我国结核病发病量时序数据呈现出下降的长期趋势，因此，选取 $n=3$ 和 $n=5$ 分别计算一次移动平均值 $M_t^{(1)}$，二次移动平均值 $M_t^{(2)}$，见表 5-1。

表 5-1　2010—2020 年我国结核病发病情况分析

时间 t	年份	发病量（例）	分段平均值 $y_M(M=3)$	一次移动平均值 $M_t^{(1)}$ ($n=3$)	一次移动平均值 $M_t^{(1)}$ ($n=5$)	二次移动平均值 $M_t^{(2)}$ ($n=3$)
1	2010	991 350				
2	2011	953 275				
3	2012	951 508		965 377.7		
4	2013	904 434		936 405.7		
5	2014	889 381	915 107.7	915 107.7	937 989.6	938 963.67
6	2015	864 015		885 943.3	912 522.6	912 485.56
7	2016	836 236		863 210.7	889 114.8	888 087.22
8	2017	835 193	845 148.0	845 148.0	865 851.8	864 767.33
9	2018	823 342		831 590.3	849 633.4	846 649.67
10	2019	775 764		811 433.0	826 910.0	829 390.44
11	2020	670 538	756 548.0	756 548.0	788 214.6	799 857.11

分段时期的个数 n 的选择是移动平均法的关键，当 n 取值较大时，对序列的平滑作用强，滞后偏差较大；当 n 取值较小时，对序列的平滑作用弱，滞后偏差较小，适应数据新水平的时间短，对随机变动因素的影响较敏感。如图 5-3 所示。

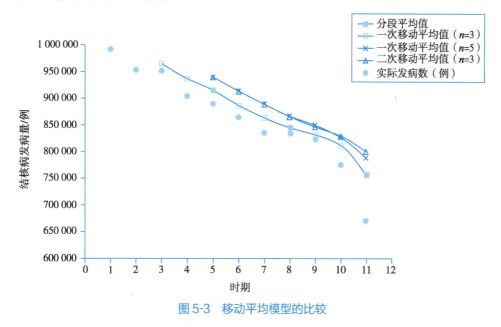

图 5-3　移动平均模型的比较

然后，使用一次移动平均法可以预测 2021 年我国肺结核发病数量，即 $\hat{x}_{2021} = M_{2020}^{(1)} = 756\,548.0$（例），显然存在滞后偏差。

最后，使用二次移动平均法，构建预测模型，并进行未来多期预测。

取 $t = 11$，根据式 5-9 可得到

$$a_{t=11} = 2 \times 756\,548.0 - 799\,857.11 = 713\,238.89$$

$$b_{t=11} = 756\,548.0 - 799\,857.11 = -43\,309.11$$

由式 5-8 可建立我国肺结核发病量的移动平均模型为：

$$\hat{x}_{11+l} = 713\,238.89 - 43\,309.11 \times l$$

根据模型对 2025 年我国肺结核发病量进行预测：

因 $l = (2025 - 2020) = 5$，所以，$\hat{x}_{16} = 713\,238.89 - 43\,309.11 \times 5 = 496\,693.34$。由此可知，我国 2025 年肺结核发病量估计在 496\,693 例左右。

移动平均法对时间序列有修匀或平滑的作用，可以削弱季节变动、循环变动和不规则变动的影响，从而能较好地揭示出时间序列的长期趋势。当预测目标的基本趋势是在某一水平上下波动时，可用一次移动平均法建立预测模型；当预测目标的基本趋势与某一线性模型相吻合时，常用二次移动平均法。此方法计算简单、实用，但也有其局限性，只能适用于比较平稳的时间序列的短期预测。

4. 指数平滑法（exponential smoothing, ES）　指数平滑法是对移动平均法的进一步改进。实际上，一次移动平均认为近 n 期的数据对未来的影响相同，加权均为 $1/n$；而 n 期以前的数据对未来没有影响，加权均为 0。但是，二次移动平均数的加权却不再是 $1/n$，次数越高，权数的结构越复杂，且永远保持对称的结构，即两端项加权较小，中间项加权较大，但这不符合一般随机事件的发展规律。

现实生产中，时间序列的态势具有稳定性或规则性，可被合理地顺势推延。所以，最近的态势在某种程度上会持续到未来。指数平滑法正是遵循了这一规律，重近轻远，其基本思想是按时间由远及近的顺序对历史观测值赋予逐渐增大的权数，再由本期实际观察值与前一期指数平滑值的加权平均得到每一期的指数平滑值。

指数平滑法的基本公式为

$$S_t = ax_t + (1-a)S_{t-1} \tag{式 5-10}$$

其中，S_t 为第 t 期的平滑值，S_{t-1} 为第 $t-1$ 期的平滑值；x_t 为第 t 期的实际值；a 为平滑系数，又称加权因子，可由研究人员根据经验给出，其取值范围为 $[0,1]$。

由式 5-10 可以看到：S_t 是 x_t 和 S_{t-1} 的加权算术平均数，这是一个迭代的计算过程，为了更好地理解公式的实质，对其进一步展开得

$$
\begin{aligned}
S_t &= ax_t + (1-a)S_{t-1} \\
&= ax_t + (1-a)\left[ax_{t-1} + (1-a)S_{t-2}\right] \\
&= ax_t + (1-a)ax_{t-1} + (1-a)^2 S_{t-2} \\
&\vdots \\
&= ax_t + (1-a)ax_{t-1} + (1-a)^2 ax_{t-2} + \cdots + (1-a)^l ax_{t-l} + \cdots + (1-a)^t S_0
\end{aligned}
\tag{式 5-11}
$$

其中，S_0 是初始平滑值，也是指数平滑过程需要确定的一个问题。通常数据较少时可用全期平均、移动平均法来确定其值；数据较多时可用最小二乘法或简单指定 $S_0 = x_1$。

由上式可知，时间序列 $x_t, x_{t-1}, \cdots, x_{t-l}, \cdots$ 的加权系数分别是 $a, a(1-a), \cdots, a(1-a)^l, \cdots$，随着时间的推移，权数由近到远呈指数规律衰减，当 a 取值越大，远期数据对本期平滑值影响程度的下降越迅速，平滑作用越弱；a 取值越小，平滑作用则越强。因此，称为指数平滑法，也称指数加权平均法。

根据平滑次数不同，常用的指数平滑法有一次指数平滑法、二次指数平滑法和三次指数平滑法等。

（1）一次指数平滑法：如果时间序列数据为 $x_1, x_2, \cdots, x_t, \cdots, x_N$，选择加权系数 $0 < a < 1$，则第 t 期一次指数平滑值计算公式为

$$
\begin{aligned}
S_t^{(1)} &= ax_t + (1-a)\, S_{t-1}^{(1)} \\
&= S_{t-1}^{(1)} + a(x_t - S_{t-1}^{(1)})
\end{aligned}
\qquad\text{（式 5-12）}
$$

其中，$S_t^{(1)}$ 为第 t 期的一次指数平滑值；$S_{t-1}^{(1)}$ 为第 $t-1$ 期的一次指数平滑值；x_t 为第 t 期的实际值。

一次指数平滑法是将 t 时期的预测值与观察值加权平均的线性组合，即第 t 期的一次指数平滑值 $S_t^{(1)}$，作为第 $t+1$ 期的预测值。其预测模型为

$$
\begin{aligned}
\hat{x}_{t+1} &= S_t^{(1)} \\
&= ax_t + (1-a)\, \hat{x}_t \\
&= \hat{x}_t + a(x_t - \hat{x}_t)
\end{aligned}
\qquad\text{（式 5-13）}
$$

其中，$\hat{x}_{t+1}$ 为第 $t+1$ 期的预测值，即第 t 期的一次平滑值 $S_t^{(1)}$；x_t 为第 t 期的实际值；$\hat{x}_t$ 为第 t 期的预测值；a 为平滑系数；$(x_t - \hat{x}_t)$ 则是第 t 期的预测误差。

一次指数平滑法实际上是以 $a(1-a)^i$ 为权数的加权移动平均法，为序列中的所有样本数据按时间的顺序赋予不同的权重。同时，还建立了一个反馈机制，即用上一期的预测误差来修正本期的预测值，使预测值更接近实际观察值。

在进行指数平滑时，加权系数 a 的取值至关重要。它决定了远近期数据对未来预测值的影响程度，也决定了上期预测误差对本期预测值修正的幅度。因此，a 的取值应根据时间序列的具体性质在 $0 \sim 1$ 之间选择。经验表明，①对于比较平稳的时间序列，可取较小的 a 值（0.05~0.20）；②对于有波动但变动较慢的时间序列，可取稍大的 a 值（0.10~0.30）；③对于有波动且变动较快的时间序列，可取适中的 a 值（0.3~0.5）；④对于呈现出明显趋势变动的时间序列，可取较大的 a 值（0.6~0.8）。在实际应用中，一般可通过试算比较来选取预测误差最小的 a 值。

在预测分析中，一次指数平滑法虽然突破了移动平均法的局限，但也只适用于水平趋势的时间序列的未来一期的预测分析。而对具有某种线性（上升或下降）趋势的时间序列进行预测，仍会产生明显的滞后偏差。因此，必须加以修正，类似二次移动平均法，可以考虑使用二次指数平滑法。

（2）二次指数平滑法：在对时间序列进行一次指数平滑的基础上再进行第二次指数平滑。其计算公式为

$$
\begin{aligned}
S_t^{(1)} &= ax_t + (1-a)\, S_{t-1}^{(1)} \\
S_t^{(2)} &= aS_t^{(1)} + (1-a)\, S_{t-1}^{(2)}
\end{aligned}
\qquad\text{（式 5-14）}
$$

二次指数平滑法利用滞后偏差的规律建立线性平滑时间关系模型进行预测。其预测模型为

$$
\hat{x}_{t+l} = a_t + b_t l
\qquad\text{（式 5-15）}
$$

其中，l 为向未来预测的期数（$l = 1, 2, \cdots$）；a_t 为截距，即 t 时期的数据水平；b_t 为斜率，即变动趋势值。计算公式如下：

$$
\begin{aligned}
a_t &= 2S_t^{(1)} - S_t^{(2)} \\
b_t &= \frac{a}{1-a}(S_t^{(1)} - S_t^{(2)})
\end{aligned}
\qquad\text{（式 5-16）}
$$

注意，计算 $M_t^{(1)}$ 和 $M_t^{(2)}$ 时 n 的取值应该保持一致。

二次指数平滑法的原理完全类似于二次移动平均法，解决了一次指数平滑不适用于线性趋势时间序列的预测问题，也解决了一次指数平滑法只能预测一期的问题。但二次指数平滑法也只适用于具有线性趋势的时间序列的短期预测分析。对于时间序列数据呈现出非线性变动趋势时，就需要更高次的指数平滑法。

（3）三次指数平滑法：在对时间序列二次指数平滑值的基础上再进行第三次指数平滑。其计算公式为

$$S_t^{(1)} = ax_t + (1-a) S_{t-1}^{(1)}$$
$$S_t^{(2)} = aS_t^{(1)} + (1-a) S_{t-1}^{(2)}$$
$$S_t^{(3)} = aS_t^{(2)} + (1-a) S_{t-1}^{(3)} \tag{式 5-17}$$

与二次指数平滑法一样，三次指数平滑法是对非线性趋势的时间序列进行修正，需要建立关于时间的非线性发展趋势模型进行预测。三次指数平滑的预测模型为

$$\hat{x}_{t=1} = a_t + b_t l + c_t l^2 \tag{式 5-18}$$

其中，l 为向未来预测的期数（$l=1,2,\cdots$）；a_t，b_t，c_t 为系数。计算公式如下：

$$a_t = 3S_t^{(1)} - 3S_t^{(2)} + S_t^{(3)}$$
$$b_t = \frac{a}{2(1-a)^2} \left[(6-5a) S_t^{(1)} - 2(5-4a) S_t^{(2)} + (4-3a) S_t^{(3)} \right] \tag{式 5-19}$$
$$c_t = \frac{a^2}{2(1-a)^2} \left[S_t^{(1)} - 2S_t^{(2)} + S_t^{(3)} \right]$$

三次指数平滑法可以对受到趋势和季节变动因素影响而呈现出非线性趋势发展变化的时间序列进行预测，它解决了二次指数平滑法对非线性趋势时间序列平滑产生滞后偏差的问题。

【例题 5-2】　利用一次指数平滑法对 2000—2019 年我国乳腺癌死亡人数统计情况（表 5-2）进行分析，并建立预测模型，试预测 2020 年的死亡人数。

首先，绘制该时间序列数据散点图，发现该序列有明显的趋势变动，即上升趋势（图 5-4），所以 a 取较大的值 0.7。

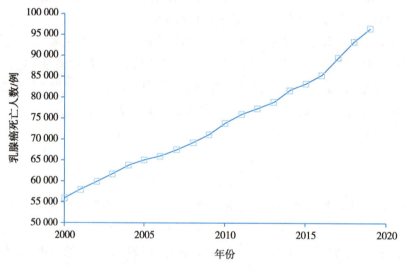

图 5-4　2000—2019 年中国乳腺癌死亡人数时序图

然后，指定 $S_0 = x_1$，即 $\hat{x}_1 = S_0^{(1)} = 55\,881$

根据一次指数平滑预测模型（式 5-13），计算各期的预测值，见表 5-2。

表 5-2　2000—2019 年我国乳腺癌死亡人数情况分析

时间 t	年份	实际死亡人数 x_t（例）	预测值 $\hat{x}_t$（$a=0.2$）	预测值 $\hat{x}_t$（$a=0.4$）	预测值 $\hat{x}_t$（$a=0.7$）
1	2000	55 881	55 881	55 881	55 881
2	2001	57 991	56 303.0	56 725.0	57 358.0
3	2002	59 804	57 003.2	57 956.6	59 070.2

续表

时间 t	年份	实际死亡人数 x_t（例）	预测值 $\hat{x}_t$（$a=0.2$）	预测值 $\hat{x}_t$（$a=0.4$）	预测值 $\hat{x}_t$（$a=0.7$）
4	2003	61 573	57 917.2	59 403.2	60 822.2
5	2004	63 696	59 072.9	61 120.3	62 833.8
6	2005	64 963	60 250.9	62 657.4	64 324.3
7	2006	65 896	61 380.0	63 952.8	65 424.5
8	2007	67 438	62 591.6	65 346.9	66 833.9
9	2008	69 153	63 903.9	66 869.3	68 457.3
10	2009	71 107	65 344.5	68 564.4	70 312.1
11	2010	73 750	67 025.6	70 638.6	72 718.6
12	2011	75 938	68 808.1	72 758.4	74 972.2
13	2012	77 198	70 486.1	74 534.2	76 530.3
14	2013	78 749	72 138.6	76 220.1	78 083.4
15	2014	81 633	74 037.5	78 385.3	80 568.1
16	2015	83 176	75 865.2	80 301.6	82 393.6
17	2016	85 257	77 743.6	82 283.7	84 398.0
18	2017	89 390	80 072.9	85 126.2	87 892.4
19	2018	93 223	82 702.9	88 364.9	91 623.8
20	2019	96 306	85 423.5	91 541.4	94 901.3

如图 5-5 所示，a 取 0.2、0.4、0.7 时，其预测值大不相同，显然，a 取较大值 0.7 时，预测值最接近实际值。

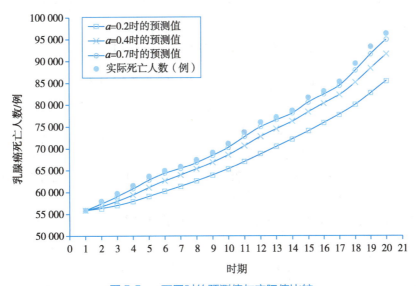

图 5-5　a 不同时的预测值与实际值比较

选取 $a=0.7$ 来预测 2020 年我国乳腺癌死亡人数为

$$\hat{x}_{21} = \hat{x}_{20} + 0.7(x_{20} - \hat{x}_{20}) = 94\,885\,（例）$$

【例题 5-3】　利用二次指数平滑法对 2000—2019 年我国乳腺癌死亡人数统计情况（表 5-2）进行分析，并建立预测模型，试预测 2025 年的死亡人数。

首先，指定 $S_0^{(1)} = S_0^{(2)} = x_1$，即 $S_0^{(1)} = S_0^{(2)} = 55\,881$

根据二次指数平滑值计算公式（式 5-14），分别计算各期的一次平滑值和二次平滑值，a 依然取 0.7，见表 5-3。

表 5-3　2000—2019 年我国乳腺癌死亡人数情况分析

时间 t	年份	实际死亡人数 x_t（例）	一次平滑值 $S_t^{(1)}$	二次平滑值 $S_t^{(2)}$	三次平滑值 $S_t^{(3)}$
1	2000	55 881	55 881.0	55 881.0	55 881.0
2	2001	57 991	57 358.0	56 914.9	56 604.7
3	2002	59 804	59 070.2	58 423.6	57 877.9
4	2003	61 573	60 822.2	60 102.6	59 435.2
5	2004	63 696	62 833.8	62 014.5	61 240.7
6	2005	64 963	64 324.3	63 631.3	62 914.1
7	2006	65 896	65 424.5	64 886.5	64 294.8
8	2007	67 438	66 833.9	66 249.7	65 663.2
9	2008	69 153	68 457.3	67 795.0	67 155.5
10	2009	71 107	70 312.1	69 557.0	68 836.5
11	2010	73 750	72 718.6	71 770.1	70 890.0
12	2011	75 938	74 972.2	74 011.6	73 075.1
13	2012	77 198	76 530.3	75 774.7	74 964.8
14	2013	78 749	78 083.4	77 390.8	76 663.0
15	2014	81 633	80 568.1	79 614.9	78 729.3
16	2015	83 176	82 393.6	81 560.0	80 710.8
17	2016	85 257	84 398.0	83 546.6	82 695.9
18	2017	89 390	87 892.4	86 588.7	85 420.8
19	2018	93 223	91 623.8	90 113.3	88 705.5
20	2019	96 306	94 901.3	93 464.9	92 037.1

取 $t=20$，根据式 5-16 可得到

$$a_{t=20} = 2 \times 94\,901.3 - 93\,464.9 = 96\,337.8$$

$$b_{t=20} = \frac{0.7}{1-0.7}(94\,901.3 - 93\,464.9) = 3\,351.7$$

根据式 5-15 建立我国乳腺癌死亡人数的二次指数平滑法预测模型：

$$\hat{x}_{20+l} = 96\,337.8 + 3\,351.7 \times l$$

对 2025 年我国乳腺癌死亡人数进行预测：

因 $l=(2025-2019)=6$，所以，$\hat{x}_{26}=96\,337.8+3\,351.7\times6=116\,448$。由此可知，2025 年我国乳腺癌死亡人数估计达到 116 448 例。

【例题 5-4】　利用三次指数平滑法对 2000—2019 年我国乳腺癌死亡人数统计情况进行分析，并建立预测模型，试预测 2025 年的死亡人数。

首先，指定 $S_0^{(1)}=S_0^{(2)}=S_0^{(3)}=x_1$，即 $S_0^{(1)}=S_0^{(2)}=S_0^{(3)}=55\,881$

根据三次指数平滑值计算公式（式 5-17），计算各期的三次平滑值，见表 5-3。

同样，取 $t=20$，根据式 5-19 可得到

$$a_{t=20} = 3 \times 94\,901.3 - 3 \times 93\,464.9 + 92\,037.1 = 96\,346.2$$

$$b_{t=20} = \frac{0.7}{2(1-0.7)^2}\left[(6-5\times0.7)\times94\,901.3 - 2(5-4\times0.7)\times93\,464.9 + (4-3\times0.7)\times92\,037.1\right] = 3\,415.2$$

$$c_{t=20} = \frac{0.7^2}{2(1-0.7)^2}\left[94\,901.3 - 2\times93\,464.9 + 92\,037.1\right] = 23.4$$

然后，根据式 5-18 建立我国乳腺癌死亡人数的三次指数平滑法预测模型：

$$\hat{x}_{20+l} = 96\,346.2 + 3\,415.2 \times l + 23.4 \times l^2$$

对 2025 年我国乳腺癌死亡人数进行预测：$l = 2025 - 2019 = 6$，则 $\hat{x}_{20+l} = 96\,346.2 + 3\,415.2 \times 6 + 23.4 \times 6^2 = 117\,679.8$。由此预测 2025 年我国乳腺癌死亡人数估计达到 117 680 例。

指数平滑法具有简单的递推形式，通过计算指数平滑值，配合一定的时间序列预测模型来对未来进行预测，保留了全期平均和移动平均的优点，解决了移动平均法需要多个观测值和不考虑 $t-n$ 期之前的数据的缺点，可以充分利用全部数据。因此，指数平滑法是生产预测中常用的方法。但在实际应用中，需要根据时间序列的特征和性质，合理选择不同的指数平滑法对时间序列进行预测分析。①一次指数平滑适法用于无趋势变化的平稳时间序列的预测分析；②二次指数平滑法适用于线性趋势变化的时间序列的预测分析；③三次指数平滑法适用于非线性趋势变化的时间序列的预测分析。

由于随机事件的发展变化受多种因素的影响，而各种影响因素又可能是不断发展或变化的。因此，时间序列平滑法一般仅适用于短期的与近期的预测。其使用的前提条件为：①所预测的随机事件的发展属于渐进式，无跳跃性的变化；②过去和目前影响随机事件发展的因素也决定着其未来的发展。当需要长期预测时，采用时间序列平滑法就会存在较大的局限性；当客观影响因素发生了较大变化时，采用时间序列平滑法可能会产生较大的预测误差。

（二）趋势拟合法

趋势拟合法是根据时间序列 $\{x_t\}$ 的长期趋势变化，运用数理统计的方法，把序列的观测时间 t 作为自变量 t，观测值 x_t 作为因变量 y_t，建立序列随时间变化的预测模型 $[y_t = f(t)]$，进行预测分析的方法。包括线性拟合和非线性拟合。至于要选择哪个拟合函数，可在直角坐标系中绘制相应的散点图，根据序列数据的曲线分布选择和其耦合度最好的模型。

1. **线性拟合** 也称一次曲线（或直线），是用直线回归方程（$y = a + bx$）来建立预测模型，进行预测的定量分析方法。

当时间序列 $\{x_t\}$ 的长期趋势呈现出线性特征（图 5-6），或一阶差分近似为常数（$\Delta y_t = y_t - y_{t-1} \approx b$）时，可采用线性拟合。

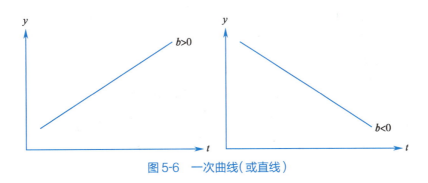

图 5-6 一次曲线（或直线）

线性拟合预测模型为：

$$\hat{y}_t = a + bt \tag{式 5-20}$$

其中，$\hat{y}_t$ 为第 t 期的预测值；t 为自变量；a 为截距；b 为斜率。

线性拟合根据时间序列数据拟合出一条直线，其预测值与实际值的残差可能为正或负。一般可以通过残差图较为直观地评估模型拟合的精度。为了提高模型的预测性能，将使用残差平方和的大小来评估拟合效果，并用最小二乘法估计参数，用微分求极值的原理得到残差平方和趋于最小时的模型作为预测模型，推导过程如下：

时间序列第 t 期的实际观测值 y_t 与预测值 $\hat{y}_t$ 的残差 e_t 为

$$e_t = y_t - \hat{y}_t = y_t - a - bt \tag{式 5-21}$$

则其残差平方和 Q 为

$$Q = \sum_{t=1}^{N} e_t^2 = \sum_{t=1}^{N}(y_t - a - bt)^2 \qquad (式5\text{-}22)$$

为了使残差平方和趋于最小值,可以对 Q 分别求 a,b 的偏导,然后令其为 0,得到关于 a,b 的方程组

$$\begin{cases} \dfrac{\partial Q}{\partial a} = 2Na + 2b\sum_{t=1}^{N}t - 2\sum_{t=1}^{N}y_t = 0 \\ \dfrac{\partial Q}{\partial b} = 2a\sum_{t=1}^{N}t + 2b\sum_{t=1}^{N}t^2 - 2\sum_{t=1}^{N}ty_t = 0 \end{cases} \qquad (式5\text{-}23)$$

求解方程组得到 a,b 的值为

$$\begin{cases} a = \dfrac{1}{N}\sum_{t=1}^{N}y_t - b\dfrac{1}{N}\sum_{t=1}^{N}t \\ b = \dfrac{N\sum_{t-1}^{N}ty_t - \sum_{t=1}^{N}t \cdot \sum_{t=1}^{N}y_t}{N\sum_{t-1}^{N}t^2 - \left(\sum_{t=1}^{N}t\right)^2} \end{cases} \qquad (式5\text{-}24)$$

由于时间序列可以按年、月、日或某一固定时间间隔为观测期,因此,t 的取值可以采用不同的形式,为了简化式 5-24,将时间的原点取在时间序列的中间,使得 $\sum t = 0$,此时 a,b 的值为

$$\begin{cases} a = \dfrac{1}{N}\sum_{t=1}^{N}y_t = \bar{y} \\ b = \dfrac{\sum_{t-1}^{N}ty_t}{\sum_{t-1}^{N}t^2} \end{cases} \qquad (式5\text{-}25)$$

下面举例来说明采用线性模型进行时间序列的趋势拟合,然后进行时间外推。

【例题 5-5】 对 2003—2018 年《中华医学杂志》的引文情况(表 5-4)进行线性拟合,建立预测模型,并预测 2022 年的引文情况。

表 5-4　2003—2018 年《中华医学杂志》引文频次统计表

年份	引文频次/次	年份	引文频次/次
2003	4 171	2011	9 405
2004	4 664	2012	10 106
2005	5 732	2013	11 007
2006	6 801	2014	11 603
2007	7 409	2015	12 796
2008	7 840	2016	13 179
2009	8 099	2017	13 270
2010	8 904	2018	12 948

首先,绘制该时间序列的散点图(图 5-7),可知 2003—2018 年《中华医学杂志》的引文频次情况总体上是一条曲折上升的曲线。

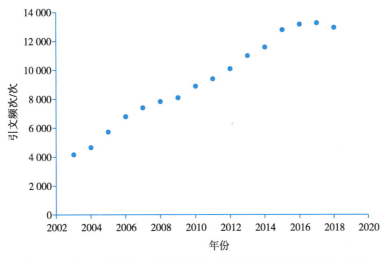

图 5-7　2003—2018 年《中华医学杂志》引文频次时间序列散点图

将时间的原点取在时间序列的中间,该序列有 $N=2n$ 个样本,故 t 的取值为 $-(2n-1)$,$-(2n-3)$,$\cdots$,-3,-1,1,3,$\cdots$,$(2n-3)$,$(2n-1)$,相关计算指标见表 5-5。

表 5-5　2003—2018 年《中华医学杂志》引文频次线性拟合数据表

时间 t	年份	引文频次 y_t/次	t^2	ty_t
−15	2003	4 171	225	−62 565
−13	2004	4 664	169	−60 632
−11	2005	5 732	121	−63 052
−9	2006	6 801	81	−61 209
−7	2007	7 409	49	−51 863
−5	2008	7 840	25	−39 200
−3	2009	8 099	9	−24 297
−1	2010	8 904	1	−8 904
1	2011	9 405	1	9 405
3	2012	10 106	9	30 318
5	2013	11 007	25	55 035
7	2014	11 603	49	81 221
9	2015	12 796	81	115 164
11	2016	13 179	121	144 969
13	2017	13 270	169	172 510
15	2018	12 948	225	194 220

由式 5-25 可得

$$\begin{cases} a = \dfrac{1}{N}\sum_{t=1}^{N} y_t = \bar{y} = 9\,245.9 \\[2mm] b = \dfrac{\sum_{t=1}^{N} ty_t}{\sum_{t=1}^{N} t^2} = 317.0 \end{cases}$$

然后,根据式 5-20 建立《中华医学杂志》引文频次线性拟合预测模型

$$\hat{y}_t = 9\,245.9 + 317.0t$$

其拟合效果如图 5-8 所示。

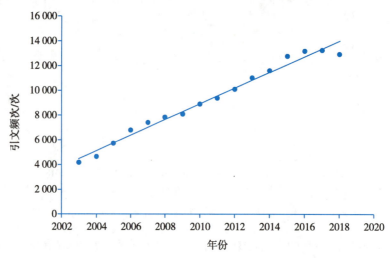

图 5-8　2003—2018 年《中华医学杂志》引文频次线性拟合效果

对 2022 年《中华医学杂志》引文频次进行预测,此时,对应的 $t-23$,其预测值为 $\hat{y}_{23} = 9\,245.9 +$ $317.0 \times 23 \approx 16\,537$（次）

线性拟合与前面介绍的平滑法中的二次移动平均法和二次指数平滑法都适用于呈现出线性趋势的时间序列分析,通过建立相应的线性预测模型,进行预测分析的方法。

2. 曲线拟合　是指选择合适的曲线来拟合时间序列的观测数据,并用曲线方程来建立预测模型,进行预测的定量分析方法。常用曲线拟合方法有多项式曲线法、指数曲线法和生长曲线法。

如果时间序列的长期趋势呈现出非线性特征,如中医治疗效果与疗程之间的关系;服药后的血药浓度与时间的关系等呈现出曲线关系,可以根据实际情况选择曲线模型来拟合,然后进行预测分析。

（1）多项式曲线法（multinomial curve）:又分为二次曲线和三次曲线。

1）二次曲线法:是通过二次多项式（$y = a + bx + cx^2$）建立曲线模型进行预测的一种定量预测分析方法。

当时间序列 $\{x_t\}$ 的长期趋势呈现出一种由低到高再到低（或由高到低再到高）的类抛物线形状的趋势变动,或序列观测值的二阶差分也近似为常数（$\Delta^2 y_t = \Delta y_{t+1} - \Delta y_t \approx 2c$）时,可采用二次曲线进行拟合。因此,二次曲线法也称二次抛物线预测模型。如图 5-9 所示。

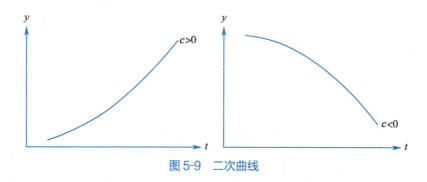

图 5-9　二次曲线

二次曲线预测模型为

$$\hat{y}_t = a + bt + ct^2$$

（式 5-26）

其中,$\hat{y}_t$ 为第 t 期的预测值;t 为自变量;a, b, c 为待定参数,同样可用最小二乘法求解得

$$\begin{cases} a = \dfrac{\sum\limits_{t=1}^{N} t^4 \cdot \sum\limits_{t=1}^{N} y_t - \sum\limits_{t=1}^{N} t^2 \cdot \sum\limits_{t=1}^{N} t^2 y_t}{N \sum\limits_{t=1}^{N} t^4 - \left(\sum\limits_{t=1}^{N} t^2\right)^2} \\[4ex] b = \dfrac{\sum\limits_{t-1}^{N} t y_t}{\sum\limits_{t-1}^{N} t^2} \\[4ex] c = \dfrac{N \sum\limits_{t=1}^{N} t^2 y_t - \sum\limits_{t=1}^{N} t^2 \cdot \sum\limits_{t=1}^{N} y_t}{N \sum\limits_{t=1}^{N} t^4 - \left(\sum\limits_{t=1}^{N} t^2\right)^2} \end{cases} \tag{式 5-27}$$

其推导过程类似于一次曲线,此处不再赘述。

2)三次曲线法:是通过三次多项式($y = a + bx + cx^2 + dx^3$)建立曲线模型进行预测的一种定量预测分析方法。

当时间序列 $\{x_t\}$ 的长期趋势呈现出一个实渐近方向的三次曲线趋势变动,或序列观测值的三阶差分也近似为常数($\Delta^3 y_t = \Delta^2 y_{t+1} - \Delta^2 y_t \approx 3d$)时,可采用三次曲线进行拟合。如图 5-10 所示。

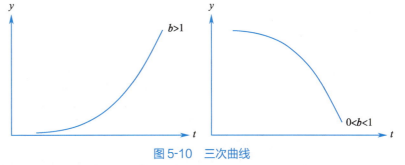

图 5-10　三次曲线

三次曲线预测模型为

$$\hat{y}_t = a + bt + ct^2 + dt^3 \tag{式 5-28}$$

其中,$\hat{y}_t$ 为第 t 期的预测值;t 为自变量;a, b, c, d 为待定参数,同样可用最小二乘法求解得

$$\begin{cases} a = \dfrac{\sum\limits_{t=1}^{N} t^4 \cdot \sum\limits_{t=1}^{N} y_t - \sum\limits_{t=1}^{N} t^2 \cdot \sum\limits_{t=1}^{N} t^2 y_t}{N \sum\limits_{t=1}^{N} t^4 - \left(\sum\limits_{t=1}^{N} t^2\right)^2} \\[4ex] b = \dfrac{\sum\limits_{t=1}^{N} t^6 \cdot \sum\limits_{t=1}^{N} t y_t - \sum\limits_{t=1}^{N} t^4 \cdot \sum\limits_{t=1}^{N} t^3 y_t}{\sum\limits_{t=1}^{N} t^6 \sum\limits_{t=1}^{N} t^2 - \left(\sum\limits_{t=1}^{N} t^4\right)^2} \\[4ex] c = \dfrac{N \sum\limits_{t=1}^{N} t^2 y_t - \sum\limits_{t=1}^{N} t^2 \cdot \sum\limits_{t=1}^{N} y_t}{N \sum\limits_{t=1}^{N} t^4 - \left(\sum\limits_{t=1}^{N} t^2\right)^2} \\[4ex] d = \dfrac{\sum\limits_{t=1}^{N} t^2 \cdot \sum\limits_{t=1}^{N} t^3 y_t - \sum\limits_{t=1}^{N} t^4 \cdot \sum\limits_{t=1}^{N} t y_t}{\sum\limits_{t=1}^{N} t^6 \sum\limits_{t=1}^{N} t^2 - \left(\sum\limits_{t=1}^{N} t^4\right)^2} \end{cases} \tag{式 5-29}$$

下面举例来说明采用二次曲线、三次曲线预测模型进行时间序列的预测分析。

【例题 5-6】 对 2003—2018 年《中华医学杂志》的引文情况（表 5-4）进行二次曲线拟合，建立预测模型，并预测 2022 年的引文情况。

首先，使用二次曲线对其进行拟合，相关计算指标见表 5-6。

表 5-6　2003—2018 年《中华医学杂志》引文频次曲线拟合数据表

时间 t	年份	引文频次 y_t/ 次	t^2	ty_t	t^2y_t	t^4	t^3y_t	t^6
-15	2003	4 171	225	-62 565	938 475	50 625	-14 077 125	11 390 625
-13	2004	4 664	169	-60 632	788 216	28 561	-10 246 808	4 826 809
-11	2005	5 732	121	-63 052	693 572	14 641	-7 629 292	1 771 561
-9	2006	6 801	81	-61 209	550 881	6 561	-4 957 929	531 441
-7	2007	7 409	49	-51 863	363 041	2 401	-2 541 287	117 649
-5	2008	7 840	25	-39 200	196 000	625	-980 000	15 625
-3	2009	8 099	9	-24 297	72 891	81	-218 673	729
-1	2010	8 904	1	-8 904	8 904	1	-8 904	1
1	2011	9 405	1	9 405	9 405	1	9 405	1
3	2012	10 106	9	30 318	90 954	81	272 862	729
5	2013	11 007	25	55 035	275 175	625	1 375 875	15 625
7	2014	11 603	49	81 221	568 547	2 401	3 979 829	117 649
9	2015	12 796	81	115 164	1 036 476	6 561	9 328 284	531 441
11	2016	13 179	121	144 969	1 594 659	14 641	17 541 249	1 771 561
13	2017	13 270	169	172 510	2 242 630	28 561	29 154 190	4 826 809
15	2018	12 948	225	194 220	2 913 300	50 625	43 699 500	11 390 625

由式 5-27 可得模型参数，$a=9\,461.0$，$b=317.0$，$c=-2.5$

根据式 5-26 建立《中华医学杂志》引文频次二次曲线拟合预测模型为 $\hat{y}_t=9\,461+317t-2.5t^2$

其拟合效果如图 5-11 所示。

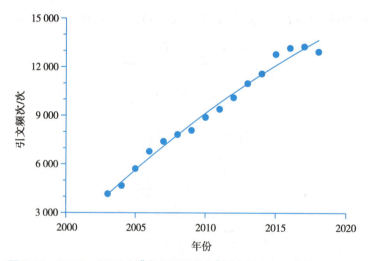

图 5-11　2003—2018 年《中华医学杂志》引文频次二次曲线拟合效果

对 2022 年《中华医学杂志》引文频次进行预测（$t=23$），其预测值为 $\hat{y}_t=9\,461+317\times23-2.5\times23^2\approx15\,430$

【例题 5-7】 对 2003—2018 年《中华医学杂志》的引文情况（表 5-4）进行三次曲线拟合，建立预测模型，并预测 2022 年的引文情况。

由（式 5-29）可得模型参数，$a=9\,461.0$，$b=341.0$，$c=-2.5$，$d=-0.158$

根据式 5-28 建立《中华医学杂志》引文频次三次曲线拟合预测模型为 $\hat{y}_t = 9\,461 + 341t - 2.5t^2 - 0.158t^3$

对 2022 年《中华医学杂志》引文频次进行预测（$t=23$），其预测值为 $\hat{y}_t = 9\,461 + 341 \times 23 - 2.5 \times 23^2 - 0.158 \times 23^3 \approx 14\,063$

其拟合效果如图 5-12 所示。

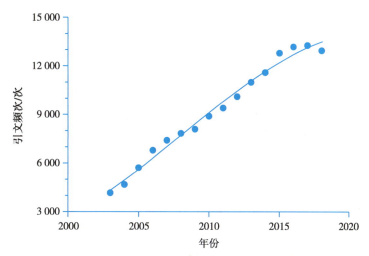

图 5-12　2003—2018 年《中华医学杂志》引文频次三次曲线拟合效果

通过对比图 5-8、图 5-11 和图 5-12 可以看出，采用二次曲线进行拟合效果较佳，也可通过计算回归方程的不一致系数进行比较，此处不再赘述。

（2）指数曲线法（exponential curve）：是一种重要的趋势外推法。通过指数函数曲线来拟合时间序列数据，并建立预测模型，进行时间外推的方法。

一般事物的发展变化都会经历一个高速发展期，例如万物的自然生长、经济发展、静脉注射后血药浓度变化等都是按指数规律发展变化的。因此，可以用指数曲线法对其进行拟合和预测分析。

指数曲线法分为一次指数曲线法、二次指数曲线法和修正指数曲线法。

1）一次指数曲线法：是通过建立一次指数曲线模型对时间序列进行分析和预测的方法。

当时间序列 $\{x_t\}$ 的长期趋势呈现出一次指数曲线，或序列观测值的一阶比率近似为常数（$y_t/y_{t-1} \approx e^b$）时，可采用一次指数曲线进行拟合。如图 5-13 所示。

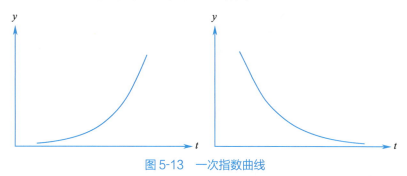

图 5-13　一次指数曲线

一次指数曲线预测模型为

$$\hat{y}_t = a \cdot b^t \tag{式 5-30}$$

其中，$\hat{y}_t$ 为第 t 期的预测值；t 表示时间；a，b 为模型参数。

对式 5-30 两边取对数

$$\lg \hat{y}_t = \lg a + \lg b \cdot t \tag{式 5-31}$$

令 $\hat{y}_t' = \lg \hat{y}_t$，$A = \lg a$，$B = \lg b$，则有

$$\hat{y}_t = A + Bt \tag{式 5-32}$$

其中 A,B 可以用最小二乘法求解后简化得

$$
\begin{cases}
A = \dfrac{1}{N}\sum_{t=1}^{N}\lg y_t \\[4mm]
B = \dfrac{\sum_{t-1}^{N} t\lg y_t}{\sum_{t-1}^{N} t^2}
\end{cases} \tag{式 5-33}
$$

2）二次指数曲线法：是通过建立二次指数曲线模型对时间序列进行分析和预测的方法。

在某些情况下，事物发展的初期阶段的时间序列 $\{x_t\}$ 趋势更接近于二次指数曲线，此时，可采用二次指数曲线进行拟合。如图 5-14 所示。

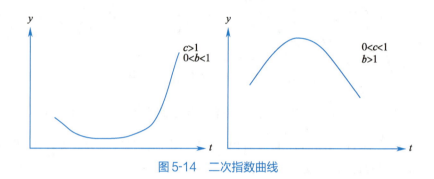

图 5-14　二次指数曲线

二次指数曲线预测模型为

$$\hat{y}_t = a \cdot b^t \cdot c^{t^2} \tag{式 5-34}$$

其中，$\hat{y}_t$ 为第 t 期的预测值；t 表示时间；a,b,c 为模型参数。

同样先对（式 5-34）两边取对数

$$\lg \hat{y}_t = \lg a + \lg b \cdot t + \lg c \cdot t^2 \tag{式 5-35}$$

令 $\hat{y}_t = \lg \hat{y},\ A = \lg a,\ B = \lg b,\ C = \lg c$，则有

$$\hat{y}_t = A + Bt + Ct^2 \tag{式 5-36}$$

其中 a,b,c 可以用最小二乘法求解后简化得

$$
\begin{cases}
A = \dfrac{\sum\limits_{t=1}^{N} t^4 \cdot \sum\limits_{t=1}^{N}\lg y_t - \sum\limits_{t=1}^{N} t^2 \cdot \sum\limits_{t=1}^{N} t^2 \lg y_t}{N\sum\limits_{t=1}^{N} t^4 - \left(\sum\limits_{t=1}^{N} t^2\right)^2} \\[8mm]
B = \dfrac{\sum\limits_{t-1}^{N} t\lg y_t}{\sum\limits_{t-1}^{N} t^2} \\[8mm]
C = \dfrac{N\sum\limits_{t=1}^{N} t^2 \lg y_t - \sum\limits_{t=1}^{N} t^2 \cdot \sum\limits_{t=1}^{N}\lg y_t}{N\sum\limits_{t=1}^{N} t^4 - \left(\sum\limits_{t=1}^{N} t^2\right)^2}
\end{cases} \tag{式 5-37}
$$

利用指数曲线进行预测时，往往会存在预测值随着时间的推移无限增大的情况，这是不符合客观规律的。因为任何事物发展到一定程度后都会趋于稳定或达到饱和，所以，不能再用指数曲线进

行描述。因此，人们对指数曲线进一步改进，提出了修正指数曲线。

3）修正指数曲线法：也称饱和曲线法，是通过增加一个模型参数 k 来对一次指数曲线进行修正，然后对时间序列进行分析和预测的方法。

在事物发展初期，时间序列 $\{x_t\}$ 呈现出指数曲线变动趋势，随着时间的推移，其趋势变化呈现缓慢或停滞；或序列观测值的一阶差的一阶比率近似为常数（$\Delta y_t/\Delta y_{t-1}=y_t-y_{t-1}/y_{t-1}-y_{t-2}\approx b$）时，可采用修正指数曲线进行拟合。

修正指数曲线预测模型为

$$\hat{y}_t = k + a \cdot b^t \tag{式 5-38}$$

其中，$\hat{y}_t$ 为第 t 期的预测值；t 表示时间；a, b, k 为模型参数。当 $k>0, a<0, 0<b<1, t\to\infty$ 时，$a\cdot b^t\to 0$，则 $y_t\to k$，即 $y_t=k$ 是它的渐近线。如图 5-15 所示。

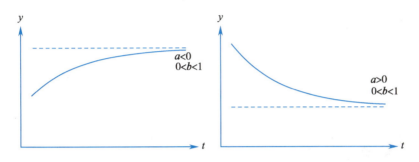

图 5-15 修正指数曲线模型

如果 k 值能预先确定，则可采用最小二乘法确定模型中的参数；否则，可使用经典的三和值法。这里，使用三和值法来求解模型参数，其基本思想是：如果模型有三个参数，那么需要将数据三等分，然后对每一组数据求和，代入其求和方程，得到联立方程组，解方程组可得三个参数的估计值。

例如，有时间序列数据 $x_1, x_2, \cdots x_N$，将其三等分，每一组的数据个数为 $n=N/3$，当 N 不是 3 的倍数时，可以将远期的 1 或 2 个数据丢弃，然后求出三组数据的和，并分别代入求和方程，联立方程组为

$$\begin{cases} s_1 = \sum_{t=1}^{n} x_t = nk + ab + ab^2 + \cdots + ab^n = nk + ab\dfrac{1-b^n}{1-b} \\ s_2 = \sum_{t=n+1}^{2n} x_t = nk + ab^{n+1} + ab^{n+2} + \cdots + ab^{2n} = nk + ab^{n+1}\dfrac{1-b^n}{1-b} \\ s_3 = \sum_{t=2n+1}^{3n} x_t = nk + ab^{2n+1} + ab^{2n+2} + \cdots + ab^{3n} = nk + ab^{2n+1}\dfrac{1-b^n}{1-b} \end{cases} \tag{式 5-39}$$

求解方程组得

$$\begin{cases} a = (s_2 - s_1)\dfrac{b-1}{b(b^n-1)^2} \\ b = \left(\dfrac{s_3 - s_2}{s_2 - s_1}\right)^{\frac{1}{n}} \\ k = \dfrac{1}{n}\left(s_1 - \dfrac{ab(b^n-1)}{b-1}\right) = \dfrac{1}{n}\cdot\dfrac{s_1\cdot s_3 - s_2^2}{s_1 + s_3 - 2s_2} \end{cases} \tag{式 5-40}$$

【例题 5-8】 2000—2018 年我国生育报销支出情况（表 5-7），请采用一次指数曲线进行拟合，建立预测模型，并预测 2022 年的支出情况。

表 5-7　2000—2018 年我国生育报销支出数据表

年份	支出 / 亿元	年份	支出 / 亿元
2000	8.3	2010	109.9
2001	9.6	2011	139.2
2002	12.8	2012	219.3
2003	13.5	2013	282.8
2004	18.8	2014	368.1
2005	27.4	2015	411.5
2006	37.5	2016	530.6
2007	55.6	2017	744.0
2008	71.5	2018	762.4
2009	88.3		

　　首先,绘制该时间序列的散点图(图 5-16),可知 2000—2018 年我国生育报销支出情况总体呈现出近一条指数曲线。

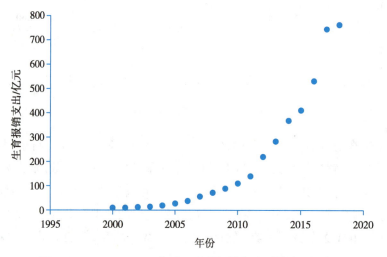

图 5-16　2000—2018 年我国生育报销支出时间序列散点图

　　现在,使用一次指数曲线对该时间序列进行拟合,将时间的原点取在时间序列的中间,该序列有 $N=2n+1$ 个样本,为奇数,故 t 的取值为 $-n, -(n-1), \cdots, -2, -1, 0, 1, 2, \cdots, (n-1), n$,相关计算指标见表 5-8。

表 5-8　2000—2018 年我国生育报销支出一次指数曲线拟合数据表

时间 t	年份	支出 y_t / 亿元	$\lg y_t$	$t \cdot \lg y_t$	t^2
−9	2000	8.3	0.919 078	−8.271 703	81
−8	2001	9.6	0.982 271	−7.858 170	64
−7	2002	12.8	1.107 210	−7.750 470	49
−6	2003	13.5	1.130 334	−6.782 003	36
−5	2004	18.8	1.274 158	−6.370 789	25
−4	2005	27.4	1.437 751	−5.751 002	16
−3	2006	37.5	1.574 031	−4.722 094	9
−2	2007	55.6	1.745 075	−3.490 150	4
−1	2008	71.5	1.854 306	−1.854 306	1
0	2009	88.3	1.945 961	0.000 000	0

续表

时间 t	年份	支出 y_t/亿元	$\lg y_t$	$t \cdot \lg y_t$	t^2
1	2010	109.9	2.040 998	2.040 998	1
2	2011	139.2	2.143 639	4.287 278	4
3	2012	219.3	2.341 039	7.023 116	9
4	2013	282.8	2.451 479	9.805 918	16
5	2014	368.1	2.565 966	12.829 829	25
6	2015	411.5	2.614 370	15.686 219	36
7	2016	530.6	2.724 767	19.073 371	49
8	2017	744.0	2.871 573	22.972 583	64
9	2018	762.4	2.882 183	25.939 646	81

由式 5-33 可计算出模型参数：
$$\begin{cases} A = \dfrac{1}{N}\sum_{t=1}^{N}\lg y_t = 1.926\,641 \\[2mm] B = \dfrac{\sum_{t-1}^{N} t \lg y_t}{\sum_{t-1}^{N} t^2} = 0.117\,207 \end{cases}$$

则 $a = 84.458\,132$，$b = 1.309\,808$

根据式 5-30 可建立 2000—2018 年我国生育报销支出情况一次指数曲线预测模型

$$\hat{y}_t = 84.458 \times 1.310^t$$

其拟合效果如图 5-17 所示。

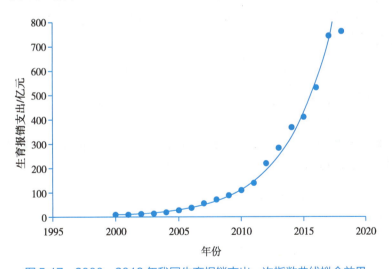

图 5-17　2000—2018 年我国生育报销支出一次指数曲线拟合效果

接下来，预测 2022 年我国生育报销的支出（$t = 12$），其预测值为 $\hat{y}_t = 84.458 \times 1.310^{12} \approx 2\,153.43$（亿元）

也可以采用二次指数曲线对 2000—2018 年我国生育报销支出情况进行拟合，构建预测模型，试预测 2022 年我国生育报销的支出。此处不再详述。

【例题 5-9】 2000—2018 年我国生育报销支出情况（表 5-7），请采用修正指数曲线对其时序数据进行拟合，构建预测模型，试预测 2022 年我国生育报销的支出。

由于该时间序列有 19 个数据样本，即 $N = 19$，并非 3 的倍数，故采用舍去远期数据 x_{200}，即不予考虑 2000 年的数据。

然后，将 2001—2018 年的时序数据三等分，$n=6$，根据式 5-39 分别求出 $s_1=119.6$，$s_2=683.8$，$s_3=3\,099.4$，代入式 5-40 计算模型参数得 $b=1.274\,281$，$a=11.277\,937$，$k=15\,603\,265.25$，由此，可构建 2001—2018 年我国生育报销支出情况的修正指数曲线预测模型为 $\hat{y}_t=-8.722\,606\,316+11.277\,937\times 1.274\,281^t$

使用该模型来预测 2022 年我国生育报销支出为 2 325.1（亿元）。

（3）生长曲线法（growth curve）：是当时间序列 $\{x_t\}$ 的长期趋势符合生长曲线规律时，通过建立生长曲线模型进行预测的方法。

生长曲线是对事物生长变化全过程的曲线描述。万物的生长都会经历发生、发展、成熟三个连续的阶段，科学技术的发展、和大多数经济现象也不例外。而每一个阶段的发展速度也各不相同。通常，在第一阶段增长得较慢，在发展时期则突然加快，而到了成熟期又趋减慢，其时间序列数据大致呈 S 形曲线，也称 sigmoid 曲线。如图 5-18 所示，因此，不能简单地用指数曲线法或修正指数曲线法进行拟合和预测。

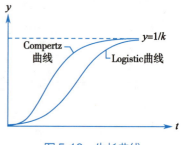

图 5-18 生长曲线

生长曲线预测模型主要有 Logistic 曲线和 Gompertz 曲线。

1）Logistic 曲线：由比利时数学家 Verhulst 于 1838 年开始研究人口增长情况时提出的，他认为理想情况（如没有天敌、免于疾病等）下，地球上的人口呈几何增长；考虑到环境制约，地球上的人口不可能一直按照指数级增长，在经过一段时间的高速增长后会逐渐减缓，人口总量会趋于稳定。1845 年正式命名 Logistic 函数（$x_t=1/k+ab^t$）。1920 年美国人口学家 Pearl 和 Reed 研究本国人口增长时，也提出了这个模型，因此，Logistic 曲线也称 Pearl 曲线。

当 $k>0$，$a>0$，$0<b\neq 1$，$t\to +\infty$ 时，$x_t\to 1/k$；$t\to -\infty$ 时，$x_t\to 0$。说明 Logistic 曲线的两端都有渐近线，其上渐近线为 $Y=1/k$，下渐近线为 $Y=0$。

Logistic 曲线的预测模型为

$$\hat{y}_t=\frac{1}{k+ab^t}, k>0, a>0, 0<b\neq 1 \tag{式 5-41}$$

其中，$\hat{y}_t$ 为第 t 期的预测值；t 表示时间；k，a，b 为模型参数，$1/k$ 为 y_t 的极限值，也称饱和值，a 为常数，b 为增长率。

参数估计可通过线性变换，利用最小二乘法求解；或者对 Logistic 函数做如下变换 $Y_t=1/x_t=k+ab^t$，得到修正指数曲线，然后利用三和值法估计参数得

$$\begin{cases} a=(s_2-s_1)\dfrac{b-1}{b(b^n-1)^2} \\[2mm] b=\left(\dfrac{s_3-s_2}{s_2-s_1}\right)^{\frac{1}{n}} \\[2mm] k=\dfrac{1}{n}\left(s_1-\dfrac{ab(b^n-1)}{b-1}\right)=\dfrac{1}{n}\cdot\dfrac{s_1\cdot s_3-s_2^2}{s_1+s_3-2s_2} \end{cases} \tag{式 5-42}$$

$$其中，\begin{cases} s_1=\displaystyle\sum_{t=1}^{n}Y_t=\sum_{t=1}^{n}\dfrac{1}{x_t} \\[2mm] s_2=\displaystyle\sum_{t=n+1}^{2n}Y_t=\sum_{t=n+1}^{2n}\dfrac{1}{x_t} \\[2mm] s_3=\displaystyle\sum_{t=2n+1}^{3n}Y_t=\sum_{t=2n+1}^{3n}\dfrac{1}{x_t} \end{cases} \tag{式 5-43}$$

Logistic 曲线是最简单的饱和增长模型,检验时间序列 $\{x_t\}$ 是否能使用 Logistic 曲线进行拟合和预测分析,首先观测其长期趋势是否呈现出对称的 S 形曲线,即起初阶段大致呈指数增长,然后随着开始饱和增加变慢,最后达到稳定停止增加;或通过计算序列观测值倒数的一阶差的一阶比率是否近似为常数($\dfrac{\Delta Y_t}{\Delta Y_{t-1}} = \dfrac{1/x_t - 1/x_{t-1}}{1/x_{t-1} - 1/x_{t-2}} \approx b$),若是,则可使用。Logistic 曲线广泛应用于科技发展、经济现象和医学研究等方面的预测。

2）Gompertz 曲线:由英国统计学家和数学家 Gompertz 于 1825 年提出的用于模拟生长过程的曲线,并命名为 Gompertz 曲线($x_t = ka^{b^t}$)。

Gompertz 曲线的预测模型为

$$\hat{y}_t = ka^{b^t}, k > 0, 0 < a \neq 1, 0 < b \neq 1 \tag{式 5-44}$$

其中, $\hat{y}_t$ 为第 t 期的预测值; t 表示时间; k 、 a 、 b 为模型参数, k 为 y_t 的极限值, a 为斜率, b 为增长率。

参数估计方法类似于 Logistic 曲线模型。可通过线性变换,利用最小二乘法求解;或者对 Gompertz 曲线函数两边取对数,得 $\lg x_t = \lg k + b^t \lg a$,令 $Y_t = \lg x_t$, $K = \lg k$, $A = \lg a$, $B = b$,则有 $Y_t = K + AB^t$,也为修正指数曲线,然后利用三和值法估计参数得

$$\begin{cases} A = (s_2 - s_1) \dfrac{B-1}{B(B^n-1)^2} \\[2mm] B = \left(\dfrac{s_3 - s_2}{s_2 - s_1} \right)^{\frac{1}{n}} \\[2mm] k = \dfrac{1}{n} \left(s_1 - \dfrac{AB(B^n-1)}{B-1} \right) = \dfrac{1}{n} \cdot \dfrac{s_1 \cdot s_3 - s_2^2}{s_1 + s_3 - 2s_2} \end{cases} \tag{式 5-45}$$

$$其中,\begin{cases} s_1 = \displaystyle\sum_{t=1}^{n} Y_t = \sum_{t=1}^{n} \lg x_t \\[2mm] s_2 = \displaystyle\sum_{t=n+1}^{2n} Y_t = \sum_{t=n+1}^{2n} \lg x_t \\[2mm] s_3 = \displaystyle\sum_{t=2n+1}^{3n} Y_t = \sum_{t=2n+1}^{3n} \lg x_t \end{cases} \tag{式 5-46}$$

Gompertz 曲线初期增长缓慢,随后逐渐加快,当达到一定程度后增长率又逐渐下降,接近一条水平线。检验时间序列 $\{x_t\}$ 是否能使用 Gompertz 曲线进行拟合和预测分析,首先观测其长期趋势是否呈现出非对称的 S 形曲线,或计算序列观测值对数的一阶差的一阶比率是否近似为常数($\dfrac{\Delta Y_t}{\Delta Y_{t-1}} = \dfrac{\lg x_t - \lg x_{t-1}}{\lg x_{t-1} - \lg x_{t-2}} \approx b$),若是,则可使用。Gompertz 曲线预测法多用于分析人口变动趋势及生物学研究等方面。

【例题 5-10】 1950—2020 年我国总人口数情况(表 5-9),请采用 Logistic 曲线对其时序数据进行拟合,构建预测模型,试预测 2030 年末我国的总人口数。

首先,绘制该时间序列的散点图(图 5-19)。

现在,尝试使用 Logistic 曲线对该时间序列进行拟合。该时间序列有 71 个数据样本,即 $N = 71$,并非 3 的倍数,故采用舍去远期数据 x_{1950} 、 x_{1951} 对 1952—2020 年我国人口变化趋势进行拟合。

表5-9　1950—2020年我国总人口数据表

年份	年末总人口/万人	年份	年末总人口/万人	年份	年末总人口/万人	年份	年末总人口/万人
1950	55 196	1968	78 534	1986	107 507	2004	129 988
1951	56 300	1969	80 671	1987	109 300	2005	130 756
1952	57 482	1970	82 992	1988	111 026	2006	131 448
1953	58 796	1971	85 229	1989	112 704	2007	132 129
1954	60 266	1972	87 177	1990	114 333	2008	132 802
1955	61 465	1973	89 211	1991	115 823	2009	133 450
1956	62 828	1974	90 859	1992	117 171	2010	134 091
1957	64 653	1975	92 420	1993	118 517	2011	134 916
1958	65 994	1976	93 717	1994	119 850	2012	135 922
1959	67 207	1977	94 974	1995	121 121	2013	136 726
1960	66 207	1978	96 259	1996	122 389	2014	137 646
1961	65 859	1979	97 542	1997	123 626	2015	138 326
1962	67 296	1980	98 705	1998	124 761	2016	139 232
1963	69 172	1981	100 072	1999	125 786	2017	140 011
1964	70 499	1982	101 654	2000	126 743	2018	140 541
1965	72 538	1983	103 008	2001	127 627	2019	141 008
1966	74 542	1984	104 357	2002	128 453	2020	141 178
1967	76 368	1985	105 851	2003	129 227		

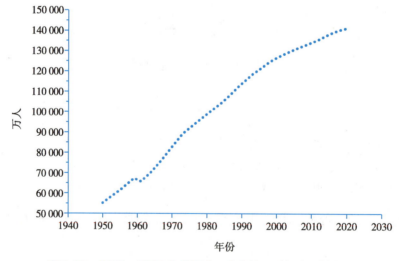

图5-19　1950—2020年我国人口变化情况时间序列散点图

然后，将1952—2020年末人口时序数据三等分，$n=23$，根据（式5-43）分别求出$s_1=0.000\,325$，$s_2=0.000\,215$，$s_3=0.000\,17$，代入（式5-42）计算模型参数得$b=0.959\,318$，$a=0.000\,012$，$k=0.000\,006$，由此，可构建1952—2020年我国人口变化趋势的Logistic曲线预测模型为

$$\hat{y}_t = \frac{1}{0.000\,006 + 0.000\,012 \times 0.959\,318^t}$$

其拟合效果如图5-20所示：

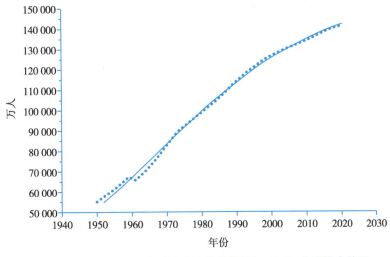

图 5-20　1952—2020 年我国人口变化趋势 Logistic 曲线拟合效果

使用该模型来预测 2030 年末我国人口数，$t = 2\,030 - 1\,952 + 1 = 79$，其预测值为 $y_{2030} \approx 146\,937.4$（万人）。

【**例题 5-11**】　请采用 Gompertz 曲线对 1950—2020 年我国总人口数情况时序数据进行拟合，构建预测模型，试预测 2030 年末我国的总人口数。

首先，将 1952—2020 年末人口时序数据三等分，$n = 23$，根据式 5-46 分别求出 $s_1 = 0.000\,325$，$s_2 = 0.000\,215$，$s_3 = 0.000\,17$，代入式 5-45 计算模型参数得 $B = 0.972\,717$，$A = -0.518\,254$，$K = 5.231\,428$，则，$k = 170\,383.5$，$a = 0.303\,212$，$b = 0.972\,717$，由此，可构建 1952—2020 年我国人口变化趋势的 Gompertz 曲线预测模型为

$$\hat{y}_t = 170\,383.5 \times 0.303\,212^{\,0.972\,717^{t}}$$

其拟合效果如图 5-21 所示：

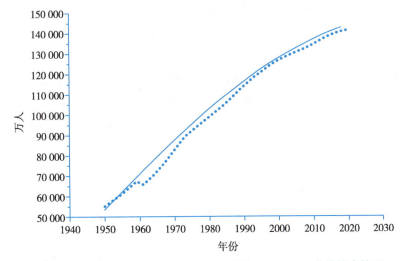

图 5-21　1952—2020 年我国人口变化趋势 Gompertz 曲线拟合效果

使用 Gompertz 曲线预测模型来预测 2030 年末我国人口数，其预测值 $y_{2030} \approx 148\,988.8$（万人）。

显然，对于 1952—2020 年我国人口变化趋势，采用 Logistic 曲线模型比 Gompertz 曲线模型的拟合效果要好，但是，也只反映了对历史数据点的拟合效果，因此，在实际应用中，还需要进一步全面考虑研究对象在其发展过程中所受到的复杂的变动因素的影响和作用。

（4）趋势线的选择：在解决实际问题时，一般可通过以下方式来选择趋势模型进行拟合和预测：

①图形法：根据时间序列的散点图曲线的形态来选择趋势模型；②差分法：根据时间序列数据的差分规律来选择趋势模型，见表5-10。③通过比较预测误差的大小来选择趋势线。

表5-10　趋势线的选择

趋势模型	适用条件	说明
一次曲线（直线）	$\Delta y_t = y_t - y_{t-1} \approx b$	一阶差分近似为常数
二次曲线	$\Delta^2 y_t = \Delta y_{t+1} - \Delta y_t \approx 2c$	二阶差分近似为常数
三次曲线法	$\Delta^3 y_t = \Delta^2 y_{t+1} - \Delta^2 y_t \approx 3d$	三阶差分近似为常数
指数曲线	$y_t / y_{t-1} \approx e^b$	一阶比率近似为常数
修正指数曲线	$\Delta y_t / \Delta y_{t-1} = y_t - y_{t-1} / y_{t-1} - y_{t-2} \approx b$	一阶差分的一阶比率似为常数
Logistic 曲线	$\dfrac{\Delta Y_t}{\Delta Y_{t-1}} = \dfrac{1/x_t - 1/x_{t-1}}{1/x_{t-1} - 1/x_{t-2}} \approx b$	倒数的一阶差的一阶比率近似为常数
Gompertz 曲线	$\dfrac{\Delta Y_t}{\Delta Y_{t-1}} = \dfrac{\lg x_t - \lg x_{t-1}}{\lg x_{t-1} - \lg x_{t-2}} \approx b$	对数一阶差分的一阶差比率近似为常数

当有几种趋势线可供选择时，应选择预测误差最小的趋势线来拟合时间序列数据，并建立预测模型，进行预测。

第二节　文献增长规律及其应用

一、文献增长的内涵

文献（literature）是用文字、图形、符号、声像等技术记录人类知识的载体，反映着不同时代的科技发展水平。

在文献计量学中，通常把文献所含信息的汇流称为文献信息流，简称文献流。文献流具有静态和动态两大特性，其静态特性是指文献的空间分布性质，如集中 - 离散分布、作者分布、词汇在文献中分布、引文分布、关键词分布、主题相关分布等；动态特性是指文献随时间的延续而增长（growth）和老化（aging）的性质，文献在增长的过程中不断老化，在老化的过程中又不断增长，增长是主要趋势。

文献增长（growth of literature）是指随着科学技术、人文教育的发展，记载其内容的文献数量随时间不断增加的宏观社会现象。用 y 表示新出版的文献数量，t 表示时间，则文献增长可以用函数 $y=F(t)$ 来描述。

苏联著名的情报学家米哈依洛夫指出，"当前，已发表文章的增长、老化和离散规律，理所当然地被视为标志科学文献发展的最根本规律。"

文献增长与人类科研活动有着密切的关系，最主要的原因是科学技术的发展。二战后，科学技术迅猛发展，从"小科学时代"进入了"大科学时代"又发展到目前"超大科学时代"，经历了深刻的变革；在现代科学发展时期，对文献增长的基本估计有：科学文献大约以 6%～8% 的年率递增；每 10 年左右科学文献的数量就要翻一番；近 20 年来发表的文献比历史上 2000 年文献总和还要多。如美国的《化学文摘》（*Chemical Abstracts*，*CA*）连续发表 100 万篇的文摘所用的年数不断在缩短：

第一个 100 万篇用时 32 年（1907—1938 年）；

第二个 100 万篇用时 18 年；

第三个 100 万篇用时 8 年；

第四个 100 万篇用时 4.75 年；

第五个 100 万篇用时 3.3 年……

现在，100 万篇仅需 2 年左右。

目前，我国出版的期刊过万种，新版图书出版量过 20 万种 / 年。2010 年至 2020 年（截至 2020 年 10 月）中国科技人员共发表国际论文 301.91 万篇，排在世界第 2 位，数量比 2019 年统计时增加了 15.8%。科学文献自产生以来，就在不断地增长，尤其是近代以来，其惊人的增长速度，更令人叹为观止。面对文献数量的激增、信息的爆炸，其基本规律是什么？值得思考和研究。

二、文献增长的度量指标与方法

在文献定量研究中，首先要明确文献数量的度量指标和方法。

（一）文献的度量指标

文献计量的常用指标有绝对值指标和相对值指标。

1. **绝对值指标**　表示文献数量的多少，如图书数量、期刊数量、论文数量等。

2. **相对值指标**　表示不同部分文献的数量比例，如某一部分文献占全部文献的比率、各类型文献的比例、各语种文献的比例等。

针对上述文献度量指标，又有累积数与非累积数之分。

3. **非累积量**　每年新出版的文献数量。非累积量能直观地反映出每年新文献的变化趋势，但易受到各种复杂的社会、自然因素的影响，导致其结果呈现出不规则波动的曲线，难以用某种函数来描述其发展规律。因而在文献的定量研究中应用较少。

4. **累积量**　每年所出版的文献数量累积达到的总量，包括之前各年出版的文献数量。这种通过逐年相加得到每一年的文献累积量的计算结果往往是增加的，较有可能用某种函数来描述其发展规律。因此，在文献定量研究中一般都采用文献累积量进行分析，尤其是在研究某一特定科学领域在一定时间范围内的增长规律。

（二）衡量文献增长的方法

在研究文献增长规律时，常采用累积量方法来研究某一科学领域在一定时间范围内文献增长的长期趋势，从而反映这一科学领域的技术进步和科研活动情况。但也不排除使用非累积量方法来研究某一科学领域的文献增长存在一定的循环波动或不规则变动，从而反映该领域所受到的循环变动因素或随机因素，进一步应用于该领域的情报分析研究工作中。

三、文献增长规律

文献数量的增长有其内在的规律，不同学科、同一学科的不同分支、或各学科在不同时期内，文献增长并非都符合同一模式。但文献增长的过程通常有 4 个阶段：缓慢增长阶段、指数增长阶段、线性增长阶段和缓慢增长阶段。因此，通过对文献增长问题的研究，可以揭示文献系统的动态规律，为馆藏建设、情报服务等管理决策提供定量依据；又能确定文献数量与科学增长指标间的定量关系，判断和预测科学知识的增长情况，并进而探索整个科学的发展规律。

（一）科学知识量的增长

文献数量的增长及其规律与科学知识量的增长及其规律密切相关。文献是科学知识的载体，是科学知识内容的客观记录；科学知识则需要以文献的形式来记录、存储和传播。而科学技术的迅速发展会引起科学知识量的加速增加，科学知识的增长是科学文献增长的直接原因。从另一角度看，科学文献的数量增长情况直接反映科学知识增长的变化，所以科学文献的数量是衡量科学知识量的重要尺度之一。科学知识增长和科学文献信息增长具有同步性，其增长规律也具有很大的相似性。因此，首先介绍科学知识量的增长规律，这对研究文献增长规律是非常有必要的。

恩格斯指出，"科学的发展同前一代人遗留下的知识量成比例"。布鲁克斯认为，知识增长并非单纯叠加,而是知识结构的某种调整。现代科学史也表明,科学领域的许多指标都是按照指数规律增长的。或者说,各种科学指标的增长速度都是与已有的指标值成正比的。其数学表达为

$$W = ae^{bt} \qquad \text{(式 5-47)}$$

其中 W 为科学指标,a,b 为任意常量,t 为时间,e 为自然对数的底。

式 5-47 称为科学知识的指数增长率,也有人称其为科学发展的加速规律。科学知识的指数增长规律是 20 世纪 40 年代文献计量学和科学学研究中的一项重大发现。

(二)文献增长规律的产生和发展

1944 年美国韦斯莱大学(Wesleyan University)图书馆学家赖德(Fremont Ryder)通过调查统计研究发现美国主要大学图书馆的藏书量平均每 16 年增加 1 倍。之后,世界著名的美国科学学家和情报学家德里克·普赖斯(Derek de Solla Price)把赖德的这一发现推广应用到科学知识的全部领域,并对文献增长规律进行了系列研究。他统计了其他几种历史悠久的期刊的增长情况,证实指数曲线的出现并非偶然。1959 年,普赖斯在耶鲁大学作了"科学指数增长"等问题的系列讲座。于 1961 年和 1963 年出版了《巴比伦以来的科学》(*Science Since Babylon*)和《小科学,大科学》(*Little Science, Big Science*),论述了科学文献和科研人员的指数增长定律和逻辑增长定律,认为指数型规律终将成为逻辑型。之后又有学者提出线性模型、分级滑动指数模型、超越函数模型和舍 - 布增长模型。在众多关于文献增长的研究成果中,影响力最大的是普赖斯指数增长模型。

(三)文献指数增长规律

普赖斯在《巴比伦以来的科学》中指出,从 1750 年起科学期刊杂志的数量大概每 50 年增长 10 倍。1750 年为 10 种,1800 年为 100 种,1850 年为 1 000 种,1900 年为 10 000 种,1995 年,已经达到 45 万余种。如果以时间为横轴,以科学文献的累积量为纵轴,在坐标系里把不同年代的科学文献累积量绘制出来,得到其散点图,然后将这些点用光滑的曲线连接起来,如图 5-22 所示。这就是著名的普赖斯指数增长曲线。

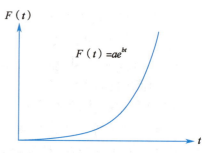

图 5-22 普赖斯指数增长曲线

普赖斯发现科学文献的增长规律是文献累积量与时间成指数函数关系,即每年文献的累积总量随时间的推移呈指数规律增长。

1. 指数增长的数学模型

$$F(t) = ae^{bt} \qquad a>0, b>0 \qquad \text{(式 5-48)}$$

其中,$F(t)$ 为 t 年的文献量;t 为时间,以年为单位;a 为统计的初始年($t=0$)的文献量;b 为文献量的持续增长率,即某一年文献较上一年的累积增长量与上一年的累积文献量的比值;e 为自然对数的底。

例如,在某一科学研究领域中,初始时刻文献量 $a=F_0$,持续增长率 $b \approx 10\%$,则 10 年后该领域的文献量将是 $F(10) = ae^{bt} = F_0 e^{0.1 \times 10} = 2.718\,281 F_0$;100 年后的文献量将达到:$F(100) = ae^{bt} = F_0 e^{0.1 \times 100} = 22\,026.465\,795 F_0$

通常把文献数量增加一倍所需的时间作为评价文献增长速度的定量指标,也称为文献倍增期。假设该领域在 t_1、t_2 的文献量为 $F(t_1)$、$F(t_2)$,且 $F(t_2)=2F(t_1)$,则该领域文献的倍增期 $\Delta T = t_2 - t_1$:

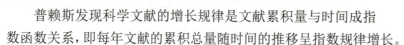

$$
\begin{aligned}
& F(t_2) = 2F(t_1) \\
& \Rightarrow ae^{bt_2} = 2ae^{bt_1} \\
& \Rightarrow e^{bt_2} = 2e^{bt_1} \\
& \Rightarrow bt_2 = \ln 2 + bt_1 \\
& \Rightarrow \Delta T = t_2 - t_1 = \frac{\ln 2}{b}
\end{aligned}
\qquad \text{(式 5-49)}
$$

可见文献的倍增期与时间 t 并没有关系,而与文献的持续增长率 b 有关。不同学科的文献增长速度是不同,诸如能源、环境科学等新兴学科,每 2~3 年就翻一番;化学化工文献约 8~9 年才翻一番。

普赖斯指数增长模型(式 5-48)进一步证实了科学文献的增长与科学知识的增长具有同步性。

2. 指数增长模型分析　文献的指数增长模型是一个理想模型,没有考虑到现实中的许多复杂因素对文献增长的限制。因此,要客观地、辩证地认识评价普赖斯指数增长模型。

(1) 指数增长模型的正确性分析:普赖斯综合分析研究了《化学文摘》《生物学文摘》《科学文摘》《物理学文摘》和其他 30 种文摘的增长情况,都发现了同样的增长趋势。大量的研究也表明,科学文献的指数增长模型能够正确反映文献的实际增长情况。

从数学角度来分析普赖斯指数增长模型,函数(式 5-48)在区间 $(0, \infty)$ 上有导数。如果对其求一阶导数,得到曲线增长率为:

$$\frac{\mathrm{d}F(t)}{\mathrm{d}t} = ab\mathrm{e}^{bt} = bF(t) \qquad \text{(式 5-50)}$$

其相对增长率为:

$$\frac{\mathrm{d}F(t)}{\mathrm{d}t} \bigg/ F(t) = b$$

因 $a > 0$, $b > 0$, 则 $\mathrm{d}F(t)/\mathrm{d}t > 0$, $(0, \infty)$ 　　　(式 5-51)

数学意义:普赖斯指数增长函数在区间 $(0, \infty)$ 上是一个单调递增函数,如果不考虑受到随机因素的影响或作用而导致期刊杂志停刊或休刊等情况,这正是科学文献量随着时间的增长而增长的数学表达。

(2) 指数增长模型的局限性分析:文献指数增长规律的局限性主要表现在两个方面:①科学文献并不总是按指数函数关系增长,因为普赖斯指数增长模型与所研究的文献所属学科和统计的初始时间有关。如果在特定的年度开始统计分析累积量曲线,那么在此之前每一年的累积量就被忽略了,从而导致初始时间越晚,文献增长率的估计通常就越大于实际的增长率。所以,并不是所有的学科在任何时期内的文献都是按指数增长规律增加的。②指数增长规律不能很好地预测文献未来增长趋势。可以通过普赖斯指数曲线得出科学文献每年的绝对增长量随时间的变化不断增长的规律。

$$\Delta F(t) = ab\mathrm{e}^{b(t+1)} - ab\mathrm{e}^{bt} = a(\mathrm{e}^b - 1)\mathrm{e}^{bt} \qquad \text{(式 5-52)}$$

当 $t \to \infty$ 时, $\Delta F(t) \to \infty$。即随着时间不断地推移,文献的增量会趋向无穷大。这显然是不现实的。如果利用普赖斯曲线来预测未来某个时期科学文献的总量且预测期在 10 年以上,那么得到的结果肯定是不符合实际的。因此,不能用指数增长规律预测未来科学文献的增长趋势。

科学文献的增长是一种非常复杂的社会现象和过程。普赖斯曲线模型存在局限性的根本原因是没有考虑到现实中许多复杂因素对文献增长的影响和限制。当然,任何科学定律都是在一定条件下成立。鉴于文献指数增长规律的局限性,必须对普赖斯曲线模型进行修正和完善。

【**例题 5-12**】　以 1945—2020 年糖尿病治疗相关文献累积量时间序列为例,了解文献指数增长规律的具体应用。

1. 利用 PubMed 数据库进行文献检索,检索策略和结果如表 5-11 所示。

表 5-11　糖尿病治疗相关论文检索策略

字段	内容
检索主题	糖尿病治疗
检索式	("Diabetes Mellitus/therapy"[Mesh])
数据库	PubMed 数据库
限定年份	1945—2020 年
检索时间	2021.8.1
检索结果	186,508 条

2. 收集整理 1945—2020 年间发表的 186 508 篇文献（表 5-12）。

表 5-12　1945—2020 年糖尿病治疗相关文献数量

年份	文献量/篇	文献累积量/篇	年份	文献量/篇	文献累积量/篇
1945	8	8	1983	1 269	15 405
1946	37	45	1984	1 258	16 663
1947	46	91	1985	1 238	17 901
1948	46	137	1986	1 302	19 203
1949	41	178	1987	1 420	20 623
1950	18	196	1988	1 460	22 083
1951	107	303	1989	1 546	23 629
1952	104	407	1990	1 714	25 343
1953	127	534	1991	1 663	27 006
1954	127	661	1992	1 788	28 794
1955	100	761	1993	1 821	30 615
1956	264	1 025	1994	1 957	32 572
1957	209	1 234	1995	1 929	34 501
1958	63	1 297	1996	1 986	36 487
1959	58	1 355	1997	2 379	38 866
1960	56	1 411	1998	2 463	41 329
1961	57	1 468	1999	2 606	43 935
1962	41	1 509	2000	2 815	46 750
1963	3	1 512	2001	3 046	49 796
1964	16	1 528	2002	3 691	53 487
1965	181	1 709	2003	3 857	57 344
1966	318	2 027	2004	4 502	61 846
1967	411	2 438	2005	4 888	66 734
1968	520	2 958	2006	5 102	71 836
1969	541	3 499	2007	5 575	77 411
1970	569	4 068	2008	5 944	83 355
1971	722	4 790	2009	6 428	89 783
1972	674	5 464	2010	7 020	96 803
1973	598	6 062	2011	7 433	104 236
1974	729	6 791	2012	8 122	112 358
1975	646	7 437	2013	8 647	121 005
1976	769	8 206	2014	9 137	130 142
1977	852	9 058	2015	8 982	139 124
1978	861	9 919	2016	9 461	148 585
1979	1 074	10 993	2017	9 180	157 765
1980	1 005	11 998	2018	9 227	166 992
1981	981	12 979	2019	9 381	176 373
1982	1 157	14 136	2020	10 135	186 508

3. 绘制该时间序列散点图，发现 1981—2020 年糖尿病相关文献发表情况有明显的趋势变动，即上升趋势，且总体呈现出一条指数曲线（图 5-23）。

4. 使用指数曲线拟合法对 1981—2020 年糖尿病相关文献累积量时间序列进行拟合。

首先，对式 5-48 两边取自然对数得 $\ln F(t) = \ln a + b \cdot t$，然后令 $\hat{F}(t) = \ln F(t)$，$A = \ln a$，$B = b$，

则有 $\hat{F}(t) = A + B \cdot t$，将时间的原点取在 1981 年，利用最小二乘法估计模型参数 $A = 9.500\ 915$，$B = 0.067\ 982$，则 $a = 13\ 371.950\ 531$，$b = 0.067\ 982$，相关计算过程可参考例 5-6。

最后，建立 1981—2020 年糖尿病相关文献的普赖斯指数曲线增长模型 $F(t) = 13\ 371.950\ 531 \times e^{0.067\ 982(t-1\ 981)}$，其拟合效果如图 5-23 所示。

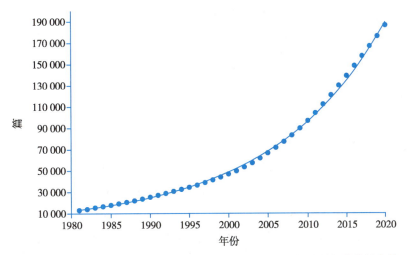

图 5-23　1981—2020 年糖尿病相关文献累积量时序图及指数增长曲线拟合效果

（四）文献逻辑增长规律

在文献指数增长规律研究的基础上，为了进一步寻求更加完善的文献增长模型，不少国内外学者曾做了多方面的努力探索，并提出了一些理论和数学模型，其中首推文献逻辑增长模型（logistic growth model）。

普赖斯在《小科学，大科学》中认为指数型规律终将成为逻辑型。苏联科学学家弗·纳里莫夫（Vasily V.Nalimo）在研究科学文献增长规律时，发现文献的增长是分阶段的。他和格·弗莱杜茨进行了大量的研究后认为，科学文献开始是一个急剧增长的过程，随后增长速度缓减。同时，考虑了诸如物质、经济和智力等方面的因素对文献增长速度的影响，提出了著名的科学文献按逻辑曲线增长的理论和模型（图 5-24）。

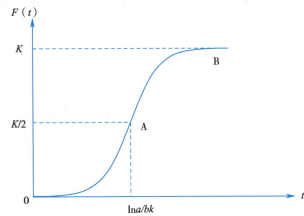

图 5-24　逻辑增长曲线

1. 逻辑增长的数学模型

$$F(t) = \frac{k}{1 + a\mathrm{e}^{-kbt}},\ b > 0 \qquad\qquad （式 5-53）$$

式中：$F(t)$ 为 t 年的文献量；k 为文献量的最大值，即当 $t \to \infty$ 时，文献的累积量；a, b 为参数，可采用三和值法确定。

当 $t \to -\infty$ 时，$F(t) \to 0$；$t = 0$ 时，$F(t) = k/(1+a)$；$t \to \infty$ 时，$F(t) \to k$。

显然，$F(t)$ 是单调递增函数，其值域为 $(0, k)$。

求（式 5-53）对时间 t 的二阶导数，并令其为 0，可求得曲线的拐点坐标 $(\ln a/kb, k/2)$。因此，该曲线是关于拐点对称的逻辑增长曲线。

其相对增长率为：

$$\frac{\mathrm{d}F(t)}{\mathrm{d}t}\bigg/ F(t) = b[k - F(t)] \qquad\qquad （式 5-54）$$

是关于 $F(t)$ 的线性函数，当 $F(t)<<k$ 时，其相对增长率近似为 kb。可见，在文献增长初期，是符合指数增长规律。但随着时间的变化，其增长速度不一定是保持不变的，当 $t<\ln a/kb$ 时，文献急剧增长，其增长率是渐增的，如图 5-24 中 OA 段；当 $t>\ln a/kb$ 时，文献增长缓慢，其增长率是渐减的，最终将趋近于一个极限值，即 $F(t)\rightarrow k$，如图 5-24 中 AB 段。

因此，在文献增长过程的初始阶段，逻辑曲线接近于指数曲线；当过了拐点之后，逻辑曲线不会继续按指数型增长，而是开始缓慢增长，并趋近于极限值 k。

2. 逻辑增长模型分析

（1）逻辑增长模型的正确性分析：研究表明，文献逻辑增长模型揭示了科学随时间的延续而发展的过程，即从缓慢发展、加速发展、减速发展到最后饱和发展，具有正确性。显然，科学文献的增长过程与科学发展的过程是相辅相成的。一般而言，对不同的学科领域，其逻辑曲线增长模型中的参数（a，b 和 k）也是不相同的。当某一学科处于诞生和发展期，其文献的增长是呈指数规律的；随着该学科研究的不断深入，文献的增长速度会减缓，增长率变小，曲线变得平缓，进入相对稳定的成熟期。如果对该学科文献的增长情况做全面的统计分析，并绘制出相应的逻辑增长曲线，那么对评价该学科的发展过程、目前所处的阶段、预测未来的发展趋势、估计不同时期文献的寿命以及图书馆与情报机构相关工作决策有一定的现实指导作用。因此，科学文献逻辑增长模型具有情报学和科学学的理论价值，又有实际应用的指导意义。

（2）逻辑增长模型的局限性分析：科学文献按逻辑曲线增长的理论相对于普赖斯指数曲线增长的理论无疑是一个巨大的进步，但其本身也存在局限性，主要表现在两个方面：①按照逻辑曲线增长模型的理论来推理，当 $t\rightarrow\infty$ 时，$F(t)\rightarrow k$；也就是说随着时间的延续，学科发展到成熟阶段，其科学文献呈现出非常缓慢的增长趋势，即文献增长率趋近于 0，那么该领域的文献量在未来的某个时间将达到一个极限值 k，而不再有新文献产生。显然，这是不符合实际情况的。因此，采用逻辑曲线进行文献增长情况的预测是不准确的。②逻辑曲线增长模型也是科学家们在了大量的文献统计研究基础上得出的结论，并不是对普赖斯曲线从数学模型上的修正。虽然克服了指数增长模型的"发散性"缺陷，但也存在"有界"的局限性。

不论是文献指数增长规律还是逻辑曲线增长规律都是建立在文献统计研究基础上的。因此，在研究科学文献增长规律时，不能一概而论，采用某种固定的模型进行分析，这往往是错误的。事实上，不同学科、同一学科的不同分支、或各学科在不同时期内，由于受到多方面因素的影响和制约，其文献增长的趋势也大不相同，有的呈现出指数曲线，有的接近于逻辑曲线，有的则是线性增长。这意味着文献增长规律的研究还有待进一步的完善和修正，还必须全面考虑政治、经济、文化、教育等诸多方面因素的影响。

【例题 5-13】 以 1945—1965 年糖尿病治疗相关文献累积量时间序列为例，了解文献逻辑增长规律的具体应用。

1. 绘制该时间序列散点图，有明显的趋势变动，且总体呈现出一条逻辑曲线（图 5-25）。

2. 尝试使用逻辑曲线对 1945—1965 年糖尿病治疗相关文献量的时间序列进行拟合。

该时间序列有 21 个数据样本，即 $N=21$，为 3 的倍数，将 1945—1965 年糖尿病治疗相关文献量时序数据三等分，$n=7$，根据式 5-43 分别求出 $s_1=0.179\ 531$，$s_2=0.009\ 714$，$s_3=0.004\ 692$，代入式 5-42 计算模型参数得 $b=0.117\ 870$，$a=0.604\ 723$，$k=0.000\ 648$，对应逻辑曲线模型式 5-53 参数为：$b=0.000\ 326\ 12$，$a=181.795\ 728$，$k=1\ 542.347\ 446\ 69$ 由此，可构建 1945—1965 年糖尿病治疗相关文献量变化趋势的逻辑曲线预测模型为

$$F(t) = \frac{1\,542.347\,446\,69}{1+181.795\,728\,4 \times 2.718\,282^{-0.502\,985\,07\,(t-1944)}}$$

其拟合效果如图 5-25 所示：

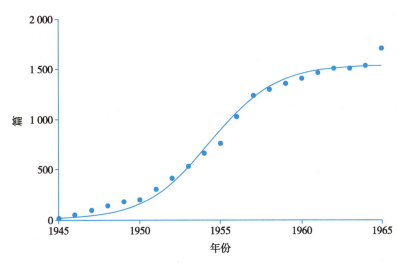

图 5-25　1945—1965 年糖尿病治疗相关文献累积量时序图及逻辑曲线拟合效果

四、文献增长机制的分析

（一）文献增长的因素

文献增长的规律是由科学技术发展的客观过程决定的，但是也受到很多因素的影响，主要有以下两个方面：

1. 科学发展规律对文献增长规律的影响　科学文献数量的变化是科学技术自身发展的重要标志，科学技术发展的固有规律决定了每个阶段的文献增长量。在科学技术发展的初期，文献是以直线型规律增长；在发展期，文献是以指数规律增长；到成熟期，文献增长由指数曲线转化为逻辑曲线模式，趋于稳定；直至发生科学革命，或将产生新的学科，随即又进入一个新的增长阶段，这的确是一个复杂的过程。梅纳德（H·Menard）的研究也表明，一门学科的文献增长率随时间而变化，并将其分为三个阶段：①稳定界，直线型增长，学科处于诞生时期；②增长界，以较快的指数型速率增长，学科处于发展时期；③循环界，稳定和增长交替发生，学科处于成熟时期。因此，文献增长的规律是由科学技术发展的规律决定的，只是不同学科或专业领域的文学增长的过程和速度不同而已。

2. 社会环境条件对文献增长规律的影响　某学科发展所处的社会环境，包括时代的需求、政治、经济、文化、教育等环境条件，这些条件对文献增长规律的影响是非常显著的。社会需求是科技发展的第一动力，也是科学研究的最初原因和最终目的。一切科学研究活动的意义就在于满足人们日益增长的各项需求。社会需求也影响着时代的政治、经济、文化、教育等的发展。而诸多社会环境条件又往往决定了科研所投入的财力、人力和物力，进而影响科学某一学科的发展，影响科学研究的进程、成果数量和反映这些成果的文献数量。同时，社会环境条件的影响往往使得科学文献的增长表现出随机过程的特点，其增长率是不断变化的。因此，科学文献不仅按科学自身的发展规律发展变化，还会受到各种社会环境条件的制约。

此外，信息载体、出版技术、计算机技术和现代通信技术等诸多因素也会影响科学文献的增长变化，但更多地表现为一个随机过程。

（二）文献增长的原因

文献增长原因有很多，其最根本的原因是科学技术的快速发展和科技成果的不断涌现。随着科学技术的发展,科学研究领域迅速扩大、学科分支越来越多,科研队伍不断壮大,投入的科研经费也大大增加,势必促使科研一线不断有新发现、新发明、新创造和新成果的涌现,从而导致科学文献增长迅速。具体来说,文献增长的原因主要有以下几个方面:

1.科研人员和经费数量的激增　科学技术发展的基本指标是科技人员、科研经费和科技文献的数量。普赖斯指出,整个科学系统的"指数输入(人力、物力和资金)"是造成科技成果(各类文献)呈"指数输出"的原因。科技人员始终是文献增长的主要原因,因此,增加科研人员的数量和投入的科研经费,科研成果势必增加,文献数量也会相应增加。

2.学科专业的细分、交叉、衍生　现代社会问题的高度复杂化、专业化向科学界提出了精细化研究的要求。学科划分越来越精细,涌现出各种交叉学科,还衍生出新的学科专业,而且学科、专业之间彼此渗透、兼容、重组的趋势还有增无减,这也是现代科学技术发展的必然要求。随之而来的是科学知识的大幅度锐增,科学文献也相应剧增。从而对科技人员的知识储备的深度、广度都提出了新的要求。

3.科学技术的国际化　一项重大的发明或创造都凝聚着更先进的科学技术,会引起全世界的关注,各个国家的相关科技人员都会利用相关文献和资源立即对它进行深入研究,推动其研究成果全球共享,并开展前沿领域的拓展,激发新知识、新技术。因此,使得相关的新文献大量涌现。

4.科研优势集成与联合　科学研究是一项复杂、艰巨的群体劳动。随着科学研究的不断深入,个人与个人、个人与团队、团队与团队,乃至国家与国家之间的科研协作的重要性已被人们所共识。在科学研究过程中,整合科研队伍、优化资源配置,进行科研优势集成与联合协作,是攻克科学难关的需要。同时,还可激发科研群体创新,促进科技进步。

5.科研周期缩短、成果转化速度加快　随着科技人员和投入经费的指数型增长,科学研究的周期大大缩短、成果转化速度加快,如电话是56年,电子管33年,飞机20年,原子弹8年,电视5年,激光1年。科学发展的速度也越来越快,随之产生的文献数量也越来越多。

6.通信、出版技术的改进和情报工作的加强　随着科学技术的发展,通信出版技术越来越先进,各种文献资源数据库、联机服务及网络服务的普遍化更加速了科学信息的相互交流,从而促进科学文献的迅速增长。

五、文献增长规律的应用

(一)在文献管理中的应用

文献增长规律的研究最早是从研究图书馆的管理开始的。一个图书馆或情报机构经费的合理分配、文献资料搜集的策略、馆藏规模的建设策略、文献传递交流的技术以及图书馆或情报机构的自动化、数字化和网络化建设等,都要以科学文献的数量以及未来的增长趋势作为重要的决策依据。由此可见,文献管理是文献增长规律广泛应用的重要方面和专业领域之一。

(二)在情报研究和决策中的应用

从科学情报学的角度出发,对文献增长规律的研究是科技人员和情报工作者洞察科技发展动态,开展情报分析研究,进行科技预测的可靠手段。从文献计量学角度出发,文献数量的增长也可以反映一个国家或地区某项科技发展的过程和水平,从而为科研课题立项、或制定指南提供定量依据。从科学技术引进的角度出发,文献增长的数量也为其提供可靠的决策依据。

(三)在科研评价中的应用

文献的数量和质量是科学发展的一个重要标志。一个人、一个机构乃至一个国家的科研产出量及其增长率是其科研实力的重要体现,这不仅为人才评价、科技奖励、科研管理措施的制定等提供定量依据,也可以通过文献定量分析评测主体学术水平。

（四）在知识度量和知识管理中的应用

文献是科学知识的客观记录，科学知识需要以文献的形式来记录、保存、传播和利用，文献的数量变化直接反映了科学知识量的变化情况。科学知识增长和文献的增长具有同步性，其增长规律也具有很大的相似性。文献的增长规律可以为科学知识量的增长规律的研究提供重要依据，对科学知识量增长规律的研究有助于进一步加深对文献增长规律的研究，所以科学文献的增长规律在知识计量和知识管理中有着重要和广泛的应用前景。

（五）在科学学和科技史中的应用

对文献增长规律的研究可以揭示科学的发展阶段及其趋势。对一个具体的学科来说，不同的发展阶段其文献的增长可以用不同的曲线来表达；反之，如果能绘制出某学科文献增长的指数曲线或逻辑曲线，则对评价该门学科所处的阶段、预测其未来的发展、估计该学科不同时期的文献寿命，以及做好相应的文献收藏和服务工作，会有一定的现实指导意义。即以科学文献增长的趋势和规律来揭示和预测小到一项具体技术，大到一个学科乃至整个科学的发展规律，是科学史和科学学研究中常用的方法和途径。

第三节　文献老化规律与指标及其应用

一、文献老化的内涵

现代科学技术日新月异，知识更新瞬息万变，新的知识不断产生，旧的知识不断被取代，这是科学发展的客观规律。文献作为记录人类知识的载体，也会变旧、变老，随之发生推陈出新，自然淘汰的现象，这也是科学文献发展的必然规律。

文献老化（literature obsolescence）是指文献随着"年龄"的增长，其内容变得日益陈旧、过时，逐渐失去其使用价值，而被学者使用的频次逐渐减少的现象和过程。科学文献老化既是一种客观的社会现象，又是一个复杂的动态过程。

通常情况，文献出版后都存在着时间长短不一的使用次数增长的阶段，然后才进入文献的老化阶段。因此，文献老化是文献利用过程中的一个特定过程，也是一个循序渐进的动态过程。

文献老化的根本原因是科学知识的不断增长和更新。众所周知，科学的发展实际上是一个"扬弃"的动态过程，即在科学发展增长新知识的同时，舍弃过时的、错误的、被修正的旧知识，是由知识的"叠加"和更新构成的，这也是科学知识新陈代谢过程。由于知识的推陈出新，必然会带来文献的增长和老化。因此，对文献老化的研究实际上是对科学知识增长修正速度的探索。

通过科学文献老化问题的研究，可以揭示文献传播的动态规律，指导文献采购、剔旧、排架等；还能对未来文献的利用情况做出预测，进而对整个文献情报的组织管理具有一定指导意义；还能为科学学及科技史的研究提供定量依据和途径。

二、文献老化的研究及方法

（一）文献老化研究的发展

早在 20 世纪 40 年代就有学者提出了研究科学文献老化的问题。1943 年，戈斯纳尔（Gosnell）在其博士论文《大学图书馆的图书老化》中最早研究文献的老化问题，以求衡量科学文献的老化速度和程度，定量揭示文献老化的规律。文献学家贝尔纳（J•D•Bernal）、巴尔顿（R•E•Burton）和凯普勒（R•W•Kebler），先后提出了文献的半衰期概念。1958 年，贝尔纳描述科技文献使用情况时，借用了放射化学中放射性衰变的术语"半衰期",生动地说明了文献老化问题。1971 年普赖斯提出一个衡量各个知识领域文献老化的新尺度,可用于某一领域的全部文献,也可用于评价某种期刊、某一机构甚至某一作者和某篇文章。

随着科学技术的不断进步、科学知识的不断更新,科学文献的迅速增长,使任何一个文献情报单位都面临着书刊数量激增和存放空间有限的矛盾。实际工作要求文献老化的研究成果有利于妥善解决文献工作中的矛盾,这就促使人们加强文献老化的研究以探明文献发展的特点和规律。正是这种实际的社会需要,有力地推动着科学文献老化规律研究的不断发展。

(二)文献老化研究方法

目前,研究文献老化规律的方法主要有以下几种:

1. 引文分析法 引文分析方法是文献老化研究中应用最广泛的一种较可靠的主要方法。该方法利用数学和统计学方法对所研究的学科领域在一定时间之内的全部文献进行分析,通过统计每篇文章所附的引文发表时间及其被引用时间等数据来研究该领域内文献老化的情况。

目前,文献的老化主要是按文献被利用的频次来衡量,而被引频次是文献被利用的重要指标。引文分析法主要通过引文频次、引文率、年代分布等特征来研究科学文献的老化规律。因此,引文分析方法是目前采用最多,也是最有研究成效的方法,适用于某学科或专业领域文献老化的研究。该方法又分为历时法和共时法。

(1)历时引文分析法:历时引文分析法是对某一确定的文献(集)出版后的每一年被引用情况进行逐年统计分析的方法。显然,这种方法的统计时间跨度较大,统计的数据量也较大,能够反映该文献(集)老化的动态过程和规律。

(2)共时引文分析法:共时引文分析法是对某一确定时间发表的文献所附的被引文献数据进行统计分析的方法。显然,这种方法的统计时间跨度较小,能够反映该确定时间文献老化的时间分布情况。利用期刊引证报告(Journal Citation Report,JCR)对科学文献进行共时分析,是获得共时数据的最有效、最简捷的方法。

2. 文献统计分析 文献统计分析方法也是文献老化研究中常用的一种方法。该方法是从文献管理部门的角度出发,统计出图书馆文献对外流通和利用情况的数据和资料,并进行分析描述其文献的老化规律。

显然,文献统计分析法可以客观地反映图书情报单位所拥有的文献资料的实际被利用情况,适用于文献管理部门对其馆藏文献老化情况的研究,即"局部的老化"研究。同时可为馆内文献报道、文献选购、过刊排架、馆藏剔旧等提供决策支持。

3. 数学方法 数学方法是文献老化研究中比较有效的方法,也是文献计量学的最主要方法。该方法是具体应用数理统计和数学模型的方法来研究和计量文献的老化情况。例如,1980 年澳大利亚弗林德斯大学的学者布朗(P.Brown)根据美国科技信息研究所所长尤金·加菲尔德(E.Garfield)提出的"影响因子",采用泊松分布公式求出了化学期刊文献的半衰期为 9.13 年。其中,经典的数学模型有负指数模型、巴尔顿-凯普勒老化方程和布鲁克斯老化方程等。

4. 综合分析法 综合分析法是全面考察文献老化实际情况的一种方法。该方法利用各种文献被利用的总数据(包含引文数据、流通数据、馆内使用数据、文献归架数据、文献复制数据等),吸取上述方法的长处,全面地研究和分析文献的利用和老化情况。

综合分析法要求对文献的被利用情况进行大规模、多方面的统计。相对来说,较客观、全面,适用于特定专业或学科的文献老化研究。

但事实上,文献被利用不可避免地要受到诸如文献的自身特点(学科、类型和性质等)、社会需求、检索工具、语言障碍、情报环境、用户素养等多种因素的影响。因此,对文献老化问题的研究是没有统一或固定的方法或模式。

三、文献老化的量度指标

为了衡量文献的老化速度和程度,定量地揭示其老化规律,科学家们从不同角度提出了一些量度指标,主要有半衰期、普赖斯指数和剩余有益性。

(一)半衰期

著名科学家贝尔纳(J.D.Bernal)于1958年在《科技情报传递:用户分析》一文中,借用了物理学中放射性物质的衰变术语"半衰期",作为衡量文献老化程度的指标,较生动形象地说明了文献老化问题。

1.文献半衰期的概念　文献半衰期(half life)是一个时间概念,是指某一学科领域现时尚在利用的全部文献中较新的一半是在多长时间内发表的。即针对某一学科领域,确定目前正在使用的文献集,逐篇统计其发表时间,其中较新的一半文献发表的年限就是该文献集的半衰期。

据文献测定化学文献的半衰期是8.1年,这意味着目前使用的所有化学文献中的50%是近8.1年内出版的,另50%的文献出版年限已超过8.1年,属于较旧的文献,其使用价值已经在逐渐衰减。因此,半衰期在一定程度上反映了文献老化的速度和程度。

2.文献半衰期的计算　文献半衰期可根据上述半衰期的定义求得,通常有以下两种方法。

(1)作图法:将文献统计数据制成引文频次分布表,以被引文献的"年龄"为横坐标,以引文累积量或引文百分累积量为纵坐标作图,在图中找出与纵坐标上引文累积量或百分累积量一半处的对应点的横坐标 T,即求得文献半衰期。

(2)定量模型计算法:利用文献统计数据建立文献老化数学模型,再根据定义推导半衰期的计算公式,将相应数据代入求得文献半衰期 T。

3.文献半衰期的适用性　需要指出的是,文献半衰期是指某一学科或专业领域的文献集的"半衰期",而不是某一个文献或一组文献的。此外,文献是否被使用是以文献是否被引用这一标准来衡量。

通常,不同文献的"半衰期"会受学科内容、学科性质、时代的发展、科学技术的进步、人类的需求和社会环境等诸多因素的影响而不同。例如,医学学科的文献半衰期为3年,物理学科为4.6年,化学学科为8.1年,数学学科为10.5年,地理学科为16年。基础理论学科比应用技术学科的文献半衰期要长,传统经典学科比新兴创新学科的文献半衰期要长;图书、专著比期刊论文、科技报告、会议文献的半衰期要长,期刊论文比产品技术资料和档案的半衰期要长。

(二)普赖斯指数

1971年,普赖斯通过分析《科学引文索引》(SCI)的数据,发现某学科领域一年内发表文献的参考文献(被引用文献)中,大约有一半的被引用文献的"年龄"不超过5年。据此,普赖斯提出了另一个衡量文献老化的定量指标,即"普赖斯指数"。

1.普赖斯指数的概念　普赖斯指数是指在某一学科领域内,年限不超过5年的文献引文数量与引文总量之比。其数学表达为

$$P_r = \frac{出版年限不超过5年的被引文献数量}{被引文献总量} \times 100\% \qquad (式5-55)$$

其中, P_r 表示某一学科领域的普赖斯指数。

一般来说,某一学科领域的文献,其普赖斯指数越大,则半衰期就越短,说明该学科领域的文献老化速度就越快。

普赖斯从上述指数概念出发,把5年作为文献信息被利用程度的一个参考标准,将所有被引用的

文献分成两大类："现时有用"的文献和"档案性"文献。把年龄小于5年的参考文献归属于"现时有用"的文献，年龄超过5年的参考文献归属于"档案性"文献。

2. 普赖斯指数的适用性　一般情况，普赖斯指数适用于某一学科领域的全部文献，也适用于某种期刊、某一机构乃至某一位作者或某一篇文章的老化速度和程度的测度。

在统计分析的基础上，普赖斯指出，档案性文献的普赖斯指数的取值范围是：22%（正常增长情况下）～39%（快速增长情况下）；现时有用的文献则为：75%～80%。按学科统计，物理、计算机学科文献的普赖斯指数为50%～70%，社会科学为40%～45%，植物、地理学科为20%，历史、语言学科小于10%。可见，基础理论学科比应用技术学科文献的普赖斯指数要小，传统经典学科比新兴创新学科要小；这说明传统经典学科和基础理论学科被引文献中大多数是档案性文献，例如历史、地理、植物、数学、语言学等学科。因此，科学文献的普赖斯指数不仅与学科内容、学科性质有关，还与期刊的性质有关。

（三）剩余有益性

期刊的有益性是由英国情报学家贝特拉姆•克劳德•布鲁克斯（B.C.Brookes）于1970年提出的一个衡量期刊文献老化的指标。

1. 剩余有益性相关概念　期刊有益性是指一年内某一期刊被用户所引证的文献数。经过若干年后，该期刊还保留的有益性即为期刊的剩余有益性，作为评价期刊老化的指标。

2. 剩余有益性指标的适用性　使用剩余有益性指标度量期刊的老化程度时，需要假定每一种期刊的有益性减少速度是相同的，同时，只针对满足一定类型和内容情报需求的具体期刊才可使用。

上述衡量文献老化的指标都是在统计分析文献引用的基础上提出的，都是对实际情况的一种理想化的概略性的量度，有其不合理的成分。米哈依洛夫等人指出：事实上，同时会有好几个互相制约的因素（某一领域中知识的累积程度、论文总量及其增长速度等）在起作用，无论是"半衰期"还是"普赖斯指数"都不能够较全面地反映描述文献老化规律。因此，人们还需要继续探索更准确地衡量文献老化的量度指标。

四、文献老化的数学模型

研究表明，科学文献的老化规律可以用某些数学模型来表达，例如负指数模型、巴尔顿 - 凯普勒老化方程、布鲁克斯老化方程和阿弗拉米斯库方程等。

（一）负指数模型

贝尔纳在提出文献老化的半衰期的基础上，建立了负指数模型（negative exponential model）来描述文献老化现象及其一般规律。该模型是基于共时数据得到的。

目前，一般采用的负指数函数：

$$C(t) = Ke^{-at} \tag{式 5-56}$$

其中：t 为文献的出版年龄；$C(t)$ 表示 t 年所发表的文献的引用频率；K 为常数，随不同学科而异；a 为文献的老化率；e 为自然常数（$e = 2.718\,282$）。

如果以文献的出版年龄为横轴，尚在利用的文献的相对量为纵轴，可描绘出一条负指数曲线，称为文献的老化曲线，如图5-26所示。

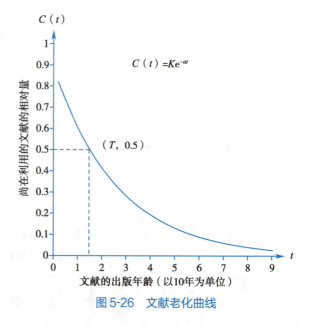

图 5-26　文献老化曲线

该曲线比较直观地呈现了文献的老化过程，描述了文献老化的规律，反映了文献利用率的衰减现象，但没有将影响文献老化的因素与文献老化的关系反映出来。

此外，根据半衰期的定义，设 T 为文献的半衰期，由式 5-56 可得

$$\frac{1}{2} = \frac{C(T)}{C(0)} = e^{-aT} \qquad (式 5-57)$$

两边取对数，得

$$T = \frac{1}{a} \ln 2 \qquad (式 5-58)$$

可见，文献的半衰期只与其老化率有关。而文献的利用率也并非在每个时期都符合负指数函数规律。因此，负指数模型还存在着一些不足，有待进一步修正和完善。

（二）巴尔顿 - 凯普勒老化方程及莫蒂列夫修正式

1. 巴尔顿 - 凯普勒老化方程　1960 年，美国图书馆员巴尔顿（R.E.Burton）和物理学家凯普勒（R.W.Kebler）对科技文献的老化问题进行了一系列研究。他们对 9 个学科领域的期刊文献进行引文数据的统计分析和计算，按引文年龄由小到大的顺序以 10 年为单位统计引文累积百分比，绘制出 9 个学科的老化曲线竟然与放射性元素铀 U^{235} 的衰变曲线相似，呈负指数曲线分布。于是，他们为这些学科的老化曲线求出了一个共同的标准公式，后来被称为巴尔顿 - 凯普勒老化方程。

$$y = 1 - \left(\frac{a}{e^t} + \frac{b}{e^{2t}} \right) \qquad (式 5-59)$$

其中，$a + b = 1$；y 为经过一定时间后该学科领域尚在被利用的文献的累积相对比；t 为时间，以 10 年为单位。

根据上述（式 5-59），巴尔顿等人计算了生物医学、冶金工程、物理学、化学工程等 12 个学科的文献半衰期（表 5-13）。

表 5-13　巴尔顿 - 凯普勒计算的 12 个学科半衰期

学科名称	半衰期	学科名称	半衰期
生物医学	3.0 年	生理学	7.2 年
冶金工程	3.9 年	化学	8.1 年
物理学	4.6 年	植物学	10.0 年
化学工程	4.8 年	数学	10.5 年
社会学	5.0 年	地质学	11.8 年
机械工程	5.2 年	地理学	16.0 年

显然，在式 5-59 中，若令 $y = 0.5$，则 t 即为半衰期 T（以 10 年为单位），可得：

$$\frac{1}{2} = 1 - \left(\frac{a}{e^T} + \frac{b}{e^{2T}} \right) \qquad (式 5-60)$$

两边取对数，得

$$T = \ln(a + a^2 + 2b) \qquad (式 5-61)$$

把 $a + b = 1$ 代入（式 5-61）化简得

$$T = \ln(a^2 - a + 2) \qquad (式 5-62)$$

由此可见，期刊文献的半衰期 T 只与 a 有关，有文献称 a 为半衰期系数。

2. 莫蒂列夫修正式 1980年,苏联学者莫蒂列夫用实际数据对巴尔顿-凯普勒老化方程进行了验证,发现其理论计算值和实际统计值之间有显著差异。为此,莫蒂列夫提出了如下修正公式:

$$y = 1 - \left(\frac{a}{e^{t-0.1}} + \frac{b}{e^{2(t-0.1)}} \right) \tag{式 5-63}$$

其中,$a+b=1$

莫蒂列夫利用物理学和数学领域的两组数据,采用 χ^2 检验方法对式5-63进行了验证,与实际数据拟合结果非常理想。

式5-63中,由于存在关系 $a+b=1$,因此,可得:

$$a = \frac{e^{1.8}(1-y)-1}{e^{0.9}-1} = 3.459\,6 - 4.144\,7y \tag{式 5-64}$$

式中,y 为过去10年累积引文相对比率,可以自行统计(表5-14)。

表5-14 莫蒂列夫修正式累积引文相对比率

时间	被引文献数(b)	累积被引文献数	累积被引文献相对比率
过去第一年内出版	b_1	b_1	b_1/M
过去第二年内出版	b_2	b_1+b_2	$(b_1+b_2)/M$
过去第三年内出版	b_3	$b_1+b_2+b_3$	$(b_1+b_2+b_3)/M$
...	...	...	...
过去第十年内出版	b_{10}	$b_1+b_2+b_3+\cdots+b_{10}$	$(b_1+b_2+b_3+\cdots+b_{10})/M$

其中,M 为统计样本中所有被引文献(参考文献)的总数。

$y_t = b_1+b_2+b_3+\cdots b_{10}/M$ 为过去10年累积引文相对比率。将 y_t 代入式5-64中,求得 a,b 的值,即可写出莫蒂列夫修正式。

从而得到半衰期 T(年)为

$$T = 10\ln\left(a + \sqrt{a^2 + 2b}\right) + 0.1 \tag{式 5-65}$$

3. 巴尔顿-凯普勒老化方程及其修正式的分析 由于文献的老化规律受到许多因素的制约,巴尔顿-凯普勒老化方程只考虑到文献的"老化"而没有考虑到文献的增长,而文献的增长正是造成文献"老化"的重要因素。莫蒂列夫莫蒂列夫修正式与巴尔顿-凯普勒老化方程是一致的,只是将引文年龄从"0"调整到"1"。因此,可以将莫蒂列夫修正式看作对文献发表时滞的修正。

此外,由巴尔顿-凯普勒老化方程可知对文献半衰期的计算方法,半衰期是由 a 值唯一确定,其值可以由任意一组 (t,y) 唯一确定,说明巴尔顿-凯普勒方程是有问题的。根据巴-凯方程及莫蒂列夫修正式,由于 a 的非唯一性,由此计算得到的半衰期 T 也不会是唯一的。因此,建议在根据历年的 (t,y) 求出相应的 a 测量值,求出 a 的均值 $\bar{a}$,将 $\bar{a}$ 代入式5-65求半衰期。

【例题 5-14】 以口腔正畸领域期刊文献为例,并分别利用作图法、负指数模型和巴尔顿-凯普勒方程求文献半衰期。

1. 数据的收集与整理 使用中国科学引文数据库(CSCD)检索口腔科学范围中正畸领域相关文献,整理并得到该学科领域2020年发表论文的逐年引文频次统计数据,见表5-15。

2. 半衰期的计算

(1)作图法:根据口腔正畸学科领域期刊文献逐年引文频次统计数据(表5-15),以被引文献的"年龄"为横坐标,以引文百分累积量为纵坐标作图,在图中找出与纵坐标上百分累积量一半处的对应点的横坐标 T,即求得2020年该学科领域期刊文献的半衰期,如图5-27所示。

表 5-15　口腔正畸学科领域的 2020 年期刊文献的累积引文频次数据

年份	年龄	引文频次	累积引文频次	累积相对比率	年份	年龄	引文频次	累积引文频次	累积相对比率
2020	0	1	1	0.007 874	2010	10	3	112	0.881 890
2019	1	11	12	0.094 488	2009	11	3	115	0.905 512
2018	2	18	30	0.236 220	2008	12	2	117	0.921 260
2017	3	18	48	0.377 953	2007	13	2	119	0.937 008
2016	4	11	59	0.464 567	2006	14	2	121	0.952 756
2015	5	23	82	0.645 669	2005	15	1	122	0.960 630
2014	6	4	86	0.677 165	2004	16	1	123	0.968 504
2013	7	11	97	0.763 780	2003	17	2	125	0.984 252
2012	8	7	104	0.818 898	2002	18	2	127	1.000 000
2011	9	5	109	0.858 268					

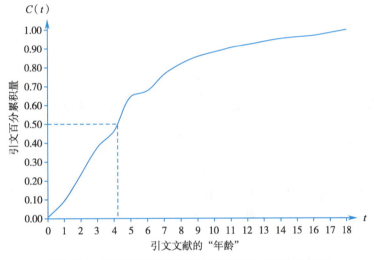

图 5-27　2020 年口腔正畸学科领域期刊文献的半衰期

（2）负指数模型：由式 5-58 可知，某一学科领域期刊文献的半衰期 $T=\dfrac{1}{a}\ln 2$，其中，a 为文献的老化率。通过对 2020 年口腔正畸学科领域期刊文献的引文频次时序数据进行负指数模型拟合后，得到该文献的老化率 $a=0.120\ 689$，求出半衰期 $T=\dfrac{1}{a}\ln 2=5.74$ 年。

（3）巴尔顿 - 凯普勒方程及莫蒂列夫修正式：将过去 10 年的累积相对比代入式 5-64，求出半衰期系数 a 的均值为 0.362 860，便可计算出 2020 年口腔正畸学科领域期刊文献半衰期 $T=10\ln\left(a+\sqrt{a^{2}-2a+2}\right)+0.1=5.37$ 年。

可以看出，三种计算结果是有一定差距的，图形法较为直观、简单，但精确度不高；对于其他两种方法，可以通过对模型拟合效果进行评价来选择精确度较高的方法。

五、文献老化机制的分析

新陈代谢是科学文献发展过程中的自然现象，体现为文献的增长与老化。而文献的老化又是一个非常复杂的动态过程，由于影响因素较多，其老化的机制也较复杂。不同的学科、不同的领域、不同的类型、不同的阶段，其文献老化的速度和程度相差很大。多年来，国内外学者针对文献老化的类型、表现情形、影响因素开展了相关研究。

（一）文献老化的类型

1.静态老化和动态老化　国外学者 Schreiber-Herbert 以是否考虑文献增长为标准将文献老化分为静态老化和动态老化。

（1）静态老化（static ageing）：是指不考虑文献增长因素影响的老化过程。静态老化是一种理想状态下的老化，只考虑文献的老化状态而没有考虑其他因素的影响。因此，静态老化只是一种"表观的"现象，存在于对文献老化问题研究的初期。

（2）动态老化（dynamic ageing）：是考虑文献增长因素影响的老化过程。文献的老化总是伴随着文献的增长，而且文献的增长是促其老化的最主要原因。动态老化是一种更接近于"真实的"老化状态，考虑了文献增长，并进行了修正。

2.局部性老化和普遍性老化　按文献老化研究的范围将其分为局部性老化和普遍性老化。

（1）局部性老化：是指某一个文献情报机构的文献利用率的降低。其运用的研究方法主要是文献管理统计数据分析方法。

（2）普遍性老化：是指某一个学科领域或世界范围的文献老化现象。其运用的研究方法主要是引文分析方法。

（二）文献老化的表现

从文献被利用的角度来看，科学文献的老化主要有以下几种表现：

1.文献中的信息失效　即文献中传播的信息内容被以后的文献证明是不可靠的，甚至是错误的，用户自然不会再使用了。

2.文献中的信息已包含在其他著作中　即文献中传播的信息内容是正确的，但进入了更广泛的社会交流领域，如编入教科书中的科学公理、定律、定理、公式等。

3.被更新的文献所代替　即文献中传播的信息内容是正确的，但被后期更新的、内容更全面的新文献所代替，因而不需要再使用原文献了。

4.研究兴趣的下降引起的利用减少　即文献中传播的信息内容是正确的，但由于某种原因（如社会需要）导致人们研究兴趣的下降或转移，造成相关文献不被用户所利用了。

5.文献中的科学知识已经成为常识　即文献中传播的信息已成为人们普遍接受的知识，则原文献被利用的价值也随之减少。

科学信息的新陈代谢是一个很现实的问题。由于现代科学技术的迅速发展，随着时间的推移，原来不成熟的理论被比较成熟的理论所代替；不完善的方法被比较完善的方法所补充；不先进的技术被比较先进的技术所更新；错误片面的数据被比较客观的事实所校正，因而旧的文献信息逐渐失效。若干年前很有价值的重要信息，随着科学技术的发展日益变得陈旧过时，甚至失去生命力。这种科学信息的老化是一个普遍现象。

（三）影响文献老化的因素

科学文献是一个学科相互交叉、内容错综复杂的集合体，在时间上有不可逆的特性，加之信息计量学又具有非对称性。所以，文献的老化是一个异常复杂的现象，对它的研究实质上是对科学知识修正速度的探索。研究表明，科学文献的老化受到许多因素的影响，其根本原因是科学知识的不断增长和更新，其机制可从以下七个方面来分析。

1.文献的增长　在文献信息流的动态特性中，增长与老化是文献的两个性质，它们从不同的侧面来阐述科学知识的修正率，即科学的进步。因此，文献的老化是在文献增长过程中的老化。当科学技术出现新的突破，或科学知识的叠加和更新速度加快时，新的科学文献也会随之快速增加。此时，知识内容不完善的旧文献逐渐被人们所遗忘，但其包含的知识是不会消失的，只是其使用价值降低，被引用（利用）速度迅速下降，使之归属为"档案性"资料。反之，如果受不同因素的影响，文献增长缓慢，文献的老化曲线就会趋于平缓。因此，文献的增长是促成文献老化的重要因素。

2．**不同学科特点的影响**　文献内容所属学科的性质和特点不同，文献的时效性也长短不一，其老化率差异甚大。巴尔顿 - 凯普勒所得到的各学科文献的半衰期不同，就是这种差异的具体表现。一般来说，基础理论学科文献的半衰期要长，而应用技术学科文献的半衰期相对短一些；历史悠久的学科要比新兴学科的文献半衰期长，比较稳定的学科要比在内容上或技术上正在经历重大变化的学科的文献半衰期长。例如计算机、电子、冶金、化工等学科，由于研究工作活跃，投入的人力物力丰富，知识更新快，文献的半衰期也就较短；另一些学科，如历史、地理、动物、植物等学科，其发展主要是知识的积累而不是修正，因此这些领域相对来说要稳定得多。历史的记录可以长期起作用，故其半衰期一般都比较长。而某些学科，如社会学和机械制造学等，迅速老化的文献与"档案性"文献在数量上大体相当，介于前两者之间。文献的半衰期越长，说明老化速度较慢，反之亦然。因此，不同学科的特点也是促成文献老化的主要因素。

3．**学科的不同发展阶段的影响**　在学科发展的整个时域中，每个学科都要经历从诞生、发展到相对成熟等阶段。即使是同一学科处于不同的发展时期或阶段，其文献的半衰期也不尽相同，老化曲线也呈出阶段性。当学科处于诞生和发展的初期，由于原始文献较少，文献数量一般呈指数增长，文献的老化符合负指数函数，其对应的老化曲线表现为负指数曲线。随着学科研究的深入，学科发展进入相对成熟时期后，文献的增长就有可能不再继续保持原有的指数增长趋势，文献的增长速度变慢，其相应的老化曲线也变得平缓，半衰期变大。这在客观上反映了科学知识修正的速度减低，但并不意味着科学研究的停滞。相反，一方面它标志着学科已进入相对成熟阶段，文献的科学价值达到了一定的深度，使文献的利用寿命延长；另一方面也说明此时科学活动的结果主要在于知识的积累而不是修正。当知识积累的数量达到一定量时，就会出现由量变到质变的飞跃，而使学科进入新的高度和新的层次，也有可能同时派生出新的分支学科，从而使文献的数量按指数函数增长，文献老化曲线也恢复到负指数曲线。

4．**文献类型和性质的影响**　文献的老化速度不仅取决于文献的学科内容，还与文献的类型和性质有关。而文献一般分为图书、期刊、科技报告、专利文献、会议文献、政府出版物、学位论文、产品技术资料等。通常情况下，科学专著要比期刊论文、科技报告、会议文献等的半衰期长；经典论著要比一般论著的半衰期长；理论性刊物要比通讯报道性刊物的半衰期长；论述性文章要比介绍性文章的半衰期长；评论性文献比研究性论文的半衰期长。

5．**用户需求和情报环境的影响**　文献用户的需求特点及其所处的情报环境的质量也是影响文献老化的不可忽视的因素。不同素质的文献用户对文献的需求是不同的，即使同一类用户在不同时期，为了不同的研究目的，对文献的需求亦有不同的特点。例如，有些文献对科技前沿的研究者来说是无用了，但对专业历史的研究者来说仍然是有用的。所以，从文献用户角度来说，文献的利用年限因人而异。此外，不同国家或地区对文献的使用也不完全相同。一些科学技术发达的国家仅跟踪该学科或领域近期发表的新文献，而科学较落后的国家为了借鉴科技发达国家的经验，可能需要在关注新文献的同时，也要关注以往的文献。

6．**科研人员分布的影响**　文献的老化速度不仅取决于用户的需求，还与用户的学科、语种分布有关。一般来说，从事某个学科或领域的科研工作的人数越多，文献老化速度越快。同时，科研人员的语言素质，对不同语种的文献老化也是有影响的。例如，英语作为国际通用语言，被全球多个国家的科研工作者使用，就会影响不同学科的英文文献的老化速度。

7．**信息可获得性的影响**　如果新的文献可以大量获得，那么现有信息就会迅速老化。反之，如果文献来源不充分，获得新文献代价太大，自然会阻碍新文献的及时利用，老化也就缓慢了。此外，同一文献在不同的区域老化速度也会不同：在科技发达的国家或地区，该文献很普及，并迅速老化；但是在不发达的地区，情况就会相反。

需要说明的是，在某些情况下，老化文献的利用率也会有所变化，过去被认为是无用的文献，后来又被认为有用了。其原因是：①先前理论和技术方面的落后延缓了有用信息利用的时间；②虽然有的文献所含的是一些有用信息，但由于当时该学科文献大量增加，"淹没"或降低了它们的使用价值。但是，随着科学研究的深入和文献信息交流效率的提高，这类文献的利用率有可能会增加。

六、文献老化规律的应用

文献的老化规律是科学发展的基本规律之一，从用户对文献的利用率的角度揭示文献情报工作的规律和科学发展的特征。米哈依洛夫认为，文献可以在已发表文献的老化分析的基础上，对未来文献的利用做出可靠预测，进而指导整个文献资源的组织。因此，文献老化的研究无论是从理论还是实践上看都非常重要。

（一）在文献管理中的应用

1．为提高文献情报工作质量提供决策支持　文献老化规律的研究可以为老化速度不同的各类文献的服务措施和政策的制定提供科学依据。针对老化速度快，半衰期较短的学科或专业科学文献，信息服务工作要讲求时效，例如加强科学信息报道、对专业期刊实行开架借阅、开展针对性强的定题服务等；而对于老化速度较慢的学科，可以实行文献的电子化、数字化、网络化等多种形式以方便读者使用，或者进行缩微复制保存或收藏。根据文献的老化指标和数据，还可以定量估计重点编译报道的时限、开架阅读书刊的时间区划、缩微复制文献保存的期限等。因此，根据文献信息老化的规律，对文献实施科学的管理，从而提高文献资源的利用率。

2．指导剔除、优化馆藏　在文献管理工作中，及时剔除老化的文献，是优化馆藏、提高文献服务效率的一个重要环节。做好文献的剔旧工作，一方面有利于解决书库空间危机，另一方面由于把老化的文献从有用的文献中"分离"了出来，还可以提高文献利用效率。而科学文献的老化指标对于掌握文献的特性，判断文献的时效，确定文献的价值是十分必要和有益的。通常，利用半衰期可以评价某一学科或专业文献的老化趋势，以此判断该学科文献信息的时效性；也可以评价一种期刊甚至一篇文章的质量，同类期刊或文章相比较，其半衰期越长，则期刊或者文章的时效性越长，说明该期刊或者文章的影响越大，其质量相对越好。因此，文献管理部门可以根据各类文献的老化规律制定文献剔旧原则，优化馆藏。

3．指导用户评价、选择文献　现代科学技术的发展加快了文献新陈代谢的节奏，给文献用户带来了很大的挑战。如何选择文献，以期在有限的时间内阅读到最有效的文献，成了提高科学阅读质量的关键。文献老化规律的测度指标"半衰期"可以直接评价文献的时效性和有用性。如前文所述，"半衰期"概念的使用范围不仅可以针对一个学科领域，也可以衡量一种期刊甚至一个文献集合。指导用户了解所研究学科的文献老化速度及相应的老化指标，合理确定要阅读的文献范围和期限，根据用户需求指导他们获得最准确、有效的科学文献，提高用户使用文献的效率。

（二）在科学学和科技史研究中的应用

文献是科学技术的一种可以感触到的存在形式，也是科学家最感兴趣并赖以借鉴和利用前人或他人成果的主要情报源。因此，对文献老化规律的研究，可以说明科学发展的规模和速度，揭示科学发展的规律。文献的老化与学科性质有关，根据文献老化的指标数据，可以判断学科的性质以及所处的发展阶段。如果对某一技术领域的文献老化性质进行研究，则可大致确定该项技术的发展速度、适用时间以及在技术上可能被淘汰的年限等。因此，从文献的老化规律研究出发，来揭示科学技术的发展过程和规律，确实是科学学和科技史研究的一个新的重要途径。

七、文献老化与增长的关系

科学技术的发展并非单纯地由一个个事实累积而成，而是由无数有创见性的理论，通过不断地完善、发展和更新，才形成今天的知识宝库。随着时间的推移，原来不成熟的理论被比较成熟的理论所代替；不完善的方法为比较完善的方法所补充；不先进的技术被比较先进的技术所更新；错误片面的数据被比较客观的事实所校正，因而旧的文献信息逐渐日益变得陈旧过时，甚至失去生命力。文献在增长的过程中不断老化，在老化的过程中又不断增长，增长是主要趋势，老化是一个层次性渐变的过程。

（一）文献的增长和老化共同阐释科学的进步

科学发展和技术进步的过程就是知识完善、发展和更新的过程，即是新的科学文献不断产生、不断增长，旧有的科学文献不断淘汰、不断老化的过程。因此，文献的增长和老化都是科学技术的发展和科学知识的累积过程，其增长和老化的速度与科学技术发展的速度成正比。

（二）文献的增长是促成老化的重要因素

由于文献的不断增长，客观上就有更多的文献可供人们利用，但在实践中人们往往倾向于利用新文献，从而促成旧文献的老化。一般来说，某一学科领域的文献增长越快，其文献的老化也相应加快，而半衰期会变短。因此，新文献的涌现和增长是促成文献老化的重要因素。

（三）在学科的不同发展阶段科学文献增长和老化速度不同

科学的发展随着时间的延续经历了一个前期缓慢发展，中前期加速度发展，中后期减速度发展，后期饱和发展的过程。在学科的初始阶段，学科发展比较缓慢，文献数量增长较慢。由于没有新文献替代，文献的老化也非常慢；学科发展的中前期发展迅速，文献增长速度很快，旧的文献不断被新出现的文献所替代，文献新陈代新速度快。因此，文献的老化也很快；学科发展的中后期知识趋于饱和，文献增长变慢，文献老化也变慢；直至后期出现新的分支学科，开始建立新的动态平衡。

（李　莉）

思考题

1. 移动平均法和指数平滑法的主要区别是什么？
2. 结合科学技术的发展过程，阐述普赖斯指数模型和逻辑曲线模型的局限性及其原因。
3. 如何用"普赖斯指数"和"半衰期"来衡量文献老化的区别？
4. 文献增长与老化的关系，以及它们之间的相互作用是什么？

第六章

引文分析与替代计量学方法

在科学文献体系中,文献之间并不是孤立的,而是相互联系的,这种相互联系突出地表现在文献之间的引证与被引证方面。科学文献的引证与被引证是一种科学交流活动,显示了科学文献之间(甚至是学科之间)的内在联系。对科学文献的引证规律进行研究,是信息计量学的重要内容之一。同时,引文分析法作为信息计量学领域的重要方法和实用技术,在科学学和科学史研究、科研管理、科学评价等领域具有重要的作用。

Web 2.0 环境下,科学交流方式及学术成果传播方式产生了新的变化。科学工作者越来越倾向于利用博客、微博等社交媒体工具进行学术成果的追踪和学术交流,科学交流主体和范围不再局限在学术圈,普通公众对其的参与度也不断增加。替代计量学应运而生,成为"五计学"(文献计量学、科学计量学、信息计量学、网络计量学和知识计量学)的一个新的发展方向和重要研究领域。

本章首先介绍引文分析的相关概念、引文分析的常用工具、引文分布规律及主要的指标分析、引文分析法的应用领域,然后介绍替代计量学的产生背景及概念、替代计量学的数据来源、主要指标、指标平台以及应用领域。

第一节　引文分析法

一、引文分析的基本概念

(一)基本概念

1. 引证(citation)　也称"引用",是指引用前人事例或著作作为明证、根据或证据的行为。

2. 引证文献(citing paper)　也称"来源文献""引用文献"或"施引文献",是指引用了参考文献的文献。

3. 被引证文献(cited paper)　也称"参考文献""被引用文献"或"受引文献"。具体来说,在文献 A 中提到或描述了文献 B,并以文后参考文献或脚注的形式列出了文献 B 的出处,其目的在于指出信息的来源、提供某一观点的依据、借鉴陈述某一事件或事实等。这时,便称文献 A 为文献 B 的引证文献,文献 B 为文献 A 的被引证文献,也称为文献 A 的参考文献(references),是作者写作论著时所参考的文献书目,一般集中列表于文末(GB/T 7714—2015)。

"被引证文献"与"引证文献"存在主题相似性,具有内容上的内在联系,共同构成文献的"引证关系"。

上述一些名词术语在使用时容易混淆,特别是对"引文"一词的使用比较混乱,有人理解为"引证文献",也有人理解为"被引证文献"。为了统一,本章中的"引文"指"被引证文献"或"参考文献"。

4. 引文链(citation link)　指由引证关系形成的科学文献之间的一种链状关系。如文献 B 引用了文献 A，文献 C 引用了文献 B，文献 D 引用了文献 C，则文献 A、B、C、D 由引证关系构成了链状关系，以射线箭头指向被引证文献，箭尾指向引证文献，即为：D->C->B->A。

5. 引文网络(citation network)　是科学文献之间通过相互引证所形成的一种网状关系结构。也可以说是引证文献在一组作者、文献、期刊或某一主题范围之间建立起来的相互联系的关系网，反映了引证文献与被引证文献在学科和研究内容方面具有的相关性（图6-1）。引文网络包含丰富的有关文献交流、学科联系以及科学发展的信息，通过对这些信息的统计和分析，可以追溯科学发展的历史，评价科学发展的规模和趋势。

6. 引文分析(citation analysis)　又称"引文分析法"，就是利用各种数学及统计学的方法和比较、归纳、抽象、概括等逻辑方法，对科学期刊、论文、作者等各种分析对象的引证与被引证现象进行分析，以揭示其数量特征和内在规律的一种文献计量分析方法。

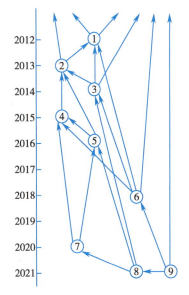

图 6-1　引文网络图（带有编号的圆圈代表文献）

（二）引证的本质与动机

1. 引证的本质　科学文献的引证与被引证，是科学发展规律的表现，体现了科学知识和情报内容的积累性、连续性和继承性，也体现了科学的统一性原则以及多个学科之间广泛的交叉、渗透。首先，引证文献与被引证文献在学科上是关联的。这种相关性使科学文献以学科自行组织，构成前后连贯的脉络，形成学科上的有机联系。其次，每一篇文献都是科学发展进程中一个特定事件的记录，而文献的引证与被引证能够展示科学发展进程中各事件之间的联系和发展。最后，文献的被引用，说明它所含有的情报信息在科学交流中被人所利用。因此，科学工作者的引证行为是科学活动普遍存在的现象，是科学交流不可缺少的部分。

2. 引证动机　文献的引证与被引证有多方面的原因，存在各种各样的引证动机并贯穿于整个引文形成的过程中。引证动机(citation motivation)是指特定对象为实现某种目标或达到某种目的而引用他人的观点或思想的一种内在行为活动。引证动机是客观存在的一种行为活动和心理活动，引文形成过程中的每个步骤以及引用者当时所处的知识环境都会对引证动机有直接或间接的影响。

1971 年，温斯托克(M. Weinstock)在进行系统归纳后指出，文献被引证可能有以下 15 种原因：①对开拓者表示尊重；②对有关著作给予肯定；③核对其所用的方法及仪器；④提供背景性材料；⑤对自己的著作予以更正；⑥对别人的著作予以更正；⑦评价以前的著作；⑧为自己的论点寻求充分的论证；⑨提供研究者现有的著作；⑩对未被传播，很少被引或未被引证的文献提供向导；⑪验证数据及物理常数等；⑫核对原始资料中某个观点或概念是否被讨论过；⑬核对原始资料或其他著作中的起因人物的某个概念或名词；⑭否认他人的著作或观点；⑮对他人的优先权要求提出异议。以上 15 种引证动机，对于科学发展、文献交流来讲，属于正常动机，其引证行为构成真实科学过程和知识过程的一部分，由此而产生的引证与被引证也必然会从各个角度、层次反映科学发展的客观现状和规律。但是，由于科学引文由众多作者所引证，又分别出自不同的文献中，而且在很大程度上受到人为控制因素的影响，因此具有较大的随机性。

在引证活动中，也存在一些非正常引证动机。美国临床心理学家索恩(F. C. Thorne)根据其 30 年主编《临床心理学杂志》(*Journal of Clinical Psychology*)的经验，于 1977 年撰写文章认为，论文作者可能会采用各种各样的策略来操纵引用频率，例如：为阿谀某人而引证、为互相吹捧而带有偏见的引证、以自诩为目的的引证、为支持某一观点牵强的引证、为维护某一学术研究派别利益的不正当引证、迫于权威压力的引证等。显然,以上的非正常引证行为不可能真实反映科学发展、交流的实际过程,只能起到"信息污染"的作用。也正是由于这些非正常引证行为的存在,许多专家、学者对引文分析评价的客观性和准确性产生质疑。因此,应该深入研究引文分析法的机制,不断改进引文数据处理的数学模式,使其能够真正反映科学发展规律的实质。

二、引文分析的基本类型与步骤

(一)引文分析的基本类型

引文分析的类型可以从多个角度进行划分,从研究对象来看,分为以下3种基本类型。

1. 对引文数量进行研究   通过对分析对象(如期刊、作者、论文、语种、年代等)的被引数量进行统计、分析来寻找规律、评定质量。主要用于评价期刊和论文等;研究文献情报流的规律等。

2. 对引文间的网状关系或链状关系进行研究   在引文数量研究的基础上,对若干有代表性的分析对象(如期刊、作者、论文)之间由引证关系形成的网状关系或链状关系进行分析研究,主要用于揭示学科的发展与联系,并展望未来前景等。

3. 从引文反映出的主题相关性方面进行研究   主要用于揭示科学的结构和进行文献检索等。

(二)引文分析的基本步骤

利用引文分析法进行研究时,一般包括以下几个基本步骤:

1. 选取统计对象   根据所要研究的学科的具体情况,选择一定时期内(一般1~2年)该学科中具有代表性的较权威的杂志,确定若干期及若干篇相关论文作为统计的对象。

2. 统计引文数据   对选取的若干篇论文,分别统计每篇论文后面引文的数量、出版年代、语种、类型,论文作者的自引量等。统计项目可根据具体的研究目的和要求,灵活掌握,自行确定,或者直接从《科学引文索引》等工具中,选取有关的引文数据,作为引文分析的基础。

3. 引文分析   在获取的引文数据的基础上,根据研究的目的,从引文的各种指标或其他不同的角度进行分析。例如,引文量的理论分布分析;引文量的集中与离散趋势分析;引文量随时间增长规律的分析;引文的主要指标分析,包括引文语种、引文文献类型、引文年代、引文国别、自引量等指标的分析。

4. 得出结论   根据引文分析原理和其他一般原则进行判断和预测,从而得出相应的分析结论。

在引文分析的基本步骤中,统计引文数据是关键环节。无论哪种类型的引文分析,都必须在引文统计数据的基础上进行。因此,引文统计是引文分析的前提。在统计引文数据时,必须选准统计对象,即可提供引文数据的文献源。可根据分析的目的和要求,直接从原始期刊统计数据,也可以选择适当的工具(如《科学引文索引》《期刊引证报告》《中国科学引文索引》等)作为统计分析对象。

三、引文分析工具

(一)国外引文分析的主要工具

1. Web of Science   1997年美国科学信息研究所(Institute for Scientific Information, ISI)发布了网络版Web of Science(WoS)。WoS是一个大型的、综合性的、多学科的科学引文索引数据库,由8个数据库组成(表6-1),收录了21 000多种世界权威的、高影响力的学术期刊,内容涵盖自然科学、工程技术、生物医学、社会科学、艺术与人文等领域254个学科,数据最早回溯至1900年。该数据库收录了论文中所引用的参考文献,并按照被引作者、出处和出版年代编制成独特的引文索引。

利用WoS的检索和分析功能可以帮助研究人员快速锁定高影响力论文,发现国内外同行权威所关注的研究方向,揭示课题的发展趋势等,从而更好地把握相关课题,寻求研究的突破与创新点。

表6-1 WoS核心合集数据库

数据库名称	收录时间
Science Citation Index-Expanded（SCI-E，科学引文索引）	1900 年至今
Social Science Citation Index（SSCI，社会科学引文索引）	1900 年至今
Arts & Humanities Citation Index（AHCI，艺术与人文引文索引）	1975 年至今
Conference Proceedings Citation Index（CPCI，会议论文引文索引）	1990 年至今
Book Citation Index（BKCI，图书引文索引）	2005 年至今
Current Chemical Reactions（最新化学反应数据库）	1985 年至今
Index Chemicus（化合物索引）	1993 年至今
Emerging Sources Citation Index（ESCI，新兴研究成果引文索引）	2005 年至今

2. **期刊引证报告**（Journal Citation Report, JCR） 是 ISI 于 1979 年编制的一个综合性、多学科的期刊分析与评价报告，目前已成为国际公认的权威期刊评价工具。利用 JCR 所提供的统计数据，可以清楚地了解期刊引证和被引证的情况、引证频率、引证网络以及自引的情况；JCR 可以为客观评价科技期刊提供可靠的依据，方便定量评价期刊的相互影响和作用，正确地评估某种期刊在科学交流体系中的作用和地位，确定核心期刊群等。

JCR 包括 SCI-E、SSCI、AHCI 和 ESCI 所收录的期刊资源，涵盖了全球 110 多个国家或地区的超过 20 000 种期刊，覆盖 250 多个 WoS 学科领域。

JCR 提供的期刊统计分析指标包括：总被引次数（total citations）、期刊影响因子（journal impact factor）、他引影响因子（journal impact factor without self citations）、五年影响因子（5-year impact factor）、期刊引文指标（journal citation indicator，JCI）、立即指数（immediacy index）、论文数（total articles）、特征因子（eigenfactor）、规范化的特征因子（normalized eigenfactor）、论文影响力（article influence score）、被引半衰期（cited half-life）和引用半衰期（citing half-life）等。此外，JCR 还提供了期刊历年影响因子、期刊引文指标在所属学科的排名、分区、百分位及变化趋势等信息；期刊源数据（source data）；期刊的可引用论文（citable items）和引文（citing sources）等信息。利用这些指标和数据，可以进行多方面的定量分析研究。

3. **基本科学指标**（Essential Science Indicators, ESI） 是由 ISI"研究服务组"于 2001 年推出的衡量科学研究绩效、跟踪科学发展趋势的基本分析评价工具，是一个基于 WoS 核心合集数据库的深度分析型研究工具，提供最近十多年的滚动数据（每 2 个月更新一次）。ESI 基于期刊论文发表数量和引文数据，针对 22 个专业领域，分别对科学家、研究机构、期刊、国家（地区）等进行科研绩效统计和科研实力排名。用户可从该数据库中了解在一定排名范围内的科学家、研究机构（大学）、学术期刊和国家（地区）在某一学科领域的发展和影响力；发现自然科学和社会科学中的重大发展趋势；确定具体研究领域中的研究成果和影响力；评估潜在的合作机构，对比同行机构。

ESI 主要指标包括：论文数（number of papers）、论文被引频次（number of citations）、论文篇均被引频次（cites/paper）、高水平论文数（top papers）、高被引论文数（highly cited papers）、热点论文数（hot papers）等。

ESI 功能主要包括指标（indicators）、学科基线（field baselines）、引文阈值（citations threshold）三个模块。其中指标模块包括对作者、机构（大学、企业、政府部门或学术研究机构等）、期刊和国家（地区）的排名表，可按照论文数、被引频次、篇均被引频次等指标进行排名；学科基线模块包括年平均被引频次（citation rates）、百分点（percentiles）和学科排名（field rankings）三个列表。引文阈值模块包括 ESI 阈值（ESI thresholds）、高被引阈值（highly cited thresholds）、热点论文阈值（hot paper thresholds）三个列表。此外，引文排序页面还提供了高水平论文、高被引论文和热点论文的国家（地区）分布图以及论文详细信息的链接。根据检索对象和检索要求的不同,ESI 不仅可实现引文排序、高被引论文和研究前沿的检索,同时还具有强大的引文分析与科学评价功能。

(二)国内引文分析的主要工具

1. 中国科学引文数据库(Chinese Science Citation Database,CSCD) 是由国家自然科学基金委员会和中国科学院共同资助,由中国科学院文献情报中心研建的我国第一个引文数据库。CSCD 收录了我国数学、物理学、化学、地球科学、生物科学、农业科学、医药卫生、工程技术、环境科学、交叉学科等领域出版的中英文科技核心期刊和优秀期刊。CSCD 分为核心库和扩展库,其中核心库来源期刊是各学科领域中具有权威性和代表性的核心期刊,扩展库来源期刊是我国各学科领域较优秀的期刊。来源期刊每两年遴选一次,2021—2022 年度收录来源期刊 1 262 种,其中中国出版的英文期刊 245 种,中文期刊 1 017 种;核心库 926 种,扩展库 336 种。已积累 1989 年到 2021 年 9 月的论文记录 570 余万条,引文记录 8 410 万条。

CSCD 除提供一般检索功能外,还提供引文检索功能,使用该功能,用户可迅速从数百万条引文中查询到某篇科技文献被引用的详细情况,还可以从一篇早期的重要文献或著者姓名入手,检索到一批近期发表的相关文献,对交叉学科和新学科的发展研究具有十分重要的参考价值。

2. 中文社会科学引文索引(Chinese Social Sciences Citation Index,CSSCI) 是由南京大学中国社会科学评价中心 1998 年开发研制的引文数据库,用于检索中文人文社会科学领域的论文收录和被引用情况,是我国人文社会科学文献信息查询与评价的重要工具。该数据库采取定量与定性评价相结合的方法从全国 2 700 余种中文人文社会科学学术期刊中精选出学术性强、编辑规范的期刊作为来源期刊。2021—2022 年度 CSSCI 收录包括法学、管理学、经济学、历史学、政治学等在内的 25 大类的 583 种学术期刊和 190 余种学术集刊,来源文献题录信息约 200 万条,引文文献数据 2 000 余万条。

利用 CSSCI 可以检索到中文人文社会科学领域的论文收录和文献被引用情况。来源文献检索提供多个检索入口,包括:篇名、作者、关键词、期刊名称、作者机构、作者地区、中图分类号、文献类型、学科类别、学位类别、基金类别及项目、期刊年代卷期等。被引文献的检索提供的检索入口包括:被引文献作者、篇名、刊名、被引文献年代、被引文献细节、被引文献类型、被引年代等。其中,多个检索入口可以按需进行精确检索、模糊检索、逻辑检索、二次检索等优化检索;针对作者被引还可以排除作者自引。检索结果按不同检索途径进行发文信息或被引信息分析统计,并支持文本信息下载。

CSSCI 从来源文献和被引文献两个方面为研究人员提供相关研究领域的前沿信息和各学科学术研究发展的脉搏,从而挖掘学科新的生长点。对于社会科学管理者,CSSCI 提供地区、机构、学科、学者等多种类型的统计分析数据,为制定科学研究发展规划、科研政策提供科学合理的决策参考。对于期刊研究与管理者,CSSCI 提供多种定量数据:被引频次、影响因子、即年指标、期刊影响广度、地域分布、半衰期等,通过多种定量指标的分析统计,可为期刊评价、栏目设置、组稿选题等提供科学依据。

3. 中国引文数据库(Chinese Citation Database,CCD) 由中国学术期刊(光盘版)电子杂志社出版,是依据 CNKI 收录数据库的文后参考文献和文献注释为信息对象建立的引文数据库。

CCD 源数据库包括:中国学术期刊全文数据库、中国博士学位论文全文数据库、中国优秀硕士学位论文全文数据库、中国重要会议论文全文数据库等,为用户提供了引文检索平台和统计分析平台。其主要功能包括引文检索、作者引证报告、参考文献分析、推荐经典文献、各种数据分析器(作者、机构、期刊、基金、地域、出版社等)及高被引排序(作者、期刊、院校、学科等)等模块。CCD 通过揭示各种类型文献之间的相互引证关系,不仅可以为科学研究提供新的交流模式,同时也可以作为一种有效的科研管理及统计分析工具。

四、引文分布规律

（一）引文量的分布规律

引文量（number of references）通常是指某一主体对象所占有的参考文献的数量。它是引文链的基本特征之一。通过引文数量的分析，不仅可以揭示引证与被引证双方的相互联系，而且还可以从定量的角度反映出主体之间的联系强度。引文量的分布规律可以从以下几个方面进行分析。

1. **引文量的理论分布**　将一定范围的论文的引文量数据进行统计分析，便可发现其变化规律表现为以平均数为中点，接近中点的频次最多，离平均数远的频次趋于减少，形成中间高、两极低的正态理论分布。如果频次的分布不对称，其理论分布就呈偏态。如果研究对象的引文量平均数难以直接从统计中获得，也可以根据数理统计的方法，用样本的平均数来估测总体的平均数，并用一个可靠的区间范围来表达，同样可以达到预期的目的。

2. **引文篇数分布**　引文篇数分布就是每篇研究论文平均占有的引文篇数的分布。它不仅反映了论文作者引证文献的广度和深度，而且还能说明引证文献与被引证文献的学科内容之间的联系强度。一篇科学研究论文的引文量多少，原则上取决于"按需设引"，引文过多可能使新的科技信息不突出，过少又不能提供足够的引文背景线索。

引文篇数分布主要与论文的学科性质有关。例如，在我国科技文献中，理论研究论文的引文量大于应用研究论文的引文量，说明了我国理论研究界文献建设基础较强，从事这类研究工作的科技人员相对地善于使用文献，而且理论研究论文的引文量基本稳定；反之技术性刊物引文量相对要少一些，但有递增的趋势。我国科技期刊平均引文量的增加，反映了我国科技文献的流通与利用效率的提高；也说明从事应用研究的科技人员加强了情报观念，提高了情报意识，更多地利用科技文献。

此外，引文篇数分布与引证文献的语种有关，一般来说外文文献的平均引文量比中文文献的平均引文量要高，反映了国内外作者在文献利用上的差距；有时引文篇数分布还会受到作者对引文的选择以及期刊对引文数量的要求等人为因素的影响。

3. **引文量的集中与离散趋势**　对每篇文献所占有的引文量的平均数（$\bar{X}$）和标准差（S）的测定，可以反映出某一学科平均引文量的集中与离散趋势。平均数（$\bar{X}$）在一定程度上代表该组资料的集中趋势，但是否真正代表该组的集中趋势，还必须进一步测定其离散趋势，离散趋势越小，表明平均数所代表的集中趋势越精确，离散趋势一般以标准差（S）来表示。

例如，某学科中文期刊 $\bar{X}=10.4$，$S=6.75$；外文期刊 $\bar{X}=16.2$，$S=6.82$。S 表示绝对离势的大小，其与平均数的大小有一定关系。如果平均数不同，需计算其相对离势。相对离势的大小用变异系数 V 表示，$V=\dfrac{S}{X}\times100\%$。计算可得，中文文献引文量的变异系数 $V=64.9\%$，外文文献引文量的变异系数 $V=42.1\%$。数据显示，该学科中文期刊的引文量的平均数小于外文期刊，两者引文量绝对离势大小基本一致。但从变异系数来看，外文文献的相对离势小于中文文献，这在一定程度上反映外文文献在研究工作的水平和所提供的参考文献数量上占有一定优势。

（二）加菲尔德引文集中定律

许多研究都表明，科学引文的分布具有集中与离散的规律，这种集中与离散是相对于一定的测度指标而言的。引文量的频数以平均数为中心分布，引文按来源期刊、年代、语种、文献类型等的分布，都表现出集中与离散的趋势。加菲尔德曾根据 JCR 提供的数据绘制了引文累积量按被引期刊数量的分布曲线（图6-2）。

通过加菲尔德提供的曲线可以看出，前 1 000 种期刊大致包含被引文献总量的 75%～80%，而前 500 种期刊就已包含近 70% 的被引文献量，说明被引文献高度集中于少数的"核心期刊"中。这种集

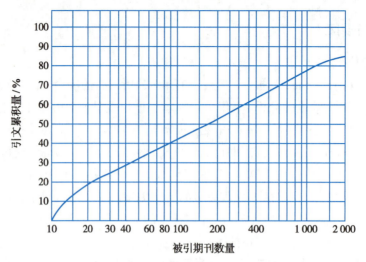

图 6-2   引文累积量按被引期刊数量的分布（对数）

中趋势比布拉德福定律描述的论文分布更加明显，其主要原因是，与期刊刊载论文的选择相比，对参考文献的选择更加突出了用户使用的意愿和行为，人为控制因素更强，选择也更为苛刻，从而造成文献更加集中。加菲尔德根据多年的统计数据，进行了深入的研究分析，并最终提出著名的加菲尔德引文集中定律（Garfield's law of concentration）：①对于整个自然科学来说，各学科的核心期刊总和大致不会超过 1 000 种，甚至可能只有 500 种。对于不同的学科，其集中程度不尽相同。②一个学科的非核心期刊在很大程度上是由其他学科的核心期刊构成的。对中文科技期刊的引文分析也得出了类似的结果，中文科技期刊的引文分布情况不仅符合加菲尔德定律，而且被引期刊集中化的趋势更加明显。

五、引文分析测度指标

（一）引文主要指标分析

科学引文的指标分析对于改善文献信息工作和管理，提高文献信息定量研究的水平具有重要意义。引文指标分析包括引文年代、引文语种、引文文献类型、引文国别、引文作者等的分析。

1. 引文年代分析   从时间的角度对引文分布规律进行分析是引文分析的主要内容之一。它可以反映出被引文献的出版、传播和利用情况，特别是在文献老化和科技史的研究中，引文年代分布的分析更是一种广泛应用的有效方法。

许多研究表明，引文的分布随时间呈现出一定的规律性。一般来说，随着年度的由远而近，引文量呈增长趋势，即时间越近，被引证的文献越多。如果以引文年代为横轴，各年引文量为纵轴，在坐标图上描绘各年数据点，然后用一条线连接起来，便可得到一条引文年代分布曲线（图 6-3）。通过对有关引文年代分布曲线的分析，可以大致确定被引文献投入使用的周期。研究显示，中文文献从出版到被利用的平均时间差大约是 0.5 年，而外文文献要 2 年左右。科学文献被引证的最佳年限，中文文献大致为出版后的 2～5 年，而外文文献为 3～8 年。科学工作者使用的引文大多是近 10～20 年内发表的文献；而 20 年以前的文献就很少被人利用了。

1965 年，普赖斯在对引文进行大量统计分析工作后提出了最大引文年限的概念。最大引文年限是指引证期刊的年份与被引率最高的年份之间的时差。普赖斯研究指出：文章被引证的峰值是该文章发表以后的第二年，即当年发表的文献，所引用的参考文献大量来自前两年。"最大引文年限"反映了科学文献最活跃、最有生命力的时期。这一重要参数的确定，不仅对于文献信息规律等理论研究产生重大影响，而且有利于有效地确定各学科领域文献剔旧的最佳时限，使文献利用率达到最佳值，对文献出版发行工作等都具有指导作用。

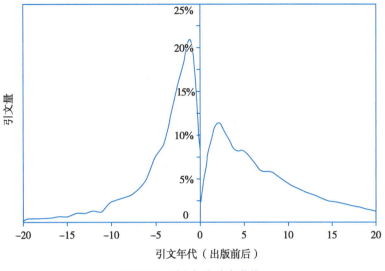

图6-3 引文年代分布曲线

2. 引文语种分析 引文是由不同语种的文献构成的。某一语种的文献被引证量大,则说明该语种比较重要和常用。考察和分析引文语种的分布规律,对于有计划地引进外文文献、译文选题、外语教育等都具有参考价值。统计表明:对中文科技文献来说,英文、中文、俄文文献在被引文献中占有较大比重,其中英语仍然是我国科学工作者使用最多的语言。英文引文所占百分比特别高,一方面说明国际上以英文发表的有关学科文献数量多,另一方面也说明我国科学工作者多数是以英语为工具检索国外资料的。此外,也与图书情报部门订阅英文书刊比其他文种多有关系。目前只要掌握英文和中文,就足以查阅所需文献的 85% 左右。同时,对于不同学科或专业来说,引文语种分布是不尽相同的,有的学科专业可能是日文文献占有一定比例,有的是德文、法文,还有的中文比重较大。

3. 引文文献类型分析 科学研究中引证的文献面很广,有期刊、图书和特种文献等各种类型。对于生物医学领域来说,被引文献中期刊论文所占比例最大,其次是图书,特种文献的引证率比较低。在我国目前和未来一段时间内,期刊将始终是我国科技工作者最重要的文献来源,特种文献所占比例较少。事实上,特种文献所包含的专利说明书、科技报告、会议文献、技术标准、产品样本、学位论文等具有很高的信息价值,它所反映的内容更新、动态更快,特种文献的被引率近年来有上升的趋势。

4. 引文的国别分析 由于科学研究的需要,任何一个国家的科技工作者都不可避免地要引证别国的科学文献,这样就形成了引文按国家分布的情况。对引文的国别分析,特别是各国文献互引情况的统计分析,可以探明各国互引文献的状况,弄清国际文献交流的数量和流向。这对于研究各国的科学发展水平和技术实力,制定合理的技术引进政策和提高我国的综合竞争力,都具有非常重要的意义。

对于引文的国别分析,可以得出文献交流比和引证参考文献的偏离值,从而对各国文献互引情况进行深入研究。A 国与 B 国文献交流比 α 的定义为:

$$\alpha = \frac{\text{A国引用B国参考文献总数}}{\text{B国引用A国参考文献总数}} \qquad (\text{式 6-1})$$

如果 $\alpha > 1.0$,那么 A 国引证 B 国的文献较多;如果 $\alpha = 1.0$,那么 A、B 两国彼此引证文献数目相等;如果 $\alpha < 1.0$,那么 B 国引证 A 国的文献较多。可见,文献交流比是衡量不同国家互相引证文献的一个相对量度指标。

5. 引文按作者的分析 引文按作者的分布是了解和评价某学科或专业的科技工作人员绩效的参考依据,对于客观评估机构和科研人员学术水平有一定的参考价值。

(二)评价学术期刊的主要测度指标
科技期刊在科学技术活动中起着非常重要的作用,是科学交流的主要工具,提供科学家和专家所需要全部科技情报的 70% 以上,是科学家之间的一种正式的、公开的和有秩序的交流媒介。为此,需要对科技期刊在科学活动和文献交流中所起的作用及其质量的优劣做出客观、全面的评价。引文分析法是最有效的方式之一,它通过各种计量指标,对科技期刊进行客观、综合地评价。

1. **期刊载文量**(number of articles published) 是指在给定的时间内,期刊所刊载的全部论文数量。该指标反映期刊的信息输出能力。

2. **期刊引文量**(number of references) 是指在给定的时间内,期刊刊载的论文引证的全部参考文献的数量。该指标反映期刊的信息吸收能力。

3. **期刊被引次数**(total citations) 是指在给定的时间内,期刊刊载的论文被引用的全部次数。该指标以客观使用的数量直接反映期刊被利用的程度。但是由于该指标采用的是绝对数量,所以有时也难以准确地评价,常常需要引进相对数量指标,以统一评价标准。

4. **平均引文率**(mean citation rate) 是指在给定的时间内,期刊引证参考文献的数量除以该刊的载文量。该指标表示期刊每篇论文引证参考文献的平均水平,通常可以反映期刊吸收信息的能力和学术水平的高低,以及科学交流程度的高低。

5. **平均被引率**(mean cited rate) 是指在给定的时间内,期刊所刊载论文被引用次数除以该刊的载文量。该指标表示期刊被引证的平均水平,用以修正因载文量大小不同而带来的偏差。平均被引率高,一般可以认为该刊的学术水平较高。但是在该定义中,对时间间隔没有明确的规定,而随着时间的推移,文献的被引率将逐年下降。影响因子和即年指标对时间间隔做了明确规定。

6. **影响因子**(impact factor, IF) 是指期刊在规定时间(m)内(一般 m=2)刊载论文被引量与刊载论文总数之比。该指标是一个相对数指标,主要用以调整和修正某些期刊凭借发表论文绝对数量而在期刊被引上所占的优势;同时选择期刊被引数量达到最高峰时来计算其平均被引率,所以更能反映期刊被使用的真实情况。普赖斯曾提出,科学论文一般在其发表 1~2 年后被人们了解接受,并达到被引证的峰值阶段。加菲尔德根据普赖斯的研究结果,定义了影响因子的计算公式:

$$影响因子 = \frac{某刊前两年发表论文在该年的被引证次数}{该刊前两年发表论文总数} \qquad (式6\text{-}2)$$

如 *Nature* 杂志,2018 年、2019 年发表论文的数量分别为 904 篇、903 篇,共 1 807 篇,这些论文在 2020 年的被引次数为 90 281 次,因此 *Nature* 2020 年的影响因子为 49.962。

一般情况下,影响因子越大,可认为该刊在科学发展和文献交流过程中的作用和影响力较大,亦可认为其质量较高。

随着对引文分析研究的深入,人们开始认识到科技期刊的引文峰值区域不一定都集中于论文发表的第 1~2 年,有些学科或地区的期刊可能会延至第 3 年、第 4 年……。鲁索(R. Rousseau)曾随机选取 107 种不同学科或专业的期刊,分别按 m=2,3,4 计算影响因子并进行比较。结果发现,当取 m=3,4 时,所计算的影响因子大多数大于 m=2 时的影响因子,同时期刊排序也发生比较大的变化。因此,关于 m 值的确定还是一个有待讨论的问题,但在一般的评价中,多采用加菲尔德的影响因子公式。

JCR 定期公布 SCI 所收录期刊的影响因子、他引影响因子、五年影响因子(m=5),为评价期刊提供了极大的便利。需要注意的是,期刊影响因子(IF)是用于对期刊影响力的评价指标,反映了期刊在统计时间范围内的整体水平,可用于同一学科不同期刊之间相对重要性的比较,但并非论文影响因子。尽管期刊的质量往往能够反映该期刊论文的整体质量,但是如果将其用于对单篇论文质量的认定或评价,进而以此评价论文作者学术贡献的大小是不适宜的。

7. **即年指标**(immediacy index) 是指期刊某年发表的论文在当年被引证的篇均次数,有时也称为当年被引指数或立即指数,其计算公式如下:

$$即年指标 = \frac{某刊某年发表的论文在当年的被引次数}{当年发表论文的篇数} \qquad （式6-3）$$

2020年 *Nature* 杂志刊载论文1 076篇，这些论文在2020年当年被引26 524次，则该刊2020年的即年指标为24.651。即年指标既是用于测度期刊被利用速度的指标，也是衡量期刊重要性的一种依据。

8. 期刊引文指标（journal citation indicator，JCI）　是指某期刊前三年出版的所有研究论文（articles）和综述（reviews）的平均CNCI。学科平均JCI为1，如果该学科某期刊的JCI为1.5，则表示该期刊引文影响力超过了学科平均影响力的50%；*Nature* 杂志2020年JCI为8.7，说明该刊引文影响力超过了学科平均影响力的770%。

CNCI（category normalized citation impact）指一篇论文的学科规范化引文影响力，CNCI值是通过其实际被引次数除以同文献类型、同出版年、同学科领域文献的期望被引次数获得的。

论文CNCI指标值的计算公式如下：

$$CNCI = \frac{C}{E} \qquad （式6-4）$$

其中 C 表示该论文的被引次数，E 表示全球范围内，所有与该论文相同学科、相同出版年、相同文献类型的论文平均被引次数。

CNCI指标消除了出版年、学科领域与文献类型差异造成的影响，不仅可以用以实现跨学科论文学术影响力的比较，并且可以将论文与全球平均水平进行对比：如果CNCI>1，说明该论文的引文影响力超过了全球平均水平，反之则说明该论文的引文影响力低于全球平均水平。如2020年病毒学领域题为"A New Coronavirus Associated with Human Respiratory Disease in China"的论文被引频次为2 940，2020年病毒学领域文献类型为Article的所有论文平均被引次数为8，则该论文的CNCI值为367.5，远大于1，说明该论文的引文影响力远远超过了全球平均水平。

9. 特征因子（eigenfactor）　是2007年由美国科学家卡尔·伯格斯特龙（Carl Bergstrom）提出的一种期刊引文评价指标，是以期刊过去五年发表的论文在该JCR年被引总数为基础计算，同时考虑在期刊网络中引文较多的期刊的贡献。特征因子的基本假设是：该期刊如果多次被高学术影响力的期刊引用，则该期刊的学术影响力越高。它不仅考察了引文的数量，而且考虑了施引期刊的学术影响力，更好地体现了顶级期刊的学术水平。分值越高，表示该期刊在同一主题领域的影响力越大。2020年 *Nature* 杂志的特征因子为1.089 4。

特征因子与影响因子相比，区别在于：①引文统计年限范围不同，影响因子是以期刊前两年发表的论文的被引情况来计算的；而特征因子的计算以期刊过去五年发表的论文为有效数据，对于需要较长时间才能被引用的学科文献来说，较长的引文时间段能充分体现其被引情况，提供更加有意义的结果，同时也能客观地反映期刊论文的引用高峰年份。②算法不同，影响因子计算方法简单且易于理解，计算时直接采用引用的总数，不排除期刊的自引，不考虑每条引文的价值，不考虑引文所在期刊的质量；而特征因子的计算则较为复杂，它将期刊的声望和引用强度纳入算法中，即来自高影响力期刊的引用会被赋予更高的权重。另外，特征因子计算时排除了自引。

规范化的特征因子（normalized eigenfactor）是通过考虑每个JCR年同一学科的所有期刊，将特征因子进行规范化后得到的指标，其均值为1，通过与1进行比较可以评估期刊的影响力。2020年 *Nature* 杂志的规范化的特征因子分值为228.240 2，远大于均值1。由于规范化期刊因子属于相对学科均值的数值，理论上可以进行不同学科间期刊学术影响力的比较。

10. 期刊自引率（self-citing rate of journal）　自引（self-citing）是一种较为普遍的科学文献引用形式，是指具有相对稳定性和文献生产连续性的科学主体，在其后期产出文献中引用自身前期产出文献的文献引用形式。期刊自引（self-citing of journal）是指某一期刊在其刊载文献中引用该刊以前所刊载的文献的自引现象。期刊自引率(self-citing rate of journal)是指某期刊全部参考文献中,引证该刊自己发表的论文所占的比例,其计算公式为:

$$期刊自引率 = \frac{引证该刊自己发表的论文的次数}{期刊参考文献的总数}$$ （式6-5）

11. 期刊自被引率(self-cited rate)　是指某期刊全部被引次数中,被该刊本身引证次数所占的比例,其计算公式为:

$$期刊自被引率 = \frac{被该刊自己引证的次数}{期刊被引证的总次数}$$ （式6-6）

可以看出,上述两个公式的分子在数值上是一样的,但分母却相差较大,因此,上述两个指标从两个角度描述了期刊的自引状况和被其他刊物使用的情况。

12. 被引半衰期(cited half-life)　是指某期刊刊载的论文在某年被引用的全部次数中,较新的一半被引论文的发表时间跨度。2020年 *Nature* 杂志被引半衰期为10.6,即 *Nature* 杂志刊载的论文在2020年被引用的全部次数中,较新的一半被引论文是在近10.6年发表的。该指标主要用于对期刊老化情况的评价。

六、引文网络

在文献的引证关系中,除两篇文献之间的引证与被引证关系外,还存在两篇或两篇以上文献共同引证同一篇文献的引文耦合关系,以及两篇或两篇以上文献被其他文献共同引证的文献同被引关系,从而形成了复杂的引文网络。它们构成了文献(学科)聚类分析的理论基础。

(一)引文耦合与同被引的概念

1. 引文耦合的概念　引文耦合(bibliographic coupling)也称文献耦合或文献对,是指引证文献通过其参考文献建立的耦合关系。具体地说,如果文献 A 和文献 B 共同引证了一篇或多篇参考文献,则称文献 A 和文献 B 具有引文上的耦合关系。具有耦合关系的论文可以认为它们在学科内容上存在某种联系或相关性,其耦合程度可以用耦合强度(coupling strength)指标来衡量。"耦合强度"的量度单位是 A 和 B 共有的参考文献的篇数。如果两篇文献具有一篇相同的参考文献,那么这两篇文献的耦合程度为1个引文耦(或称耦合单位),以此类推,若两篇论文有 n 篇相同的参考文献,那么这两篇文献就有 n 个引文耦。显然,引文耦越多,耦合程度越高,意味着两篇文献在学科内容与专业性质上越接近,文献间联系也越紧密。具有耦合关系的引证文献数量 j 不一定局限于2篇(j ≥ 2)。

事实上,"耦合"的概念不仅仅局限于同时引证的两篇论文本身之间的关系,它揭示的是一类普遍存在的关系,即两个(或两个以上)不同主体与同一客体之间的关系。因此,可以将"引文耦合"概念推广到文献的学科主题、期刊、作者、语种、国别、机构、发表时间等特征对象,它们都可以发生耦合关系。科学论文及其相关媒介广义上的耦合现象,使一些表面上看起来没有联系的主体对象客观地被耦合起来,从而揭示了科技文献体系的内在联系和结构关系。

2. 同被引的概念　同被引(co-citation)是指两篇论文同时被后来的一篇或多篇论文所引证,则称这两篇论文(被引证论文)之间存在"同被引"关系。换言之,如果文献 A 和文献 B,不管其发表的时间如何,只要同时被后来的一篇或多篇论文引证,则称文献 A 和 B 具有"同被引"关系,又称"同引"或"共引"。同被引程度可以通过引证它们的论文(引证文献)的数量来测度,即定义同时引证这两篇论文的论文篇数为同被引强度(co-citation strength)或同被引频率(co-citation frequency)。同时引证这两篇论文的文献越多,则它们的同被引频率越高,说明它们之间的关系越密切。具有同被引关系的被引证文献的数量 j 不一定局限于2篇(j ≥ 2)。

"同被引"的概念同样可以被推广到与文献相关的各种特征对象方面,从而形成各种类型的"同被引"概念,如期刊同被引、作者同被引、学科同被引等。广义上的同被引现象使一些外部特征上没有联系的对象被同时引证它们的作者客观地联系起来,从不同角度揭示了文献引证之间的复杂的结构关系,为全面进行引文分析、研究引文结构提供了新的途径。

(二)引文耦合与同被引的异同

1. 引文耦合与同被引的相同之处　两者都是指两篇(或多篇)论文通过另外一篇或多篇论文建立起来的关系,都可以反映出文献之间的联系程度和结构关系。在引文分析中属于同一种类型:都是以文献之间的联系程度作为计量单位的网络结构分析,从引文角度揭示论文的主题相似性,以及相互之间的作用和联系。这两种方法都可用于研究文献关系,进行文献检索和揭示学科结构。

2. 引文耦合与同被引的区别　两者的区别体现在以下几个方面:

(1)引文耦合反映的是两篇引证文献之间的关系,是由两篇文献的作用共同建立的;而同被引反映的是两篇被引证文献之间的关系,是由引证它们的作者各自建立的。

(2)引文耦合强度是固定不变的,同被引强度则是随着时间有可能发生变化的。

(3)引文耦合反映的文献间的关系是一种固定的长久的关系,而同被引反映的则是变化的或暂时的关系。因此引文耦合形成的是静态结构模型,而同被引则是动态结构模型。

(4)引文耦合是回溯的,属于"回向引证",而同被引则是展望性的,属于"前向引证"。

(三)引文网络的应用

1. 分析学科结构及发展趋势　引文耦合及文献同被引现象在客观上把众多表面毫无关系的论文联系起来,形成一个个相关论文网络,反映了引证文献与被引证文献在学科和研究内容方面具有的相关性,包含丰富的有关文献交流、学科联系以及科学发展的信息。通过分析这些结构及追踪结构的变化可以研究文献情报流的结构和规律性,进而研究学科的结构、分析学科发展的状况和变化规律。

2. 为文献检索提供新的途径　引文耦合与文献同被引现象能够把科学论文按其引证关系组合为具有各种属性的相关簇,从而为用户提供了从文献使用的角度进行检索的新途径。目前,国内外一些主要的检索系统基于文献之间的引证关系,在检索结果页面提供该文献的参考文献、引证文献的链接,展示了本领域的学术研究随着时间推移所达到的研究深度和广度。

例如,中国知网以一篇论文为节点文献,将参考文献、二级参考文献、引证文献、二级引证文献、共引文献(耦合文献)、同被引文献组织起来,形成了一张巨大的引文网络图(图6-4)。该引文网络图包含了该文献的参考文献60篇,二级参考文献51篇,引证文献109篇,二级引证文献531篇,共引文献397篇,同被引文献2 173篇。通过该引文网络不仅可以扩大信息检索的范围,还可以追溯科学发展的历史,评价科学发展的规模和趋势。

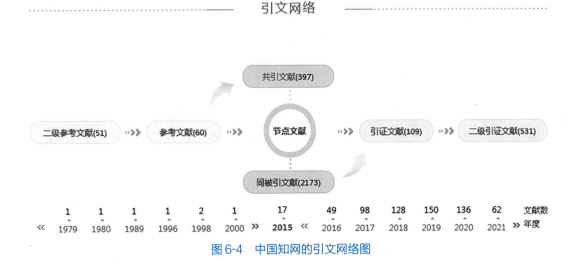

图6-4　中国知网的引文网络图

七、引文分析法的应用和局限性

（一）引文分析法的应用领域

1. 确定核心期刊　引文分析法是确定核心期刊的常用方法之一。这种方法的主要特点是从文献被利用的角度来评价和选择期刊，比较客观。加菲尔德通过引文分析发现每个学科的文献都包含其他学科的核心文献，所有学科的文献加在一起就可构成一个科学整体的、多学科的核心文献，而刊登这些核心文献的期刊不过 1 000 种左右。利用期刊文献的集中规律可以确定核心期刊。

2. 研究文献老化和利用规律　目前，有关文献老化的研究一般是从文献被利用的角度出发的。普赖斯曾利用引文分析探讨文献的老化规律。通过对"当年被引指数"和"期刊平均引证率"进行分析，他认为期刊论文是由半衰期截然不同的两大类文献构成的，即档案性文献和有现时作用的文献。科学文献之间引文关系的一种基本形式是引文的时间序列。对引文的年代分布曲线进行分析，可以测定各学科期刊的"半衰期"和"最大引文年限"，从而为制订文献的最佳收藏年限等管理方案、对文献利用进行定量分析提供依据。研究表明，一个学科的引文年代分布曲线与其老化曲线极为相似。这有力地说明了文献引证分布反映了文献老化的规律性。因此，从文献引证的角度来研究文献老化和利用规律是一种有效的途径和方法。

3. 研究学科结构　引证文献与被引证文献之间往往有着学科内容上的联系。通过对引文间的网状关系进行研究，能够探明有关学科之间的亲缘关系和结构，分析推测学科间的交叉、渗透和衍生趋势，还能对某一学科的产生背景、发展概貌、突破性成就、相互渗透和今后发展方向进行分析，从而揭示科学的动态结构和某些发展规律。

4. 研究学科信息源分布　通过文献间的引证与被引证关系，分析某学科文献的参考文献来源和学科特性，不仅可以了解该学科与哪些学科有联系，而且还能探明其信息的来源及分布特征，从而为制定相应的情报工作策略提供依据。

5. 研究科学交流和信息传递规律　一般而言，科学交流就是指借助科学文献的信息交流。通过科学文献的引证和被引证关系，可勾勒出科学交流的轨迹和信息传递的规律。利用科学文献的"引文链"和"引文网络"研究信息流的方向、过程、特点和规律，从而分析科学发展的历史和规律。

6. 研究用户的需求特点　一般来说，附在论文末尾的参考文献是用户所需要和利用的最有代表性的文献。因此，引文的特点可基本上反映出用户利用正式渠道获得信息的主要特点。通过对同一专业领域论文的大量引文的统计，可以获得与信息需求有关的各项指标，如引文数量、引文的文献类型、引文的语种分布、引文的时间分布等，这些指标在一定程度上反映了用户信息需求的特点。

7. 为科学评价提供定量依据　通过科学文献的被引率和持续时间等指标，可以对有关国家或学术机构的科学能力和学术水平进行比较和评估。还可以测定某一学科的影响力和某一国家某些学科的重要性。引文数据也可为人才评价提供定量参考，但在数据使用时应慎之又慎。

（二）引文分析法的局限性

1. 引文动机或原因的复杂性对引文分析的影响

（1）文献被引证并不完全等于重要：文献引证动机复杂造成引文重要程度不均衡。例如，有些具有错误观点或结论的论文，常被后人提出来批评商榷，被引次数可能很高。有些被引次数较少的文献也不能一概认为不重要，因为它可能受到发表时间、语种、学科、刊物等许多因素的限制。有些重要的论著因其内容过于专深，被引率也可能很低。被引次数上的微小差别也不能完全说明质量上的优劣，它有很大的随机性，只有当这一差别很大时，才能说明问题。

（2）引文关系上假联系的影响：引证文献的原因多种多样，两篇论文可能出于完全不同的原因或从不同的角度引证同一篇文献，一篇可能是引证其方法，另一篇可能是引证其结果，那么这两篇文献在内容上的联系就可能是虚假的。引文有些是发生在前言和篇名中，有些是发生在正文中，有些发生在讨论或结论中。在这些情况下，作者对原著的引证内容和程度是不相同的。引文对原著的关系和重要性也各不相同，但在目前的引文分析中，一般只是根据引文的数量来考察，对它们不加区分，这样也容易造成假联系。新刊的论文得不到大量引证；小型期刊被引率往往低于大型期刊；引而未用或用而未引的情况也有发生。文献引证中的这些现象都会影响引文分析法的应用和效果。

（3）科学活动中马太效应的影响：有的研究者认为，在科学活动中文献引证方面也存在着马太效应的影响。人们往往以"名著""权威"作为选择引文的标准，有的确是出于需要，也有的则是为了装饰门面、抬高自己论文的身价。某种期刊因为发表名人的论文而为众人所引证，以致引起连锁反应，结果其被引率很高。这种马太效应的心理作用，掩盖和影响着文献引证的真实性。

2. 技术上存在的困难对引文分析的影响　科学论文文后规范地标注参考文献，既体现了作者对他人劳动的尊重与感谢，也表现出作者严谨求实的科学态度，表明所引述的内容具有真实可信的科学依据，同时也为读者进一步查阅提供线索。因此，参考文献的引用是否符合学术规范对于引文分析结果的真实性至关重要。但是，有时由于引用的不规范或存在其他一些原因，使得引文分析在小样本的情况下容易产生一定程度的误差。从技术角度分析，影响引文分析的主要因素有：

（1）暗引（implicit citation）：是指文献中引用其内容而未注明其出处的引证行为。引文分析一般以明引（explicit citation）的数量作为统计的根据。

（2）转引（quoting）：是指作者由于某种原因不能得到引文的完整内容，而从其他引用了该篇引文的文献中转录该引文内容的现象。

（3）同名异人：作者姓名中的同名异人的问题可能导致不同作者的引文归入同一作者的偏差，特别是多学科的情况下这种现象更严重。

以上引用现象的存在使得引文的成分更加复杂化，可能造成引文数据的不准确，不仅影响到对引文的正确评估，而且影响文献的合理性传播和交流。因此，在引文分析过程中，一方面要尽量采用大样本数据以增加引文分析结果的可靠性；另一方面，应从学术规范、科学道德、数据处理等方面研究解决问题的办法和有效途径。

第二节　替代计量学方法

一、替代计量学的产生与发展

（一）替代计量学产生的背景

替代计量学的提出具有深刻的学术与社会背景，主要有以下两个方面：

1. 传统文献计量学的局限性　传统文献计量学的评价方式主要有两种，一是通过期刊影响因子对期刊进行评价；二是通过引用频次等相关指标对文献进行评价。该方法用于科研评价的瓶颈主要有：①时滞过长，科学期刊的发表周期一般在3个月到3年之间，而基于引文的文献计量指标的评价，则至少要多出一个出版周期，无法及时反映科学家的科研成果。②影响力片面，发表论文是科研成果的重要表现形式，但科学研究的成果还有很多其他表现形式，如开发的软件、分享的代码、研讨的视频、会议的演示文稿、撰写的学术博客、发表的学术意见、研发的新技术等，因此文献计量指标反映的只是科学家的部分影响力。③引文分析的固有缺陷，引文分析的前提是引用规范、动机正确，而引文动机复杂，且引文分析法无法自动识别引用动机。替代计量学是在传统计量学的基础之上，旨在弥补传统计量学的不足与缺陷的学术背景下分化、发展而来的。

2. 新型在线科研环境带来的机遇　　Web 2.0 环境下，学术交流体系由文献印刷型向互联网开放出版模式转变，是促成替代计量学形成的社会条件和动力。随着社交媒体技术的不断进步、开放存取运动的长足发展，网络出版形势日趋盛行。科学交流从传统交流方式转向在线社交网络，具体表现为：①科学工作者越来越倾向于利用博客、微博、Facebook 等社交媒体工具进行学术成果的追踪和学术交流。②由于社交媒体工具的低技术门槛与低成本特征，科学交流不再局限于学术圈，普通公众的参与度也不断增加，在线科学交流呈现出扩大化的趋势。③在线科学交流提高科学交流效率，降低交流成本。基于这种社会背景，计量学领域迫切需要一次革新来丰富与发展计量学内容。

（二）国外对替代计量学的研究

20 世纪 90 年代，图书情报学家就预言互联网将为理解和测度学术交流提供更加丰富的数据。许多学者针对传统引文指标存在的问题进行了深入研究之后，开始探索新的非引文数据的指标，并取得一定成果。其中，以美国科学公共图书馆（PLoS）提出的论文层面计量（article-level metrics，ALMs）影响力和知名度最大。但是这些成果较为分散，没有形成合力。

2010 年，Jason Priem 首次提出 "altmetrics" 一词，以弥补 ALMs 这一术语在内涵上的局限性，随后他与 Dario Taraborelli 等联合发表了《替代计量学宣言》（*Altmetrics：A Manifesto*），正式提出 "altmetrics"术语。2011 年，第一届替代计量学研讨会召开，与会者除 Jason Priem 等外，还有出版商、网站站长、评价学者等。媒体和评论人对替代计量学进行了宣传，社交网站上开始出现替代计量学的讨论组和替代计量学方面的博文。

2013 年起，PLoS、Elsevier 等机构对替代计量学公开支持，同年替代计量学开始成为科学计量学与信息计量学国际研讨会（ISSI conference）的主题之一。学者们从理论、实证和应用方面开展了一系列研究，包括探索替代计量指标和传统计量指标之间的关系，研究 Mendeley、PLoS、CiteULike、推特等来源的数据，开发了 Impact Factory、Altmetric Explorer 等应用。

2016 年，美国国家信息标准组织（National Information Standards Organization，NISO）发布了替代性评价指标项目的产出成果（*Outputs of the NISO Alternative Assessment Metrics Project*），对替代计量学若干重要方面制定了推荐性标准，标志着替代计量学进入统一化和标准化发展道路。2018 年，新刊*Journal of Altmetrics* 创立，致力于为替代计量学研究提供专门的交流平台，以推动该领域进一步发展。

（三）国内对替代计量学的研究

2012 年，刘春丽首次将 Altmetrics 引入国内，译为 "选择性计量学"，引起国内学者的广泛关注。2013 年，邱均平、由庆斌等将 Altmetrics 分别译为 "替代计量学" 和 "补充计量学"，并对其内涵进行界定。国内学者对国外有关替代计量学的指标、数据源、评价策略、工具与平台等方面的研究与实践进行了引介与分析。余厚强等开展了一系列相关理论研究，如构建了科研学术成果影响力模型，并据此对替代计量学指标实行分层。刘春丽、刘晓娟等学者探讨了替代计量学指标之间，以及替代计量学指标与传统科学计量指标之间的相关性。邱均平、余厚强等探讨了替代计量学在图书馆、机构知识库等领域的应用。杨思洛等撰写的《替代计量学理论、方法与应用》系统地构建了替代计量学的理论、方法及应用体系，成为我国替代计量学研究发展史上的一个标志性事件，为促进替代计量学在我国的进一步深入探索提供了重要的驱动力量。

二、替代计量学的相关概念

2016 年，NISO 将替代计量学（altmetrics）定义为：替代计量学是一个比较宽泛的术语，包括多种与学术成果相关的数字化指标。这些指标来源于学术生态系统，包括公共领域的各种不同利益相关者和学术成果间的活动和交互。

替代计量学定义中所涉及的学术成果、活动、交互等概念定义如下：

1. 学术成果（scholarly output）　也称研究成果（research output），指学者或研究人员在学术和研究过程中创造或实现的成果。学术成果包括而不限于期刊论文、会议论文、书籍和书籍章节、报告、论文和学位论文、纸质书卷、工作报告、学术版本、口头报告、表演、文物、展览、在线事件、软件、多媒体、作曲、设计、在线出版物，以及其他形式的知识资产。

2. 活动（activity）　指浏览、阅读、保存、传播、提及、引用、重用、修改或其他与学术成果产生互动的行为活动。

3. 交互（engagement）　指用户和学术成果间互动的水平和深度，通常是基于在线环境中追踪到的活动。

邱均平等将替代计量学分为广义替代计量学和狭义替代计量学。从广义角度看，旨在用面向学术成果的全面影响力评价指标体系替代传统片面依靠引文指标的定量科研评价体系；从狭义角度看，专门研究相对传统引文指标的在线新型计量指标及其应用，尤其重视基于社交网络数据的计量指标，包括使用、获取、提及和社交媒体等。

NISO 的定义与邱均平的定义内涵基本一致，前者是从研究对象的角度做出的定义，后者是从应用前景的角度做出的定义，可视作相同定义的两个侧面。

三、替代计量学的数据来源

随着计算机和网络技术的迅速发展，以互联网、手机媒体等为代表的数字化新媒体陆续出现，并对报纸、杂志等传统媒体产生了巨大冲击。社交平台、搜索引擎、新闻网站等新媒体平台逐渐成为学术信息传播的新天地，同时也是替代计量学数据的主要来源平台，具体分为专业文献数据库、在线文献管理工具、同行评议平台、社交平台和其他数据来源平台。

（一）专业文献数据库

专业文献数据库是科学研究活动中重要的知识资源和服务平台，也是科学交流中不可缺少的一环。专业文献数据库以引文数据为主，在此方面拥有独一无二的数据优势，而引文数据也是替代计量指标中的核心数据。国外常用数据库有 WoS、Scopus、Springer、PLoS 和 WorldCat 等，国内常用数据库有 CNKI、万方和维普等数据库。

专业文献数据库除提供传统的引文指标、影响因子、h 指数外，也开始将替代计量学评价指标引入平台。如 WoS 在页面右侧显示了"使用次数"数据，包括"最近 180 天"和"2013 年至今"两项数据，具体表现为用户点击了指向出版商全文的链接（通过直接链接或 Open URL），或是对论文进行了保存以便在题录管理工具中使用。

（二）在线文献管理工具

在线文献管理工具是帮助用户对文献进行编辑、管理、订阅、共享等操作的网络工具平台。在使用过程中，用户拥有更多的主动选择权，可以从用户角度直接评价出最喜欢和认可的文献，因此产生了书签量（标签量）、读者数量、组别数等重要的替代计量指标。国外最有代表性的工具有 Mendeley 和 CiteULike。

（三）同行评议平台

同行评议平台就是通过线上的同行评议形成文献推荐和评估的网络系统。与传统的同行评议制度相比，同行评议平台更加高效，使文献的发表更加方便、快捷，而且用户能够直接在网站上浏览专家的推荐和评论。最具代表性的是 Faculty Opinions。

Faculty Opinions（原 F1000 Prime）是国际生物医学领域重要的学术论文评估机构，由全球近8 000 名生物学和医学领域的顶尖科学家组成，主要对 PubMed 收录的生物医学论文进行分类及评估。评价体系涵盖了 40 多个具体领域以及 3 700 余种期刊，每篇获得推荐的论文均会获得一个星级分数和一篇阐述该论文重要性的评论。论文的星级分为"Good""Very good"和"Exceptional"(相当于1星、2星和3星)。Faculty Opinions 对每个领域的论文按综合得分进行排名,得分是论文质量的度量标准,也是判断一篇论文科学影响力的重要提示。

(四)社交平台

社交平台是替代计量指标最主要的数据来源,包括学术社交平台、综合社交平台、职场社交平台以及多媒体社交平台。

如科学网博客中涉及的替代计量指标主要有博主的好友数、博文总数、精选博文数、访客数、留言数,以及博文的阅读数、推荐数、评论数等。

(五)其他数据来源平台

替代计量学数据来源平台还包括维基百科、百度百科等网络百科类平台,主流的报纸、杂志、互联网门户等新闻媒体平台,机构知识库以及一些政策文件等。这些平台的相关指标主要为特定评价对象的被引用量或被提及量。

如维基百科中,每一个已收录的关键词都有一个词条页和一个讨论页,包括了该关键词的详细介绍以及参考资料、外部链接等。其中对特定评价对象的引用和提及都是重要的替代计量指标。

四、替代计量学的主要指标

依据不同的数据来源,替代计量指标可分为博客指标、推特指标、Facebook 指标、Mendeley 指标、新闻指标、政策文件指标、视频指标、同行评议指标、问答平台指标等类型。基于交互活动类型,替代计量指标可分为阅读指标、下载指标、收藏指标、分享指标、提及指标、评论指标、复用指标和引用指标等。

1. 阅读指标(readership altmetrics) 是基于网络上对学术成果的阅读行为产生的数据所构建的指标。阅读活动的数据既可以出现在出版商网站、期刊主页,也可以出现在专业的学术社交网站,如 ResearchGate、Mendeley 等平台。只有经过阅读,读者才能对是否进一步利用该学术成果做出判断。根据粒度不同,阅读又可分为摘要阅读量、HTML 阅读量、PDF 阅读量等,反映了读者不同投入程度的阅读行为。

2. 下载指标(download altmetrics) 是基于网络上对学术成果的下载行为产生的数据所构建的指标。一般而言,下载是通过标题或摘要做了初步筛选后,对全文感兴趣而产生的交互行为。出版商、文献数据库、期刊网站、专业网站甚至学者个人主页均可提供下载数据,同一篇论文在不同的平台上均可产生下载数据,目前这些下载数据无法实现集成。

3. 收藏指标(favorite altmetrics) 是基于网络上对学术成果的收藏行为产生的数据所构建的指标,通过该功能用户从海量的学术成果中筛选出自己感兴趣且今后可能产生进一步利用行为的学术成果。

4. 分享指标(share altmetrics) 是基于网络上对学术成果的分享行为产生的数据所构建的指标。分享的来源可以是任意提供分享功能的平台,分享的最终地点一般是社交媒体平台,目的是让更多的用户或读者看到,这与收藏的目的是不同的。

5. 提及指标(mention altmetrics) 是基于网络上对学术成果的提及行为产生的数据所构建的指标。如在新闻报道、政策文件、推文甚至是学术交谈中均可能提到学术成果,旨在提供支持、依据或线索,有时被视作非正式的引用行为。与阅读、下载、分享相比,提及是对学术成果某种程度上的利用。

6. 评论指标(comment altmetrics) 是基于网络上对学术成果的评论行为产生的数据所构建的指标。评论既包括对学术成果的一般性评论,如学术视频中的评论、科学推文中的评论,也包括专门的同行评议评论。评论是对学术成果较为深入的讨论,可以产生更加深刻的认识或灵感。

7. 复用指标(reuse altmetrics)　是基于网络上对学术成果的复用行为产生的数据所构建的指标。复用的对象主要是代码、软件包或软件,也可能是视频、图片、演示文稿、数据集等其他形式的学术成果。如 Github 可以分享代码和软件包,Slideshare 可以共享演示文稿,这些平台为分享和认可这些知识片断式的学术成果提供了便利。

8. 引用指标(citation altmetrics)　是基于学术成果在各个数据库以及学术搜索引擎的引用行为产生的数据所构建的指标。在替代计量学中,引用是最高层次的利用,是正式地声明该学术成果对新的学术成果的贡献,表明这两者之间具有较强的联系。

五、替代计量指标集成平台

替代计量学的数据分散在网络的不同平台上,通常使用爬虫和 API 进行数据收集,而 Altmetric LLP、PLoS ALM、PlumX Dashboard、Dimensions 等替代计量数据指标集成平台大大降低了替代计量数据的获取难度。

(一) Altmetric Explorer

Altmetric Explorer 是 Altmetric LLP 开发的集数据库检索、数据展示和数据服务于一体的替代计量指标集成平台。Altmetric LLP 有六大产品,即 Explorer for Publisher、Explorer for Institutions、Explorer for Funders、Explorer for Badges、Altmetric API 和 Free Tools。六种产品基于相同的数据集,为不同用户需求提供定制化服务。

Altmetric Explorer 集成了不同来源的替代计量数据,主要有主流社交媒体、新闻、灰色文献(如政策文件)、同行评议(如 Faculty Opinions)等,并对不同来源的数据进行加权,计算出单项学术成果的替代计量关注度得分,用以衡量该学术成果所获得的整体关注度。Altmetric Explorer 对数据聚合的结果以彩色的甜甜圈样式表示,其中不同的颜色代表不同的数据来源(图 6-5,见文末彩插)。

(二) PLoS ALM

PLoS 是最早提供论文级数据的出版商之一。在 PLoS 的倡议下,ALM 得到广泛响应和认可。PLoS ALM 平台采集多种来源的统计数据,包括与论文的互动数据、来自社交媒体和社交书签平台的数据、常规引文数据库的引文数据和其他来源的非学术性的引用(使用)数据,目标在于获取对论文的各种反馈,明确论文的受众、用户阅读的目的、论文产生的影响等。PLoS ALM 将不同来源的数据分为 5 类,即查看(view)、保存(save)、讨论(discuss)、推荐(recommend)和引用(citation),5 类数据的关系整体上遵循交互程度逐层递进的关系。PLoS ALM 的局限性在于其覆盖范围有限,且仅围绕学术论文这一种学术成果类型。

(三) PlumX Dashboard

PlumX Dashboard 是由 Plum Analytics 开发的替代计量工具,追踪的学术成果有期刊论文、图书、视频、演示文稿、会议论文、数据集、源代码等 67 种类型。PlumX Dashboard 通过追踪各种类型的学术成果,能够更加全面、及时地测度学术成果的影响力,为研究人员和资助机构提供数据支撑。PlumX Dashboard 将不同来源但意义相近的指标组合在一起,形成 5 个类别的替代计量数据,即引用(citations)、使用(usage)、获取(capture)、提及(mentions)和社交媒体(social media)(图 6-6,见文末彩插)。

(四) Dimensions

Dimensions 平台是由 Digital Science 咨询公司建立的数据平台。该平台与超过 100 家开发伙伴紧密合作,实现了一个覆盖整个研究过程的集成数据库,包括从资助机构到研究成果,从成果出版到关注、到商业应用和政策决策。Dimensions 平台将不同维度的数据整合到一个平台,可以为科学、技术与研发之间的转化研究提供一个良好的数据支持(图6-7,见文末彩插)。

六、替代计量学方法的应用和局限性

(一)替代计量学方法的应用领域

1. **对学术成果社会影响力的评价**　学术成果影响力包括学术影响力和社会影响力,传统的评价方式侧重学术影响力维度。替代计量学在传统评价方法的基础上提供了多维的评价视角,全方位地衡量不同形式的研究成果在众多平台上的综合影响力。由于引文时滞等原因,当引文指标不适用或者不全面时,替代计量学指标可以提供替代性的评价方案。

论文是学术交流与知识共享的重要载体,是最重要的学术评价对象之一。单篇论文评价既重视传统的引文数据及其分析指标,也重视论文在数字化、网络化、开放化环境中的社会影响力。例如,Elsevier 公司和 Springer 公司除了提供引文数据,还为每篇论文提供浏览量、下载量、评论量、分享量等替代计量数据,增加了论文的评价维度,更加全面、快速地揭示论文质量和影响力。

此外,在期刊评价、机构评价、人才评价等方面,在传统的评价方法基础之上引入替代计量指标,增加新的数据源和测度维度,使评价结果更加全面、客观、公正。

2. **对新型学术成果影响力的评价**　新型在线科学交流模式使科研成果的形式不再局限于传统的学术成果,学者和研究人员在学术和研究过程中创造或实现的各种形式的成果都可以成为学术成果,如视频、音频、图片、软代码等。传统的科学评价体系和评价方法对这些新型的学术成果的评价涉及较少,而替代计量学方法提供了评价这些学术成果所需要的数据源、评价指标、评价工具和平台等,丰富了科研成果评价的对象。

3. **优化信息检索结果**　替代计量学以其适用范围广、反应速度快、过程和结果公开、影响范围大等优势,在完善信息检索机制、缩小检索范围、优化信息检索结果等方面起到重要作用。用户在初步检索的基础之上可通过替代计量评分、阅读量、评级等替代计量指标对检索结果进行排序或筛选,从而快速发现最直接相关的研究。如本地 PubMed 可根据 Alt-score 对结果进行过滤。

4. **学术网络分析**　在 Web 2.0 技术发展和开放学术运动深化的背景下,科学交流呈现出网络化的特征。通过分析学术成果传播数据以及学者背后的社交网络,可找出影响该学者的其他学者以及造成影响的方式和过程,从而得到各个研究团体的宏观学术网络。

(二)替代计量学方法的应用案例

1. **研究目的**　本研究对 Altmetric top 100 论文的替代计量指标,以及替代计量指标与传统评价指标之间的相关性进行分析,以期为学术成果影响力的综合评价提供依据。

2. **数据来源**　Altmetric.com 是最早提供科学论文替代计量数据的网站之一。自 2013 年起,该网站在每年年底公布当年最受社会关注的百篇论文,即 Altmetric top 100。本研究以 2020 年 top 100 论文为研究样本,获取论文的替代计量指标数据,包括 Altmetric 评分(altmetric attention score, AAS)、news 提及数、blog 提及数、policy 提及数、Twitter 提及数等,并根据论文 DOI 从 WoS 获取论文的被引频次(获取到其中 91 篇论文的被引频次)。单篇论文数据如表 6-2 所示(数据采集时间为 2022 年 2 月 8 日)。

3. **结果与分析**　以 Altmetric top 100 论文为样本,从以下三个方面进行分析。

(1)Altmetric top 100 论文网络传播途径分析:Altmetric.com 通过统计科研成果在社交媒体、报纸、政府的政策文件及其他来源的关注度进行评分。数据显示,2020 年 top 100 论文 AAS 最高为 34 775,最低为 182,均值为 3 788。其中 2020 年 7~12 月发表论文 47 篇,AAS 最高为 32 931,最低为 182,均值为 3 916.89,高于全部 top 100 论文的 AAS 平均值。7~12 月论文在短时间内获得较高的

表 6-2　单篇论文数据概览

指标	指标值	指标	指标值
AAS	34 775	AAS 排名	1
news 提及数	1 457	blog 提及数	140
policy 提及数	7	Twitter 提及数	83 379
Facebook 提及数	140	Wikipedia 提及数	14
Reddit 提及数	26	Faculty Opinions 提及数	3
Q&A 提及数	4	video 提及数	24
被引频次	1 952		

注：论文信息为"Andersen K G, Rambaut A, Lipkin W I, et al. The proximal origin of SARS-CoV-2[J]. Nature Medicine, 2020, 26（4）：450-452."

关注分，反映出替代计量学指标在快速追踪学术成果影响力方面，较传统的被引频次、影响因子等评价指标，响应更快速、直接。

对各种传播途径指标值进行统计（表 6-3），结果显示，Twitter、news、blog、Facebook、Reddit 指标覆盖率均高于 70%，是评价论文社会影响力中最有潜力的工具，在科学社区被广泛接纳，其中除 news 为新闻媒体外，其他 4 个均为社交媒体工具。社交媒体工具具有点赞、分享、转发、评论等多样化的信息传播途径，有趣的、应用价值高、贴近生活的科研成果，更容易被大众所熟悉、关注。

表 6-3　Altmetric top 100 论文传播途径统计

传播途径	覆盖率 /%	最大值	最小值	均值	标准差
Twitter	100	97 846	1	5 432.60	14 276.56
news	93	3 435	0	238.66	450.84
blog	92	200	0	22.14	34.41
Facebook	76	140	0	9.45	20.41
Reddit	72	58	0	5.60	9.68
Wikipedia	43	14	0	1.65	2.82
policy	20	67	0	1.30	6.87
Faculty Opinions	12	3	0	0.19	0.58
Q&A	12	4	0	0.11	0.53
video	6	24	0	1.69	4.11

如论文"The Proximal Origin of SARS-CoV-2"，通过对基因组数据的比较分析推断了 SARS-CoV-2 病毒的起源，由于论文研究内容与人们的健康密切相关，因此得到了社会广泛关注。数据显示，该论文 AAS 得分 34 775，排名第一，Twitter 提及数为 83 379，其中 91% 来自大众用户，6% 来自科学家，2% 来自医生等从业者，1% 来自科学交流人员。可见，关注主体中社会公众占了绝大多数，学术内容获得公众关注，体现了科研成果的公共价值。

（2）Altmetric top 100 论文社会影响力的学科差异分析：根据论文的学科归属及单篇论文的 AAS 计算各学科的平均 AAS（表 6-4）。结果显示，学科论文平均 AAS 最大值为 29 029.8，最小值为 276.2，相差 100 倍，差异较大。医学与健康科学领域的平均 AAS 在所有学科中排名第一，特别是 2020 年由于新冠疫情的暴发，医学与健康科学领域受到学者和大众的更多关注，社会影响力最强。其次环境与生物科学、人类社会研究、地球科学、化学等学科也具有较大的社会影响力，而建筑环境与设计、哲学与宗教研究、创意艺术与写作研究等则需要提高大众关注度及社会影响力。

表6-4 Altmetric top 100 论文的学科 AAS

学科	平均 AAS
medical and health sciences（医学与健康科学）	29 029.8
environmental & biological sciences（环境与生物科学）	6 742.2
studies in human society（人类社会研究）	5 003.0
earth sciences（地球科学）	4 067.2
chemical sciences（化学）	3 596.0
information and computing sciences（信息与计算科学）	3 278.4
engineering & technology（工程与技术）	3 176.6
psychology and cognitive sciences（心理学与认知科学）	3 049.2
economics（经济学）	2 873.6
physical sciences（物理学）	2 804.0
agricultural and veterinary sciences（农业和兽医学）	2 652.8
history and archaeology（历史与考古学）	2 416.6
commerce, management, tourism and services（商业、管理、旅游和服务业）	1 790.0
mathematical sciences（数学）	1 358.8
language, communication and culture（语言、沟通和文化）	1 141.4
law and legal studies（法律和法律研究）	755.8
education（教育）	737.8
built environment and design（建筑环境与设计）	543.0
philosophy and religious studies（哲学与宗教研究）	467.4
studies in creative arts and writing（创意艺术与写作研究）	276.2

（3）替代计量学指标与被引频次相关性分析：将论文的 AAS 及 Twitter 提及数、news 提及数、blog 提及数、Facebook 提及数、Reddit 提及数等替代计量指标值分别与被引频次进行相关性分析。由于各指标值不符合正态分布，因此选择斯皮尔曼法进行相关性检验，结果如表 6-5。结果显示，top 100 论文的 AAS 和被引频次相关系数为 0.514，两者为中度相关。blog 提及数、news 提及数与被引频次之间也存在中度相关，而 Facebook 提及数、Reddit 提及数、Twitter 提及数与被引频次之间为低度相关。

表6-5 Altmetric top 100 论文替代计量指标与被引频次相关性检验

		AAS	blog 提及数	news 提及数	Facebook 提及数	Reddit 提及数	Twitter 提及数
被引频次	相关系数	0.514**	0.581**	0.504**	0.492**	0.443**	0.426**
	Sig.（双尾）	.000	.000	.000	.000	.000	.000
	N	91	91	91	91	91	91

注：** 在置信度（双侧）为 0.01 时，相关性是显著的。

4. 研究结论 本研究对 2020 年 Altmetric top 100 论文的替代计量指标，以及替代计量指标与传统评价指标的相关性进行分析，得出以下结论。

（1）替代计量学指标能更快速、更直接追踪学术成果的社会影响力，Twitter、news、blogs、Facebook、Reddit 是评价论文社会影响力的最有潜力的工具。

（2）各学科论文的社会影响力具有一定的差异性，医学与健康科学、环境与生物科学、人类社会研究等学科因其研究内容大都与人类共性问题密切相关，得到社会公众较多的关注，社会影响力大。

（3）Altmetric top 100 论文的各替代计量指标与被引频次之间均存在中低度相关，提示论文的替代计量指标既可以反映科研成果的社会影响力，也可以在一定程度上反映科研成果的学术影响力。

当引文指标不适用或者不全面时,替代计量学指标可以提供替代性的评价方案。

(三)替代计量学方法的局限性

替代计量学是一门新兴的学科,尽管在短短的 10 年间取得了快速发展,但是在理论和方法的研究方面刚刚起步,还存在很大的局限性,主要体现在以下几个方面:

1.缺乏有效的理论依据　目前对替代计量学数据、指标和应用的研究发展迅速,其步伐远远领先于理论研究。虽然一些学者借鉴引文理论、社会资本理论、注意力经济理论等解释网络平台上的科学交流行为,但对替代计量指标的内涵,指标背后的行为动机和社会现实规律等理论研究还远远不够。而对这些基本问题的解答将决定是否使用和如何正确使用替代计量指标。

2.存在使用偏见　在使用替代计量学方法进行科研评价过程时,存在语言阻碍问题。目前绝大多数的替代计量工具均是面向英语使用者,在收录学术成果时,成果语言的比例存在很大倾斜,非英语类的学术成果很少被收录。此外,不同人群中社交媒体的使用也存在差异性。

3.分析标准的缺失　替代计量学具有众多指标且来源广泛,各平台的数据具有不一致性,而各指标又有不同的侧重点,在进行评价时到底应测量哪些指标,怎样对指标进行组合,如何对各指标进行权重赋值还缺乏统一的分析标准。

4.数据的可信性存疑　数据的真实性是进行学术评价的前提。替代计量学数据都在网络环境下产生,因此可能出现"机器人账户"。同时,社交网络上的一些数据,如点赞量、转发量等可以通过购买的方式获得,影响了数据的真实性。另外,替代计量数据时效性较短、可能受商业资本控制、账户信息的缺失和隐私保护也将影响到相关数据的分析。

5.学术行为的不确定性　在网络环境下,缺少某种制约手段,使人们的行为缺少思考性,可能会凭直觉对某一学术或科研成果进行评价和传播。另外作者还可能对已发表的相关内容进行删除操作,影响了他人对该学术成果的判断。在没有制约的环境下,还有可能出现人为炒作的情况,这些学术行为的不确定都会影响到对结果的解读。

(四)替代计量学研究的发展趋势

1.完善相关理论　替代计量学作为一个新兴学科领域,必须要吸取和借鉴相关学科的相关理论,奠定广泛、深厚的学理基础。如 Web 理论、复杂网络理论、社会网络分析理论等网络科学基础理论;开放科学、数据科学、大数据技术等数据科学理论;社交媒体、知识交流、创新扩散理论等传播学基础理论;以及 Web 2.0 的长尾理论、六度分离理论、自组织理论、社交网络中的联结强度、社会资本理论及结构洞理论都是替代计量学的理论来源。

2.数据与数据源的规范与挖掘　拥有规范、可信的数据是开展研究的重要前提,因此替代计量学相关人员应致力于规范数据的工作。首先,针对数据存在机器大量自动生成的问题,应开发数据检测及监测平台,对替代计量学数据进行检测校准,并对数据产生的过程进行监测,规避数据由机器自动生成的风险。其次,应为各成果配置固定的标识符 DOI,使数据标准化,避免资源重复建设。最后,由于目前学术交流平台大多是发达国家在开发和维护,而不同国家之间网络并非完全畅通,因此,要积极挖掘新的替代计量学数据源,开发具备创新科学交流模式的新数据源。

3.工具的改进　目前,大部分替代计量工具中展示的是各指标的数值情况,数值并不能全面反映成果质量,因此,未来在工具功能方面应做一定的改进。应开发更多具备分析功能的模块,突出各指标映射的内容,表明不同种类成果的用处。按用户需求划分模块,使用户可以根据自己的身份及目的进入不同的模块。除英文平台外,开发其他语言平台,增加非英文成果的收录,从而加大使用覆盖面。

4.评价体系的完善　并不是所有的替代计量指标在进行学术或科研评价时都能达到良好的效果,有些指标并不能得出有用的结论,因此,在未来的发展中要致力于评价体系的改进与完善。在分析网络信息交流和利用行为的机制、动因的基础上利用各替代计量指标；对选择的各指标进行权重赋值，构建一套系统、成熟的评价体系，能够针对不同的要求进行学术评价。

5. **与已有计量学的融合与超越**　替代计量学作为一个新兴事物，目前还未形成广泛认同的研究和应用体系，需要大量借鉴和吸收"五计学"的理论和方法。在现阶段，替代计量学可以作为已有计量学的补充，在成果完成后到拥有引文这一段时间内，可作为在线科研评价的主要手段，以弥补传统文献计量学时滞较长的缺陷。

替代计量学是在线科学交流模式下计量学发展的新范式，已经成为计量学领域的一个新的发展方向和重要研究领域，虽然目前存在一定的局限性，但未来替代计量学的理论体系、指标体系、研究方法、分析工具将更加完善，从而为科技评价、文献过滤、知识发现等领域提供更加全面、多维的定量依据。

（王倩飞）

思 考 题

1. 引文分析有哪些基本类型？如何进行引文分析？
2. 加菲尔德引文集中定律与布拉德福定律有哪些不同？
3. JCR 进行期刊评价的主要指标有哪些？
4. 替代计量学与社交媒体计量（SMM）、论文层面计量（ALMs）有什么联系与区别？
5. 通过一个具体实例说明 Altmetric.com 平台的替代计量指标数据的来源与组成。

第七章

聚类分析方法与书目信息共现分析

聚类（clustering）是通过一定的算法将原始数据划分为多个数据簇（cluster）的过程。聚类分析（cluster analysis）起源于分类学，作为人类认识事物的基本手段之一，已经在多个学科和研究领域得到了广泛应用，如统计学、生物学等学科以及计算机科学中的人工智能、机器学习、模式识别、数据挖掘等研究领域。聚类分析是一种非监督学习模型，只依靠数据本身来确定数据之间的关系，进而从客观数据中挖掘其自然类别，极大地降低了数据处理时的主观性。这使得聚类分析有很大的优越性，特别适合处理大量的原始数据。书目信息是指描述文献著者、题目和文献来源的信息，一般表现为文献数据库中的各个字段。共现分析是将各种信息载体中的共现信息定量化的分析方法，以心理学的邻近联系法则和知识结构及映射原则为方法论基础。通过共现分析，人们可以发现研究对象之间的亲疏关系，挖掘隐含的或潜在的有用的知识，并揭示研究对象所代表的学科或主体的结构与变化。书目信息的共现是常见的共现分析方法。本章的主要内容包括聚类分析的含义及应用主要领域，聚类分析中的数据结构和数据类型，聚类分析方法的类型与原理，书目信息共现类型、书目信息共现聚类分析步骤及应用案例。

第一节　聚类分析原理

本节主要介绍聚类分析基础知识，包括聚类分析的含义及应用领域，聚类分析的数据结构和数据类型，聚类分析方法的类型与原理等。

一、聚类分析的含义及应用领域

（一）聚类分析的含义

聚类分析（clustering analysis）是指将数据对象的集合分组成由类似对象组成的多个类的分析过程，是根据在数据中发现的描述对象及其关系的信息，将数据对象分组。其目的是组内的对象相互之间是相似的（相关的），而不同组中的对象是不同的（不相关的）。组内相似性越大，组间差距越大，说明聚类效果越好。

聚类分析一般可分为对样品的聚类和对指标的聚类。聚类分析的方法有系统聚类法和动态聚类法等。系统聚类法的基本思想是：开始是各样品自成一类，然后每一次将距离最近（或相关系数最大）的两类合并，每次减少一类，直至全部样品并成一类为止，最后做出聚类图，全面分析归纳成适当类别。动态聚类法的基本思想是先选择凝聚点，得到初始分类，然后按一定原则修改分类，直至分类比较合理为止。

聚类和分类有不同之处，分类问题中，在知道训练样本的分类属性情况下，将数据对象分到不同的已知类中，而聚类问题中，在划分的类未知的情况下，将数据对象组成不同类，需在训练样本中找到分类属性。

（二）聚类分析的应用

聚类分析在包括信息检索、商业应用、图像分割、数据压缩、医学应用在内的很多领域有着广泛的应用。

1. 聚类分析应用于信息检索　当使用搜索引擎在互联网上检索信息时，可能会得到几十万条搜索结果，聚类分析可以将这些结果按照某种属性进行分组，方便很快地找到想要的信息。例如当检索某一主题的相关论文时，按照其相关特征将论文按其类型、学科、刊名、出版时间等进行聚类，直接在相应的组内查找到需要的内容。

2. 聚类分析应用于商业领域　对于购物网站来说总是希望能够预测出消费者的需求，然后将其需要的产品推荐给相关的用户。需求预测的一种方法是利用网站所积累的大量用户信息，首先使用聚类的方法按照用户的属性对其进行分组，如果同一组内的多数用户购买了某种产品，则可以推测组内其他成员很有可能也有此需求。

3. 聚类分析应用于图像分割　图像分割的目标是要把数字图像分成若干特定的、具有独特性质的区域。从本质上说，图像分割就是一个针对图像中所有像素点的聚类过程，首先由位置颜色、纹理等属性来描述像素点的特征，定义像素点之间的相似度量，然后采用聚类算法完成对图像中目标的分割。

4. 聚类分析应用于数据压缩　当有大量的数据（如语音、图像、视频等）需要传输或存储时，为了减少对传输带宽或存储介质的占用，往往需要首先对数据进行压缩。对于这类局部具有很高相似性的数据，可以通过聚类的方法寻找到每一组相似数据的原型（中心）以这些原型的编码来代替原始数据，此类方法在信号处理领域也被称作"矢量量化"，其目标是用尽量少的编码来代替一段或者一组数据，同时保证恢复数据时的误差或失真最小。

5. 聚类分析应用于医学领域　人体对药物的反应存在着很大的差异性，患有同样疾病的人服用同样药物的反应是不同的。根据以往的病例，可以将患者按照其对药物的不同反应聚成不同的类别，而新的患者可以找到与其最相近的类别，然后根据这个类别患者的药物反应决定治疗方案。

聚类分析还可作为一种工具单独使用，分析数据的分布、了解各数据类的特征、确定所感兴趣的数据类以便作进一步分析。

聚类分析可以在任何类型的信息存储上进行，包括关系数据库、数据仓库、事务数据库、高级数据库、文本文件和 Web 文档，具有很强的适应性，应用前景良好。

二、聚类分析中的数据结构和数据类型

（一）数据结构

聚类分析中常用的数据结构主要有数据矩阵（data matrix）和相异度矩阵（dissimilarity matrix）。

1. 数据矩阵　数据矩阵是一个对象 - 属性结构。它是由 n 个对象组成，利用 p 个属性来进行 n 个对象的描述，数据矩阵采用形式为 $n \times p$ 矩阵来表示，如下：

$$\begin{bmatrix} x_{11} & \cdots & x_{1f} & \cdots & x_{1p} \\ \cdots & \cdots & \cdots & \cdots & \cdots \\ x_{i1} & \cdots & x_{if} & \cdots & x_{ip} \\ \cdots & \cdots & \cdots & \cdots & \cdots \\ x_{n1} & \cdots & x_{nf} & \cdots & x_{np} \end{bmatrix}$$

2. 相异度矩阵　相异度矩阵是一个对象 - 对象结构。它存放所有 n 个对象两两之间所形成的差异性（相似性）。相异度矩阵采用 $n \times n$ 矩阵来表示，如下：

$$\begin{bmatrix} 0 & & & & \\ d(2,1) & 0 & & & \\ d(3,1) & d(3,2) & 0 & & \\ \vdots & \vdots & \vdots & & \\ d(n,1) & d(n,2) & \cdots & \cdots & 0 \end{bmatrix}$$

这里 $d(i,j)$ 是对象 i 和对象 j 之间的相异性的量化表示，通常为一个非负数，且 $d(i,j)=d(j,i)$，$d(i,i)=0$。对象 i 和对象 j 越相似或彼此越"接近"时，该数值 $d(i,j)$ 接近 0；对象 i 和对象 j 差异越大，该数值 $d(i,j)$ 越大。

相异度 $d(i,j)$ 的具体计算会因所使用的数据类型不同而不同，常用的数据类型包括：区间标度变量，二元变量，标称型、序数型和比例标度型变量，混合类型的变量。

相异度矩阵是对象 - 对象结构的一种数据表达方式。多数聚类算法都是建立在相异度矩阵基础上，如果数据是以数据矩阵形式给出的，就要将数据矩阵转化为相异度矩阵。相异度矩阵可用距离公式计算得到，对象间的相似度或相异度是基于两个对象间的距离来计算的。

数据矩阵的行和列含义不同，行与列代表不同实体，有时也称为二模矩阵，而相异度矩阵的行与列代表相同实体，有时也称为单模矩阵。许多聚类算法以相异度矩阵为基础。

（二）数据类型及相似度的计算

由于聚类分析源于统计学，传统的分析方法大多建立在对数值类型数据研究的基础上。然而聚类分析需要处理的数据对象很复杂且类型多样，传统的分析方法并不能满足要求。一般情况下，目前常用的聚类分析数据类型有：区间标度变量、二元变量、标称型变量、序数型变量、比例标度型变量和混合类型的变量。相异度 $d(i,j)$ 的具体计算会因所使用的数据类型不同而不同。

1. **区间标度变量**　为一个粗略线性标度的连续变量，典型的例子包括重量、高度，经度和纬度坐标（如聚类房屋）以及大气温度。选用的度量单位将直接影响聚类分析的结果。假如将高度的度量单位由"米"改为"英寸"，或者将重量的单位由"千克"改为"斤"可能会产生非常不同的聚类结果。一般而言，所用的度量单位越小，变量可能的值域就越大，对聚类结果的影响也越大。为了避免对度量单位选择的依赖，数据应当首先进行标准化。标准化度量值试图给所有的变量相等的权重。当没有关于数据的先验知识时，这样做很有用。但是在一些应用中用户可能想给某些变量较大的权重。例如当对篮球运动员的挑选进行聚类时我们可能愿意给身高变量较大的权重。

为了实现度量值的标准化，一种方法是将原来的度量值转换为无单位的值。给定一个变量 f 的度量值，其标准化的步骤：

第一步：计算平均的绝对偏差（mean absolute deviation）S_f。

$$S_f = \frac{1}{n}(|x_{1f}-m_f|+|x_{2f}-m_f|+\cdots+|x_{nf}-m_f|) \tag{式7-1}$$

这里的 $x_{1f}\cdots x_{nf}$ 是 f 的 n 个度量值，m_f 是 f 的平均值，即

$$m_f = \frac{1}{n}(x_{1f}+x_{2f}+\cdots+x_{nf}) \tag{式7-2}$$

第二步：计算标准化的度量值（z-score）。

$$Z_{if} = \frac{x_{if}-m_f}{S_f} \tag{式7-3}$$

使用平均的绝对偏差往往比使用标准差更具有健壮性。与其他偏差的度量方法相比，孤立点的 z-score 值不太小，容易被发现。

其中，平均的绝对偏差比标准差对于异常数据（如孤立点）来说具有更好的鲁棒性。在计算平均

绝对偏差时,度量值与平均值的偏差没有被平方,因此异常数据的作用在一定程度上被降低了。还有一些关于针对分散数据更为鲁棒的处理方法,如中间值绝对偏差方法。但是利用平均的绝对偏差的好处是异常数据(out lier)值不会太小,因此孤立点仍可以被发现。

在对度量值进行标准化以后,就可以计算对象间的相异度,而对象间的相异度是基于对象间的距离来计算的。常用距离度量公式有欧几里得(Euclidean)距离公式和曼哈坦(Manhattan)距离公式以及明考斯基(Minkowski)距离公式。具体公式内容如下:

欧几里得距离:

$$d(i, j) = \sqrt{|x_{i1} - x_{j1}|^2 + |x_{i2} - x_{j2}|^2 + \cdots + |x_{ip} - x_{jp}|^2} \qquad (式7\text{-}4)$$

其中 $i = (x_{i1}, x_{i2}, \cdots, x_{ip})$ 和 $j = (x_{j1}, x_{j2}, \cdots, x_{jp})$ 是两个 p 维的数据对象。

曼哈坦距离:

$$d(i, j) = |x_{i1} - x_{j1}| + |x_{i2} - x_{j2}| + |x_{ip} - x_{jp}| \qquad (式7\text{-}5)$$

上面的两种距离度量方法都满足对距离函数的如下数学要求:
① $d(i, j) \geq 0$:距离是一个非负的数值;② $d(i, i) = 0$:一个对象与自身的距离是 0;③ $d(i, j) = d(j, i)$:距离函数具有对称性;④ $d(i, j) \leq d(i, h) + d(h, j)$:从对象 i 到对象 j 的直接距离不会大于途经任何其他对象 h 的距离(三角不等式)。

明考斯基距离是欧几里得距离和曼哈坦距离的概化,明考斯基距离:

$$d(i, j) = \sqrt[q]{(|x_{i1} - x_{j1}|^q + |x_{i2} - x_{j2}|^q + \cdots + |x_{ip} - x_{jp}|^q)} \qquad (式7\text{-}6)$$

上式中,q 为正整数,如果 $q = 1$ 则表示曼哈坦距离,如果 $q = 2$ 则表示欧几里得距离。

2. 二元变量 一个二元变量只有两个状态,取 0 或 1 值;其中 0 代表(变量所表示的)状态不存在;而 1 则代表相应的状态存在。例如,给出一个描述患者的变量 smoker,它用来描述患者的抽烟情况,smoker 为 1 表示患者抽烟,而 smoker 为 0 表示患者不抽烟。如果按照处理区间标度变量一样来处理二元变量,通常会导致错误的聚类结果,所以必须采用特定的方法来计算其相异度。

表 7-1 给出二元变量的可能性表,每个对象有 p 变量,$p = a + b + c + d$,a 表示对象 i 和对象 j 的值都为 1 的变量的数目,d 表示对象 i 和对象 j 的值都为 0 的变量的数目,b 表示对象 i 为 1、对象 j 的值为 0 的变量的数目,c 表示对象 i 为 0、对象 j 的值为 1 的变量的数目。一个二元变量取 0 或 1 所表示的两个状态同等重要,也就是取值 0 或 1 没有优先权,那么该二元变量就是对称的;一个二元变量取 0 或 1 所表示内容的重要性是不一样的,那么该二元变量就是非对称的。

表 7-1 二元变量的可能性表

		对象 j		
		1	0	和
	1	a	b	$a+b$
对象 i	0	c	d	$c+d$
	和	$a+c$	$b+d$	p

二元变量可进一步划分为对称二元变量和非对称二元变量。对称二元变量的对象状态优先级和权重均相同,不需要考虑变量状态的优先级,也就是两个取值 0 或 1 没有优先权。它的相似度称为恒定的相似度,计算结果不会随着它的编码改变而发生变化。对于对称的二元变量,用简单匹配系数来评价两个对象之间的相异度,公式如下:

$$d(i, j) = \frac{b+c}{a+b+c+d} \qquad (式7\text{-}7)$$

与对称二元变量相反,非对称二元变量需要考虑变量状态的优先级。通常情况下,我们将有意义的且出现的可能性较小的数据对象设为 1，反之设为 0。因为当两个非对称二元变量的值都取 1 比两个值都取 0 更具有实际意义，所以可把 d 忽略，得到评价对象 i 和 j 之间的相似度系数 -Jaccard 系数，其定义如下：

$$d(i, j) = \frac{b+c}{a+b+c} \qquad \text{（式 7-8）}$$

3．标称型变量　标称型变量是二元变量的一个扩展，它可以具有多于两个的状态值，如 map-color 是一个标称变量，它可能有四个值：红色、黄色、蓝色、绿色。

假设一个标称变量的状态数目是 M。这些状态可以用字母，符号，或者一组整数（如 $1, 2 \cdots M$）来表示。要注意这些整数并不代表任何特定的顺序，只是用于数据处理。

标称型变量可以对两个以上的状态进行描述。对标称变量，其对象之间的相异度的描述有两种计算方法：

第一种为简单匹配方法，对象之间相异度计算公式如下

$$d(i, j) = \frac{p-m}{p} \qquad \text{（式 7-9）}$$

其中 m 表示对象 i 和对象 j 中取同样状态的变量个数（匹配数）；p 为所有变量的个数。

第二种方法采用二元变量为每一个状态创建一个新的二元变量，对于具有给定状态的一个对象，代表一个状态的二元变量设为 1；而其他的二值变量设为 0。用非对称的二元变量来编码标称变量，将标称变量的相异度的计算转化为二元变量的相异度计算。例如：要用二元变量表示地图颜色符号变量，就需要上面所介绍的五种颜色分别创建一个二元变量。而对一个颜色为黄色的对象，就要将代表黄色状态的二元变量设为 1，并且将其他二元变量设为 0。

4．序数型变量　一个序数型变量可以是连续的，还可以是离散的。离散的序数变量与标称变量相似。连续的序数变量表面上看像一组未知范围的连续数据，类似于区间标度变量，但它没有单位，值的相对位置要比它的实际数值有意义得多。对序数型变量相异度的计算与区间标度变量的计算相类似。将连续的序数型变量值划分为有限个区间，从而将其值离散化。这些区间用有限个有序状态表示，可定义为一个排列 $1, 2 \cdots M_f$，在此 M_f 是状态的个数。若变量的值落在第 r_{if} 个区间内，且 $r_{if} \in \{1, 2, \cdots, M_f\}$，则称 r_{if} 为该值对应的秩。假设变量 f 为一组描述 n 个对象序数型变量中的一个。变量 f 的相异程度计算方法策略有三个步骤：

第一步：第 i 个对象的 f 变量值标记为 x_{if}，将 x_{if} 用对应的秩 r_{if} 代替；

第二步：用 z_{if} 替代 r_{if}，将每个顺序变量的取值范围映射到 $[0, 1]$ 区间，以使每个变量的权重相同：

$$z_{if} = \frac{r_{if} - 1}{M_f - 1} \qquad \text{（式 7-10）}$$

第三步：相异度的计算可以采用前所描述的任何一种距离度量方法，采用 z_{if} 来替换第 i 个对象中的变量 f 值。

5．比例标度型变量　一个比例标度型变量就是在非线性尺度上所获得的正的度量值，如：指数标度，用以下公式近似描述：

$$A\mathrm{e}^{Bt} \text{ 或 } A\mathrm{e}^{Bt}（A \text{ 和 } B \text{ 为正的常数}）$$

典型例子如：细菌繁殖增长的数目描述，或放射元素的衰减。

目前有三种方法计算比例标度型变量的相异度，一是将比例标度型变量当作区间标度变量来进行计算处理；但这不是一个好方法，因为标度可能被扭曲了。二是利用对数转换方法对比例标度型变量的值进行转换，然后将转换后的得到的值，采用与处理区间标度变量相同的方法计算相异度。三是将比例标度型变量当作连续的序数型数据，即将其顺序值（秩）作为区间标度的值来进行相应的

计算处理。

选择所使用的方法与相应的应用相关,但后两个方法比较有效。

6.混合类型的变量　在实际数据库中,数据对象往往是用复合数据类型来描述,而且常常它们(同时)包含上述几种数据类型。

对混合类型的变量其对象间的相异度的描述相对要复杂一些。一个可取的方法是,将所有不同类型的变量放在一起进行处理,一次(性)完成聚类分析。将不同类型变量(值)组合在同一个差异矩阵中,结合所有意义的变量,将它们值域全部映射到[0,1]区间内,对象 i 和对象 j 之间距离 $d(i,j)$ 就可以表示为:

$$d(i,j)=\frac{\sum_{f=1}^{p}\delta_{ij}^{(f)}d_{ij}^{(f)}}{\sum_{f=1}^{p}\delta_{ij}^{(f)}} \tag{式 7-11}$$

其中, p 为对象中变量的个数,如果 x_{if} 或 x_{jf} 数据不存在(对象 i 或对象 j 无变量 f 的测量值);或 $x_{if}=x_{jf}=0$,且变量 f 为非对称二元变量,那么,标记 $\delta_{ij}^{(f)}=0$,否则 $\delta_{ij}^{(f)}=1$ 。变量 f 对对象 i 和对象 j 之间相异度的计算方法与 f 的具体类型有关:

1)若变量 f 为二元变量或标称变量,则如果 $x_{if}=x_{jf}$,那么, $d_{if}(f)=0$,否则 $d_{if}(f)=1$;

2)若变量 f 为区间标度变量,则

$$d_{ij}(f)=\frac{|x_{if}-x_{jf}|}{\max_{h}x_{hf}-\min_{h}x_{hf}} \tag{式 7-12}$$

其中 h 取变量 f 的所有非空缺对象。

3)若变量 f 为序数型变量或比例标度型变量,则计算顺序值(秩) r_{if} 和 $z_{if}=\frac{r_{if}-1}{M_{f}-1}$,并将 z_{if} 当作区间标度变量来进行计算处理。

综上所述,即使在描述对象的变量是不同类型时,每两个对象间的相异度可以计算。

三、聚类分析方法的类型与原理

聚类分析方法主要有基于划分的聚类方法、基于分层的聚类方法、基于密度的聚类方法、基于网格的聚类方法和基于模型的聚类方法。

(一)基于划分的聚类方法

基于划分的方法是一种自顶向下的方法,对于给定的 n 个数据,将其划分为 k 个簇,使得每个数据属于且仅属于一个族。在每个簇之中的数据相似,而不同簇之间的数据不相似。通常这种类型的算法要求给出数据分类的个数,也就是划分数 k 。如果穷举各种划分方法,再计算每种划分方法的优劣是不可行的,因为这样计算的复杂度很高,对于数量稍多的数据就失效了。所以可行的算法都采用了启发式的方法,即在开始的时候先将数据进行一次划分,在此基础上尝试改变数据的划分,也就是在不同簇之间移动一些数据。再根据某一个准则函数,通过不断地迭代而得到最终的结果。常用的方法有 k- 均值算法、 k- 中心点算法和 CLARANS 等。

1. k- 平均算法　通常 k- 平均算法是从 n 个数据对象中随机选择 k 个对象作为初始聚类中心,它会使聚类结果有很大的不确定性。其算法过程描述为:

1)从数据对象中任意选择 k 个对象作为初始聚类中心,计算每个对象与各个子聚类中心之间的距离,把每个对象分配给距离它最近的聚类中心;

2)计算每个聚类的平均值(中心对象),用该平均值代表相应的聚类中心;

3)计算每个对象与这些中心对象的距离,并根据最小距离重新对相应对象进行划分,将它分配

到与它最近的聚类中;

4）循环（2）到（3）直到每个聚类不再发生变化为止（准则函数收敛）。

k-平均算法采用误差平方和准则函数作为聚类准则函数,误差平方和准则函数定义为:

$$E = \sum_{i=1}^{k} \sum_{p \in C_i} | p - m_i |^2 \qquad (式7-13)$$

其中 E 为数据集中所有对象的平方误差总和; p 为代表对象的空间中的一个点; m_i 为聚类 C_i 的平均值（ p 和 m 均是多维的）。该准则使生成的结果聚类尽可能地紧凑和独立。

k-平均算法的优越之处在于:在处理大数据库时是相对有效的（具有可扩展性）计算复杂度为 $O(ntk)$,且 $k<<n, t<<n, n$ 为对象个数; k 为聚类个数;而 t 为迭代次数。 k-平均算法常常终止于局部最优解。

k-平均算法的不足之处包括:第一,在 k-平均算法中, k 是事先给定的,该 k 值的选定是很难估计的。因为在大多情况下,给定的数据集应该分成多少个类别是未知的。第二, k-平均算法对初始值的选取依赖性极大,而且算法常陷入局部极小解。不同的初始值,结果往往不同。第三,从 k-平均算法框架可以看出,该算法需要不断地进行样本分类调整,不断地计算调整后的新聚类中心,因此当数据量非常大时,算法的时间消耗非常大。第四,由于将簇的质心（即均值点）作为聚类中心进行新一轮聚类计算,远离数据密集区的孤立点和噪声点会导致聚类中心偏离真正的数据密集区,所以 k-平均算法对噪声点和孤立点很敏感,且 k-平均算法一般只能发现球状簇。

2. k-中心点算法　由于一个异常数据的取值可能会很大,而 k-平均算法对异常数据很敏感。 k-中心点算法可以克服这种敏感性,该算法利用聚类中心点来作为一个参考点代替 k-平均算法中的各聚类的平均值（作为聚类中心）,进而根据各对象与各参考点之间的距离（相异性）之和最小化的原则,继续应用划分方法来对对象进行划分。

k-中心点算法在簇更新过程中使用绝对误差标准选择簇中心,因此对于离群点的划分不会出现结果偏差过大的情况,少数"噪音"不会对算法的聚类结果造成重大影响,该算法描述如下:

1）随机选取一组样本作为聚类中心,使得每个中心对应一个簇;

2）计算每个样本到各聚类中心的距离将样本归属至距离最近的簇中;

3）将簇内样本距离和的最小样本作为新的中心点;

4）重复步骤2）,计算并比较最近2次聚类误差平方和,若相同,则算法终止;否则继续执行步骤3）。

k-中心点算法的基本策略是:首先任意为每个聚类找到一个代表对象,即确定 n 个数据对象的 k 个聚类;其他对象根据它们与这些聚类代表的距离分别将它们分配到各相应聚类中（仍然是最小距离原则）。如果替换一个聚类代表能够改善所获聚类质量时,就可以用一个新对象替换旧的聚类对象。在这里聚类质量利用一个基于各对象与其聚类代表间距离的成本函数来进行评估。为了判定任一个非聚类代表对象 O_{random} 是否是当前一个聚类代表对象 O_j 的好的替换,对各非聚类代表对象 p 需根据以下四种情况进行检查:

1）对象 p 当前属于中心点对象 O_j （所代表的聚类）,且如果 O_j 被 O_{random} 替换作为新聚类代表（中心点）,而 p 就更接近其他 $O_i, (i \neq j)$,那么就将 p 归类到 O_i （所代表的聚类）中;

2）对象 p 当前属于中心点对象 O_j （所代表的聚类）,且如果 O_j 被 O_{random} 替换作为新聚类代表（中心点）,而 p 更接近 O_{random} ,那么就将 p 归类到 O_{random} （所代表的聚类）中;

3）对象 p 当前属于中心点对象 O_i （所代表的聚类）, $(i \neq j)$,且如果 O_j 被 O_{random} 替换作为新聚类代表（中心点）,而 p 仍更接近 O_i ,那么 p 归类不发生变化;

4）对象 p 当前属于中心点对象 O_i （所代表的聚类）, $(i \neq j)$,且如果 O_j 被 O_{random} 替换作为新聚类代表（中心点）,而 p 更接近 O_{random} ,那么就将 p 归类到 O_{random} （所代表的聚类）中;

在处理异常数据和噪声数据方面，$k-$中心点算法比$k-$平均算法聚类效果更理想，因为$k-$中心点算法不易受异常数据或极端数据的影响。但是$k-$中心点算法的处理时间要比$k-$平均算法更大。两个算法都需要用户事先指定所需聚类个数k。

3. CLARANS算法　基于随机选择的聚类（clustering large application based upon randomized search, CLARANS）算法是在CLARA（clustering large application）算法基础上的改良。CLARA算法的聚类效果依赖于所选的样本集合大小，如果样本集中的聚类中心不是（整个数据集中）最好的k个聚类中心，那么该算法就无法发现最好的聚类结果。与CLARA算法相比CLARANS算法可以改进聚类的质量和可扩展性。

CLARANS方法在搜索的每一步都以某种随机方式进行采样，其聚类过程可以描述成一个图的搜索，图中每个节点是一个潜在的解，即k个中心点的集合。在替换一个中心对象后所获得新聚类就称为当前聚类的邻居。随机产生的聚类邻居数由用户限制。若发现一个更好的邻居（具有较低的方差），CLARANS算法就移动到这一邻居节点然后再开始重新搜索，否则当前节点就形成了一个局部最优。若发现一个局部最优，CLARANS方法则随机选择节点重新开始搜索新的局部最优。

CLARANS方法的优势和不足包括：实验结果显示，它比CLARA方法和PAM方法更为有效，可检测到异常数据，但算法计算时间复杂度高，难以处理海量数据。同时算法本身存在聚类簇数难以确定、聚类结果依赖初始中心点选择且易陷入局部最优等问题，算法聚类效率不高且难以保证聚类稳定性。

（二）基于层次的聚类方法

层次方法就是通过分解所给定的数据对象集来创建一个层次，直到满足某种条件为止。依层次分解形成的方式，可以将层次方法分为自底向上和自顶向下两种类型。自底向上的层次方法也叫凝聚的方法，从每个对象均作为一个（单独的）组开始，逐步将这些（对象）组进行合并，直到组合并在层次顶端或满足终止条件为止；自顶向下层次方法也叫分裂的方法，从所有对象均属于一个组开始，每一次循环将其（组）分解为更小的组，直到每个对象构成一组或满足终止条件为止。

层次方法的缺陷就是在进行（组）分解或合并之后，无法被撤销。这一特点也具有一定的优势，因为在进行分解或合并时无须考虑组合数目不同选择，计算代价较小。但这一缺陷也使得该方法无法纠正自己的错误决策。将迭代再定位与层次方法结合起来使用会更加有效，即先通过利用自底向上层次方法，然后再利用迭代再定位方法对结果进行调整。基于这种组合方法设计的具有可扩展性的聚类算法有BIRCH、CURE、ROCK、Chameleon。

自底向上聚合层次聚类方法和自顶向下分解层次聚类方法中，用户均需指定所期望的聚类数目作为聚类过程的结束条件。四个广泛使用的计算聚类间距离的度量方法如下：

最小距离：$d_{min}(C_i, C_j) = \min_{p \in C_i, p' \in C_j} |p - p'|$　　　　　　　　　（式7-14）

最大距离：$d_{max}(C_i, C_j) = \max_{p \in C_i, p' \in C_j} |p - p'|$　　　　　　　　　（式7-15）

平均值的距离：$d_{mean}(C_i, C_j) = |m_i - m_j|$　　　　　　　　　（式7-16）

平均距离：$d_{avg}(C_i, C_j) = \dfrac{1}{n_i n_j} \sum_{p \in C_i} \sum_{p' \in C_j} |p - p'|$　　　　　　　　　（式7-17）

其中$|p-p'|$为两个数据对象或点p和p'之间的距离，m_i是聚类C_i的平均值，n_i是聚类C_i中的对象个数。

1. BIRCH算法　利用层次方法的平衡迭代规约和聚类（balanced iterative reducing and clustering using hierarchies, BIRCH），层次聚类方法尽管比较简单，但是它的可扩展性较差，常会遇到选择合并或分解点的问题，因为在对一组对象进行合并或分解之后，聚类将在此基础上继续合并或分解，这样就无法撤消先前的（聚类）过程，也不能对聚类间的对象进行交换。因此如果所做合并或分解（在某一点时)不合适,就会导致聚类效果较差的结果。将层次方法与其他聚类技术相结合以进行多阶段的聚类,可使聚类效果得到改进。

BIRCH 就是一个综合的层次聚类方法。它的核心是采用了一个三元组的聚类特征树(CF 树)汇总了一个簇的有关信息,从而使一个簇的表示可以用对应的聚类特征,而不必用具体的一组点表示,通过构造分支因子 B 和簇直径阈值 T 来进行增量和动态聚类。该方法通过一次扫描就可以进行较好聚类,比较适合于大型数据集。它用聚类特征和聚类特征树(CF)来概括聚类描述。描述如下:

对于具有 N 个 d 维数据点(对象)的子聚类 $\{\bar{x}_i\}$($i = 1, 2, 3 \cdots N$),它的聚类特征向量定义为:

$$CF = (N, \bar{LS}, SS) \tag{式7-18}$$

其中 N 为子类中点的个数;$\bar{LS}$ 表示 N 个点的线性和($\sum_{i=1}^{N} \vec{o}_i$),反映子聚类的重心,SS 是数据点的平方和($\sum_{i=1}^{N} \vec{o}_i^2$),反映子聚类直径的大小。

对于聚类特征有如下定理:

假设 $CF_1 = (N_1, \bar{LS}_1, SS_1)$ 与 $CF_2 = (N_2, \bar{LS}_2, SS_2)$ 分别为两个类的聚类特征,合并后的新类特征为

$$CF_1 + CF_2 = (N_1 + N_2, \bar{LS}_1 + \bar{LS}_2, SS_1 + SS_2) \tag{式7-19}$$

该算法通过聚类特征可以方便地进行中心、半径、直径及类内、类间距离的运算。

CF 树是一个具有两个参数(分支因子 B 和阈值 T)的高度平衡树,它存储了层次聚类的聚类特征。分支因子定义了每个非叶子节点子聚类的最大数目,而阈值给出了存储在树的叶子节点中的子聚类的最大直径。CF 树可以动态地构造,因此不要求所有的数据读入内存,而可在外存上逐个读入数据项。一个数据项总是被插入到最近的叶子条目(子聚类)。如果插入后使得该叶子节点中的子聚类的直径大于阈值,则该叶子节点极可能有其他节点被分裂。新数据插入后,关于该数据的信息向树根传递。可以通过改变阈值来修改 CF 树的大小来控制其占内存容量。BIRCH 算法通过一次扫描就可以进行较好的聚类,故该算法的计算复杂度是 O(n),n 是对象的数目。

BIRCH 算法的优势和不足包括:对于对象数目和聚类的质量,BIRCH 算法表现出良好的可扩展性;然而由于大小的限制,CF 树中的每个节点仅能容纳有限的入口,一个 CF 树节点并不总能对应用户所认为的一个自然聚类。另外如果聚类不是球状的,BIRCH 算法不能很好地工作,因 BIRCH 算法是利用聚类半径来控制一个的聚类的边界的。

2. CURE 算法　利用代表点聚类(clustering using representatives,CURE)算法将层次方法与划分方法结合到了一起,它克服了偏好发现相似大小和球形形状聚类的问题;同时在处理异常数据时也表现得更加健壮。CURE 算法选择基于质心和基于代表对象之间的中间策略。该算法选用固定数目有代表性的空间点来表示一个聚类,首先把每个数据点看成一个聚类,然后再以一个特定的收缩因子向中心"收缩"它们,即合并两个距离最近的代表点的数据点。它回避了用所有点或单个质心来表示一个簇的传统方法,将一个聚类用多个代表点来表示,使 CURE 算法可以适应非球形的几何形状。另外,收缩因子降低了噪声对聚类的影响,从而使 CURE 算法对孤立点的处理更加健壮,而且能识别非球形和大小变化比较大的聚类。同时该方法采用了随机抽样与分割相结合来提高效率,对大型数据库有良好的伸缩性。

针对大型数据库,CURE 算法利用了随机采样和划分方法;即首先对随机样本(集合)进行划分,每个划分都是部分聚类;然后这些部分聚类在第二遍扫描中进行聚类以获得所期望的最终聚类结果。

CURE 算法的主要操作步骤为以下六步:

1) 对源数据进行随机采样并获得样本集合 S,它包含 s 个对象。

2) 将样本集合 S 划分为 p 个划分,每个划分大小为 s/p。

3) 将各划分部分进行局部聚类成 s/pq 个聚类,其中 $q > 1$。

4）通过随机采样剔除异常数据，即若一个聚类增长太慢，就除去它。

5）对部分聚类进行聚类，落在每个新形成的聚类中的代表性点，则根据用户定义的收缩因子 α，"收缩"或移向聚类的中心。这些点将要用于代表并描述聚类的形状。

6）用相应标记对聚类中的数据标上聚类号。

CURE 算法的优势和缺陷是：CURE 算法在对含有异常数据对象进行分析时，也能够获得较高的聚类效果，此外它还容许聚类具有复杂的形状和不同的大小；但 CURE 算法不处理分类属性。

3. ROCK 算法　鲁棒的链接型聚类（robust clustering using links，ROCK）算法是一个凝聚的层次聚类算法。它通过将两个聚类的互连性与用户所指定的静态互连性模型相比较来度量两个聚类间的相似性。所谓两个聚类的互连性就是指两个聚类间的交叉链（cross link）的数目。$link(p_i, p_j)$ 就是指两个点 p_i 和 p_j 间共同近邻的数目。也就是聚类间的相似程度是利用不同聚类中点所具有的共同近邻数目来确定的。

ROCK 算法首先根据所给数据的相似矩阵和相似阈值，构造出一个松散图；然后在这一松散图上执行一个层次聚类算法。

4. Chameleon 算法　Chameleon 算法（利用动态模型的层次聚类算法）是在层次聚类中采用动态模型的聚类算法。Chameleon 算法基本思想是：通过一个图划分算法将数据对象聚类为许多相对较小的子聚类，然后用凝聚的层次聚类算法通过不断合并这些子聚类来发现真正的聚类结果。该算法不仅考虑了聚类间的互连性，也考虑了聚类间的相似度，特别是聚类本身的内部特征，因此，能够自动适应要合并的聚类内部特征。

在其聚类过程中，如果两个聚类间的互连性和相似度与聚类内部的互连性和相似度密切相关，则合并这两个聚类。基于动态模型的合并过程将有利于发现自然和同质的聚类，只要定义了相似度函数，该算法适用于所有的数据类型。

Chameleon 算法弥补了 CURE 算法和 ROCK 算法这两个层次聚类算法所存在的不足。CURE 算法忽略了两个不同聚类间的互连性信息；而 ROCK 算法则强调聚类间的互连性信息却忽略了有关两个聚类间相似度的信息。

（三）基于密度的聚类方法

基于密度概念的聚类方法就是将数据空间的高密度对象区域看作簇，高密度簇被低密度区域分开，高密度簇所代表的区域就称为一个聚类。实际上就是不断增长所获得的聚类直到"邻近"（数据对象或点）密度超过一定阈值为止。对给定类中的每一个数据点，在一个给定范围半径内必须至少包含某个数目的点。这种方法可以用于消除数据中的噪声（异常数据），以及帮助发现任意形状的聚类。基于密度的聚类方法主要有 DBSCAN 算法和 OPTICS 算法。

DBSCAN 是一个典型的基于密度方法，该方法根据密度阈值不断增长聚类；OPTICS 也是一个基于密度方法，该方法提供聚类增长顺序以便进行自动或交互式数据分析。

1. DBSCAN 算法　基于高密度连接区域的密度聚类（density-based spatial clustering of applications with noise，DBSCAN）算法是一个基于密度的聚类算法。该算法将具有足够高密度的区域来进行聚类，能从含有噪声的空间数据库中发现任意形状的聚类，是在数据集上定义一种密度可达等价关系，对应的划分就是聚类。该算法将一个聚类定义为一组"密度连接"的点集。

在了解密度聚类方法的基本思想之前，该方法思想相关概念如下：

1）给定对象半径 ε 内的区域为该对象的 ε- 邻域；

2）如果一个对象的 ε- 邻域至少包含最小数目 MinPts 个对象，则称该对象为核心对象；

3）给定一个对象集合 D，如果 p 是在 q 的 ε- 邻域内，而 q 是一个核心对象，则称对象 p 从对象 q 出发是直接密度可达的；

4）如果存在一个对象链 $p_1, p_2, \cdots, p_n, p_1 = q, p_n = p$，对 $p_i \in D, (1 \leq i \leq n)$，$p_{i+1}$ 是从 p_i 关于 ε 和 MinPts 是直接密度可达的，则对象 p 是从对象 q 关于 ε 和 MinPts 密度可达的；

5）如果对象集合 D 中存在一个对象 o，使得对象 p 和 q 是从 o 关于 ε 和 MinPts 密度可达的，那么对象 p 和 q 是关于 ε 和 MinPts 密度相连的。

密度可达是直接密度可达的传递闭包，这种关系是非对称的，而密度相连是一个对称的关系。只有核心对象之间是密度可达的。一个基于密集的聚类是基于密度可达性的最大的密度相连对象的集合。不包含在任何聚类中的对象被认为是"噪声"。DBSCAN 算法通过检查数据库中每个点的 ε-邻域来寻找聚类。如果一个点 p 的 ε- 邻域包含多于 MinPts 个点，则创建一个以 p 作为核心对象的新聚类。然后反复地寻找从这些核心对象直接密度可达的对象，当没有新的点可以被添加到任何簇时，该过程结束。

DBSCAN 算法可以发现任意形状的聚类，但是，它只能发现密度相仿的簇，并且对用户定义的参数 ε 和 MinPts 比较敏感。

2. OPTICS 算法　对象排序识别聚类结构的聚类（ordering points to identify the clustering structure，OPTICS）算法是针对 DBSCAN 算法的缺陷提出来的。OPTICS 算法并不明确产生一个聚类，而是为自动和交互的聚类分析计算出一个增强聚类顺序。这个顺序代表了基于密度的数据聚类结构。它包括的信息等同于从一个宽广的参数设置范围所获得的基于密度的聚类。

由 DBSCAN 算法可以发现：对于一个恒定的 MinPts 值，具有较高密度的密度聚类（ε 值较小）结果包含在具有密度较低的密度聚类中。而参数 ε 为一个距离（近邻半径），因此为获得一组密度聚类顺序，就要提供一系列距离参数值。为了同时构建不同的聚类，对象应当以特定的顺序来处理。这个次序选择根据最小的值密度可达的对象，以使高密度的聚类能被首先完成。

OPTICS 算法中特有的两个概念是核心距离和可达距离。使 p 成为核心对象的最小 ε 称对象 p 的核心距离。若 p 不是一个核心对象，则 p 的核心距离就是没有定义。p 的核心距离和 q 间的欧氏距离中较大值称对象 q 关于对象 p 的可达距离。若 p 不是一个核心对象，则 q 和 p 间的可达距离就是没有定义。

OPTICS 算法的主要步骤如下：

1）任意选取没有加聚类标签的点 p；

2）找到从 p 关于 ε 和 MinPts 密度可达的所有点；

3）若 p 是核心对象，则将 p 和从 q 关于 ε 和 MinPts 密度可达的所有点组成一个新聚类，并给簇内所有的点加簇标签；若 p 是边界点，则处理数据集中的下一点；

4）重复上述过程，直到所有的点处理完毕。

参数的选择对 OPTICS 算法的效果有相当的影响，若 ε 减小，则可达距离为没有定义的点增多；MinPts 减小，则核心对象增多。一般说来，MinPts 值以取 10～20 为最合适。

（四）基于网格的聚类方法

基于网格的聚类方法是将对象空间划分为有限数目的单元以形成网格结构。所有聚类操作均是在这一网格结构上进行的。这种方法主要优点是处理时间相对较快，与数据对象空间的网格数目有关，而与数据对象个数无关。STING 就是一个典型的基于网格的方法。CLIQUE 和 WaveCluster 是两个基于网格和基于密度的聚类方法。

1. STING 算法　统计信息网格（statistical information grid，STING）算法是一种基于网格的多分辨率聚类技术，它将数据空间划分为矩形单元。对应于不同级别层次的分辨率，存在不同层次的矩形单元。这些单元构成了一个层次结构：高层次的单元被分解形成多个低层次的单元。每个网格单元属性的统计信息被事先运算和存储，这些信息供查询、处理时用。

在 STING 算法聚类的层次结构中，高层单元的统计参数可以从低层单元的计算得到。这些参数包括：对象数 n，平均值 m，标准偏差 s，最小值 min，最大值 max，以及该单元中属性值遵循的分布（distribution）类型。若分布类型事先已知的话，数据分布的值域可以由用户指定，也通过假设检验获得。高层次单元中的分布类型将根据对应的低层次单元中占多数的数据分布类型以及过滤阈值来确定。若低层次单元中的数据分布彼此不同且阈值测试失败，那么高层次单元中的数据分布类型设为未知。

一个自顶而下基于网格方法处理查询的操作过程说明：

1）根据查询内容确定层次结构的开始层次。通常这一层次包含较少的单元。

2）对于当前层次中的每个单元，计算置信度区间，以反映当前网格单元与查询要求的相关程度。

3）消除无关单元，只考虑相关单元。当前层次处理完毕，转下一层。

4）不断重复上述过程，直到到达最底层。

这时若满足查询要求，则返回满足要求的相关单元区域，否则取出相关区域单元中的数据，对它们作进一步处理直到满足查询要求为止。

STING 算法的优点和不足：STING 算法由于存储在每个单元中的统计信息提供了单元中的数据不依赖于查询的汇总信息，因而计算是独立于查询的；该算法主要优点是 STING 扫描数据库一次来计算单元的统计信息，效率高，且利于并行处理和增量更新。不足之处是：聚类的质量取决于网格最底层的粒度，粒度细，处理代价就大；所有聚类边界为水平或垂直的，降低了簇的质量和精确性。

2. WaveCluster 算法　WaveCluster（小波变换聚类）算法是一种多分辨率的聚类算法，该算法先通过在数据空间上强加一个多维网格结构来汇总数据，然后用小波变换来变换原特征空间，随后在变换后的空间中找到聚类区域。在该方法中，每网格单元汇总了一组映射到该单元中的点的信息，汇总信息在进行小波转换时用。

小波变换是一种信号处理技术，它将一个信号分解为不同频率的子波段。在进行小波变换时，数据被变换以在不同的分辨率层次保留对象间的相对距离。从信号处理的角度看，n 维特征空间的对象可以看成是维的信号，对象分布情况变化剧烈的区域，即孤立点，可看成是信号的高频率区；对象分布密集区，即簇，可看成是信号的低频率高振幅区。维信号的变换可用多次的一维小波变换来实现。

WaveCluster 算法的优点是：能有效地处理大数据集合，发现任意形状的簇，成功地处理孤立点，不要求指定如结果簇的数目或邻域的半径等输入参数。并且，该算法对输入顺序不敏感，邻域独立，可以处理多达 20 维的数据。

（五）基于模型的聚类方法

基于模型的聚类方法为每个聚类假定了一个模型，寻找数据对给定模型的最佳拟合。基于模型的算法可以通过构建反映数据点空间分布的密度函数来定位聚类。这种聚类方法试图优化给定的数据和某些数学模型之间的适应性。一个基于模型的算法可以通过构建一个描述数据点空间分布的密度函数来确定具体聚类。它根据标准统计方法并考虑到"噪声"或异常数据，可以自动确定聚类个数；因而它可以产生很有效的聚类方法。基于模型的聚类方法主要有统计学方法和神经网络方法。

1. 统计学方法

（1）概念聚类：概念聚类是机器学习中的一种聚类方法。给定一组无标记数据对象，它根据这些对象产生一个分类模式，与传统聚类相比，概念聚类更进一步，它发现每组的特征描述，每一组均代表一个概念或类，而传统聚类主要识别相似的对象。概念聚类主要有两个过程：首先完成聚类，然后进行特征描述。因此它的聚类质量不再仅仅是一个对象的函数，而且还包含了其他因素，如所获特征描述的普遍性和简单性。

（2）COBWEB 算法：COBWEB 算法是一种流行的简单增量概念聚类算法，以一个分类树的形式创建层次聚类，它的输入对象用分类属性 - 值对来描述。分类树中的每个节点对应一个概念，

包含该概念的一个概率描述，概率描述被分在该节点下的对象。概率描述包括概念的概率和形如 $P(A_i = V_{ij}|C_k)$ 的条件概率，这里 $A_i = V_{ij}$ 是属性 - 值对，C_k 是概念类。在分类树某层次上的兄弟节点形成了一个划分。COBWEB 采用了一个启发式估算度量——分类效用来指导树的构建。分类效用定义如下：

$$\frac{\sum_{k=1}^{n} P(C_k)[\sum_i \sum_j P(A_i = V_{ij}|C_k)^2 - \sum_i \sum_j P(A_i = V_{ij})^2]}{n} \qquad (式7\text{-}20)$$

n 是在树的某个层次上形成一个划分 $\{C_1, C_2, \cdots, C_n\}$ 的节点、概念或"种类"的数目。分类效用以类内相似性和类间相异性表示：

概率 $P(A_i = V_{ij}|C_k)$ 表示类内相似性。该值越大，共享该属性 - 值对的类成员比例就越大，更能预见该属性 - 值对是类成员

概率 $P(C_k|A_i = V_{ij})$ 表示类间相异性。该值越大，在对照类中的对象的共享该属性 - 值对就越少，更能预见该属性 - 值对是类成员。

给定一个新的对象，COBWEB 沿一条适当的路径向下，修改计数，寻找可以分类该对象的最好节点。该判定基于将对象临时置于每个节点，并计算结果划分的分类效用。产生最高分类效用的位置应当是对象节点的一个好的选择。

2. 神经网络方法　神经网络聚类方法是将每个聚类描述成一个标本。每个标本作为聚类的一个"原型"；它不必与一个示例或对象相对应。可以根据新对象与哪个标本最相似（基于某种距离计算方法）而将它分派到相应的聚类中。可以通过聚类的标本来预测分配到该聚类的一个对象的属性。

神经网络聚类主要有自组织特征映射方法和竞争学习方法两种，两种方法都涉及神经单元的竞争。

（1）自组织特征映射方法：自组织特征映射（self-organizing feature mapping, SOFM or SOM），即自组织特征映射网络，是一种竞争学习网络，可以通过神经元之间的竞争实现大脑神经系统中的"近兴奋远抑制"功能，并具有把高维输入映射到低维的能力（拓扑保形特性）。通过自动寻找样本中的内在规律和本质属性，自组织，自适应地改变网络参数与结构。

（2）竞争学习方法：当外界输入不同的样本时，网络中神经元兴奋开始是随机的，但自组织训练后会在竞争层中形成神经元的有序排列，功能相近的神经元非常靠近，功能不同的神经元离得较远。竞争学习方法的步骤包括：

1）向量归一化：首先将自组织网络中的当前输入模式向量 X 和竞争层中各神经元对应的内星权向量 w_j，全部进行归一化处理；

2）寻找获胜神经元：当网络得到一个输入模式向量 X 时，竞争层的所有神经元对应的内星权向量均与 X 进行相似性比较，将与 X 最相似的内星权向量判为竞争获胜神经元，其权向量记为 W_j；

3）网络输出与权调整：按 WTA 学习法则，获胜神经元输出为"1"，其余为 0，只有获胜神经元才有权调整其权向量 W_{j*}，其权向量学习调整如下：

$$\begin{cases} W_{j*}(t+1) = \hat{W}_{j*}(t) + \Delta W_{j*} = \hat{W}_{j*}(t) + \alpha(\hat{X} - \hat{W}_{j*}) \\ W_j(t+1) = \hat{W}_j(t) \qquad\qquad\qquad j \neq j^* \end{cases} \qquad (式7\text{-}21)$$

$0 < \alpha \leqslant 1$ 为学习效率，α 一般随着学习多维进展而减少，即调整的程度越来越小，趋于聚类中心。

4）重新归一化处理：归一化后的权向量经过调整后，得到的新向量不再是单位向量，因此要对学习调整后的向量重新归一化，循环运算，直到学习率 α 衰减到 0。

以上聚类方法中，一些聚类算法将若干聚类方法的思想结合在一起，因此有时很难明确界定一个聚类算法究竟属于哪一个聚类方法类别。此外一些应用也需要将多个聚类技术结合起来方可实现其应用目标。

第二节　书目信息共现

近年来，随着数据挖掘、文本挖掘和信息可视化技术的兴起，根据文献、作者、词汇等指标的共现情况进行深入挖掘，发现新的知识、表现某一领域研究状况的方法也逐渐引入到文献信息分析之中，成为其核心技术之一。

一、书目信息共现的种类

共现（co-occurrence）是指特征项描述的信息共同出现的现象。共现分析是将各种信息载体中的共现信息定量化的分析方法，以心理学的邻近联系法则和知识结构及映射原则为方法论基础。通过共现次数的多寡，人们可以发现研究对象之间的亲疏关系，挖掘隐含的或潜在的有用的知识，并揭示研究对象所代表的学科或主体的结构与变化。

书目信息是指文献数据库中的各个字段，如论文的作者、标题、发表期刊名、发表时间等文献内外部特征。除此之外，PubMed 文献数据库特有的 MeSH 主题词，SCI 数据库中特有的关键词、引文等，也为书目信息的共现分析提供了独特的分析指标。按照书目信息共现发生的范围可分为篇内共现和篇间共现两种情况。

（一）篇内共现

篇内共现是指同一篇文章同一字段的复数条目间的共现，包括作者、单位、主题词、引文等一篇文章内同一种书目信息的各个项目（单元）之间的共现（图 7-1）。

1. **著者及单位共现**　对文献作者的共现分析，可了解某研究领域的作者之间的合著关系，通过作者合著网络还有助于发现潜在的合作者。合著与合作的分析可以用于科学学关于学术研究合作的模式的探索和展现。

2. **主题词及关键词共现**　在多篇论文中共同出现的主题词，如果其共现频次达到一定阈值，表明二者之间存在着有实际意义的联系。通过表现论文内容的主题词或关键词可以直接反映研究领域的知识结构和研究热点。

3. **引文共现**　即同被引，是指论文被后来发表的论文同时引用的现象（参见第六章　引文分析与替代计量学方法）。篇内共现基本上反映的是论文的作者、单位、主题词等较小粒度的信息单元之间的联系。但是，同被引共现却是反映了论文之间的关系。有研究成果表明，论文之间的同被引强度越大，它们在主题上相关性就越大。通过对一组主题词两两统计它们在同一篇文献中出现的次数来表现两个主题间的密切程度，依此将被引论文聚类到不同的类别之中，反映某一领域的科学研究水平及其发展历史的动态和静态结构，概述研究领域的研究热点。1973 年，Small 比较了同被引、引文耦合及直接引用，认为同被引可以作为测量科学文献之间关系的新指标。

1981 年，White 和 Grifth 提出了作者同被引分析方法。这种方法以被引作者作为分析对象，根据高被引作者的相关关系来揭示领域的知识结构。McCain 为了验证作者同被引方法影射领域知识结构的有效性，在宏观经济学领域和果蝇基因组学领域把同被引分析的结果与专家对这些关系的判断进行对比，结果发现利用作者同被引分析得到的作者研究内容的相似性和专家的判断一致性程度非常高，从而证明了这种方法描述领域知识结构的有效性。Zhao 等人用实证分析的方法把同被引分析聚类与专家的综述进行了对比分析，结果发现同被引分析的结果与权威学者的综述几乎是一致的，证明它是表示领域的研究主题结构有用的方法。

Detecting the knowledge structure of bioinformatics by mining full-text collections

作者: Song, M (Song, Min)[1]; Kim, SY (Kim, Su Yeon)[1]

SCIENTOMETRICS
卷: 96 期: 1 页: 183-201
DOI: 10.1007/s11192-012-0900-9
出版年: JUL 2013
查看期刊信息

摘要

Bioinformatics is a fast-growing, diverse research field that has recently gained much public attention. Even though there are several attempts to understand the field of bioinformatics by bibliometric analysis, the proposed approach in this paper is the first attempt at applying text mining techniques to a large set of full-text articles to detect the knowledge structure of the field. To this end, we use PubMed Central full-text articles for bibliometric analysis instead of relying on citation data provided in Web of Science. In particular, we develop text mining routines to build a custom-made citation database as a result of mining full-text. We present several interesting findings in this study. First, the majority of the papers published in the field of bioinformatics are not cited by others (63 % of papers received less than two citations). Second, there is a linear, consistent increase in the number of publications. Particularly year 2003 is the turning point in terms of publication growth. Third, most researches of bioinformatics are driven by USA-based institutes followed by European institutes. Fourth, the results of topic modeling and word co-occurrence analysis reveal that major topics focus more on biological aspects than on computational aspects of bioinformatics. However, the top 10 ranked articles identified by PageRank are more related to computational aspects. Fifth, visualization of author co-citation analysis indicates that researchers in molecular biology or genomics play a key role in connecting sub-disciplines of bioinformatics.

关键词

作者关键词: Text mining; PubMed Central; Bioinformatics
KeyWords Plus: COCITATION ANALYSIS; AUTHOR COCITATION; PUBLICATION; NETWORKS; PAGERANK; SCIENCE; TOOL

作者信息

通讯作者地址: Song, M (通讯作者)

+ Yonsei Univ, Dept Lib & Informat Sci, 50 Yonsei Ro, Seoul 120749, South Korea.

地址:

+ [1] Yonsei Univ, Dept Lib & Informat Sci, Seoul 120749, South Korea

电子邮件地址: min.song@yonsei.ac.kr; suyeon@yonsei.ac.kr

出版商

SPRINGER, VAN GODEWIJCKSTRAAT 30, 3311 GZ DORDRECHT, NETHERLANDS

类别 / 分类

研究方向: Computer Science; Information Science & Library Science
Web of Science 类别: Computer Science, Interdisciplinary Applications; Information Science & Library Science

图 7-1　篇内共现

（二）篇间共现

篇间共现是指不同文章之间相同字段间存在着相同条目。主要用来描述文章间关系，多表现的是两篇文章之间的亲疏关系，这些字段包括作者、期刊、主题词、引文等（图 7-2）。

两篇论文拥有相同的作者和期刊名词仅仅表明两篇论文来自同一位作者和同一种期刊，但是通过两篇论文拥有相同的主题词和引文则可以用来解释论文之间的亲疏关系。

1. **引文耦合**　两篇来源文献拥有一篇或多篇相同的参考文献则这两篇文献之间存在着文献耦合，通常可用引文耦合的强度来定量测算两篇文献之间的联系程度，耦合强度取决于共同参考文献数量。通过两篇论文之间的文献耦合强度表现出它们之间的内容上的相关程度，利用耦合强度对来源文献进行聚类分析（参加第 6 章有关内容）。

2. **主题词链**　如果两篇或多篇科学文献有一个或多个相同的关键词，则这两篇或多篇文献或其相应著者之间则必然存在一种潜在的关系，这种关系称为科学文献的主题词链（亦称为科学文献关键词链）。主题词链的强度取决于相同关键词的数量，通过主题词链的强度来表示文献之间的亲疏关系，采用聚类分析的方法就可以将众多离散的科学文献、科学著者等有机地"链接"成一个有机的群体。

```
{Reference Type}: Journal Article
{Title}: 农村流动人口与HIV/AIDS传播的关系
{Author}: 刘兆炜 {Author}: 马骁 {Author}: 熊婉梅 {Author}: 李钋 {Author}: 王国庆
{Author Address}: 四川大学公共卫生学院,四川大学公共卫生学院,四川大学公共卫生学院,四川大学公共卫生学院,四川大学公共卫生学院 成都
610041 ,成都610041 ,成都610041 ,成都610041 ,成都610041
{Journal}: 预防医学情报杂志
{Year}: 2002
{Issue}: 03
{Pages}: 216-218
{Keywords}: 艾滋病(AIDS);流动人口;艾滋病相关高危行为
{ISBN/ISSN}: 1006-4028
{Notes}: 51-1276/R
{Database Provider}: CNKI

{Reference Type}: Journal Article
{Title}: 流动人群艾滋病认知状况及高危行为
{Author}: 戴敏 {Author}: 易辉容 {Author}: 王志勇 {Author}: 余小凤
{Author Address}: 重庆市九龙坡区疾病预防控制中心,重庆市九龙坡区疾病预防控制中心,重庆市九龙坡区疾病预防控制中心,重庆市九龙坡区疾
病预防控制中心,(重庆400039),(重庆400039),(重庆400039),(重庆400039)
{Journal}: 预防医学情报杂志
{Year}: 2007
{Issue}: 05
{Pages}: 528-531
{Keywords}: 流动人口;艾滋病;认知和态度;高危行为特征;患病率
{Abstract}: 目的了解流动人群的艾滋病认知状况、相关态度和行为特征,为艾滋病干预模式提供科学依据。方法面对面问卷调查,调查艾滋病的
知晓情况、对艾滋病的态度,获取知识的途径和相关行为特征。结果共计调查1026名流动人口,平均年龄35.43岁,艾滋病传播途径知晓率为23.1
0%,个体类最高(30.40%)、建筑类最低(18.47%),对非传播途径知晓率为4.97%;应对艾滋病态度较为积极,但自愿咨询检测意识、安全性行为意
识均缺乏,分别仅为0.88%、47.37%;4.87%的人曾有购买性服务行为;梅毒感染率为0.29%,尚未发现HIV感染者。结论流动人口普遍缺乏艾滋病
非传播途径的相关知识,对传播途径的知晓情况均...
{ISBN/ISSN}: 1006-4028
{Notes}: 51-1276/R
{Database Provider}: CNKI
```

图 7-2 篇间共现

二、词共现

词共现主要是指两个词之间的共现,即统计一对主题词或关键词在同一篇文献中出现的次数,通过共现次数反映两个词之间的亲疏关系;以此为基础,对某一领域论文的主题词进行频次统计后,选取高频词两两统计其共现次数,可以用于这些主题词的聚类分析,从而分析这些词所代表的学科和主题的结构,这就是共词分析(co-word analysis)。

在利用书目数据库进行分析时,共现的词一般指书目数据库中对文献标注的主题词、关键词,这些词的共现一般是指它们在同一篇文章中出现;如果利用自然语言处理对文档进行文本挖掘则,则可以通过命名实体识别发现实体名称,其共现则可能有同文章、同段落、同句子等不同的层次。一般用于共词分析。

对共现统计结果的呈现可以是词共现矩阵,即行和列对称的相似矩阵;也可以是主题词 - 来源文献矩阵,即行为主题词、列为来源文献的邻接矩阵;还可能是词对列表。根据后续分析软件的对输入的要求可以采取不同的形式表现词的共现信息。

三、同被引

借助引文共现,统计两篇文献作为引文在同一篇文献中出现的次数。同被引的概念可以从被引文献扩展到被引期刊、作者,甚至国家、单位、学科、语种等。但是比较方便统计的还是那些能够从SCI数据库中引文字段中可以抽取出来的数据,即被引作者、被引期刊的共现统计。

对于两篇论文而言,同被引次数的统计就是它们共同在来源论文的引文中出现的次数;但是对

于被引作者和被引期刊的同被引次数，由于同一作者可以在引文中出现多次，例如，在某一篇来源文献中，作者 A 被引了 3 次（即引文中有 3 篇来自该作者的论文），作者 B 被引了 5 次（引文中有 5 篇来自该作者的论文），那么作者 A 和作者 B 的同被引次数计算方式就有多种选择：可以是 3×5 共 15 次，也可以取平均数（4），最大数（5）或者最小数（3）等，目前一些共现分析工具采用的是来源文献的篇数，即无论作者在来源文献引文中出现几次，都记为 1 次，即有一篇来源文献。

与词共现分析一样，同被引结果的呈现可以是同被引矩阵，即行和列都是被引文献的对称的相似矩阵；也可以是被引文献 - 来源文献矩阵，即行为被引文献、列为来源文献的邻接矩阵；还可能是被引文献对列表。根据后续分析软件的对输入的要求可以采取不同的形式表现词的共现信息。

四、文献耦合

如前所述，利用引文耦合关系，两篇来源文献也可以建立联系。引文耦合表现的是近年来发表的来源文献之间的关系，而同被引关系表现的是以往发表的比较旧的文献之间的关系，从这一点上来说，引文耦合是对当前文献的组织，通过引文耦合进行的文献共现分析更能反映当前的进展。

文献耦合的算法就是比较两篇来源文献的参考文献是否有相同的条目。由于在技术上获取引文耦合的数据要比同被引困难，因此在限定分析的主题领域的前提下，一般采取将被引文献 - 来源文献矩阵翻转过来使用。

第三节　书目信息共现聚类分析

一、书目信息共现聚类分析算法

常用于书目信息共现聚类的算法多用系统聚类，相似系数等方法。

（一）系统聚类法

系统聚类法（hierarchical clustering method）是使用最多的一种聚类方法，它的基本思想是：先将每个样品（或变量）作为一类，然后选定样品（或变量）间的一种距离和类与类之间的距离，然后将距离最近的两类合并成一个新类，计算新类与其他类之间的距离，再重复上述过程，直到最后全都并成一类为止。

以下用 d_{ij} 表示第 i 个样品与第 j 个样品的距离，G_1，G_2……表示类，D_{kL} 表示 G_K 与 G_L 的距离，本节介绍的系数聚类法中，类与类之间的距离与样品之间的距离相同，即 $D_{kL}=d_{ki}$。

1. **最短距离法**　定义类与类之间的距离为两类最近样品间的距离，即

$$D_{KL} = \min_{i \in G_K, \, j \in G_L} d_{ij} \qquad\qquad （式 7-22）$$

称这种系统聚类法为最短距离法（single linkage method）。聚类的步骤如下：

（1）规定样品之间的距离，计算 n 个样品的距离矩阵 $D_{(0)}$，它是一个对称矩阵。

（2）选择 $D_{(0)}$ 中的最小元素，设为 D_{KL}，则将 G_K 和 G_L 合并成一个新类，记为 G_M，即 $G_M=\{G_K, G_L\}$。

（3）计算新类 G_M 与任一类 G_J 之间距离的递推公式为

$$D_{MJ} = \min_{i \in G_M \cdot j \in G_J} d_{ij} = \min\{\min_{i \in G_K \cdot j \in G_j} d_{ij}, \min_{i \in G_L \cdot j \in G_j} d_{ij}\} = \min\{D_{KL}, D_{IJ}\} \qquad （式 7-23）$$

在 $D_{(0)}$ 中，G_K 和 G_L 所在的行和列合并成一个新行新列，对应 G_M，该行列上的新距离值由该公式求得，其余行列上的值不变，这样就得到新的距离矩阵，记作 $D_{(1)}$。

（4）对 $D_{(1)}$ 重复上述对 $D_{(0)}$ 的两步得 $D_{(2)}$，如此下去直至所有元素合并成一类为止。

2. **最长距离法**　类间距离是用两类样品间最远距离来定义的，即

$$D_{KL} = \max_{i \in G_K, j \in G_L} d_{ij} \qquad \text{(式 7-24)}$$

称这种系统聚类法为最长距离法(complete linkage method),最长距离法与最短距离法的并类步骤完全相同,只是类间距离的递推公式有所不同。假设 G_K 和 G_L 合并成新类 G_M,则 G_M 与任一类 G_J 的距离为

$$D_{MJ} = \max\{D_{KJ}, D_{LJ}\} \qquad \text{(式 7-25)}$$

3. 中间距离法 类与类之间的距离既不取两类最近样品的距离,也不取两类最远样品的距离,而是取介于两者中间的距离,称为中间距离法(median method)。

设某一步将 G_K 和 G_L 合并为 G_M,对于任一类 G_J,考虑由 D_{KJ},D_{IJ} 和 D_{KL} 为边长的组成的三角形取 D_{KL} 边的中线作为 D_{MJ},则 D_{MJ} 的计算公式为

$$D_{MJ}^2 = \frac{1}{2}D_{KJ}^2 + \frac{1}{2}D_{IJ}^2 - \frac{1}{4}D_{KL}^2 \qquad \text{(式 7-26)}$$

这就是中间距离法的递推公式。

中间距离法可推广为更一般的情形,将三项系数依赖于某个参数 β,即

$$D_{MJ}^2 = \frac{1-\beta}{2}(D_{KJ}^2 + D_{IJ}^2) + \beta D_{KL}^2 \qquad \text{(式 7-27)}$$

这里 $\beta < 1$,这种方法称为可变法。

4. 类平均法 类平均法(average linkage method)有两种定义,一种定义方法是把类与类之间的距离定义为所有样品对之间的平均距离,即定义 G_K 和 G_L 之间的距离为

$$D_{KL} = \frac{1}{n_K n_L}\sum_{i \in G_K, j \in G_L} d_{ij} \qquad \text{(式 7-28)}$$

其中 n_K,和 n_L 分别为类 G_K 和 G_L 的样品个数,d_{ij} 为 G_K 中的样品 i 与 G_L 中的样品 j 之间的距离。

另一种定义方法是定义类与类之间的平方距离为样品之间平方距离的平均值,即

$$D_{KL}^2 = \frac{1}{n_K n_L}\sum_{i \in G_K, j \in G_L} d_{ij}^2 \qquad \text{(式 7-29)}$$

它的递推公式为

$$D_{MJ}^2 = \frac{n_K}{n_M}D_{KJ}^2 + \frac{n_L}{n_M}D_{IJ}^2 \qquad \text{(式 7-30)}$$

类平均法较好地利用了所有样品之间的信息,在很多情况下它被认为是一种比较好的系统聚类法。

在上式中,D_{KL} 的影响没有被反映出来,为此可将该递推公式进一步推广为

$$D_{MJ}^2 = (1-\beta)\left(\frac{n_K}{n_M}D_{KJ}^2 + \frac{n_L}{n_M}D_{IJ}^2\right) + \beta D_{KL}^2 \qquad \text{(式 7-31)}$$

其中 $\beta < 1$,称这种系统聚类法为可变类平均法。

5. 重心法 类与类之间的距离定义为它们的重心(均值)之间的欧氏距离。设 G_K 和 G_L 的重心分别为 $\overline{X}_K$ 和 $\overline{X}_L$,则 G_K 和 G_L 的平方距离为

$$D_{KL}^2 = d_{X_K X_L}^2 = (\overline{X}_K - \overline{X}_L)^{\mathrm{T}}(\overline{X}_K - \overline{X}_L) \qquad \text{(式 7-32)}$$

这种系统聚类法称为重心法(centroid hierachical method)。它的递推公式为

$$D_{MJ}^2 = \frac{n_K}{n_M}D_{KJ}^2 + \frac{n_L}{n_M} - \frac{n_K n_L}{n_M^2}D_{KL}^2 \qquad \text{(式 7-33)}$$

重心法在处理异常值方面比其他系统聚类法更稳健,但是在别的方面一般不如类平均法或离差平方和法的效果好。

6. 离差平方和法(Ward 法) 离差平方和法是由沃德(Ward)提出来的,许多文献称作 Ward 法,

他的思想来自方差分析，如果类分得正确，同类样品的离差平方和应当较小，类与类之间的离差平方和应当较大，设类 G_K 和 G_L 合并成新类 G_M，则 G_K, G_L 和 G_M 的离差平方和分别是

$$W_K = \sum_{i \in G_K} (x_i - \overline{x}_K)^{\mathrm{T}} (x_i - \overline{x}_K) \qquad (式 7\text{-}34)$$

$$W_L = \sum_{i \in G_L} (x_i - \overline{x}_L)^{\mathrm{T}} (x_i - \overline{x}_L) \qquad (式 7\text{-}35)$$

$$W_M = \sum_{i \in G_M} (x_i - \overline{x}_M)^{\mathrm{T}} (x_i - \overline{x}_M) \qquad (式 7\text{-}36)$$

它们反映了各自类内样品的分散程度，如果 G_K 和 G_L 这两类相距较近，则合并后所增加的离差平方和 $W_M - W_K - W_L$ 应较小；否则，应较大。于是定义 G_K 和 G_L 之间的平方距离为

$$D_{KL}^2 = W_M - W_K - W_L \qquad (式 7\text{-}37)$$

可以验证，该定义满足通常定义距离所需的 4 个条件。

D_{KL}^2 也可以表达为

$$D_{KL}^2 = \frac{n_L n_K}{n_M} (\overline{x}_K - \overline{x}_L)^{\mathrm{T}} (\overline{x}_K - \overline{x}_L) \qquad (式 7\text{-}38)$$

重心法的类间距离与两类的样品数无关，而离差平方和法的类间距离与两类的样品数有较大的关系，两个大的类倾向于有较大的距离，因而不易合并，这往往符合对聚类的实际要求，离差平方和法在许多场合下优于重心法，是比较好的一种系统聚类法，但它对异常值很敏感。

离差平方和法的平方距离递推公式为

$$D_{MJ}^2 = \frac{n_J + n_K}{n_J + n_M} D_{KJ}^2 + \frac{n_J + n_L}{n_J + n_M} D_{IJ}^2 - \frac{n_J}{n_J + n_M} D_{KL}^2 \qquad (式 7\text{-}39)$$

（二）相似系数

聚类分析方法不仅用来对样品进行分类，而且可用来对变量进行分类，在对变量进行分类时，常常采用相似系数来度量变量之间的相似性。变量之间的这种相似性度量，在一些应用中要看相似系数的大小，而在另一些应用中要看相似系数绝对值的大小。相似系数（或其绝对值）越大，认为变量之间的相似性程度就越高；反之，则越低。聚类时，比较相似的变量倾向于归为一类，不大相似的变量归属不同的类。变量 x_i 与 x_j 的相似系数用 c_{ij} 来表示，它一般应满足以下三个条件：

（1）$c_{ij} = \pm 1$，当且仅当 $x_i = a x_j + b$，$a(\neq 0)$ 和 b 是常数；

（2）$|c_{ij}| \leq 1$，对一切 i, j；

（3）$c_{ij} = c_{ji}$，对一切 i, j。

最常用的相似系数有如下两种：

1. **夹角余弦**　变量 x_i 与 x_j 的夹角余弦定义为

$$c_{ij}(1) = \frac{\sum_{k=1}^{n} x_{ki} x_{kj}}{\left[\left(\sum_{k=1}^{n} x_{ki}^2 \right) \left(\sum_{k=1}^{n} x_{kj}^2 \right) \right]^{\frac{1}{2}}} \qquad (式 7\text{-}40)$$

它的几何意义是向量 $x_i = (x_{1i}, x_{2i} \cdots x_{ni})^T$ 与向量 $x_j = (x_{j1}, x_{j2} \cdots x_{jn})^T$ 之间夹角的余弦。

2. **相关系数**　变量 x_i 与 x_j 的相关系数为

$$c_{ij}(2) = \frac{\sum_{k=1}^{n} (x_{ki} - \overline{x}_i)(x_{kj} - \overline{x}_j)}{\left\{ \left[\sum_{k=1}^{n} (x_{ki} - \overline{x}_i)^2 \right] \left[\sum_{k=1}^{n} (x_{kj} - \overline{x}_j)^2 \right] \right\}^{\frac{1}{2}}} \qquad (式 7\text{-}41)$$

常常可以借助于相似性度量 c_{ij} 来定义距离，例如可令

$$d_{ij}^2 = 1 - c_{ij}^2$$

二、聚类分析工具

常用的聚类分析工具有 SPSS、SAS、gCluto、Cluster3.0 等。

（一）SPSS

SPSS 软件原为 solutions statistical package for the social sciences（社会科学统计软件包），随着产品服务领域的扩大和服务深度的增加，现称为 statistical product and service solutions（统计产品与服务解决方案），是 IBM 公司推出的一系列用于统计学分析运算、数据挖掘、预测分析和决策支持任务的软件产品及相关服务的总称。1968 年，美国斯坦福大学三位研究生开发了 SPSS 软件，并于 1975 年在美国芝加哥市成立 SPSS 公司。20 世纪 70 年代推出 SPSS 中小型机版 SPSSX，80 年代推出用于个人电脑的 SPSSPC＋，90 年代推出 Windows 版本。2009 年 IBM 公司宣布收购统计分析软件提供商 SPSS 公司，SPSS 软件更名为 IBM SPSS。

SPSS 作为一个组合软件包，集数据管理、统计分析、图表分析、输出管理功能于一体，对系统配置要求低，用户可以根据需要选择相应的模块。SPSS 全面支持 Windows 操作系统，操作简单易学，图形界面方便美观，分析结果清晰直观。熟悉统计分析基本原理，具有一定 Windows 操作技能的用户能够很快上手使用软件。类似 Excel 表格的数据输入管理界面为用户提供了方便，软件也能方便地从其他格式的统计软件中读取数据。熟悉编程的用户也可以使用程序语句窗口进行操作，因此软件能满足不同层次用户的需求。在此以层次聚类和多维尺度分析为例简要介绍 SPSS。

1. SPSS 层次聚类　SPSS 的层次聚类分析模块中嵌入了相似度计算，可以直接将共现矩阵导入 SPSS 中进行层次聚类。若将标准化后的矩阵输入 SPSS 进行计算，那么数据在形式上就会被再进行一次标准化，从而得出被扭曲的相似度结果。

在 SPSS 界面中，依次点击 SPSS 菜单 Analyze→Classify→Hierarchical Clustering（图 7-3）。在 Hierarchical cluster Analysis 界面中，将数据放入 Variables 中，Clusters 也选择 Variables（在 SPSS 表格中，行代表 Cases，列代表 Variables）。在 Method 对话框的 Measure 选项中选择 Cosine，输出 Cosine 相似矩阵。在 Statistics 对话框中，选择 Proximity Matrix。在 Methods 对话框的 Cluster method 选项中选择 Between Group。最后，得到的层次聚类结果如图 7-4 所示。

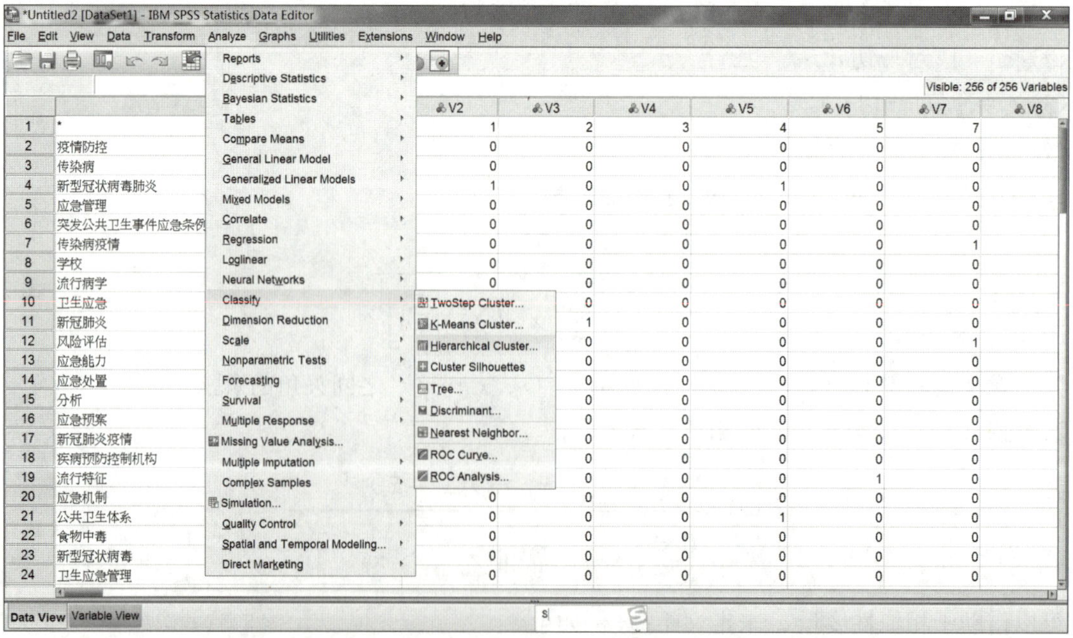

图7-3　SPSS 聚类分析

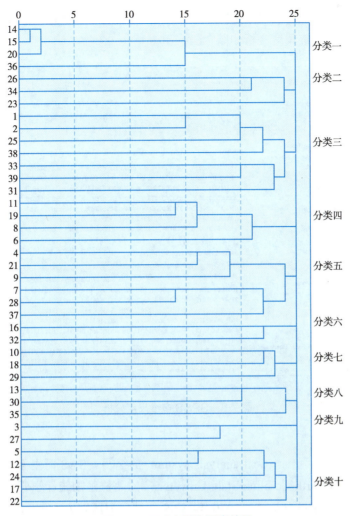

图 7-4　SPSS 层次聚类结果

在对原始共现矩阵进行层次聚类后，会在结果界面出现一个相似矩阵（图 7-5）。该矩阵可用到多维尺度分析中的相似矩阵。在结果界面中选择该矩阵区域，右击导出为 Excel 格式。

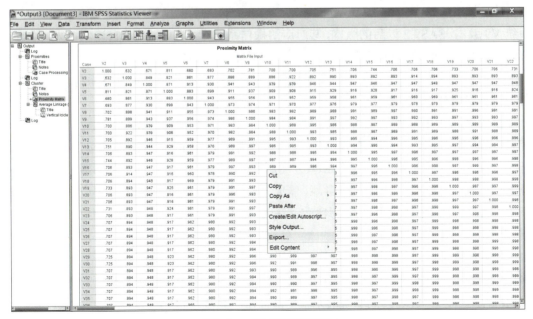

图 7-5　SPSS 相似矩阵

2. **多维尺度分析** 将上述分析结果中的 Cosine 相似矩阵输入 SPSS。在 SPSS 界面中选择 MDS 的 PROXSCAL 模块进行多维尺度分析如图 7-6 所示。

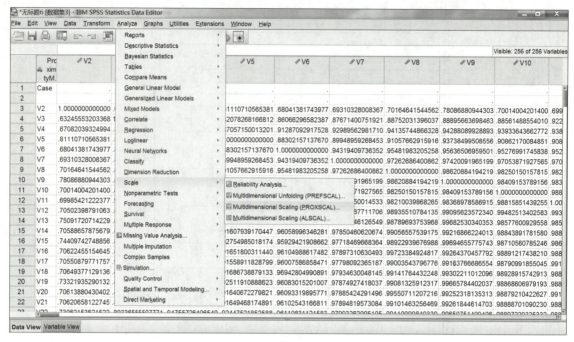

图 7-6 SPSS 多维尺度分析

（二）SAS

SAS 是"统计分析系统"（statistical analysis system）的缩写。SAS 诞生于 20 世纪 60 年代,由美国北卡罗来纳州立大学（North Carolina State University）的两位生物统计学研究生用 C 语言开发,最初的版本只含一般线性模型的分析法。1976 年,SAS 软件研究所（SAS Institute Ine.）成立,开始进行 SAS 系统的开发、维护、销售和培训工作。早期 SAS 只能运行在大型机上,现在 SAS 系统可以在各种大型机、小型机、工作站和微机上运行。

PC 版本的 SAS 于 1987 年推出（V6.02）,1989 年推出 SAS/PC（V6.04）版本;1997 年下半年推出适用于多种操作系统的 V6.12 版本（Windows 版）;2000 年 2 月推出 SAS 系统 V8 版本,2004 年推出 SAS 系统 V9 版本,SAS9.2 以后的版本,其对应的操作系统为 64 位。SAS 自诞生以来,经过不断的发展,已由最初的统计分析系统演变为大型的集成应用软件系统。

SAS 是一个灵活方便、功能齐全的整理数据、分析数据及报告结果的软件系统。本节主要介绍利用 SAS 进行聚类分析。

1. **变量聚类和样本聚类** 根据分类对象的不同,聚类分析可分为两种:变量聚类和样本聚类。样本聚类是对样本（观测）进行的分类处理,又称 Q 型分类,相当于对观测矩阵按行分类。变量聚类是对变量（指标）进行的分类处理,又称 R 型分类,相当于对观测矩阵按列分类。例如,在儿童的生长发育研究中,把以形态学为主的指标:身高、体重、胸围等归于一类;把以机能为主的指标:肺活量、血压等归于另一类,属于变量聚类;根据若干指标将样本儿童生长发育状况分为发育合格类和不合格类,属于样本聚类。

2. **Q 型系统聚类原理和步骤** 系统聚类是把 n 个元素（样本或变量）看成 n 类,然后将相似程度最大（或距离最近）的两类合并为一类,得到 n-1 类,再将 n-1 类中相似程度最大的两类合并为一类,得到 n-2 类……重复此过程,直到所有的元素全部聚在一类之中为止。然而,所有元素合并在一个类别就失去了聚类的意义,因此不断聚类的过程中何时该聚类结束,或者说,如何确定聚类的个数是一个很复杂的问题,整个聚类过程还可以用谱系聚类图直观地表示出来。

系统聚类的大致步骤概括如下:

(1) 令每个样本各自成为一个类别;

(2) 计算类与类之间的距离;

(3) 合并距离最近的两个类为一个类,类的数目减1;

(4) 若当前的类的数目大于1,重复执行(1)~(3)步,直到只有一个类时为止;

(5) 画谱系聚类图,可清晰地描述各个样本点在不同层次上聚合分类的情况;

(6) 决定类的个数及各类的成员。

3. SAS 聚类分析的方法和过程　SAS 提供的聚类过程主要有 CLUSTER、FASTCLUS、VARCLUS、TREE。

CLUSTER 是对坐标数据或距离数据的观测值用 11 种方法进行系统聚类,当观测值太多时不宜直接采用。FASTCLUS 是用 K-MEANS 算法对观测值进行逐步聚类,当观测值很多时,一般先用 FASTCLUS 过程对其进行初步聚类,然后再用 CLUSTER 过程进行系统聚类。VARCLUS 是基于相关矩阵或协方差矩阵,对变量进行系统聚类或逐步聚类。TREE 是绘制树结构图,通过 CLUSTER 或 VARCLUS 过程计算得到的聚类结果,绘制出系统聚类的谱系图。

(1) CLUSTER 过程和 TREE 过程:CLUSTER 过程对 SAS 数据集中的观测值进行系统聚类。最初每个观测自成一类,然后求两两距离,将距离最近的两个观测合成一类,重复该过程,直至所有观测合成一类为止。

1) CLUSTER 过程的基本格式:

PROC CLUSTER METHOD=method 选项列表;　/* 调用 CLUSTER 过程 */

VAR 变量名表;　　　　　　　/* 指明分析变量 */

ID 变量名表;　　　　　　　/* 用 ID 变量的值来标识观测值 */

COPY 变量名表;　　　　　　/* 将指定的变量复制到 OUTTREE 数据集中 */

FREQ 变量;　　　　　　　　/* 指明频数处理变量 */

RMSSTD 变量;　　　　　　　/* 定义表示均方根标准差的变量 */

BY 变量名表;　　　　　　　/* 指明分组处理变量 */

RUN;

通常只有 PROC CLUSTER、VAR 语句和 RUN 语句是必要的,其余为可选语句。

2) PROC CLUSTER 过程语句中的选项列表:PROC CLUSTER 过程语句中的选项比较多,其中,METHOD=method 是必须指定的,其余选项为可选。

①DATA=SAS 数据集:指定一个输入数据集,如果省略此项,则系统默认使用最新建立的数据集。如果数据集是距离矩阵,则变量个数必须与观测值数相同,并且应指明 TYPE=DISTANCE,否则数据将被解释成欧几里得空间坐标,并计算欧氏距离。

②OUTTREE=SAS 数据集:用于说明一个输出数据集,该数据集中的数据可调用 TREE 过程来绘制成树结构图。如果省略此项,则系统默认使用 DATAn 作为输出的临时数据集;如果不想建立输出数据集,则可以使用 OUTTREE=._NULL_ 加以说明;如果要永久地保存一个输出数据集,则必须用库逻辑名关联该数据集所保存的路径。

③METHOD=method:method 可以是以下方法中的一个:AVERAGE(平均法),CENTROID(重心法),COMPLETE(最大距离法),DENSITY(密度法),EML(最大似然法),FLEXIBLE(可变距离法),MCQUITTY(相似分析法),MEDIAN(中间距离法),SINGLE(最小距离法),WARD(离差平方和法)。

④STANDARD:标准化变量,使平均值为0,标准差为1。

⑤NONORM：阻止距离被正态化成均数为 1 或均方根为 1。

⑥NOSQUARE：阻止类间平方和被总平方和正态化而产生半偏相关平方。

⑦CCC：要求打印聚类判据的立方以及一致无效的假设下的 R2 期望值。

⑧PSEUDO：要求打印伪 F 以及 T2 值。

⑨RMSSTD：要求打印每一类中的标准差均方根。

3）TREE 过程的基本格式：TREE 过程不是一个独立的过程，它可以把 CLUSTER 过程选项 "OUTTREE＝SAS 数据集" 输入，画出聚类谱系图，使聚类的过程更加形象。TREE 过程的基本格式如下：

```
PROC TREE 选择项；          /* 调用 VARCLUS 过程 */
NAME 变量；                /* 用字符变量标识由每个观测值表示的结点 */
PARENT 变量；              /* 指明字符变量，标识一个父结点 */
HIGHT 变量；               /* 指明数值变量，定义结点的顶点 */
ID 变量名表；              /* 指定树图的叶变量，如果省略，则将使用变量 _NAME_ */
COPY 变量名表；            /* 将指定的变量复制到 OUT＝数据集中去 */
RUN；
```

仅有 PROC TREE 语句和 RUN 语句是必需的，其余皆为可选择的。

（2）FASTCLUS 快速聚类过程：当需要聚类的样本数较多时，如果采用 CLUSTER 过程，就需要计算很长时间，因为 CLUSTER 过程是从一个样本类依次聚类到所有样本作为一类。而在实际问题中，常常只需要知道聚类到有价值的几类结果即可。

FASTCLUS 过程能快速地将大量样本数聚类成两类或三类。聚类的结果是将每个样本加上所属的类别标记。

FASTCLUS 聚类的过程如下：①指定要形成的聚类数，对样本进行初始分类并计算每一类的初始类中心。②调整分类。计算每个样本点到各类中心的距离，把每个样本点归入距类中心最近的那一类。③重新计算每一类的新中心点。④重复执行②～③步，直到没有样本点可以再调整为止。

（3）VARCLUS 聚类过程：VARCLUS 过程是在相关矩阵或者协方差矩阵的基础上，对变量进行分类。VARCLUS 过程可以建立一个输出数据集，其结果可以用 SCORE 过程来计算每类的分量得分；还可以用 TREE 过程绘制聚类的树形结构图。

VARCLUS 的聚类过程，首先认为所有分析变量在一类中，然后重复以下步骤：①选一个将被裂开的类。原则是它的类分量所解释的变异所占百分数最小或者是类内第 2 特征值最大。②将选中的类按类内前 2 个主成分分成两类，并且进行斜交旋转，然后把每一个变量分到与其相关系数的平方较大的一类中去。

当每类都满足于用户指定的准则（或者是解释变异的百分数或者是类内第 2 特征值）时，该过程停止。

1）VARCLUS 过程的基本格式：

```
PROC VARCLUS 选择项；              /* 调用 VARCLUS 过程 */
VAR 变量名表；                   /* 指明分析变量 */
PARTIAL 变量名表；               /* 指明进行偏相关聚类的变量 */
SEED 变量名表；                  /* 指出用来作为初始分量的变量 */
FREQ 变量；                     /* 指明频数处理变量 */
WEIGHT 变量；                   /* 指明加权处理的变量 */
RUN；
```

2）PROC VARCLUS 过程语句中的选择项：①DATA = SAS 数据集：指定一个输入数据集，可以是原始数据或 TYPE = CORR、COV 或 FACTOR 类型的数据。如果省略此项，则系统默认使用最新建立的数据集。②OUTSTAT = 输出数据集：存储平均数、标准差、相关系数、类得分和聚类结构。③OUTTREE = SAS 数据集：用于说明一个输出数据集，该数据集中的数据可调用 TREE 过程来绘制成树结构图。④CORR：相关系数。⑤SIMPLE：平均值和标准差。⑥SHORT：不显示类结构和得分等。⑦MINC = n：最小聚类个数，缺省为 1。⑧MAXITER = n：改进最小二乘法的最大迭代次数。⑨COV：用协方差矩阵聚类。⑩HI：作不同层次的谱系聚类结构。

用 VARCLUS 过程聚类时，类的划分通过计算每类第一主成分或中心的最大方差而确定。若采用相关矩阵的信息，则所有变量都平等；当引用协方差矩阵分析时，某变量有较大方差，该变量则较为重要。

（三）gCluto

gCluto（graphical clustering toolkit，图形聚类工具包）是一个跨平台的图形应用程序，用于聚类低维和高维数据集，并分析各种聚类的特征，可以使 CLUTO 以用户友好的图形方式进行聚类，是 CLUTO 数据聚类文库的图形前端。gCluto 提供了交互式聚类结果可视化的几种方法。具有以下特征：①提供用于管理数据文件，聚类方案和可视化结果的项目树视图；②提供用于选择聚类参数详细对话框；③提供用于浏览数据的电子表格界面；④提供用于浏览聚类结果的 HTML 界面；⑤提供彩色的交互式可视化矩阵；⑥提供通过多维标度计算生成的可视化三维山丘聚类图形。

gCluto 聚类操作过程主要有三步，分别是创建新项目、导入数据、数据聚类。

1. 创建新项目　gCluto 第一次打开时是一个空的项目树。需要创建一个新的项目树以开始工作。在菜单栏选择"File"，再选择"New Project"，就会出现一个对话窗口，命名项目并在指定位置保存。

gCluto 将会生成一个目录，称为项目目录。项目目录以项目命名并存储在特定位置。与该项目相关的信息都会存储在项目目录里。

打开已有项目需选择"File"，再选择"Open Project"，然后会出现对话框。确定项目目录的位置后打开该项目，在项目目录内会有一个"project_name.prj"文件，"project_name"为项目名。选择这个文件点击"打开"。

这些步骤后，项目树的项目将被载入并显示。

2. 导入数据　gCluto 接受的数据类型与 CLUTO 相同。

matrix file（*.mat）——包括致密矩阵，稀疏矩阵，或者用于表示聚类的数据的相似度图（similarity graph）。

row lables（*.rlabel）——保存数据矩阵的行标签。

column labels（*.clabel）——保存数据矩阵的列标签。

class labels（*.rclass）——保存数据矩阵中行的类标签。

导入新的数据项：在菜单栏上选择"Project"，再选择"Import Data"。出现的导入数据对话框允许用户打开指定位置的上述几种文件类型。点击"Browse"将弹出文件对话框，允许用户定位所需文件。对于 *.txt 文件可选择 Delimited File 进行导入。只有 *.mat 文件要求用户必须通过适当的选项指定 *.mat 文件包含的是矩阵数据还是图形数据。

如果先选择 *.mat 文件，gCluto 会尝试通过为 *.mat 文件名加上扩展名来推测可选文件（*.rlabel，*.clabel，*.rclass）的位置，例如，对于名为 genes.mat 的文件，gCluto 会推测 genes.mat.rlabel 为行标文件。如果这个文件存在，gCluto 会将它作为默认文件并在"Browse"文件对话框中打开。

当指定这些文件后，用户可为该数据项设定标签。如不设定，数据项将以除去扩展名的 *.mat 文件作为标记。在导入数据对话框点击"OK"，gCluto 将试着读取所选文件。如果没有遇到错误，

gCluto 将添加新的数据项至项目树并打开数据视图。数据视图允许用户浏览数据，核实其是否被正确导入。

对于用 BICOMB 软件生成的词篇矩阵，可选择"Delimited File"，并在"Deliminated File Option"中选择以首行（列）作为行（列）标，"Delimiters"选择"Tab"，最后点击"OK"即可完成 julei.txt 文件的导入。

3．**数据聚类**　开始聚类有两种途径。第一种是右击项目树中的数据项，在弹出菜单上选择"Cluster"。第二种是数据视图打开后在菜单栏"Data"下选择"Cluster"。

在任一菜单选择"Cluster"后会出现聚类选项对话框，包含用于聚类的所有参数选项。只有特定的选项在一起才有意义。随着用户做出选择，gCLUTO 会自动更新对话框以确保选择的合理性。

Cluster Method（聚类方法）有四种：Repeated Bisection（重复二分法），Direct（直接聚类），Agglomerative（凝聚聚类）和 Graph（图形聚类）。其各自特点如下：

（1）Repeated Bisection（重复二分法）：K-way 算法遵循重复二分法的系列步骤计算。

（2）Direct（直接聚类）：整个 K-way 算法仅仅在一步直接计算。

（3）Agglomerative（凝聚聚类）：传统的凝聚聚类算法。

（4）Graph（图形聚类）：基于聚类算法的图形分散切割，优化各种相似度参数。

三、书目信息共现聚类分析步骤

书目信息共现聚类分析的主要步骤，简要概括为获取样本，抽取字段，频次统计，排序结果分析，共现分析，聚类分析，内容分析。

1．**确定分析的问题，获取样本**　确定欲分析的主题范围，在相应的文献数据库中检索到与该主题相关的文献记录，并下载相关文献记录。

2．**确定分析单元，抽取字段**　从已经下载的文献记录中抽取出将要分析的字段，如主题词、关键词、期刊名称、作者姓名等。在此过程中应考虑如何进行词源选择，选关键词还是主题词或者从全文中抽取。在共词分析中，分析单元的选择通常是从关键词、统一标引的主题词、标题及摘要提取词等途径获取。另外，大量学者开始意识到传统词汇选择的弊端，通过不同方法来改进，如同义词合并、正文关键词抽取、LDA 建模等。

抽取关键词时，需对词汇差异化处理，传统共词分析假定关键词的独立性，忽略了词汇的差异，因此需要有效区分词汇间的差异，考虑关键词"同量不同质"的现象，改善共词分析的效果。

3．**对抽取出相关指标进行频次统计**　将统计指标按照出现频次由高到低排列，截取其中高于某个阈值的部分，如高频主题词、高频期刊、高产作者等，作为进一步分析的样本。

受工具、人力的限制以及结果分析和呈现的需要，研究者通常选取核心关键词，作为共词分析的对象。其中，词频筛选是最为直接的方式，但会忽略关键词的语义关联，为此，学者从多个角度进行改进，一类是基于传统词频优化，如最大频繁项集，三元共现高频词；另一类是提出新的指标或方法提取核心词，如基于网络节点中心性、词汇链、核心／边缘结构模型及词语贡献度等。

4．**相关指标排序结果分析**　由于这些指标中出现频次较高的部分代表了该领域的重要事物，因此对于这些高频指标的分析可以表现出科研活动的结构。如某一领域的高频主题词代表了该领域研究人员发表论文中包含较多的主题概念，可以反映出该领域的研究热点；高频期刊可以反映发表该主题较多的期刊有哪些，甚至相关文献数量在不同年代的分布也可以反映该学科处于什么样的发展阶段。

5．**共现分析**　通过两个条目同时出现的现象来发现条目之间存在着联系；条目间的共现频次高低，说明它们相互关联的程度，如论文著者的共现可以显示著者之间的科研合作关系，两篇论文如果在发表后经常被同行引用，说明它们的主题之间也有着密切的联系。

对于书目文献数据库中的某些字段，如果存在着两个以上的条目，对这些条目就可以进行共现分析。例如一篇论文可以有多个著者，因此就可以进行著者间的共现分析，即著者间的合著现象的分析；此外，论文的主题词、关键词、引文甚至引文的作者、期刊等都可以进行共现分析。

传统共现分析通常基于文献中关键词对的共现性来构建共词矩阵，但缺乏对关键词对间语义关系和关系强度的解释，为此，学者提出了借助 RDF 三元组对关联数据进行细粒度和语义关联化等方法来改善，对关键词共现关系进行度量。

计算共现矩阵是共词分析的重要步骤，在共现矩阵的基础上采用聚类、关联规则、词频、突发词监测、因子分析、贝叶斯分类等统计学方法，揭示共词中的信息。

6. 聚类分析　根据共现矩阵，利用统计分析软件，采用聚类分析、社会网络分析等方法对相关指标进行聚类和表示。将抽取的相应字段集合分组，使抽取对象成为由关系密切的对象组成的多个类的分析过程。

7. 对得到的类别进行内容分析　通过共现聚类分析后，对聚类结果进行解释，说明该领域的科学研究活动的基本状况。

在特定主题领域的研究论文中，出现频次比较高的主题词或者关键词可以代表研究的关注点，这些高频词的共现频次反映了高频词之间的密切程度，依据高频词之间的亲疏关系进行聚类分析或者网络分析，可以提供研究领域的知识结构，如果加上时间维度还可以从纵向分析领域学科的发展过程、特点以及领域或学科之间的关系，反映某个专业的科学研究水平及其发展历史的动态和静态结构。

四、书目信息共现聚类分析案例

对 CNKI 中收录的有关"卫生信息管理"这一主题的中文文献利用 BICOMB、SPSS、gCluto 进行聚类分析，并描述聚类结果。

1. 确定分析问题，制定分析方法　首先，根据要求，从 CNKI 中检索以"卫生信息管理"为主题的文献，导出题录信息；然后将所导出的题录信息利用 BICOMB 软件生成词篇矩阵；最后将词篇矩阵导入 SPSS，利用 SPSS 的系统聚类功能生成聚类结果图，再利用 gCluto 进行聚类，并对聚类结果进行描述。

2. CNKI 检索并导出题录信息　打开 CNKI 官网，在主题检索中输入"卫生信息管理"，并限定语言为"中文"，文献类型限定为"学术期刊"，共得到 928 条文献记录如图 7-7 所示。

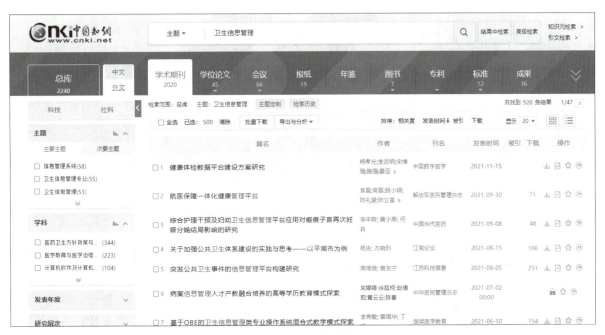

图 7-7　CNKI 检索结果

将检索出来的题录数据选中导出，格式选择为NoteFirst，该格式为BICOMB分析CNKI数据库所支持的格式，导出的文件为TXT文本。如图7-8所示。

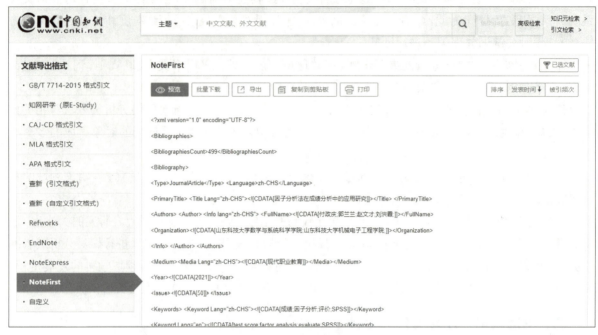

图7-8 CNKI检索结果导出

3. 利用 BICOMB 生成词篇矩阵 在 BICOMB 中"项目"一栏，点击右侧增加，输入项目编号，并选择格式类型为cnki<xml>，如图7-9所示。

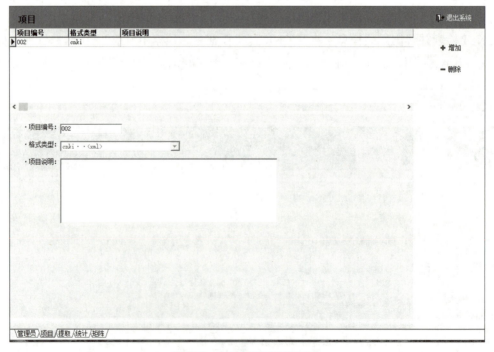

图7-9 BICOMB 新建项目

在"提取"一栏点击右侧"选择文档"将由 CNKI 导出的包含题录信息的文档导入 BICOMB，点击"提取"，将题录信息中有关关键词的信息提取出来，如图7-10所示。

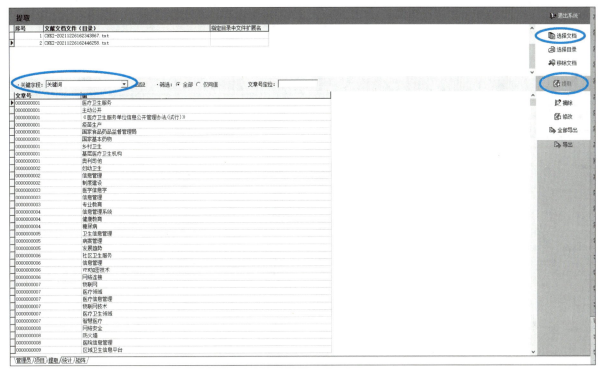

图 7-10　BICOMB 提取关键词字段

在"统计"一栏，选取关键词，将"频次阈值"设置为"5"，点击"统计"系统将会对关键词进行统计并返回统计结果，如图 7-11 所示。

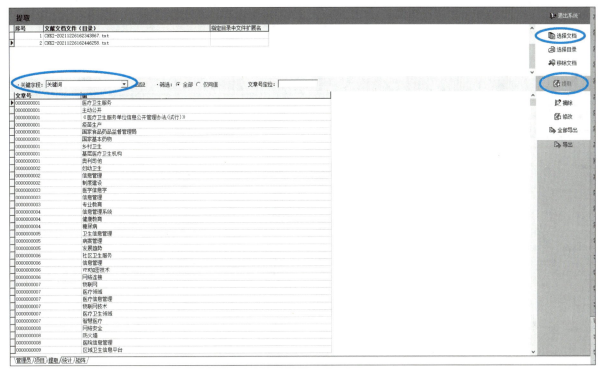

图 7-11　BICOMB 关键词统计

在完成统计后，点击"矩阵一栏"，继续选择"关键词"字段，频次阈值选择"≥5"的关键词进行分析，由于软件设置，阈值必须选择一个范围，由图 7-11 所示，出现频次最大的为 81 次，因此这里将

"≤"设置为"81",选择"词篇矩阵",点击"生成"得到词篇矩阵,如图 7-12 所示,点击"导出矩阵至 Txt",将词篇矩阵导出为 TXT 格式的文本。

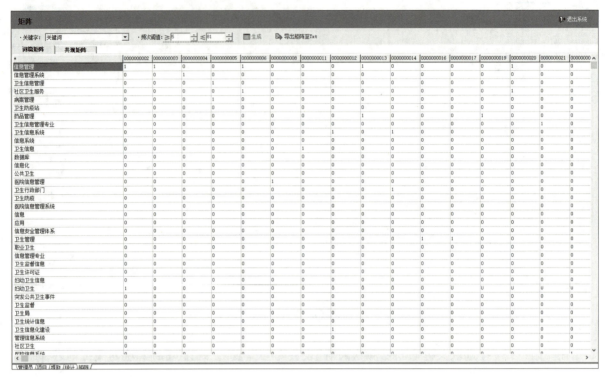

图 7-12 BICOMB 词篇矩阵

4. 利用 SPSS 进行聚类 将利用 BICOMB 生成的词篇矩阵导入 SPSS,如图 7-13 所示。

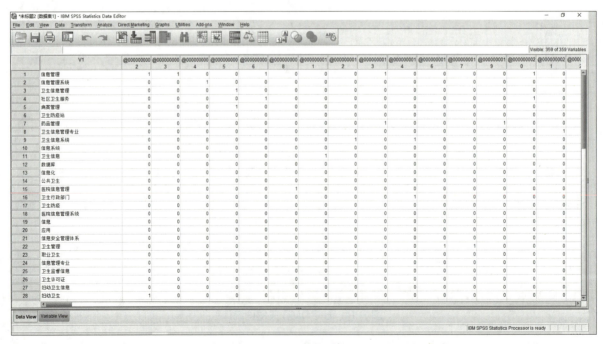

图 7-13 将词篇矩阵导入 SPSS

依次点击 SPSS 菜单 Analyze→Classify→Hierarchical Clustering（图 7-14）。在 Hierarchical cluster Analysis 界面中，将数据放入 Variables 中，Clusters 也选择 Variables（在 SPSS 表格中，行代表 Cases，列代表 Variables）。在 Method 对话框的 Measure 选项中选择 Cosine，输出 Cosine 相似矩阵。在 Statistics 对话框中，选择 Proximity Matrix。在 Methods 对话框的 Cluster method 选项中选择 Between Group。最后，得到的层次聚类结果如图 7-15 所示。

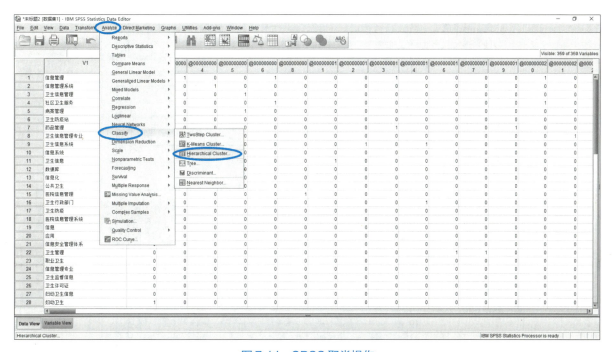

图 7-14　SPSS 聚类操作

5. SPSS 聚类结果描述　关键词聚类分析时，先以最有影响的关键词（种子关键词）生成聚类；再由聚类中的种子关键词及相邻的关键词再组成一个新的聚类。关键词越相似它们的距离越近，反之，则较远。如图 7-16 所示，此次聚类一共生成八个聚类。

聚类一包含关键词：信息管理专业、卫生信息化建设、病案管理、卫生信息管理专业、卫生信息管理。

聚类二包含关键词：医院信息管理系统、医疗卫生、卫生统计信息、开发与应用、医院信息系统、药品管理、医院信息管理、卫生局。

聚类三包含关键词：卫生防疫站、卫生防疫工作。

聚类四包含关键词：卫生管理、管理信息系统、应用、卫生检验。

聚类五包含关键词：卫生监督信息、卫生许可证、信息管理系统、卫生行政部门、医疗卫生机构、卫生信息系统、突发公共卫生事件、信息安全管理体系。

聚类六包含关键词：职业卫生、数据管理、信息、系统、妇幼卫生、管理。

聚类七包含关键词：数据库、传染病、信息管理、社区卫生服务、信息化、公共卫生、信息系统、社区卫生、卫生信息、网络、卫生监督。

聚类八包含关键词：卫生防疫、妇幼卫生信息。

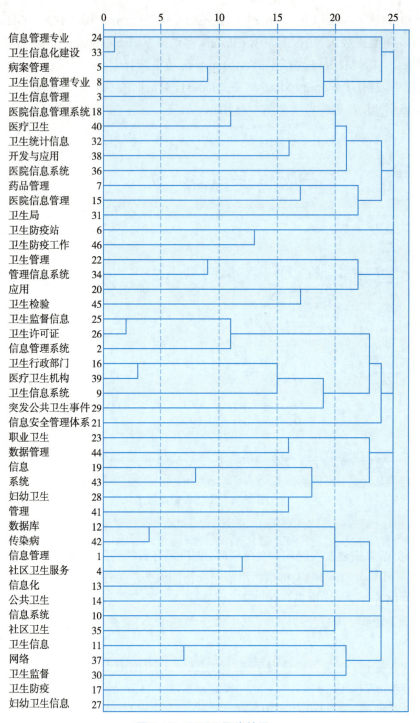

图 7-15　SPSS 聚类结果

6. 利用 gCluto 进行聚类　打开 gCluto 软件，点击 File—New Project，新建一个项目，点击 Improt Data，文件格式选择 Delimited，将 BICOMB 生成的词篇矩阵选中，Deliminated File Options 选择 Use 1st column as Row Labels，Delimiters 选择 Tab，点击 OK 完成数据的导入，如图 7-17 所示。

选择项目 Cluster，"Number of Clusters"经过调试后选取最佳结果"8"，点击"Cluster"生成"solution1"，点击"solution1"，生成矩阵可视化树状图（图 7-18）和山峰图（图 7-19，见文末彩插）。

7. gCluto 聚类结果描述　由图 7-18 可知，聚类一共分为八类时最合理。由上到下分别为：聚类 2、聚类 3、聚类 1、聚类 6、聚类 7、聚类 5、聚类 4、聚类 0，聚类数字分别对应山峰图中的数字。

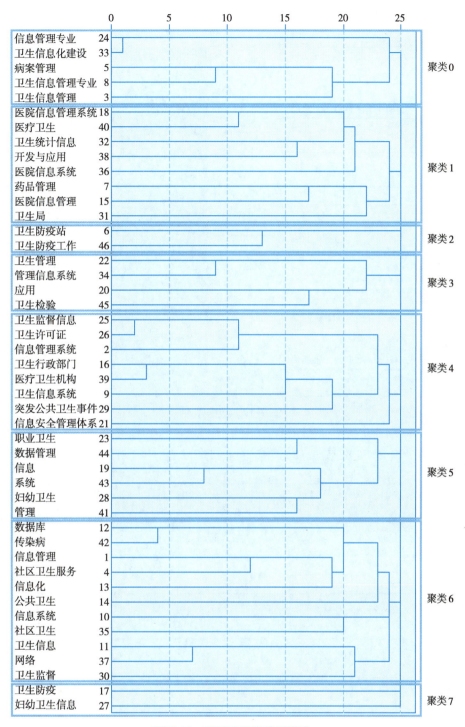

图7-16　SPSS聚类结果描述

聚类0包含关键词：信息管理专业、卫生信息化建设、卫生信息管理专业、病案管理、卫生信息管理。

聚类1包含关键词：卫生监督信息、卫生许可证、信息管理系统、卫生防疫、卫生局。

聚类2包含关键词：卫生信息、网络、卫生监督、信息系统、社区卫生。

聚类3包含关键词：公共卫生、信息化、社区卫生服务、信息管理、传染病、数据库。

聚类4包含关键词：信息安全管理体系、数据管理、卫生行政部门、医疗卫生机构、卫生信息系统、突发公共卫生事件。

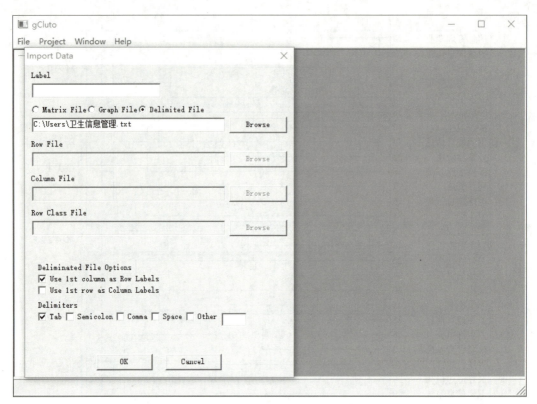

图 7-17　数据导入

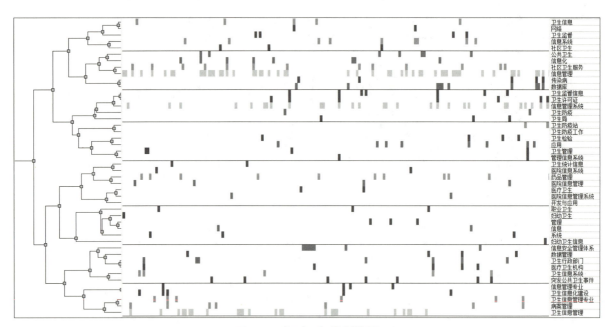

图 7-18　矩阵可视化树状图

聚类 5 包含关键词：职业卫生、妇幼卫生、管理、信息、系统、妇幼卫生信息。

聚类 6 包含关键词：卫生防疫站、卫生防疫工作、卫生检验、应用、卫生管理、管理信息系统。

聚类 7 包含关键词：卫生统计信息、医院信息系统、药品管理、医院信息管理、医疗卫生、医院信息管理系统、开发与应用。

由图 7-19（见文末彩插）所示，山峰图每个山丘的形状为高斯曲线。这种形状用来作为每个类内数据分布的粗略估计。山丘的高度与类内相似性成比例，体积与类群包含的对象数量成比例。合成的高斯曲线相加在一起形成可视化山丘的地形。山丘的颜色与类内标准差成比例。红色代表低标准差,蓝色代表高标准差。只有峰顶的颜色是有意义的。在其他所用区域,颜色混合以产生平滑过渡。

图 7-19(见文末彩插)中,每个山丘代表 1 个聚类,各山丘相对独立,高度相似,其中聚类 1、聚类 4 和聚类 5 山峰顶为红色,表示组内标准差低。其余聚类山峰顶为绿色,说明研究主题相对分散。

（袁永旭）

思 考 题

1. 简述聚类分析的基本思想。
2. 系统聚类算法有哪些,各自有什么特点?
3. 书目信息共现的种类有哪些,共词分析的主要流程有哪些步骤?

第八章

复杂网络分析方法

　　复杂网络分析方法是信息分析方法中一种重要的分析方法,主要是采用图和特征指标描述网络结构与布局的分析方法,一般需要借助一些网络可视化工具展示网络结构。复杂网络分析方法的实施步骤通常包括数据采集、数据处理、图形展示和结构分析四个环节。本章首先介绍了复杂网络的基本概念、特点和类型,然后介绍了复杂网络分析的主要指标,接着介绍了复杂网络分析和文献信息网络分析的主要工具,最后介绍了文献信息共现网络分析的原理、方法和应用。

第一节　复杂网络概述

一、网络的基本概念

　　网络(network)是一个包含了大量个体以及个体之间相互作用的系统,是把某种现象或某类关系抽象为个体(节点,nodes)以及个体之间相互作用(边,edges)而形成的用来描述这一现象或关系的图(graph)。因此,图、边、节点是构成网络的基本元素。简而言之,网络即用图(可视化)描述节点间的关系(边)。

　　网络(N)是由节点(V)和连接节点间的连线(E)组成的图(G)。如图 8-1 所示。图 G 可表示为 $G=(V_G, E_G)$。在不同领域的网络中,网络构成元素点和边的表达也存在一定的差异。如,在数学领域被称为点(vertices)和边、弧(edges、arcs);在计算机领域被称为节点(nodes)和链接(links);在物理学中被称为站点(sites)和连接(bonds);在社会学领域被称为行动者(actor)和联系、关系(sties、relations)。

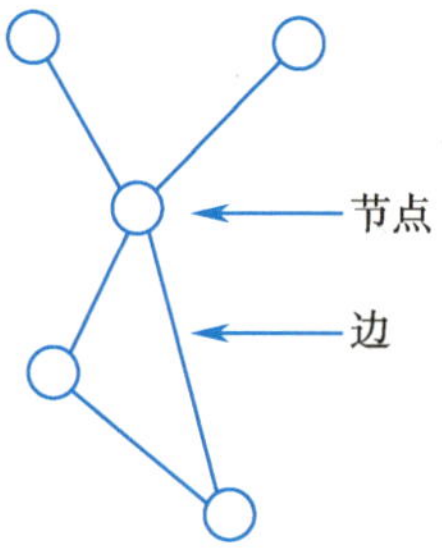

图 8-1　网络的基本组成

二、复杂网络的概念

　　典型的网络系统都是由节点与连接两节点的边组成,现实生活存在大量复杂系统可通过网络加以描述,比如航空网、社交网、电力网、交通网、计算机网等。复杂网络不仅是一种数据的表现形式,同时也是一种科学研究的手段。

(一)复杂网络的定义

　　复杂网络(complicated network)是一门跨物理、数学、计算机、管理、社会科学等学科的新兴交叉领域。网络是用图表示的,它的基本单元是网络中的点与边。由于现实生活中存在着交通运输网、航空航天网、电力网、互联网、万维网、神经网、合作网、引文网、基因调控网、社会网络等规模大小不一的网络。当网络规模达到一定程度时,这些网络通常被称为复杂网络。

维基百科对复杂网络的解释是：在网络理论领域，一个复杂网络是一个具有不同于简单网络如晶格网格或者随机网络特征的非平凡拓扑特征的网络。许多社会、生物、技术和信息网络普遍都表现出处于规则网络和随机网络之间的非平凡拓扑特征，如度的重尾分布、高聚集系数、节点同配或异配、社团结构和层次结构等。

钱学森对于复杂网络给出了一个严格的定义：具有自组织、自相似、吸引子（网络的内聚倾向）、小世界（相互关系的数目可以很小但却能够连接世界的事实）、无标度中部分或全部性质的网络称为复杂网络。

围绕复杂网络研究形成了网络科学，美国国家科研委员会将网络科学定义为研究物理、生物和社会现象的网络化表达，建立针对这些现象具有预测效果的模型的学科。简单来说，网络科学研究的是由节点和边组成的网络的基本规律。

（二）复杂网络发展史

网络，在数学上称为图。复杂网络的发展一般认为有三个里程碑：

一是欧拉图论，这是图和网络分析的基础。图论的起源最早可追溯至 1736 年欧拉提出的著名的"哥尼斯堡七桥问题"，但是之后关于图的研究发展缓慢，直到 1936 年，才有了第一本关于图论研究的著作。

二是 ER 随机图论。1960 年，数学家 ErdÖs 和 Renyi 建立了随机图理论，为构造网络提供了一种新的方法。在这种方法中，两个节点之间是否有边连接不再是确定的事情，而是根据一个概率决定，这样生成的网络称作随机网络。随机图的思想主宰复杂网络研究长达四十年之久，然而，直到近几年，科学家们对大量的现实网络的实际数据进行计算研究后得到的许多结果表明，绝大多数的实际网络并不是完全随机的，既不是规则网络，也不是随机网络，而是具有与前两者皆不同的统计特征的网络，称为复杂网络。

三是小世界网络和无标度网络的提出。1998 年，Watts 及其导师 Strogatz 在 *Nature* 上发表 "*Collective Dynamics of Small-world Networks*" 一文，刻画了现实世界中的网络所具有的大的凝聚系数和短的平均路径长度的小世界特性。1999 年，Barabasi 及其博士生 Albert 在 Science 上发表 "*Emergence of Scaling in Random Networks*" 一文，提出无尺度网络模型（度分布为幂律分布），刻画了实际网络中普遍存在的"富者更富"的现象，从此开启了复杂网络研究的新纪元和新篇章。

随着研究的深入，越来越多关于复杂网络的性质被发掘出来，其中很重要的一项研究是 2002 年 Girvan 和 Newman 在 *PNAS* 上发表的 "*Community Structure in Social and Biological Networks*" 一文，指出复杂网络中普遍存在着聚类特性，每一个类称之为一个社团（community），并提出了一个发现这些社团的算法。

复杂网络涉及社会、生物、技术、信息等众多领域，已成为当今世界科学研究的前沿与热点，在复杂网络理论、方法、技术、算法和应用等方面都取得了一定程度的突破。目前关于复杂网络的研究主要集中在以下几个方面：一是测量，获得有效的网络数据；二是分析，揭示刻画网络系统结构的统计性质，以及度量这些性质的合适方法（特征参数和分析指标）；三是建模，建立合适的网络模型以帮助人们理解这些统计性质的意义与产生机制；四是预测，基于单个节点的特性和整个网络的结构性质分析与预测网络行为；五是控制，提出改善已有网络性能和设计新的网络的有效方法，特别是稳定性、同步和数据流通等方面；六是可视化，如何更好地显示复杂网络以便于人们理解。

三、复杂网络的类型

按照网络的连线是否有向，可以将网络分为有向网络（directed network）和无向网络（undirected network）；按照网络的连线是否有权重，可以将网络分为有权网络（weighted network）和无权网络（unweighted network）。在文献信息网络中，除引证网络为有向网络外，其他网络都为无向网络。在复杂网络中，一般将网络分为规则网络、随机网络、小世界网络和无标度网络四种。

(一)复杂网络的基本类型

复杂网络有四种基本类型:

1. **规则网络**(regular coupled networks)　规则网络有大的簇系数和平均距离。完全连接网络、邻接网络、星型互连网络都是规则网络。

2. **随机网络**(random graphs network)　20世纪中叶,ErdÖs和Renyi建立了随机网络的基本模型,即ER随机图。随机网络具有小的簇系数和小的平均距离。

3. **小世界网络**(small-world models network)　小世界效应指的是大的簇系数和小的平均距离两个统计特征,具有这种效应的网络就是小世界网络。小世界网络的鲁棒性、传播动力学特性、同步性等都是复杂网络的研究热点。

4. **无标度网络**(scale-free network)　现实世界的网络大部分都不是随机网络,少数的节点往往拥有大量的连接,而大部分节点却很少,一般而言它们符合zipf定律,(也就是二八定律、马太效应)。幂函数有标度不变性,因此将度分布符合幂律分布的复杂网络称为无标度网络(BA模型)。

(二)不同领域的复杂网络

在现实生活中存在着大量的复杂网络:

1. **社会网络**　人际关系网,演员合作网,朋友网,姻亲关系网,科研合作网,Email网,短信网……

2. **生物网络**　食物链网,神经网,新陈代谢网,蛋白质网,基因网,病毒传播路径……

3. **信息网络**　WWW,专利使用,论文引用,社会热点传播路径……

4. **技术网络**　电力网,互联网,电话线路网,万维网,……

5. **交通运输网络**　航空网,铁路网,公路网,水路网,……

6. **经济系统网络**　投入产出网,国际贸易网,供应链网,物流网……

其中社会网络、信息网络、生物网络、技术网络倍受网络科学领域关注。

四、复杂网络的特点

复杂网络就是指一种呈现高度复杂性的网络,其复杂性主要体现在:①结构复杂性。表现为节点数目巨大,网络结构呈现多种不同特征。②网络进化。表现在节点或链接会随着时间的变化而产生或消失。③链接多样性。节点之间的链接权重存在差异,且有可能存在方向性。④动力学复杂性。节点集可能属于非线性动力学系统,节点状态可能会随时间发生复杂变化。⑤节点多样性。复杂网络中的节点可以代表任何事物,同一个网络可能存在代表不同事物的节点。⑥多重复杂性融合。即以上多重复杂性相互影响,导致更为难以预料的结果。

复杂网络都具有网络平均路径长度较小、聚集系数较大、节点度分度服从幂律分布等相同特性,其特点主要体现在以下三个方面:

(一)小世界特性

小世界特性(small-world theory)又被称为是六度空间理论或者是六度分割理论(six degrees of separation)。小世界特性指出:社交网络中的任何一个成员和任何一个陌生人之间所间隔的人不会超过六个成员。如图8-2所示。

对于规则网络,任意两个点(个体)之间的平均

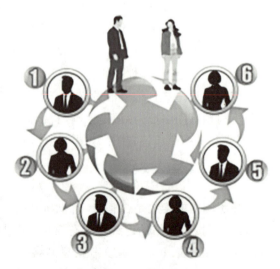

图8-2　小世界网络

路径长度长（通过多少个体联系在一起），但聚集系数高（你是朋友的朋友的朋友的概率高）。对于随机网络，任意两个点之间的平均路径长度短，但聚集系数低。而小世界网络，节点间的平均路径长度小，接近随机网络，而聚集系数依旧相当高，接近规则网络。

　　复杂网络的小世界特性跟网络中的信息传播有着密切的联系。实际的社会、生态等网络都是小世界网络，在这样的系统里，信息传递速度快，并且少量改变几个连接，就可以剧烈地改变网络的性能，如对已存在的网络进行调整，如蜂窝电话网，改动很少几条线路，就可以显著提高性能。

（二）无标度特性

　　现实世界的网络大部分都不是随机网络，少数的节点往往拥有大量的连接，而大部分节点却很少，节点的度数分布符合幂律分布，而这就被称为是网络的无标度特性（scale-free）。将度分布符合幂律分布的复杂网络称为无标度网络。如图8-3所示。

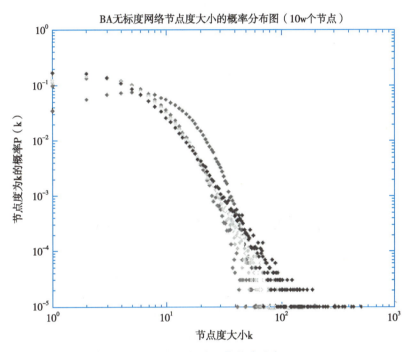

图8-3　无标度网络的度分布

　　无标度特性反映了复杂网络具有严重的异质性，其各节点之间的连接状况（度数）具有严重的不均匀分布性：网络中少数称为 Hub 点的节点（中心节点）拥有极其多的连接，而大多数节点只有很少量的连接。少数 Hub 点对无标度网络的运行起着主导的作用。从广义上说，无标度网络的无标度性是描述大量复杂系统整体上严重不均匀分布的一种内在性质。

　　其实复杂网络的无标度特性与网络的鲁棒性分析具有密切的关系。无标度网络中幂律分布特性的存在极大地提高了高度数节点存在的可能性，因此，无标度网络同时显现出针对随机故障的鲁棒性和针对蓄意攻击的脆弱性。这种鲁棒且脆弱性对网络容错和抗攻击能力有很大影响。

　　研究表明，无标度网络具有很强的容错性，但是对基于节点度值的选择性攻击而言，其抗攻击能力相当差，高度数节点的存在极大地削弱了网络的鲁棒性，一个恶意攻击者只需选择攻击网络很少的一部分高度数节点，就能使网络迅速瘫痪。

（三）社区结构特性

　　物以类聚，人以群分。复杂网络中的节点往往也呈现出集群特性。如图8-4所示。例如，社会网络中总是存在熟人圈或朋友圈，其中每个成员都认识其他成员。集群程度的意义是网络集团化的程度,这是一种网络的内聚倾向。连通集团概念反映的是一个大网络中各集聚的小网络分布和相互联系的状况。如,它可以反映这个朋友圈与另一个朋友圈的相互关系。

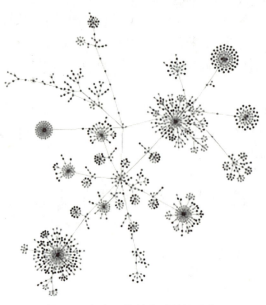

图 8-4　复杂网络的集群结构分布

第二节　复杂网络分析指标

一、复杂网络的基本特征

复杂网络的基本特征可以用一些特征参数或分析指标来进行描述,主要包括节点度、介数、接近度、平均路径长度、聚集系数等。复杂网络分析主要围绕网络的中心性、鲁棒性与脆弱性、动态性、小世界特性和无尺度特性等问题展开,对这些问题的描述都体现在特征参数或分析指标上。如中心性涉及节点度、接近度、介数、特征向量、子图等;鲁棒性与脆弱性涉及最短路径、平均路径长度、聚集系数等;小世界特性涉及聚集系数、平均路径长度等;无尺度特性涉及节点度等。如图 8-5 所示。可见节点度、介数、聚集系数和平均路径长度是其中最重要的特征参数或分析指标。

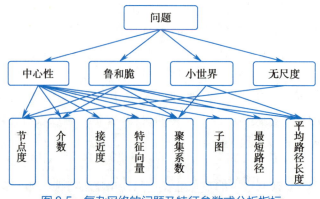

图 8-5　复杂网络的问题及特征参数或分析指标

　　复杂网络的基本特征也可以从网络结构的三个层次来理解：一是点、边特征；二是子图特征；三是全图特征。每个层次都有一些描述这些基本特征的特征参数或分析指标。其中点、边特征包括统计特征和排序特征，统计特征有度及度分布、权及权分布、度度相关性等，排序特征主要是一些中心性和重要性指标。子图特征包括点、边数、最大连通子图、模体、凝聚子图、完全子图、极大完全子图、近似完全子图等。全图特征包括平均最短距离、聚集系数、密度、直径、效率、脆弱性、连通性、同配性等。如图8-6所示。

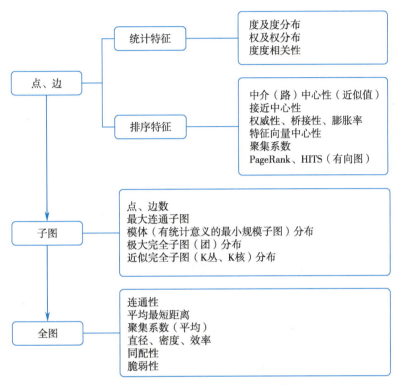

图 8-6　复杂网络的基本特征及衡量指标

　　任何复杂网络都有三个基本的特征，即高度的集群性、不均衡的度分布以及中心节点结构。

　　1. 高度的集群性　节点A与节点B和节点C相连，节点B和节点C也有可能相连（小世界网络）。如，我的朋友的朋友也有可能是我的朋友，一个领域核心玩家一般相互认识，如果你与领域内顶级人才的认识路径很长，那说明你不够知名。

　　2. 不均衡的度分布　节点之间的连接符合幂律分布规律，即20%的中心节点连接另外的80%的节点（无标度网络）。如，网络上超过80%的网页只有不超过4个超链接，但不到总页面数的万分之一的网页却拥有极多的链接。

　　3. 中心节点　网络中信息和行为传递的主要通道。节点A连接节点B和节点C，节点B想要认识节点C，需要通过节点A，那么节点A就是中心节点。

二、复杂网络分析的主要指标

（一）网络结构的构成要素及衡量指标

　　任何网络都是由节点（nodes）和边（edges）构成。节点是网络中的一个连接点，即组成网络的个体。边是网络中节点间的关系，即组成网络的个体间的关系，包括有向边和无向边，其权重代表关系强弱。如果节点是人，那么边就是人际关系。

　　网络的规模通常由节点数、连接数、密度、距离、直径、平均距离等特征参数和分析指标判断。节点数即网络中包含的节点个数。连接数即网络中包含的边的个数。密度是指网络中包含的边的个数占网络中所有可能的边的个数的比例。网络中两节点间的距离为连接两个节点的最短路径包含的边的数目。网络的直径是网络中所有节点对的距离的最大值。平均距离是把所有节点对的距离求平均，即平均路径。平均距离表示两节点间最有可能的典型距离，决定网络的有效"尺寸"。研究表明，在现实生活中，网络的平均距离一般是相对较小的值，这种小的平均距离特性被称为"小世界效应"。

网络结构与布局通常用度与度分布、最短路径、平均路径长度、聚集系数、介数、中心性（节点的重要性）等特征参数和分析指标判断。一般来说，对于复杂网络的分析可以从两个维度展开：一是以个体为中心的网络分析法，主要从节点的中心性指标（包括点度中心性、中介中心性、接近中心性），关系指标（包括关系方向和关系强度），关键节点及其特性（如结构洞）、聚集系数等来分析个体网络特征。二是以整体网络为中心的网络分析法，主要从网络的密度、核心 - 边缘结构及凝聚子群等方面来分析整体网络特征。如表 8-1 所示。

表 8-1　复杂网络主要分析指标及意义

主要指标		指标名称	指标含义
以个体为中心	中心性指标	点度中心性	网络中与某节点有关系的其他节点的数目，通常用来描述某个节点在网络中拥有的权力
		中介中心性	如果一个节点处于多个其他两个节点间的最短路径上，那么它就具有控制其他两个节点间交往的能力，通常用来衡量行动者对资源的控制程度
		接近中心性	一个节点到多个其他节点最短距离之和，该值越小，表明该点在网络中越处于核心地位
	关系指标	关系方向	在有向图中表示节点间关系的指向，如网页间的链入和链出两种链接关系
		关系强度	节点间关系的强弱程度，分为强关系和弱关系两种
	关键节点及其特性	结构洞	代表网络中的"中间人"，掌握多方面的资源、信息冗余度低的节点
		聚集系数	与某个节点相连的节点之间关系密度大小，通常用来衡量节点的内聚能力
以整体为中心	整体结构	网络密度	网络中各节点间关系的紧密程度，密度越高说明该网络中节点之间联系密切
	局部结构	核心 - 边缘结构	识别一个网络中处于核心地位和边缘地位的节点
		网络社区	又称小团体，在网络中小团体内成员节点关系密切，内聚力强。不同的小团体之间节点关系稀疏

（二）网络结构分析指标

任何一个实际网络不可能只符合某一种类型的复杂网络。至今为止提出的所有类型的复杂网络，包括小世界、无标度、同配性 / 异配性、社团化、阵发性等类型的复杂网络，都是从一个角度分析实际网络。即，先采样实际网络的数据，然后对数据利用网络指标进行分析，包括度与度分布、平均路径、聚集系数、介数等。

1. 度与度分布

（1）度（degree）：是描述单独节点属性的简单而重要的概念。在网络中，节点的邻边数目称为节点的度。在社会网络中，度即朋友的个数。度是指节点拥有相邻节点的数目（用系数 k 表示），是节点最简单但最重要的特性。一般来说，度越大则某种程度上说明该节点越重要。平均度是所有节点的度的平均值。

在网络中，点的度是指与该节点相邻的节点的数目，即连接该节点的边的数目。而网络的度（k）指网络中所有节点度的平均值。度分布 P（k）指网络中一个任意选择的节点，它的度恰好为 k 的概率。

（2）度分布（degree distribution）：表示有某个特定度的节点数目与该特定度之间的关系可用分布函数 P（k）近似表示，P（k）表示网络中度为 k 的节点占总节点的比例。规则网络，每个节点的度相同，则分布函数为一尖峰，即冲击函数。随机网络的度分布函数为泊松分布（Poisson distribution），泊松分布的波形在离开峰值 <k> 两侧以指数形式下降。现实生活的复杂网络一般服从幂律分布（power-law distribution），幂律分布衰减慢很多，所以会有部分节点有较大的度。因为幂律分布与特定的标度无关，所以这样的网络也称之为无标度网络。

网络中不是所有的节点都具有相同的度（即相同的边数），而实验表明，大多数实际网络中的节点的度是满足一定的概率分布的。如果我们定义 P（k）为网络中度为 k 的节点在整个网络中所占的比率，也就是说，在网络中随机抽取到度为 k 的节点的概率为 P（k）。

2. 平均路径　在网络中，两点之间的距离为连接两点的最短路径上所包含的边的数目。网络的平均路径（average length）指网络中所有节点对的平均距离（用系数 L 表示），它表明网络中节点间的分离程度，反映了网络的全局特性。不同的网络结构可赋予 L 不同的含义。如在疾病传播模型中 L 可定义为疾病传播时间，通信网络模型中 L 可定义为站点之间的距离等。而最短路径（shortest path）是指两个节点之间边数最少的路径。

3. 聚集系数　也称聚合系数或聚类系数（clustering coefficient）。大多数网络都有一个共同的结构特性，即聚集性。在社会关系网络中，聚集性表现尤为明显：你的朋友圈或熟人圈中的每个人都是相互认识的。事实上，因为你的朋友大部分是你的同事、同学、邻居，所以他们相互认识的概率自然很大。

在网络中，节点的聚集系数是指与该节点相邻的所有节点之间连边的数目占这些相邻节点之间最大可能连边数目的比例。而网络的聚集系数则是指网络中所有节点聚集系数的平均值，它表明网络中节点的聚集情况即网络的聚集性，也就是说同一个节点的两个相邻节点仍然是相邻节点的概率有多大，它反映了网络的局部特性。

节点 A 和节点 B 相连，节点 B 和节点 C 相连，节点 A 又和节点 C 相连，这是网络的聚集性。聚集系数即簇系数是衡量节点集聚程度的参数。单个节点的簇系数是它所有相邻节点之间连边的数目占可能的最大连边数目的比例。网络的簇系数 C 是所有节点簇系数的平均值，显然 C≤1，C＝1 当且仅当网络为完全连接的规则网络（任一节点都连接到其他全部节点）。在随机网络中 C～1/N，比真实网络的簇系数小很多。

也称为局部聚集系数，是网络中每个节点的聚集系数的平均值。节点的聚集系数为，将该节点的所有邻居两两组合，则共有 C_N^2 种组合，组合中的两个节点为邻居的组合数占所有组合数的比例即为该节点的聚集系数。

4. 介数　介数（betweenness）是指经过该节点的最短路径的条数。包括节点介数和边介数。节点介数指网络中所有最短路径中经过该节点的数量比例，边介数则指网络中所有最短路径中经过该边的数量比例。介数反映了相应的节点或边在整个网络中的作用和影响力。

（三）网络布局分析指标

网络布局分析指标，即网络节点重要性分析指标，通常用中心性（centrality）来反映，中心性反映了网络中各节点的相对重要性。如一个人在社会网络中的重要程度，一个房间在建筑物中的重要性。在网络分析中，中心性的表征方式有多种，主要有度中心性、接近中心性、中介中心性和特征向量中心性。

1. 度中心性　度中心性（degree centrality）包括节点中心性（node centrality）和网络中心性（graph centrality）。前者是与某节点直接相连的其他节点的个数，如果一个节点与许多节点直接相连，那么该点具有较高的度中心性。在有向图中，度中心性分为出度中心性和入度中心性。由于这种测量仅关注与某一个节点直接相连的节点数，忽略间接相连的节点数，因此被视为局部中心性。后者则侧重节点在整个网络的中心程度，表征的是整个网络的集中或集权程度，即整个网络围绕一个节点或一组节点来组织运行的程度。

与一个节点直接相连的节点的个数。假如在一个社交网络中，节点代表的是人，边代表的是好友关系，那么一个节点的度中心性越大，就说明这个人的好友越多。这样的人可能是比较有名望的人物，如果需要散布一些消息的话，这样的人最适合，因为他的一条状态可以被很多很多的人看到。

在社会网络中，一个人的社会关系越多，他 / 她就越重要。用一个节点的度（相当于你的微信好友数）来衡量中心性。这一指标背后的假设是：重要的节点就是拥有许多连接的节点。你的社会关系越多，你的影响力就越强。

2．接近中心性　节点的接近中心性反映了节点在网络中居于中心的程度，是衡量节点中心性的指标之一。接近中心性（closeness centrality）是某个节点与图中所有其他节点的最短距离之和的倒数，一个节点越是与其他点接近，该节点在传递信息方面就越不依赖其他节点，则该节点就具有较高的接近中心性。在有向图中，接近中心性分为出接近中心性和入接近中心性。在社会网络中，一个人跟所有其他成员的距离越近，他 / 她就越重要。

一个节点到其他所有节点的最短距离的加和，或者是加和的倒数。通常来讲接近中心性是加和的倒数，也就是说接近中心性的值在 0 到 1 之间，接近中心性越大则说明这个节点到其他所有的节点的距离越近，越小说明越远。在一些定义中不取倒数，就是该节点到其他节点的最短距离加和，这样定义的话接近中心性越小说明该点到其他点的距离越近。接近中心性刻画了一个节点到其他所有节点的性质，在社交网络中，一个人的接近中心性越大说明这个人能快速地联系到所有的人，可能自己认识的不多，但是有很知名的朋友，可以通过他们快速的找到其他人。

3．中介中心性　中介中心性（betweenness centrality）测量了某个节点在多大程度上能够成为"中间人"，即在多大程度上控制他人。如果一个节点处于多个节点之间，则可以认为该节点起到重要的"中介"作用，处于该位置的人可以控制信息的传递而影响群体。在社会网络中，如果一个成员处于其他成员的多条最短路径上，那么该成员就是核心成员。

一个点位于网络中多少个两两联通节点的最短路径上，就好像"咽喉要道"一样，如果联通两个节点 A 和 B 的最短路径一定经过节点 C，那么节点 C 的中介中心性就加一，如果说节点 A 和节点 B 最短路径有很多，其中有的最短路径不经过节点 C，那么节点 C 的中介中心性不增加。中介中心性刻画了一个节点掌握的资源多少，在社交网络中，一个人的中介中心性越大说明这个人掌握了更多的资源而且不可替代（必须经过他，不存在其他的最短路径），就好像房屋中介一样，一边是买房的人一边是卖房的人，买卖双方要想联系就要经过中介。

4．特征向量中心性　特征向量中心性（eigenvector centrality）也是节点重要性的测度指标之一。它指派给网络中每个节点一个相对得分，原则是：对某个节点分值的贡献中，连到得分值高的节点的连接比连到低分值节点的连接大（在同等连接数的情况下）。Google 的 PageRank 就是特征向量中心性的一个变种。在社会网络中，与你连接的人社会关系越多，你就越重要。

第三节　复杂网络分析工具

一、复杂网络分析的主要工具

复杂网络分析工具主要是网络展示工具，即网络可视化工具。网络可视化工具种类丰富、数量繁多,一般按通用性分为三类:一是网络可视化框架以及类库,如 AGD、JING 等;二是通用网络可视化工具,如 Pajek、Ucinet、NetworkX、NetMiner3 等;三是专用网络可视化工具,如 SATI、Biexcel、Citespace、Vosviewer 等文献信息网络分析工具。

(一)网络可视化框架以及类库工具

网络可视化框架及类库通用性最高,使用者能够根据自己的需求,灵活地利用它们来生成所需要的图形,或基于这些框架来编写含有更多定制功能的作图软件,常用的网络可视化框架及类库工具有 AGD 和 JING(Java universal network/graph)。AGD 是一个基于 C++ 的作图算法软件,支持几乎所有现有的二维作图算法,同时集成了实现新算法的工具。AGD 具有面向对象、模块化、可扩展性强等特点。JING 是一个基于 Java 的免费开源类库,它提供了一种通常的、可扩展的方式来处理、分析以及展开网络结构的数据。基于 JING 的程序能够以 Java API 的形式方便地使用其功能,但 Java 语言在内存使用效率上存在先天不足,因此 JING 对主机内存的要求相当高,如表 8-2 所示。

表8-2　网络可视框架及类库工具 AGD 和 JING 比较

比较方面	AGD	JING
语言	C++	Java
支持图形种类	直线图、直角边图、折线图、曲线图等	直线图
效率	高	低
免费	是	是
开源	否	是
提供框架支持	否	是
图的输入方式	编程、GraphML	编程、Pajek 文件、GraphML
支持算法数量	少	多
支持算法扩展	是	否

(二)通用网络可视化工具

网络可视化工具中数量最多的一类是通用的网络可视化工具,其特点为:功能丰富、适用性强,并不局限于特定的使用目的。常见的通用网络可视化工具有 Pajek、Ucinet、NetworkX、NetMiner3 四种,其中 Pajek 和 Ucinet 最常用,如表 8-3 所示。其他网络可视化工具如表 8-4 所示。网络可视化工具的好坏,主要考虑其功能、支持、开放性、界面友好性等方面。如果按总分 10 分来计算,四款网络可视化工具比较的结果如表 8-5 所示。

表8-3　常见的通用网络可视化工具的特征参数与功能比较

比较对象		Pajek	Ucinet	NetworkX	NetMiner3
特征参数	节点度	√	√	√	√
	介数	√	√	√	√
	接近度	√	√	√	√
	平均路径长度	√	×	√	√
	聚集系数	√	√	√	×
	网络密度	√	√	×	×
	子图	√	√	√	√
	最短路径	√	√	√	√
	特征向量	√	√	√	√

续表

比较对象		Pajek	Ucinet	NetworkX	NetMiner3
功能	特征参数	√	√	√	√
	统计模型	×	√	×	√
	社团发现	×	√	√	√
	动态网络	√	×	√	×
	可视化	√	×	√	√

表8-4　其他网络可视化工具

工具名称	开发语言	开发者	免费	数据格式	开源	可视化	菜单	手册	帮助
Agna	Java	Sun Microsystems	是	AGN、CSV、TXT、DAT、SVG、JPEG 等	否	是	菜单	有	有
Guess	Python/Java	Eytan Adar	是	GDF、GraphML、Pajek、GIF、PNG、PDF、JPG、SVG 等	是	是	菜单命令	有	有
MultiNet	Java	Richard 等	是	CSV、Excel、MNV、OUT、PS、BMP 等	否	是	菜单	无	有
Network Workbench	Java	Katy BÖmer 等	是	GraphML、Pajek、NWB、ISI、CSV、Endote Export 等	否	是	菜单	有	有
STOCNET	Java	Peter boer	是	OUT、PQR、SNS、IN 等	否	是	菜单	有	有

表8-5　网络可视化工具综合比较结果

工具	功能(5)					支持(2)		开放性(2)		界面友好(1)	得分
	参数(1)	动态(1)	可视化(1)	统计(1)	数据(1)	手册(1)	帮助(1)	源码(1)	软件(1)		
Pajek	1	1	1	0	1	0.5	0	0	1	1	6.5
Ucinet	0.9	0	0	1	1	0.5	0.5	0	0.5	1	5.4
NetworkX	0.9	1	1	0	1	0.5	0.5	1	1	0	6.9
NetMiner3	0.8	0	1	1	1	1	1	0	0.5	1	7.3

下面重点介绍 Pajek 和 Ucinet 两款网络可视化工具。

1. Pajek

（1）Pajek 简介：Pajek 软件是由 Vladimir Batagelj 和 Andrej Mrvar 共同编写的，可以免费提供给非商业用途的用户使用。Pajek 在斯洛文尼亚语中是蜘蛛的意思，暗示其具有网络绘制的功能。

Pajek 是一种基于 Windows 的大型社会网络可视化分析软件，是在图论、网络分析以及可视化的基础上发展而来的。它的特点是将信息可视化，允许人们对大量抽象的数据进行分析。事实上，人的创造性不仅取决于人的逻辑思维，同时还取决于人的形象思维。海量的数据只有通过可视化处理，才能激发人的形象思维，才能从表面上看来是杂乱无章的海量数据中找出隐藏的规律，为科学发现、工程开发和业务决策等提供依据。

（2）Pajek 的设计目的：Pajek 的设计有三个主要目的：

1）支持将大型网络分解成几个较小的网络，以便使用更有效的方法进一步处理；

2）向使用者提供一些强大的可视化操作工具；

3）执行分析大型网络的有效算法（subquadratic）。

（3）Pajek 的主要功能：通过 Pajek 可实现以下功能：

1）在一个网络中搜索类（组成、重要节点的邻居、核等）；

2）获取属于同一类的节点，并分别显示出来，或者反映出节点的连接关系（更具体的局域视角）；

3）在类内收缩节点，并显示类之间的关系（全局视角）；

4）除普通网络（有向、无向、混合网络）外，Pajek 还支持多关系网络，2-mode 网络图（二分或二值——网络由两类异质节点构成），以及暂时性网络（动态图——网络随时间演化）。

（4）Pajek 的数据结构：Pajek 分为主窗口（Main Window）和程序报告窗口（Report Window）两个部分。其中，主窗口中显示了 Pajek 当前处理的对象和处理结果，这些对象和结果都是以各种文件的形式显示在主窗口中；报告窗口则主要显示对该复杂网络对象处理的相关信息。如计算总耗时，被处理复杂网络的节点数，边的条数等。从主窗口可见，Pajek 主要有六种数据结构（图8-7）。

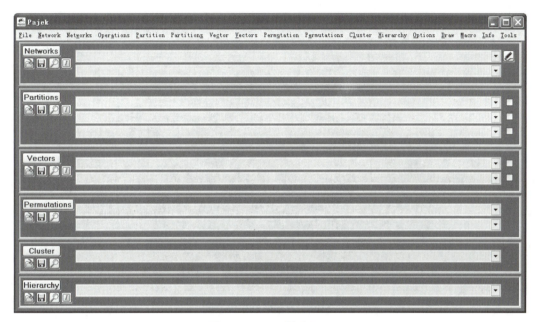

图8-7　Pajek 的主界面

1）Network（网络）：它是 Pajek 最基本也是最重要的数据类型，包括了整个复杂网络最基本的信息。如节点数，各节点的名称以及节点间各条边的连接情况及其权值等。

2）Partition（分类）：用户可以根据复杂网络中各个节点的不同特性将其人为地分为若干个类，同样的，以某种特性作为参考标准（如节点度的大小、节点的名称、节点的形状等），Pajek 也可以自动将复杂网络中的各个节点按照用户指定的标准进行分类，这些分类的结果就输出为一个 Partition 的文件（其后缀名为 .clu）。该文件以两列的形式显示处理结果，其中第一列为各节点的编号，第二列为对应的节点所属的类的编号。

3）Permutation（排序）：它表示复杂网络中各节点的重新排序，可以由用户人为指定或者由 Pajek 自动根据某种算法排序（如按度的大小排序，随机排序等等）。在 Permutation 文件中会给出各节点新的排列顺序，其后缀名为 .per。与 Partition 文件类似，需要注意的是 Permutation 文件中给出的是重新排序后各节点的序号，而不是各个序号所对应的节点。

4）Cluster（类）：它表示复杂网络中具有某种相同特性的一类节点的集合。

5）Hierarchy（层次）：它表示复杂网络中各个节点的层次关系，常用于家谱图的分析，其后缀名为 .hie。这种层次结构类似于数据结构中的树。需要注意的是，在表示复杂网络层次结构的树中，结点的定义不同于复杂网络图中的节点。树中是将复杂网络中同一个类的所有节点视为一个结点，然后考虑这些类之间的层次关系。

6）Vector（向量）：它以向量的形式为某些操作提供各节点所需的相关数据，也可以输出由 Pajek 得到的相关处理结果。

（5）Pajek 的主要特点：Pajek 的特点主要表现在三个方面：

1）计算的快速性：Pajek 为用户提供了一整套快速有效的算法，可用于分析大型的（节点数以万计的）复杂网络。

2）可视化：Pajek 为用户提供了一个非常人性化的可视化平台，只要在 Pajek 里执行 Draw/Draw 的菜单命令，就可以绘制网络图。而且，用户可以根据需要自动地或者手动地调整网络图，从而允许用户从视觉的角度更加直观地分析复杂网络特性。如图 8-8 所示。

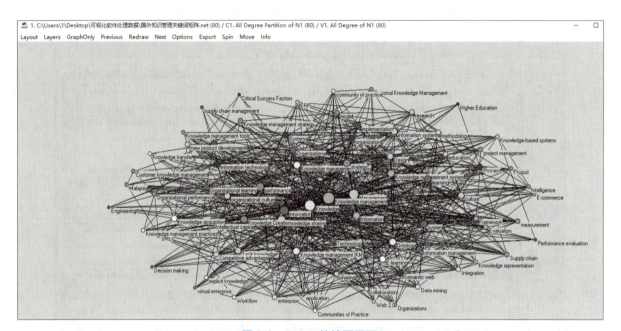

图 8-8　Pajek 的绘图界面

3）抽象化：Pajek 还为分析复杂网络的全局结构提供了一种抽象的方法，有利于从全局的角度分析复杂网络的结构。而它提供的一整套算法，又可以方便地计算复杂网络结构的各个特性，使用户同时还可以具体地分析复杂网络中各个节点和各条边的特点。因此，Pajek 从具体和抽象两方面综合分析复杂网络，为我们更好地理解复杂网络的结构特性提供了极其有效的工具。

2. Ucinet

（1）Ucinet 简介：Ucinet 软件是由加州大学伊文（Irvine）分校的一群网络分析者编写的，目前由斯蒂芬·博加提（Stephen Borgatti）、马丁·埃弗里特（Martin·Everett）和林顿·弗里曼（Linton Freeman）等人对其进行扩展和维护。

Ucinet 网络分析集成软件包括一维与二维数据分析的 NetDraw，还有正在发展应用的三维展示分析软件 Mage 等，同时集成了 Pajek 用于大型网络分析的 Free 应用软件程序。利用 UCINET 软件可以读取文本文件、KrackPlot、Pajek、Negopy、VNA 等格式的文件，能处理 32 767 个网络节点。当然，从实际操作来看，当节点数在 5 000～10 000 之间时，一些程序的运行就会很慢。该软件包有很强的矩阵分析功能，如矩阵代数和多元统计分析。它是目前最流行的，也是最容易上手、最适合新手的社会网络分析软件。该软件能够很好地分析数据，以及数据之间的关联性。但是，对数据文件格式有一定限制，一般数据源的数据都需要转换成要求的格式。

（2）Ucinet 的主要功能：Ucinet 不仅包含大量的网络分析指标，如中心度、二方关系凝聚力测度、位置分析算法、派系分析、随机二方关系模型以及对网络假设进行检验的程序（包括 QAP 矩阵相关和回归、定类数据和连续数据的自相关检验等）等，还包括常见的多元统计分析工具，如多维量表、对应分析、因子分析、聚类分析、针对矩阵数据的多元回归等。此外，Ucinet 还提供数据管理和转换工具，可以从图形程序转换为矩阵代数语言。

Ucinet 具有多项功能，其主菜单包括 File、Data、Transform、Tools、Network 等 8 个子菜单。如图 8-9 所示。

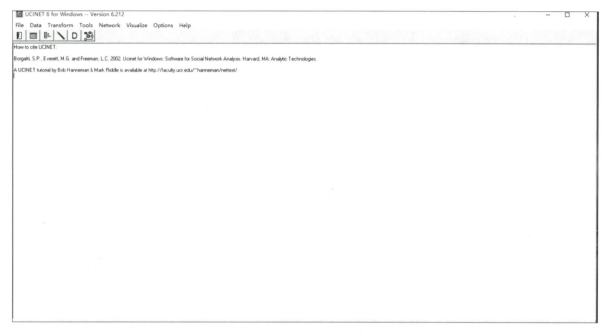

图 8-9　Ucinet 主菜单界面

1）File 子菜单：该菜单主要是有关文件操作功能，如创建新文件夹（Create New Folder）、改变默认文件夹（Change Default Folder）、重命名和删除已有 Ucinet 数据（Rename Ucinet Dataset 和 Delete Ucinet Dataset）、文本编辑器（Text Editor）。

2）Data 子菜单：该菜单包含一些处理 Ucinet 数据的命令，它对数据文件进行编辑、输入、输出以及显示分析的结果等，具体功能可分为六大类：

第一类，Ucinet 数据表编辑器（Spreadsheets），可用它直接输入和编辑数据，可以加入新的数据表，进行对称化处理，也可进行转置、二值化处理，或输入随机数据等。

第二类，数据的输入和输出等命令。具体包括创建随机数据（Random）、利用 spreadsheet 输入文件（Import via spreadsheet，该命令把 Excel 类型的文件转换为 UCINET 数据）、输入文本文件（Import text file）、输出文件（Export）、CSS（输入认知社会结构类型的文件，其功能是把特定类型的数据转换为标准的网络数据）。

第三类，数据的展示及描述。Browse：数据矩阵浏览；Display：在计算机屏幕上展示 UCINET 数据库；Describe：对数据进行描述，并允许输入、输出、编辑标签，即将标签加入到行、列或整个矩阵当中。

第四类，数据的提取、移动、开包与合并。Extract：数据抽取；Remove：移除 UCINET 数据库；Unpack：对一个包含多种关系的矩阵数据进行开包处理，分成多个独立的矩阵数据文件并加以保存，从而便于对单个矩阵进行分析；Join：与 Unpack 的功能相反。

第五类，数据的排序、置换、转置、匹配等。Sort：按照一定标准对一个网络中各个点进行排序，使之对应于所指定的程序；Permute：按照研究人员自己指定的顺序对行和列同时进行置换；

Transpose：对数据矩阵进行转置处理；Match Net and Attrib datasets：对网络数据和属性数据进行匹配处理；Match multiple datasets：对多元网络数据进行匹配处理。

第六类，数据的其他操作。Attribute to matrix：根据一个属性数据向量创建数据矩阵；Affiliations（2-mode to 1-mode）：将 2-模网络（隶属数据）转换为 1-模网络数据；Subgraphs from partitions：根据网络的分区情况抽取出子图；Partitions to sets：根据行动者发生矩阵将一个分区指标向量转换成一个群体，并且根据群体展示分区情况；Creat Node Sets：创建点集，即在比较两个向量或者一个向量与一个数字的基础上，创建一个群体指标向量；Reshape：重新组织数据，使之成为规模不同的数据。

3）Transform 子菜单：该菜单包含一些把图和网络转换为其他类型的路径，分为三大类。

第一类包含两个命令 Block 和 Collapse。Block：把一个数据中的各个点进行分块，计算块密度（block densities）。Collapse：压缩，即将一个矩阵的多行或多列组合在一起。

第二类包含 10 个命令，主要针对矩阵的全部格值进行分析，具体分析的内容包括如下：Dichotomize（二值化处理）、Symmetrize（按照一定标准，将数据矩阵对称化处理）、Normalize（按照一定标准，将矩阵的行、列或者整个矩阵进行标准化处理）、Match Marginals（按照边缘值进行标准化处理）、Recode（对矩阵重新编码）、Reverse（取相反数）、Diagonal（对角线命令）、Double（按照一定标准，对一个数据的各列进行双倍处理，处理后得到的矩阵的列数是原矩阵列数的二倍）、Rewire（按照某种标准重新处理矩阵，达到某种优化）、Matrix Operations（矩阵算法，针对矩阵进行各种计算）。

第三类包含 9 个命令，主要针对矩阵进行其他转换，具体分析的内容包含：Union（图的合并）、Time Stack（将在不同时间段得到的同一群行动者之间的关系矩阵合并在一起）、Intersection（取同一群行动者之间的多个关系矩阵的交集）、Bipartite（把一个二部图的发生阵转换为一个邻接阵）、Incidence（把一个邻接矩阵转换为一个长方形的点-线指标矩阵）、Line graph（线图）、Multi graph（多图，把一个多值图转换为一系列二值邻接矩阵）、Multiplex（可以从一个多元关系图中构建一个多丛图）、Semi group（该程序根据图、有向图或者多元图来构造半群）。

4）Tools 子菜单：该菜单中包含被网络分析者经常使用的"技术工具"，分析对象主要是关系数据。这些工具命令分为如下三大类：

第一类，包含 Consensus analysis（分析多个答题者在回答问题方面的一致性）、Cluster analysis（对矩阵数据进行聚类分析）、Scaling/Decomposition（量表及分解）。

第二类，包含 Similarity（相似性分析）、Dissimilarity（相异性分析）、Univariate stats（对一个矩阵中的值进行单变量统计分析）、Frequencies（对行或者列进行频次分析）、Testing hypothesis（假设检验）、Matrix Algebra（矩阵代数分析）。

5）Network 子菜单：该菜单包含一些基本的"网络分析技术"，分为两大类。

第一类，包含 Cohesion（凝聚性分析）、Regions（计算并发现"成分"）、Subgroups（子图分析，可用来计算各种类型的凝聚子群）、Paths（路径分析，分析各个点之间存在的路径）。

第二类，包含 Ego Networks（个体网分析）、Centrality（中心性分析）、Group Centrality（群体中心性分析）、Core/Periphery（核心/边缘分析）、Roles and Positions（角色和位置分析）。

6）Visualize 子菜单：该菜单包括三个选项：Netdraw、Mage、Pajek。选择其中一个选项会调成相应的绘画程序，对数据矩阵进行绘图处理，生产可视化图形。其自带的绘图软件 Netdraw 如图 8-10 所示。

7）Options 子菜单：该菜单包含一些可供选择的命令。

8）Help 子菜单：该菜单包含注册信息、帮助主题等五项内容，其中帮助主题最重要，点击它可以找到很多专业术语的含义以及在 UCINET 中的分析步骤。

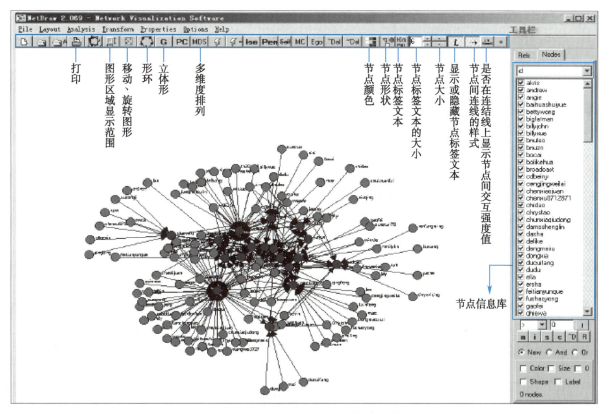

图 8-10 绘图软件 Netdraw 的功能界面

二、文献信息网络分析的主要工具

(一)网络构建工具

1. SATI

(1) SATI 简介：文献题录信息统计分析工具（statistical analysis toolkit for informetrics，SATI），旨在通过对期刊全文数据库题录信息的处理，利用一般计量分析、共现分析、聚类分析、多维尺度分析、社会网络分析等数据分析方法，挖掘和呈现出美妙的可视化数据结果，是通过免费、共享软件功能及开源、增进代码为学术研究提供期刊文献数据统计与分析的辅助工具。如图 8-11。

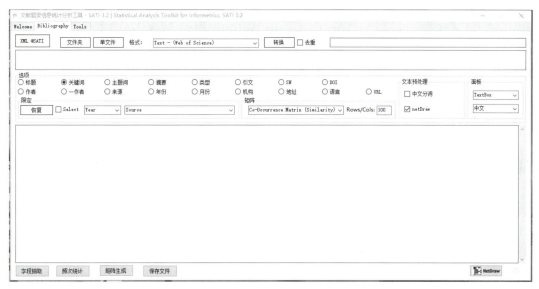

图 8-11 SATI3.2 的运行界面

（2）SATI 的基本功能：SATI 软件具有四大基本功能，其工作原理如图 8-12 所示。

1）数据格式转换：支持从 WoS、CNKI、CSSCI、万方、维普等数据库中导出的 TXT、HTML、EndNote、Refworks 和 NoteExpress 等格式数据，并提供数据格式转换。

2）字段信息抽取：抽取题录中指定的字段信息并可选择存储为文本文档（包括：自定义字段、关键词、主题词、作者、引文、机构、发表年、标题、期刊名、文献类型、摘要、URL 等字段）。

3）条目频次统计：根据抽取到的字段信息对条目内元素的频次进行统计和降序排列（包括：自定义标识、关键词、主题词、作者、引文、机构、发表年、标题、期刊、文献类型等）。

4）共现矩阵构建：根据设定的共现矩阵行列数，将频次降序排列表中的相应数量条目元素作为矩阵知识单元进行运算，以构建知识单元共现矩阵（包括：关键词共现矩阵、主题词共现矩阵、作者共现矩阵、引文共现矩阵、机构共现矩阵等）并生成 EXCEL 格式文档，进而可以基于此矩阵文档导入相关软件（如 Ucinet、Netdraw 等可视化分析软件）生成共现网络知识图谱。

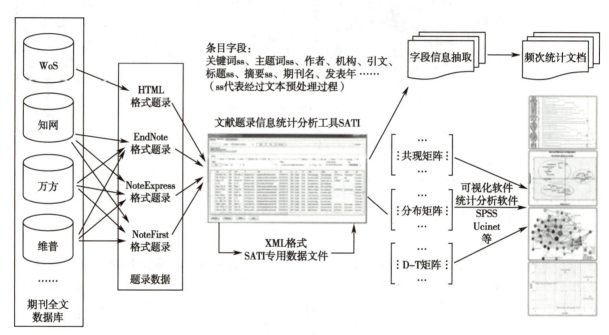

图 8-12　SATI 软件的工作原理

（3）SATI 的应用：运用 SATI 对文献信息进行统计分析时，主要有以下步骤：

1）数据格式转换：SATI 支持输入 WoS 数据库平台导出的 HTML 和 TXT 格式、国内期刊全文数据库 CNKI、CSSCI、万方、维普等导出的 EndNote 格式、NoteExpress 格式和 NoteFirst 格式题录数据，并提供数据格式转换和去重。如图 8-13 所示。

2）抽取字段信息：在"Options"面板可以选择抽取标题、作者、第一作者、文献来源、出版年、关键词、主题词、摘要、机构、地址、文献类型、引文、语种、DOI 和 URL 等字段信息，并可保存为 .txt 文本文件。支持勾选"Text Preprocessing"选项，选取经文本预处理后的标题、关键词、主题词和摘要等信息。还可利用"Refine"面板按照出版年和文献来源进行数据集合的限定，并在此基础之上进行下一步的统计分析。如图 8-14 所示。

3）词条频次统计：根据抽取到的字段信息对条目元素（包括：关键词、主题词、作者、引文、机构、发表年、期刊、文献类型等）的频次进行统计和降序排列，同样可以按照时间和期刊对数据进行限定，生成相应的频次统计文档，并可保存为 .txt 文本文件。如图 8-15 所示。

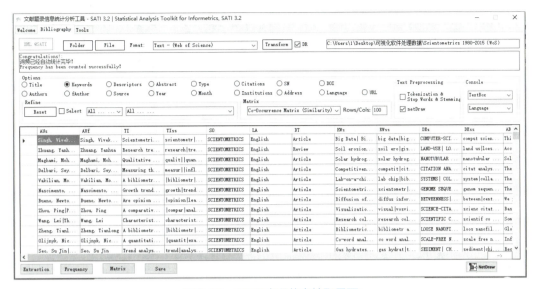

图 8-13　SATI 字段信息抽取界面

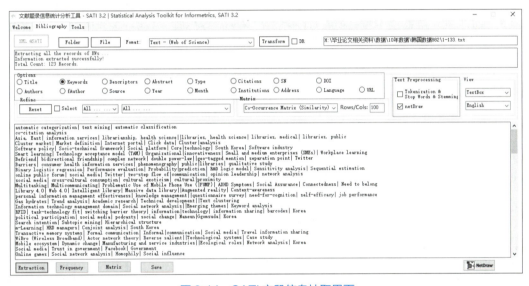

图 8-14　SATI 字段信息抽取界面

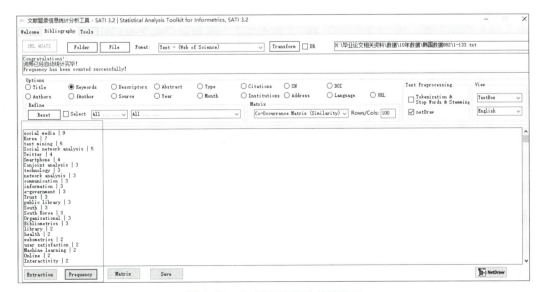

图 8-15　SATI 词条频次统计界面

4）知识矩阵构建：软件可生成三类共八种知识矩阵。①词条共现矩阵：可自行设定共现矩阵输出行列数，将频次降序排列表中的相应数量条目元素作为知识单元进行运算，以构建知识单元共现矩阵（分相似矩阵、相异矩阵、多值矩阵和二值矩阵四种，包括关键词共现矩阵、主题词共现矩阵、引文共现矩阵、作者共现矩阵和机构共现矩阵等）。②频率分布矩阵：可自行设定条目元素（词条）数，生成词条的逐年分布矩阵（分频次矩阵和频率矩阵两种）。③文档词条矩阵：依据文本预处理结果，生成文档—词条矩阵（分多值矩阵和二值矩阵两种，包括文档—标题词矩阵、文档—关键词矩阵、文档—主题词矩阵和文档—摘要词矩阵）。如图 8-16 和图 8-17 所示。

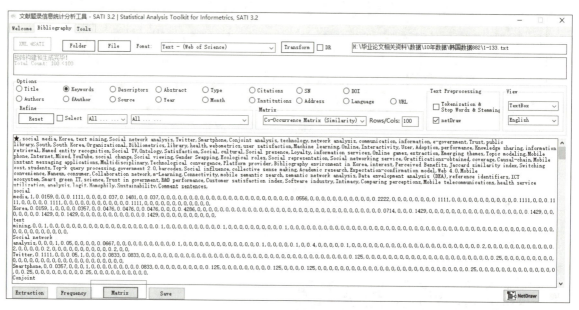

图 8-16　SATI 知识矩阵构建界面

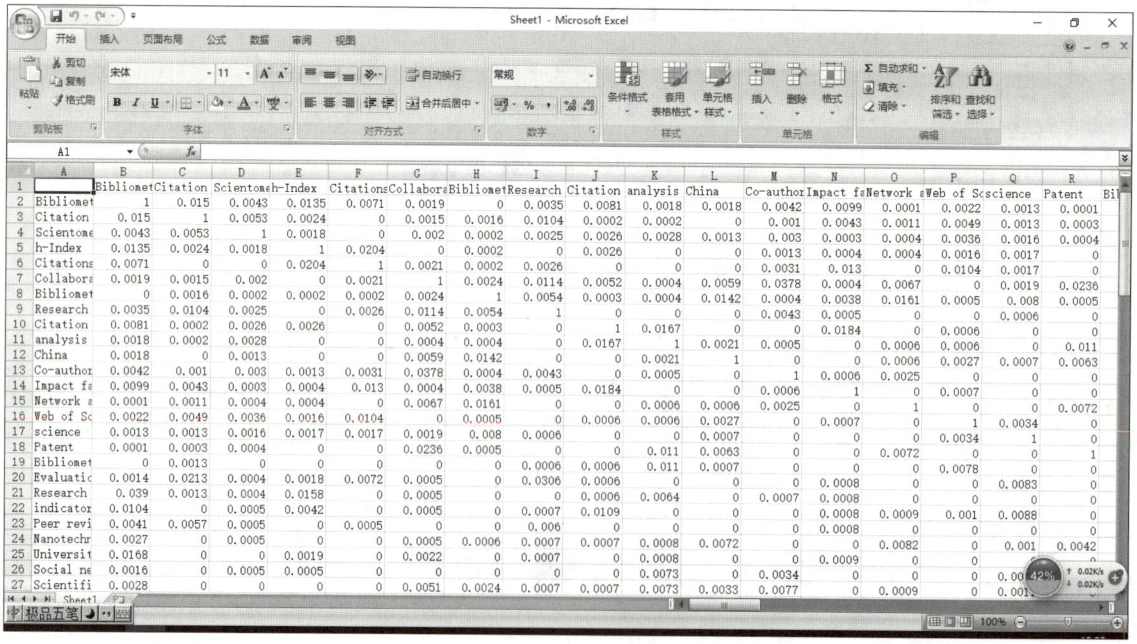

图 8-17　SATI 生成的关键词共现矩阵

待生成 Excel 格式或 .txt 文本格式的知识矩阵数据后，可将相应矩阵文档导入数据分析软件（如 SPSS、Ucinet、Netdraw、Pajek 等）以生成各种基本图表、聚类图、多维尺度分析图、共现网络知识图谱和策略坐标图等。

2. Bibexcel

（1）Bibexcel 简介：Bibexcel 软件是 Olle Persson 开发的一款文献计量学工具。在 Bibexcel 软件中，用户可以完成大多数文献计量学分析工作，并且 Bibexcel 软件可以很方便地与其他软件进行数据交换，如 Pajek、Excel 和 SPSS 等。

（2）Bibexcel 的主要功能：Bibexcel 用于帮助用户分析文献数据或文本类型格式的数据，实现共现分析。Bibexcel 主要处理来自 ISI Web of Knowledge 数据库集成平台中的数据，包括 Web of Science 数据库、Derwent Innovation Index 数据库和 Medline 数据库等。Bibexcel 除了对来源于上述数据库中数据的相关知识单元（作者、关键词、参考文献等）做频次分析和排序外，还实现了知识单元的共现关系矩阵。将产生的共现数据存入 Excel 表格中，借助 Ucinet、Netdraw 可视化软件，做进一步的可视化分析。如图 8-18 所示。

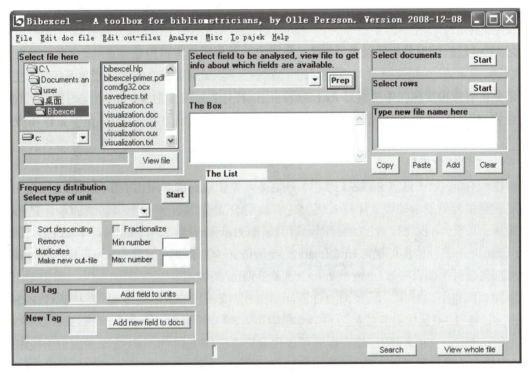

图 8-18　Bibexcel 的运行界面

（3）Bibexcel 的应用：Bibexcel 软件可以对知识单位进行频次分析、排序处理等，其中最主要的运用是知识单元的共现分析，通过共现分析可创建共现关系矩阵，并可借助可视化软件实现可视化分析。下面主要介绍 Bibexcel 构建知识单元共现关系矩阵的处理流程。

1）打开 Bibexcel，出现图 8-18 所示的操作界面，在 select file here 这个框口中选择数据源所在的文件夹，右边的窗口会显示出这个文件夹中的所有文件。选中合并后的文本文档，点击"Misc/convert to diologe format/convert from web of science"，会弹出一个对话框，点击"确定"，就会生成一个后缀名为 .doc 的文件；

2）选中 .doc 文件，点击 View file 按钮，The list 窗口就会显示这个文件的内容。根据需要分析的知识单元，在 Old Tag 中填写相应的标签代号。作者、关键词、机构、参考文献、被引期刊的标签依次为 AU、DE、C1、CD、CD。输入相应的标签后，在 Select field to be analysed 下拉列表框中选择"Any；separated field"；如果要分析被引期刊，在输入 CD 标签后，在 Select field to be analyzed 下拉列表框中选择"JN-Journal"，然后点 Prep 按钮，在弹出的对话框中，点击"确定"，生成后缀名为 .out 文件；

3）选中 .out，在 Frequency distribution 下拉列表框中选择相应的分析对象，如果分析作者共现，选择"Author"；如果分析关键词共现，选择"whole string"；如果分析机构共现，选择"whole string"；如果分析参考文献共现，选中"Cited Reference"；如果分析被引期刊共现，选择"whole string"；选择相应的分析单元后，在下面的复选框中选择"Sorted descending"，点击 Start 按钮，在弹出的窗口中，点击"确定"，生成后缀名为 .cit 文件；

4）选中 .out 文件，在 Frequency distribution 下面的复选框中选择"remove duplicate"和"make new out-file"，点击 Start 按钮，在弹出的窗口中，点击"确定"，生成后缀名为 .outx 文件；

5）选中 .cit 文件，点击"view file"，在 The List 显示窗口中选择频次较高的前多少位分析对象，然后点击"Analyze/co-occurrence/select units via listbox"，然后选中 .outx 文件，点击"Analyze/co-occurrence/make pairs via listbox"，在弹出的窗口中，点击"否"，此时生成后缀名为 .coc 文件；

6）选中 .coc 文件，点击"Analyze/make a matrix for MDS etc"，在弹出的对话框中，按照提示，点"是"还是"否"，选择生成方阵还是下三角矩阵，生成的共现矩阵文件名为 .ma2，将其打开，另存为后缀名为 .xls 文件。

至此，文献数据知识单元共现关系矩阵构建完毕。Bibexcel 可以构建作者共现矩阵、关键词共现矩阵、机构共现矩阵、参考文献共现矩阵。为了直观理解各知识单元之间的共现关系，需要进一步借助可视化分析软件来实现。先使用 Ucinet 软件将 .xls 转化为后缀名为 .## 文件后，再借助 Netdraw 可视化软件将知识单元之间的共现情况清晰地描绘出来，并分析图谱中节点的中介中心性和边的关联强度等。

（二）网络可视化工具

常言道"百闻不如一见""一图胜万言"。视觉是人类获取信息和知识的最重要的途径之一，从简单的使用视觉信号到复杂的可视化技术应用有着长期的过程，完成这个重要转变的是计算机技术的发展和应用。目前，可视化技术包括科学计算可视化（visualization in scientific computing）、数据可视化（data visualization）、信息可视化（information visualization）、知识可视化（knowledge visualization）、知识域可视化或科学知识图谱（map of knowledge domain）等领域。

科学知识图谱是以科学文献知识为对象，显示学科或领域的发展进程与结构关系的一种图形，具有"图"和"谱"的双重性质与特征。科学计量学、科学学、情报学和管理学等相关领域的实践探索表明，知识图谱作为一种有效的、综合性的可视化分析方法和工具，被广泛应用并取得了较可靠的结论，被越来越多的学科所重视。通过知识图谱形象、定量、客观、真实地显示一个学科的结构、热点、演化与趋势，无疑为学科的基础研究提供了一种新的视角。

常用的文献信息网络可视化工具有 Citespace、VOSviewer 等。

1. Citespace

（1）Citespace 简介：CiteSpace 是美国著名华裔学者陈超美应用 Java 语言开发的一个信息可视化软件，基于共现分析、共引分析理论和寻径网络算法对特定领域文献（集合）进行计量，以探寻出学科领域演化的关键路径及其知识拐点（以关键论文为代表），并通过一系列可视化图谱的绘制来形成对学科演化潜在动力机制的分析和学科发展前沿的探测。可以用来绘制科学和技术领域发展的知识图谱，直观地展现科学知识领域的信息全景，识别某一科学领域中的关键文献、研究热点和前沿方向，并且利用分时动态的可视化图谱展示科学知识的宏观结构及其发展脉络。大连理工大学 WISE 实验室的刘则渊教授曾用"四个一"对 CiteSpace 软件系统进行了概括，"一图展春秋，一览无余；一图胜万言，一目了然"。自 2004 年 9 月推出以来，CiteSpace 已得到国际科学计量学界相关研究机构和人员的广泛使用。目前 CiteSpace 已升级为 CitespaceⅣ。CiteSpace 运行时需要先配置 Java 环境，可在下载 CiteSpace 的同时下载对应 Java 的版本安装。如图 8-19 和图 8-20 所示。

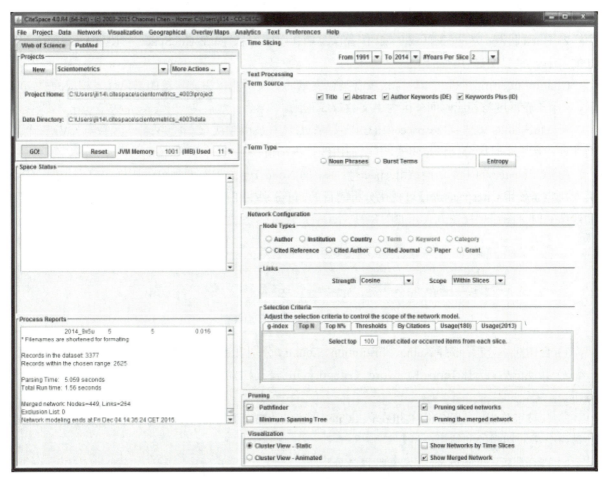

图 8-19 Citespace 运行的功能界面

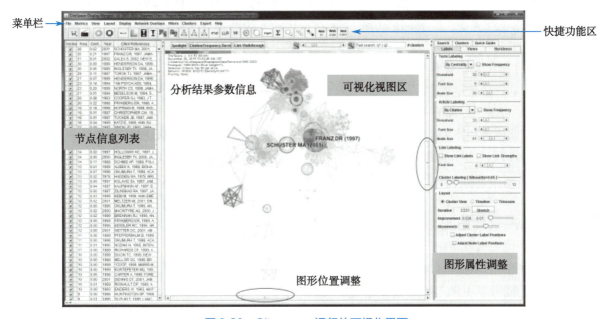

图 8-20 Citespace 运行的可视化界面

（2）Citespace 的重要术语：运用 Citespace 之前，需首先了解它的几个重要术语：

1）Betweenness centrality：中介中心性是测度节点在网络中重要性的一个指标（此外还有度中心性、接近中心性等）。Citespace 中使用此指标来发现和衡量文献的重要性，并用紫色圈对该类文献

（或作者、期刊以及机构等）重点进行标注。

2）Burst 检测：突发主题（或文献、作者以及期刊引证信息等）在 CiteSpace 中使用 Kleinberg.J 于 2002 年提出的算法进行检测。

Citation tree-rings：引文年轮 – 代表着某篇文章的引文历史。引文年轮的颜色代表相应的引文时间，一个年轮厚度与相应时间分区内引文数量成正比。

3）Thresholds 阈值：Citespace 中的引文数量（C）、共被引频次（CC）和共被引系数（CCV）三个参数按前中后三个时区分别设定阈值，其余的由线性内插值来决定。

（3）Citespace 的主要功能：Citespace 界面中的 Node Types 框有四种可供选择的节点类型，节点类型决定了使用 Citespace 进行可视化分析的目的，可分别生成对应的可视化图谱，提供聚类视图、时间线图和时区图三种视图方式。如图 8-21 所示。

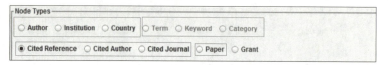

图 8-21　Citespace 的节点类型

1）合作网络分析：选择 Author、Institution、Country 分别表示作者、机构和国家合作网络分析。

2）共现分析：选择 Term、Keyword、Category 分别表示主题词、关键词和 WoS 数据中学科共现分析。

3）共被引分析：选择 Cited Reference、Cited Author、Cited Journal 分别表示文献共被引分析、作者共被引分析和期刊的共被引分析。

4）耦合分析：选择 Paper 表示文献耦合分析。

2. VOSviewer

（1）VOSviewer 简介：VOSviewer（VOS）是由 Van Eck 与 Waltman 共同研发的一款免费软件，他们在荷兰鹿特丹大学工作期间就开始研发该软件，从 2009 年中期开始两人在荷兰莱顿大学工作并在该校的科学与技术研发中心（CWTS）的支持下继续开发 VOSviewer。VOSviewer 是专门用于构造和可视化文献计量图谱的网络分析工具，其在可视化图谱展现，尤其在聚类方面有独特优势。

VOS 只支持基于距离的图谱，其可视化技术采用的是 VOS 绘图技术，该技术要求输入的是一个相似矩阵，因此原始矩阵先经过相关强度标准化算法转换为相似矩阵，然后通过 VOS 绘图技术创建一个二维图谱，项目之间的距离反映两者之间的相似性，相似性高的两个项目之间距离很近。VOS 工具中用到了网络分析和概念分析，通过网络中节点的颜色、大小、聚类结果来揭示项目强度及其相互关系。

（2）VOSviewer 的主要功能：VOSviewer 的主窗口包括五个部分，分别实现数据处理、图谱生成、信息显示和图谱修饰等功能。如图 8-22 所示。

1）主面板：显示选择区域的当前活动图谱。如网络可视化图、密度可视化图等。VOSviewer 的缩放和滚动功能可以用来选择区域在当前活动图谱。

2）选项面板：用来改变显示在主面板中图谱的活跃方式。

3）信息面板：显示当前活跃图谱的项目信息。

4）概述面板：概述当前显示的活跃图谱，在一个矩形框显示主面板中当前活跃的图谱。

5）操作面板：用来进行各种操作，如创建新图谱，打开或保存现有的图谱，截图，找到一个项目，建设或改造图谱。

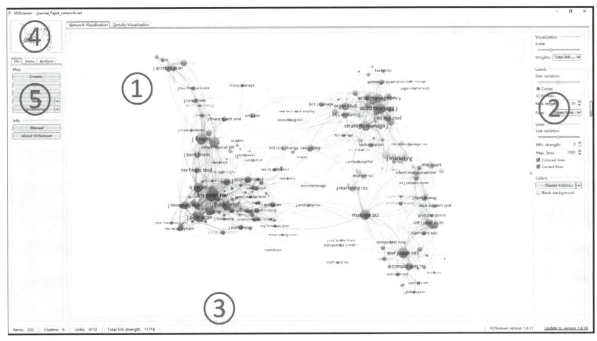

图 8-22　VOSviewer 的运行界面

第四节　文献信息共现网络分析

一、科技文献中的实体及其关系网络

科技文献是科学研究的主要成果，在科技文献信息中，存在着大量的实体及其关系。如表 8-6和表 8-7 所示。文献本身及与文献相关的信息实体，如作者、期刊、机构、关键词、参考文献等之间构成了多维复杂的网络关系，是社会网络和信息网络的重要存在形式。如表 8-8 和图 8-23 所示。文献信息共现网络是科学研究和网络科学中一种典型的复杂网络，可以利用复杂网络分析方法对其特征进行深入挖掘分析。文献信息共现网络分析中最受关注的主要是共词网络、合作网络和引文网络三种。

表 8-6　科技文献中的实体

实体名称	实体含义
论文、专利	科技文献
文献年份	文献发表年份、文献被引年份
作者	文献创作者
作者单位	作者所在机构
国家（地域）	作者国籍（地域）
期刊	文献发表的集合
关键词	文献涉及概念和主题
参考文献	被文献所引用的文献或资料
参考文献作者	参考文献的创作者
参考文献期刊	参考文献发表的集合

表8-7   科技文献中的关系

关系名称	关系含义
文献与作者	多个作者合作完成一篇文献
文献与文献	同一期刊内的多篇文献
文献与参考文献	一篇文献引用多篇参考文献
文献与关键词	一篇文献包含多个关键词
作者与作者单位	研究机构含有多个研究者

表8-8   科技文献中的网络

网络名称	网络含义
文献引用网络	由文献引用关系形成
文献同引网络	两篇文献同时引用一篇参考文献
文献耦合网络	两篇文献同时被一篇文献引用
作者合作网络	多个作者共同创作一篇文献
关键词共现网络	在同一篇文献共同出现的关键词组

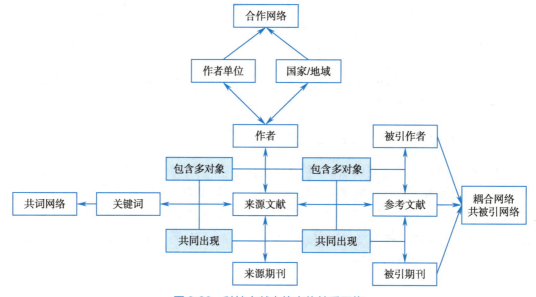

图8-23   科技文献中的实体关系网络

二、文献信息共现网络的类型

(一)共词网络

共词网络主要有关键词共现和主题词共现网络。共词网络分析是运用统计方法计算词对(关键词或主题词)在同一篇文献中共同出现的频次,得到共现矩阵,进而将共词矩阵转换成共词网络的分析方法。共词网络分析被广泛应用于文献计量学、信息计量学、科学计量学、科学学、科学知识图谱等学科领域,用于学科结构与发展、领域热点与前沿、主题结构与演变等研究。

共词网络中的关键词或主题词主要来源于文献的标题、摘要、关键词等部分,甚至全文中。共词网络分析以文献的结构为知识单元,两个词同时出现在同一个知识单元中,则表明其存在共现关系。通过全篇计算词对在所有文献的相同知识单元中的共现频次,来获取最终词对的共现次数。

若论文 P1 包含关键词 T1、T2 和 T3;论文 P2 包含关键词 T1、T2 和 T5;论文 P3 包含关键词 T2、

T4 和 T6。根据关键词 T 在论文 P 中的共现情况，可以构建关键词 T- 论文 P 网络（或矩阵）以及关键词共现网络（或矩阵）。如图 8-24 所示。

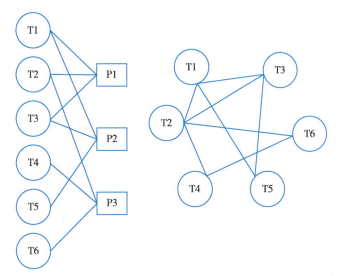

图 8-24　科技文献中的共词网络

（二）合作网络

随着大科学时代的到来，合作已成为科学研究的主要形式，合作网络也是一种典型的人际关系网络和社会网络。在科学研究中，合作网络分析主要是分析研究人员的科技成果共同署名的情况。如果作者 A1、A2 和 A3 共同署名发表了论文 P1，那么他们就构成了合作关系。在合作网络分析中，可以通过两两统计作者共同现出在一篇文献中的频次，构建作者合作矩阵以获得作者合作网络。此外，也可以先得到作者与文献之间的共现矩阵，然后再通过矩阵乘法得到作者合作矩阵。如图 8-25 所示。

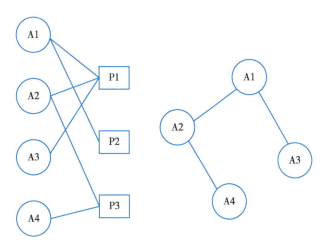

图 8-25　科技文献中的合作网络

（三）引文网络

文献由于相互引用而形成引文网络。在常规的引文网络中，先发表的文献作为参考文献，被后发表的相关论文（来源文献）所引用，因此，引文网络是有向网络。引文网络主要有两种：文献共被引网络和文献耦合网络。

文献共被引反映的是两篇参考文献之间的关系，通过研究文献两两共被引的频次（共被引强度）

来测度文献间的相似性。假设两篇文献的共被引次数越大,则两篇文献在研究内容上越相近。通常来说,两篇文献的共被引次数会随着时间的变化而变化。因此,文献共被引是一种动态关系。

文献耦合反映的是两篇来源文献之间的关系,通过研究文献两两所具有的相同参考文献的频次(耦合强度)来测度文献的相似性。假设两篇文献所包含的相同参考文献数据越多,则其相似性就越大。一般而言,文献一经发表,其所包含的参考文献已经固定。因此,文献耦合是一种静态关系。

若文献 P1 引用了文献 R1、R2、R4 和 R5,同时又作为参考文献被 p1、p2、p3 和 p4 引用,则其形成的共被引关系和耦合关系如图 8-26 所示。

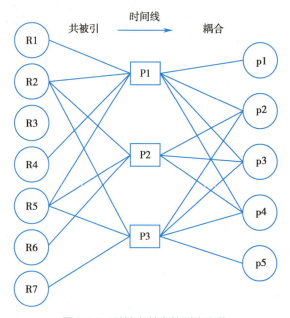

图 8-26　科技文献中的引文网络

三、文献信息共现网络分析的应用

为了直观地理解网络分析方法和网络分析工具,本节主要以"远程医疗"为研究领域,选择 WoS 和 CNKI(中国知网)两种数据检索平台为数据源,利用网络分析工具 SATI、Biexcel、Citespace、VOSviewer、Ucinet、Pajek 完整地展示文献信息共现网络分析过程。

(一)数据来源

1. **数据检索**　本应用案例选择 WoS 核心集(三大核心引文索引:SCI、SSCI、A&HCI)和 CNKI(中国知网)中国学术期刊网络出版总库作为文献信息网络分析的数据来源,具体检索方法为:①在 WoS 核心集中,用"telemedicine"在标题(title)中精确检索,得到近五年研究论文(article)1 588 篇,检索日期为 2021-08-07。如图 8-27 所示。②在 CNKI(中国知网)中国学术期刊网络出版总库中,用"远程医疗"在篇名中"精确"检索,得到中文学术期刊论文 1 575 篇,检索时间段不限;检索日期为 2021-08-07。如图 8-28 所示。

2. **数据导出**　①在上述 WoS 关于"telemedicine"研究论文的检索结果中,每次选择 500 条数据,选择纯文本格式(.txt)分四次全记录方式导出形成四个文档,建文件夹单独保存,以供后续数据处理、绘制可视化图谱和网络分析使用。如图 8-29 所示。②在上述 CNKI 关于"远程医疗"研究论文检索结果中,每次选择 500 条数据,分别选择 endnote(适用于 Citespace 外的其网络分析工具的处理)和 refworks(适用于 Citespace 处理)格式分四次导出纯文本格式(.txt)形成四个文档,分别建文件夹单独保存,以供后续数据处理、绘制可视化图谱和网络分析使用。如图 8-30 所示。

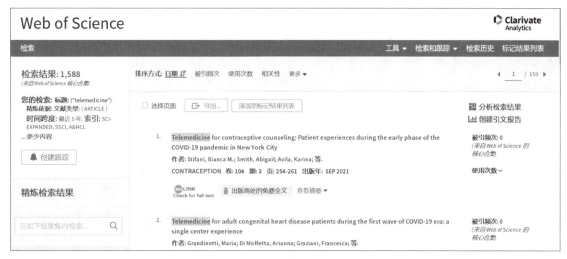

图 8-27　WoS "telemedicine" 相关研究论文检索结果界面

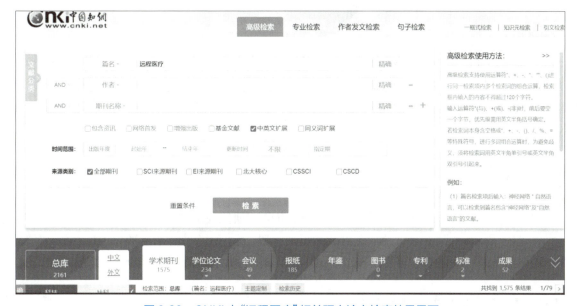

图 8-28　CNKI 中 "远程医疗" 相关研究论文检索结果界面

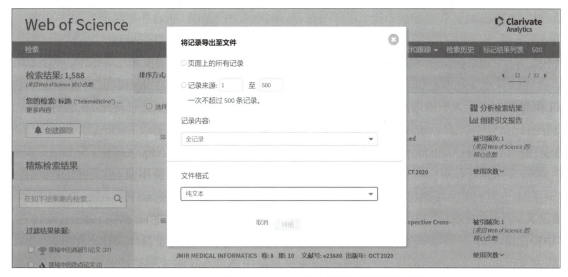

图 8-29　WoS "telemedicine" 研究论文数据导出方法

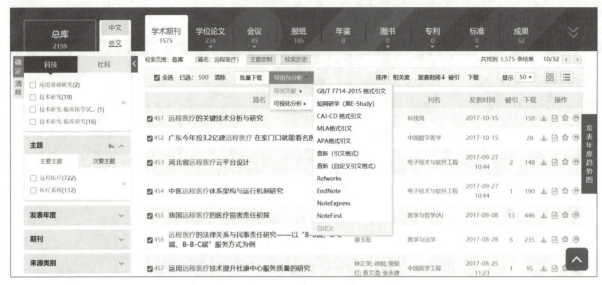

图 8-30　CNKI 中"远程医疗"研究论文数据导出方法

（二）分析工具

本书使用 SATI 和 Biexcel 处理数据、转换格式、生成矩阵，利用 Citespace、VOSviewer、Ucinet、Pajek 四种网络可视化工具生成可视化知识图谱。为了便于大家快速掌握各种网络可视化分析工具，本书仅以 WoS 作者合作网络、关键词共现网络和同被引网络，以及 CNKI（无引文数据）作者合作网络和关键词共现网络为网络共现分析对象从而生成各种可视化工具对应的知识图谱。

（三）网络分析

1. 数据处理

（1）利用 SATI 处理数据

1）WoS 数据处理：将从 WoS 中导出的"telemedicine"研究纯文本格式数据导入 SATI3.2，转换格式。如图 8-31 所示。抽取作者、抽取关键词和引文字段，进行频次统计后生成"telemedicine"研究作者合作矩阵（50×50）、关键词共现矩阵（100×100）和同被引共现矩阵（100×100）。如图 8-32、图 8-33

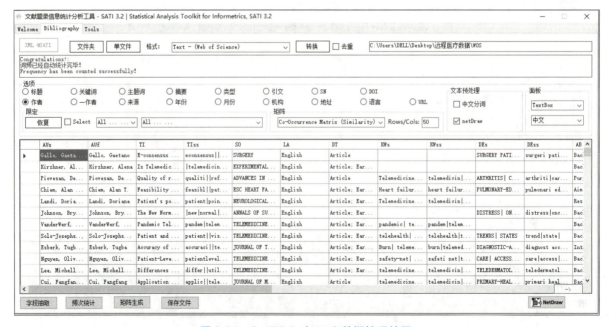

图 8-31　SATI3.2 对 WoS 数据处理结果

和图 8-34 所示。将作者共现矩阵和关键词共现矩阵导入 Ucinet 和 Pajek 可生成作者合作网络和关键词共现网络可视化图谱。VOSviewer 和 Citespace 可以直接读取 WoS 数据，无需转换。

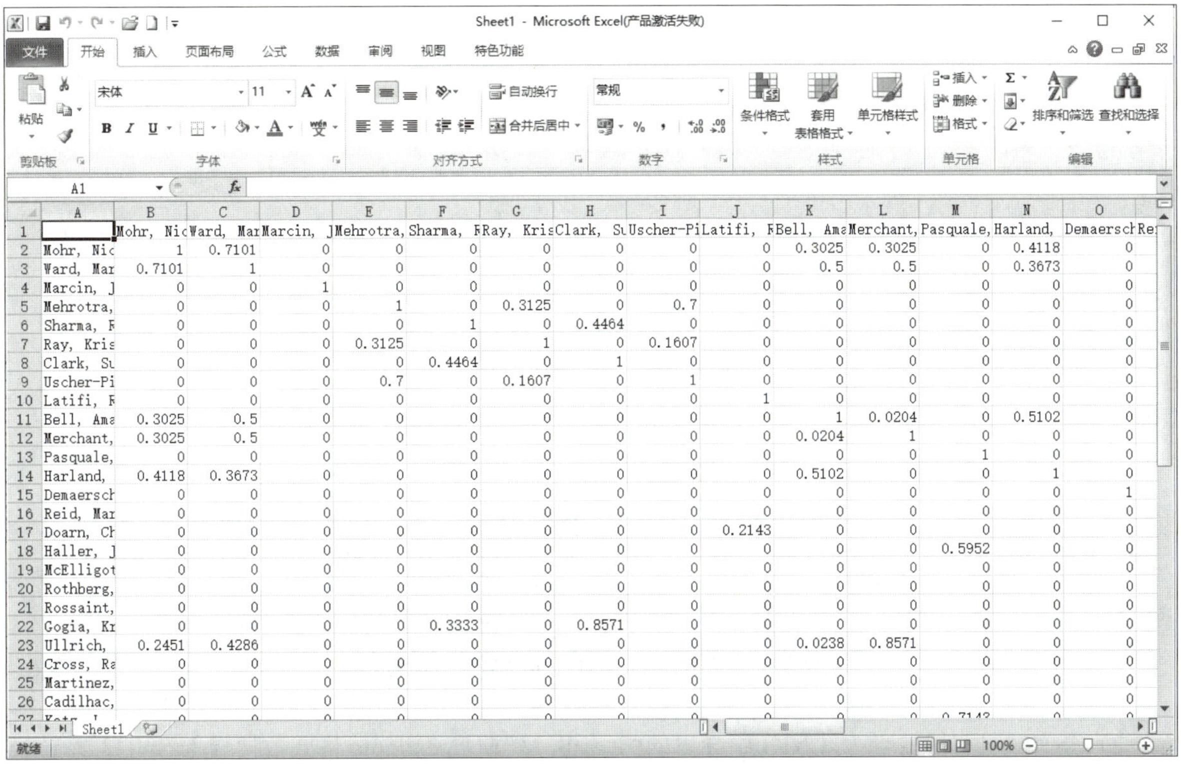

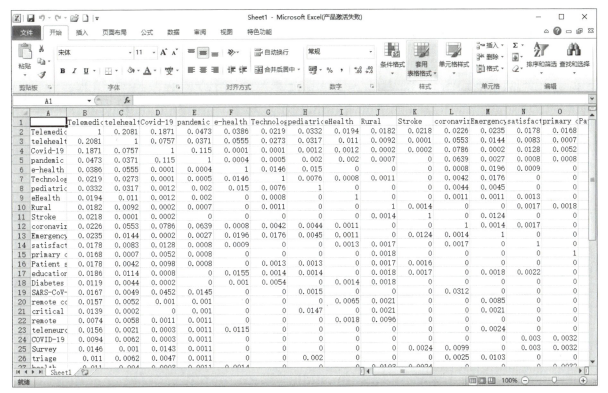

图 8-32 国外 telemedicine 研究作者合作矩阵

图 8-33 国外 telemedicine 研究关键词共现矩阵

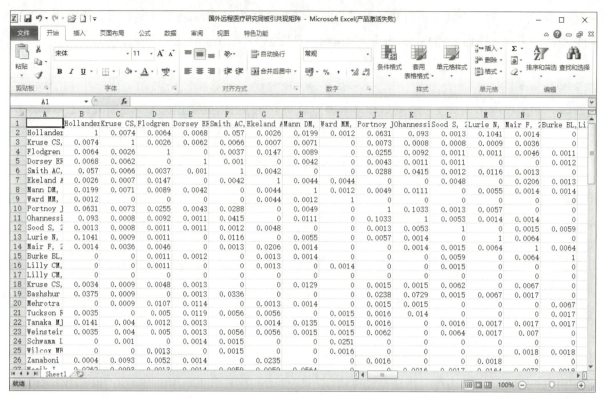

图 8-34 国外 telemedicine 研究同被引共现矩阵

2）CNKI 数据处理：将从 CNKI 中导出的"远程医疗"研究 endnote 格式数据导入 SATI3.2，转换格式。如图 8-35 所示。抽取作者、关键词字段，进行频次统计后生成"远程医疗"研究作者合作矩阵（50×50）和关键词共现矩阵（100×100）。如图 8-36 和图 8-37 所示。因 CNKI 导出的数据无引文数据，所以无法生成同被引共现矩阵。将作者共现矩阵和关键词共现矩阵导入 VOSviewe、Ucinet 和 Pajek 可生成作者合作网络和关键词共现网络可视化图谱。Citespace 可以直接读取 CNKI 数据，无需转换。

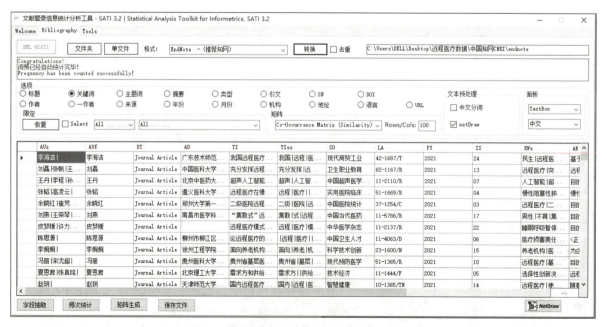

图 8-35 SATI3.2 对 CNKI 数据处理结果

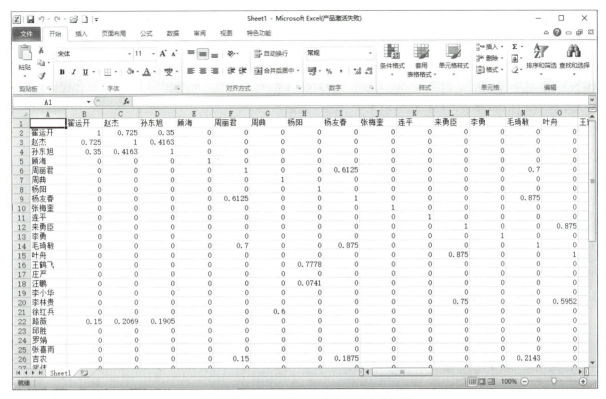

图 8-36 我国远程医疗研究作者合作矩阵

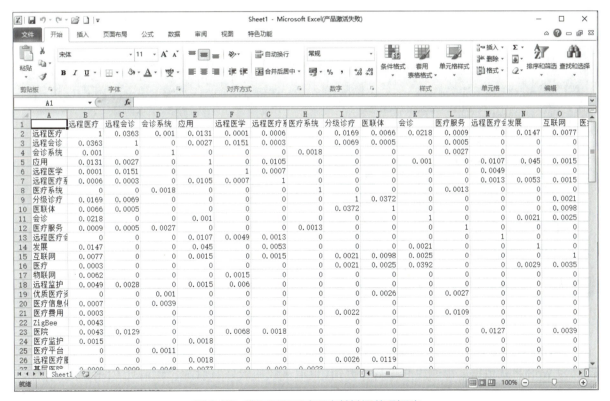

图 8-37 我国远程医疗研究关键词共现矩阵

（2）利用 Biexcel 处理数据

1）Bibexcel 处理 WoS 数据：由前述 Bibexcel 介绍，读取下载的国外"telemedicine"研究 WoS 数据文件后依次生成 .doc、.out、.outx、.cit、.coc 文件，选取发表论文 5 篇以上的作者生成共现矩阵。最后选择 Mapping/Create net-file for Pajek，VOSviewer，Mapequation，NetDraw，Ucinet etc 生成 .net 文件，再分别选择 Mapping/Create vec-file 和 Mapping/Create clu-file 生成 .vec、.clu 文件。如图 8-38 所示。同法，可生成关键词（选择出现 6 次以上的关键词）和引文共现矩阵（选择被引 15 次以上文献）。如图 8-39 和图 8-40 所示。生成的 .net 文件可供 Pajek、Ucinet 和 VOSviewer 绘制网络可视化图谱使用。VOSviewer 和 Citespace 可以直接读取 WoS 数据，无需转换。

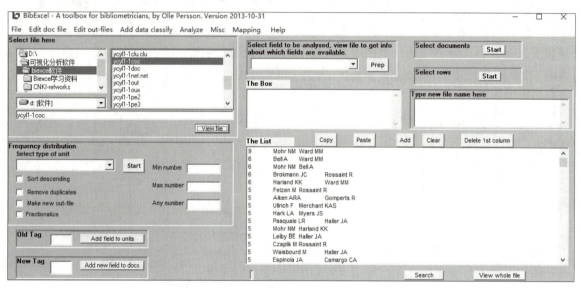

图 8-38　Bibexcel 处理 WoS 数据生成作者共现矩阵

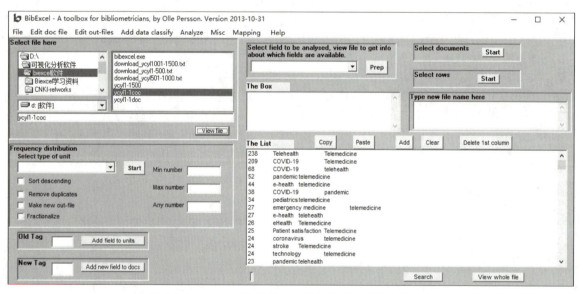

图 8-39　Bibexcel 处理 WoS 数据生成关键词共现矩阵

2）Bibexcel 处理 CNKI 数据：先使用 Citespace 中的 CNKI 数据转换工具将 refworks 格式数据转换为 WoS 格式数据。由前述 Bibexcel 介绍，读取下载的国外"远程医疗"研究 CNKI 数据文件后依次生成 .doc、.out、.outx、.cit、.coc 文件，选取发表论文 3 篇以上的作者生成共现矩阵。最后选择 Mapping/Create net-file for Pajek，VOSviewer，Mapequation，NetDraw，Ucinet etc 生成 .net 文件，再分别选择 Mapping/Create vec-file 和 Mapping/Create clu-file 生成 .vec、.clu 文件。如图 8-41 所示。同法，可生成关键词共现矩阵（选择出现 5 次以上的关键词），如图 8-42 所示。生成的 .net 文件可供 Pajek、Ucinet 和 VOSviewer 绘制网络可视化图谱使用。VOSviewer 和 Citespace 可以直接读取 WoS 数据，无需转换。

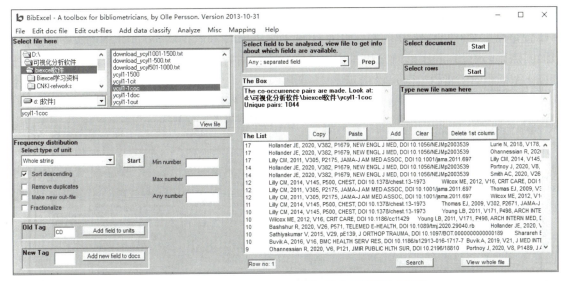

图 8-40 Bibexcel 处理 WoS 数据生成同被引共现矩阵

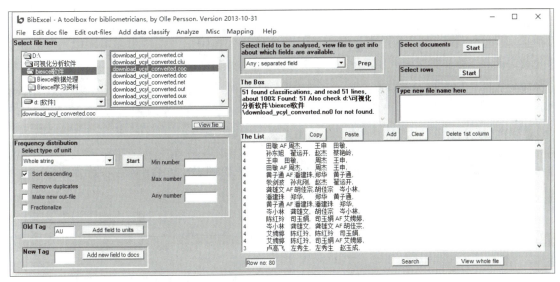

图 8-41 Bibexcel 处理 CNKI 数据生成作者共现矩阵

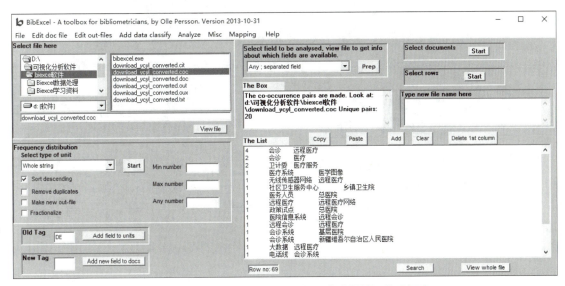

图 8-42 Bibexcel 处理 CNKI 数据生成关键词共现矩阵

2. 绘制网络可视化图谱

（1）Pajek 绘制网络可视化图谱：将 Bibexcel 处理生成的 .net、.vec 和 .clu 文件分别导入 Pajek 软件，即可生成国内外远程医疗研究作者合作网络和关键词共现网络可视化图谱，以及国外同被引网络可视化图谱。如图 8-43～图 8-47 所示。

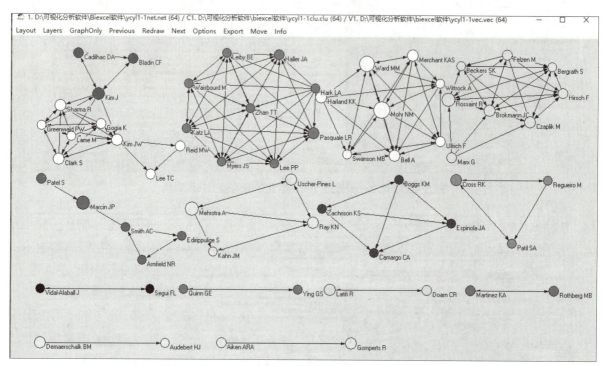

图 8-43　将 Bibexcel 处理后的 WoS 数据导入 Pajek 绘制国外作者合作网络可视化图谱

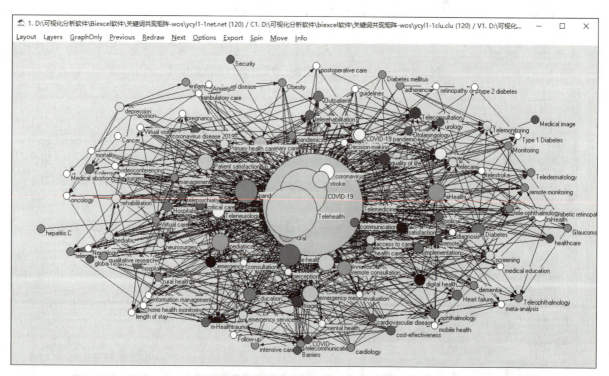

图 8-44　将 Bibexcel 处理后的 WoS 数据导入 Pajek 绘制国外关键词共现网络可视化图谱

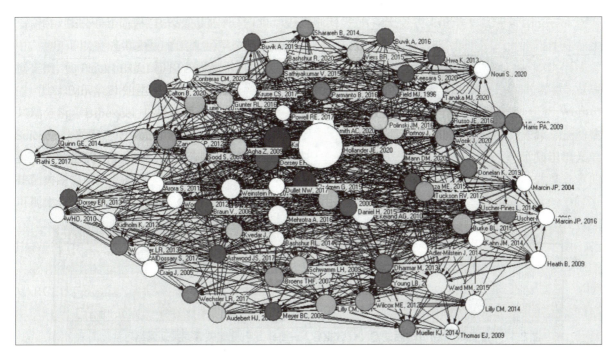

图 8-45 将 Bibexcel 处理后的 WoS 数据导入 Pajek 绘制国外共被网络可视化图谱

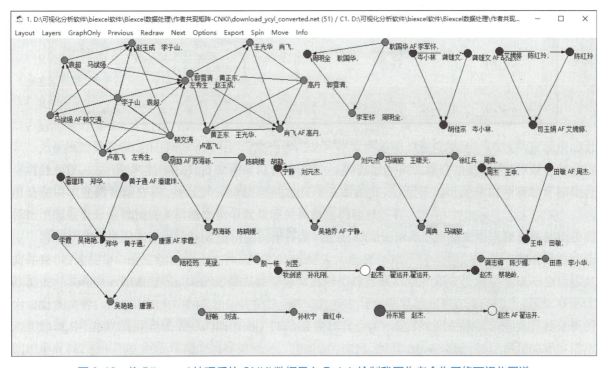

图 8-46 将 Bibexcel 处理后的 CNKI 数据导入 Pajek 绘制我国作者合作网络可视化图谱

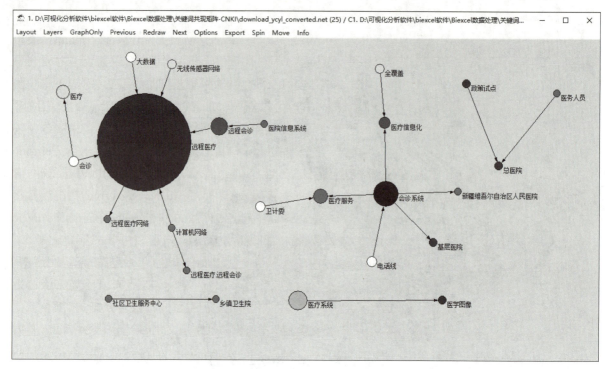

图 8-47　将 Bibexcel 处理后的 CNKI 数据导入 Pajek 绘制我国关键词共现网络可视化图谱

（2）Citespace 绘制网络可视化图谱：将从 WoS 和 CNKI 中下载保存的数据直接导入 Citespace，选择数据和项目路径，确定时间，选定分析对象，即可生成国外 telemedicine 研究作者合作网络、关键词共现网络和同被引网络可视化图谱，以及我国远程医疗研究作者合作网络和关键词共现网络可视化图谱。如图 8-48～图 8-52 所示。

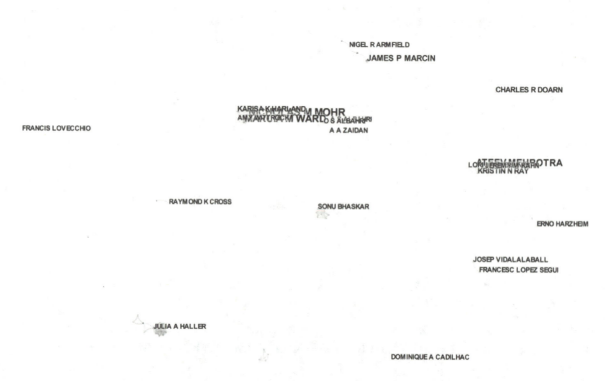

图 8-48　Citespace 生成的国外 telemedicine 研究作者合作网络可视化图谱

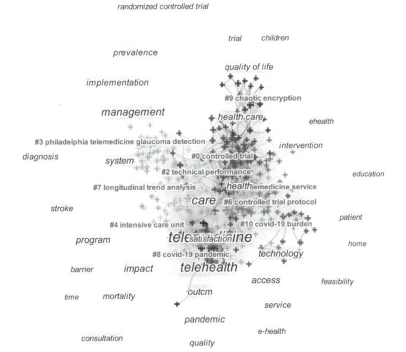

图 8-49　Citespace 生成的国外 telemedicine 研究关键词共现网络可视化图谱

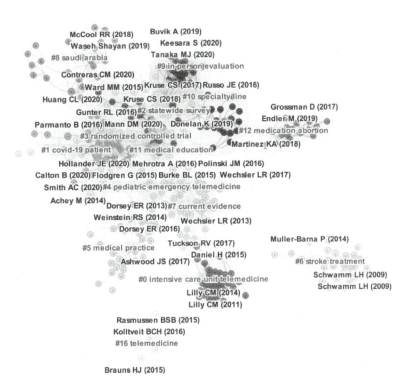

图 8-50　Citespace 生成的国外 telemedicine 研究同被引网络可视化图谱

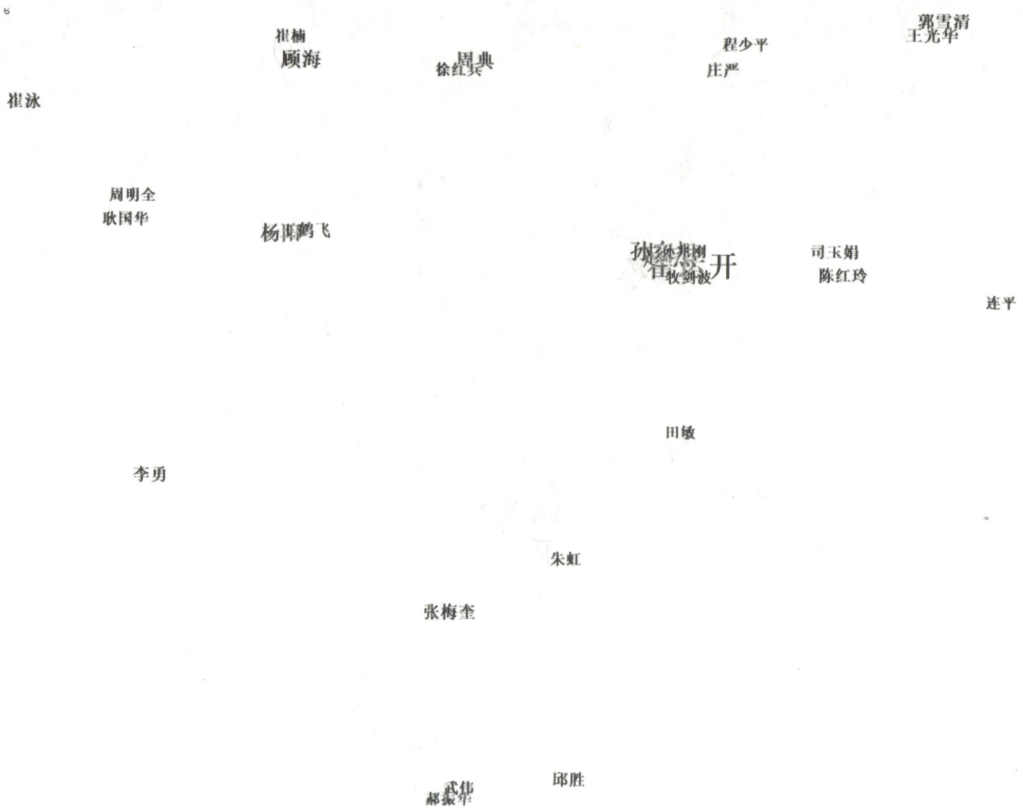

崔楠
顾海
徐红英
程少平
庄严
郭雪清
王光华
崔冰

周明全
耿国华
杨鹏飞
孙然想想想
牧剑波
司玉娟
陈红玲
连平

田敏

李勇

朱虹

张梅奎

郝武伟
邱胜

图 8-51　Citespace 生成的我国远程医疗研究作者合作网络可视化图谱

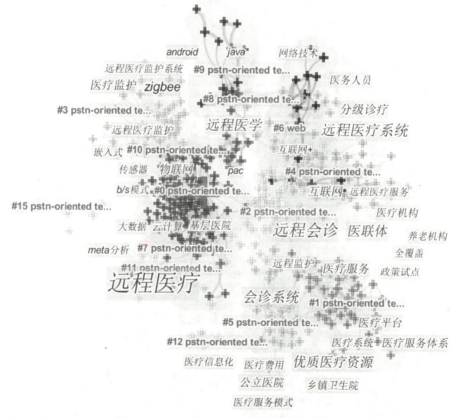

图 8-52　Citespace 生成的我国远程医疗研究关键词共现网络可视化图谱

（3）Ucinet 绘制网络可视化图谱：将 SATI 处理生成的共现矩阵分别导入 Ucinet 软件，并将生成的 Excel 格式的共现矩阵转换成 ##d 和 ##h 文件，打开 Ucinet 自带的 NetDraw 绘图工具，读取 ##h 文件即可生成国内外远程医疗研究作者合作网络和关键词共现网络可视化图谱，以及国外同被引网络可视化图谱。如图 8-53～图 8-57 所示。

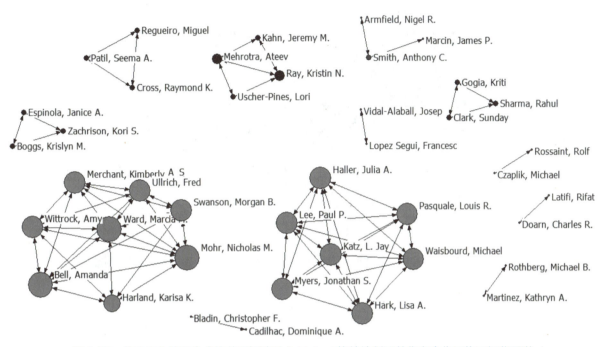

图 8-53　将 SATI 处理生成的共现矩阵导入 Ucinet 软件绘制国外作者合作网络可视化图谱

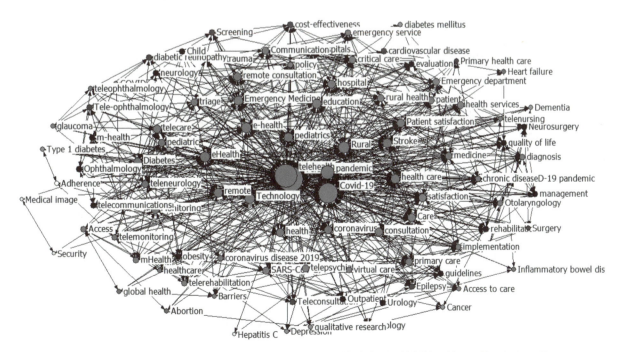

图 8-54　将 SATI 处理生成的共现矩阵导入 Ucinet 软件绘制国外关键词共现网络可视化图谱

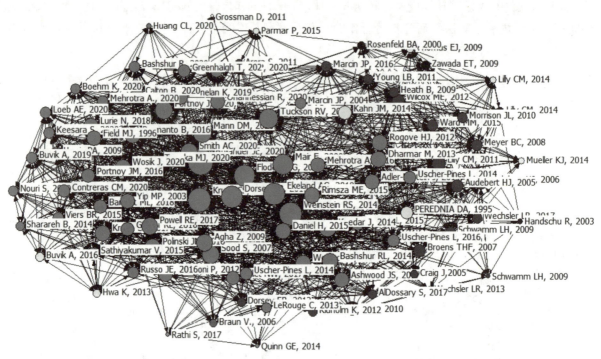

图 8-55　将 SATI 处理生成的共现矩阵导入 Ucinet 软件绘制国外共被引网络可视化图谱

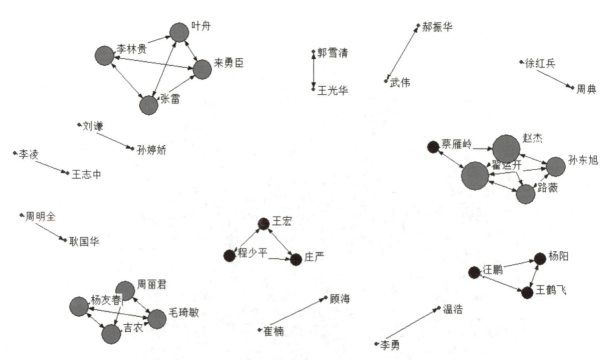

图 8-56　将 SATI 处理生成的共现矩阵导入 Ucinet 软件绘制我国作者合作网络可视化图谱

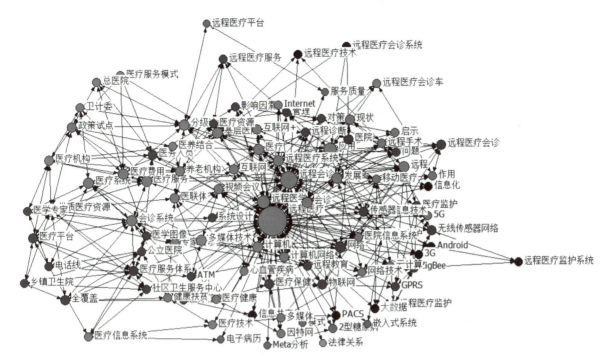

图 8-57　将 SATI 处理生成的共现矩阵导入 Ucinet 软件绘制我国关键词共现网络可视化图谱

（4）VOSviewer 绘制网络可视化图谱：新版 VOSviewer 可直接读取 WoS 纯文本格式数据和 CNKI（Endnote 和 Refworks）生成作者合作、关键词共现和同被引网络可视化图谱。如图 8-58～图 8-62 所示。还可以直接读取 .net 文件生成网络可视化图谱。可使用由 Bibexcel 转换成的 .net 文件，可以使用由 Citespace 网络可视化图谱生成后导出的 .net 文件，还可以使用由 SATI 和 Ucinet 共同转换成的 .net 文件。

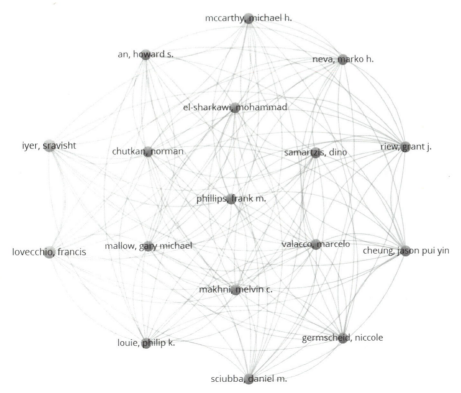

图 8-58　VOSviewer 基于 WoS 数据生成的国外作者合作网络可视化图

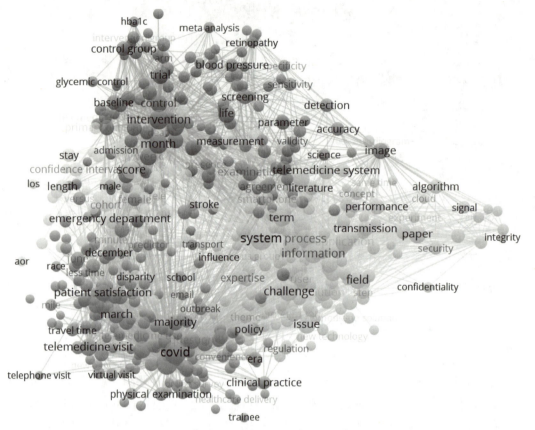

图 8-59　VOSviewer 基于 WoS 数据生成的国外关键词共现网络可视化图

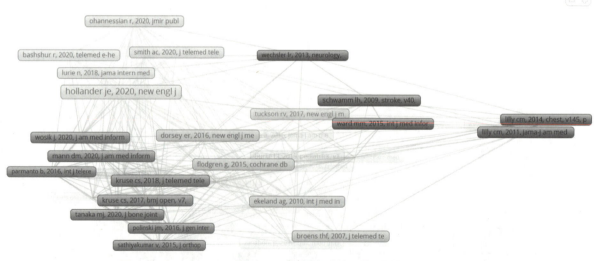

图 8-60　VOSviewer 基于 WoS 数据生成的国外同被引网络可视化图

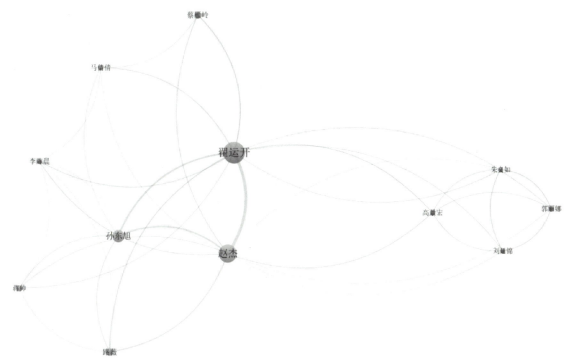

图 8-61 VOSviewer 基于 CNKI 数据生成的我国作者合作网络可视化图

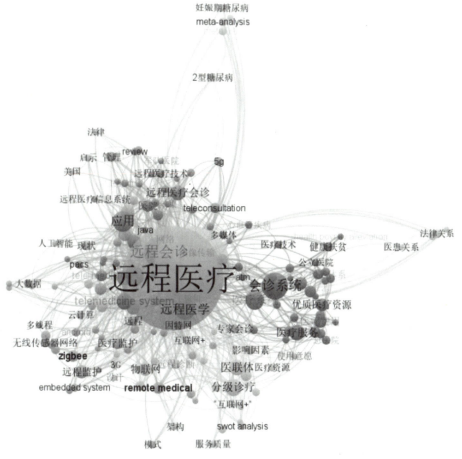

图 8-62 VOSviewer 基于 CNKI 数据生成的我国关键词共现网络可视化图

（文庭孝）

思 考 题

1. 如何理解复杂网络? 你认为现实生活还存在哪些复杂网络?

2. 复杂网络的基本特征有哪些? 可以用哪些指标对复杂网络进行分析?

3. 复杂网络分析和文献信息网络分析的工具有哪些? 各有什么优缺点?

4. 文献信息共现网络的类型有哪些? 文献信息共现网络分析的原理是什么?

5. 请利用提供的 WoS 和 CNKI 数据,分别使用 SATI、Bibexcel、Citespace、Pajek、Ucinet 和 VOSviewer 网络分析工具绘制可视化图谱。

第九章

医学专用信息分析方法

美国芝加哥大学的信息科学荣誉教授 Don R.Swanson 于 1986 年提出的基于非相关文献（disjoint literature）的知识发现研究方法，不仅为科学研究提供了很好的发现工具，也为科研人员指明了新的研究方向。在科学探索中，针对同一问题常常同时或者先后有许多类似的研究，且多个独立研究结果可能不一致甚至相反，若仅根据一个或少数几个独立研究结果制定决策，很可能会造成决策失误，meta 分析是解决这一问题的定量分析方法。

第一节　非相关文献知识发现方法

目前，非相关文献知识发现的研究热点依然集中在生物医学领域，随着对知识发现研究的进一步深入及知识发现系统的出现，知识发现方法的应用范围会不断地向其他领域拓展，最终成为科学领域挖掘知识的强有力方法。

一、非相关知识发现的含义

非相关知识发现的原意为"undiscovered public knowledge"，即"隐藏的公开知识"，公开是指这些知识已经公布并加以利用，隐藏是指知识爆炸和知识分裂的现象日益严重，且由于个人知识领域的局限性往往导致不能综合利用分裂开来的两部分知识。也就是说，公开知识有可能不被发觉，只因为组成这种知识的具有逻辑联系的各部分从没有被任意同一人所知。

二、非相关文献知识发现的研究背景

1985 年，Swanson 教授阅读有关鱼油和雷诺病的两类文献，发现 34 篇文献描述雷诺病（A）是一种血液循环紊乱疾病且伴有血液黏稠度升高（B），在另外 25 篇文献中又发现食用鱼油（C）能降低血液黏稠度，Swanson 由此推理出食用鱼油（C）有助于治疗雷诺病（A），即形成了 A 和 C 之间的关联。在 Swanson 发现这种关联以前，从未有文献论述鱼油对雷诺病有治疗作用，甚至两类文献很少被共同引用或相互引用，这是两类非直接相关文献。1986 年，Swanson 提出了将逻辑上相关但相互独立的两个知识片段放到一起加以考虑，当能够进行合理解释的时候，可能会发现一些隐含的关系，并将这样的知识片段称为"未被发现的公开知识"。Swanson 将包含"未被发现的公开知识"的文献称为逻辑上相关的非交互文献或互补但不相交文献，国内研究者将其称为互补的非相关文献即一些非相关文献通过各自的观点联系在一起形成逻辑关联。其后有关雷诺病与食用鱼油的临床实验报告证实了 Swanson 的观点，这是第一个应用非相关文献知识发现的成功案例；1988 年有关偏头痛和镁缺乏的研究也同样验证了 Swanson 的推理。

三、非相关文献知识发现方法的思想和基础理论

Swanson 喜欢将自己进行的"基于文献的发现（literature-based discovery）"研究称为"基于文本的情报学（text-based informatics）"，通过建立不同文献内容间的逻辑递推关系，从表面上没有任何联系的文献中发现"未被发现的公开知识"。

（一）"未被发现的公开知识"的分类

Swanson 把公开文献中"未被发现的公开知识"分为三类：

第一类，包含了对科学假设的隐含驳斥。Swanson 通过例举一个哲学上的争论证明由归纳而获得的知识的不可靠性：假设一个动物学家提出"所有天鹅都是白色的"假说，且这个假说没有受到怀疑（因为无人知道有其他颜色天鹅的存在），但在另外地区的一些博物学家并不知道这个动物学家的假说，在描述他们国家的动物群时出现了黑天鹅，不管科学假设和驳斥科学假设证据的发表孰前孰后，直到有人同时接触到这两类文献（人们往往凭运气偶然遇到），这种矛盾才会公之于众，才会证明科学假设有误。

第二类，通过传递关系推理或逻辑递推关系得到新的知识。由 A→B 和 B→C 推导得到 A→C，是 Swanson 着重研究的课题。

第三类，通过对某一问题有价值的大量文献获得知识。例如，为验证某种假设或理论而进行的一系列研究中，只凭借其中一个实验或试验的数据其结果并不足以令人信服，但绝大多数实验或试验的结论相同时证据就会有说服力。

（二）非相关文献知识发现方法的思想

如果一组文献表明 A 可以导致 B 发生，另一组文献表明 B 可以导致 C 发生（值得注意的是，两组文献有可能分属不同的学科研究领域），则可推知 A 和 C 存在着一定联系，若这种联系在此之前没有任何的文献记录，可依据这种联系建立一定的知识假设，即如果 A→B 和 B→C 存在则 A→C 可能存在。Swanson 将其称为 ABC 模式（图 9-1），先找出不相关的 A、C 文献集的中间联系 B，再由 AB、BC 推测 A、C 之间的联系。

基于非相关文献的知识发现是挖掘内容上没有直接联系的文献之间隐含的关联，在此基础上提出科学假设，引导科研人员作进一步的研究证明，最终发现新的知识。非相关知识发现思想的出现，对情报学研究具有重要意义，解决了一般检索方式所不能发现的文献价值，丰富了情报学领域的研究方法和方向。

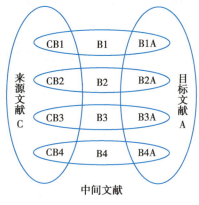

图 9-1　非相关文献间的 ABC 模型

（三）非相关文献知识发现方法的基础理论

根据国内学者张云秋、冷伏海等人的总结，非相关文献知识发现是一个涵盖文献检索、文献计量、逻辑推理的研究过程，其基础理论包括：①文献检索理论，文献检索是指根据指定需求，科学地利用专业工具从目标文献集中快速、准确而尽量避免遗漏地获取所需文献的过程。非相关知识发现的文献检索过程实际上是构造主题相关性，确定初始文献集合就是确定某主题的文献集合且在发现过程中要对每个主题进行验证来判断主题间的相关性，当文献集合间没有重叠文献时才具备非相关文献知识发现意义。②文献计量学理论，文献计量学是借助文献的各种特征的数量，采用数学与统计学方法描述、评价和预测科学技术的现状与发展趋势的图书情报学分支学科。非相关知识发现主要应用共现理论，包括文献的同被引、文献耦合和词共现。③三段论逻辑推理，三段论推理是演绎推理中的一种判断推理，借助一个共同概念把两个直言判断联结起来，从而得出结论。在非相关知识发

现中,逻辑推理是指逻辑上相关的文献以及观点可以通过推理模型表达。

四、非相关文献知识发现的过程

非相关是各个独立文献间的表象,相关是文献中所含内容的本质。事物之间的必然联系是研究非相关文献间潜在知识关联分析的前提和基础,且事物之间的必然联系是有条件的,尽管这些联系中未必每一个联系都具有研究价值,但每一个联系都是认知过程也都为科学研究提供了一定意义上的可能性。虽然文献的标题、作者、主题词、关键词、引文等都可以是构建文献间联系的条件,但引文与关键词更能说明文献间的潜在联系,非相关知识发现即是从这两种条件入手研究文献间潜在联系的方法,利用引文耦合的特点,建立各文献关键词间的联系条件。

非相关文献知识发现主要由开放式知识发现(open knowledge discovery)过程、闭合式知识发现(closed knowledge discovery,CKD)过程以及初始词、过渡词和关联词构成,是通过抽取和分析文献关键词间的相关性(指关键词间的科学联系)与非相关性(指文献间的引文非相关)来实现的,并以此来说明非相关文献的关键词之间具有科学研究价值的联系。

(一)初始词、过渡词和关联词

作为非相关文献知识发现过程中最核心的部分,初始词(用 C 表示)、过渡词(用 B 表示)和关联词(用 A 表示)分别代表着分析过程的开始、链接和结果(也是开放式发现过程与闭合式发现过程在每一个分析阶段的分析结果):①初始词是对一部分文献集合或者一类研究点的具有概括性的关键词,为方便与其他关键词构成科学联系,初始词一般是涵盖一个类别的词;②过渡词是指在利用初始词进行文献检索所获得的文献集中,通过词频统计、引文分析等技术手段获得的与初始词能够构成科学联系的关键词,相对初始词而言过渡词是一个相对具体的学科词汇;③关联词是指在通过过渡词所检索出的文献集中,利用词频统计、引文分析等技术手段所获得的关键词,与过渡词形成科学联系。一个成功的非相关文献知识发现过程,首先是发现初始词与过渡词的科学联系,然后是发现过渡词与关联词的科学联系,最后说明初始词与关联词的科学联系,即由 A=B、B=C 推出 A=C。但这种过程并不是绝对的,在具体实践中并非所有的 A 都等于 C,所以非相关文献知识发现提供的是一种科学联系可能性。

(二)开放式知识发现过程

文献集合 C 表达了初始词 C 和过渡词 B 的关系,文献集合 A 表达了过渡词 B 和关联词 A 的关系,那么很可能关联词 A 和初始词 C 之间存在某种间接或隐藏的关系,这种关系极有可能是新的知识。如果从未报道过初始词 C 和关联词 A 之间可能存在关系,则文献集合 C 和文献集合 A 为互补文献;而文献集合 C 的读者对文献集合 A 不熟悉,即文献集合 C 和文献集合 A 为非相关文献。

Swanson 关联的假设基于互补文献和非相关文献两个概念,研究的主要目的是发现有意义的隐含关联,这个建立假设的过程通常被称为开放式知识发现。开放式知识发现过程(图 9-2)是对初始词 C 进行检索筛选得到有一定意义的过渡词 B,再对过渡词 B 进行检索得到有一定意义的关联词 A。

(三)闭合式知识发现过程

闭合式知识发现过程是对开放式知识发现结果的验证即检验假设,即同时对初始词 C 和关联词 A 进行检索,得到文献集合 B 表明了关联词 A 与初始词 C 之间存在一定意义上的潜在关系(图 9-3)。若结果与开放式知识发现过程所得结果一致,则表示在情报学意义上发现成功,即科学假设被验证。

开放式知识发现过程和闭合式知识发现过程的主要区别是研究的文献不同,开放式过程研究的文献是 C(来源文献)和 B(中间文献),而闭合式过程研究的文献则是 C(来源文献)和 A(目标文献);即开放式知识发现过程是建立假设的过程,表示为 C→B→A;闭合式知识发现过程是检验假设的过程,表示为 C→B←A。

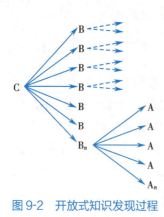

图 9-2   开放式知识发现过程

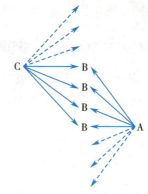

图 9-3   闭合式知识发现过程

五、非相关文献知识发现的工具简介

目前非相关文献知识发现的应用主要集中在医药领域、生物学领域和情报学领域,这可能与提出者 Swanson 教授的研究有关。国外学者对非相关知识发现工具即发现潜在联系工具的研究,主要包括应用系统的研发、基于现有方法在新领域中的应用意义及对已发现知识为基础的方法改进。

(一)闭合式知识发现——Arrowsmith

1991 年,Swanson 等人设计并开发了应用于生物医学文献的非相关知识发现系统 Arrowsmith(基于 PubMed 数据而开发的检索分析系统,此系统的网络版可以免费使用,Arrowsmith 是美国著名作家也是美国第一位诺贝尔文学奖获得者 Sinclair Lewis 在 1925 年创作的同名小说主人翁,一位精明的医生和医学研究人员),Swanson 与合作者 Smalheiser 运用 Arrowsmith 后续又开展了镁缺乏与神经系统疾病(1994 年)、消炎痛与阿尔茨海默病(1996 年)、雌激素与阿尔茨海默病(1996 年)、游离钙磷脂酶 A2 与精神分裂症(1998 年)、可作为生物武器的潜在病毒(2001 年)等 5 项研究。目前,Arrowsmith 应用的研究领域包括:预测药物可能的副作用;鉴别生物活性物质对机体或细胞反应的机制;建议新的治疗方案;确定疾病的可能危险因素;确定潜在的可以代替人体实验的动物模型等。

常规的 Medline 检索方式是通过给定的题目来检索已发表的文献,Arrowsmith 扩展 Medline 检索功能并提高检全率,用于分析研究非相关的互补文献,使研究者更易在两组生物医学文献间发现其互补性结构。作为知识发现工具,Arrowsmith 本身没有数据库且不具备检索功能,其数据库来源于 Medline 的检索结果,故 Medline 检索结果的质量会直接影响科学发现。

Arrowsmith 的知识发现,是根据科研人员的假设由 PubMed 在 Medline 数据库中检索两个不相关或者微弱相关的文献集 A 和 C 并分别存储,然后从 A、C 文献集记录中抽取题名、主题词、文摘等字段中的标引数据进行比较,产生一个在 A、C 文献集中共同出现的词语列表 B,再对 B 列表进行过滤、排序、用户自行编辑等数据处理,显示所有包含 AB 联系、BC 联系的题名、文摘或者全文,帮助科研人员形成一个有价值的科学假设。Arrowsmith 使用闭合式知识发现方法,由"A-Literature""C-Literature""B-List""Filter"和"Literature"五个部分组成,包括文献检索、筛查和对比分析三个部分内容。其中,"A-Literature"和"C-Literature"为文献检索,与 Medline 的检索方法(如用主题词和字段限定等检索)和检索结果一样,而增加的后三个部分是系统的特色,即增加前两步所查非相关文献 A 与 B 的筛查和 AB、BC 的相关性显示。

2000 年美国情报科学与技术学会授予 Swanson 学会最高成就奖,对其给予了充分的肯定:"Swanson 的非相关医学文献知识发现研究,把情报科学成功地应用于医学,通过文献研究提出科学假设,使文献处于与临床试验同等重要的地位。Swanson 设计的第一个创造性的情报工具 Arrowsmith 架起了跨学科间沟通与交流的桥梁,更加易于发现非相关文献间的隐含关联。"

（二）开放式知识发现

在其他科学领域，许多研究人员深入研究了 Swanson 的非相关文献知识发现思想与方法，结合数理统计方法，借助计算机软件，对开放式知识发现过程展开了探索，并做出了很多有价值的研究成果。

1. 词频统计法　1996 年，Gordon 和 Lindsay 根据 Arrowsmith 开发了另外一种构架相似的系统程序，以开放式知识发现过程为主要研究对象，将信息检索理论引入知识发现领域，在 Arrowsmith 基础上增加了为信息词汇设定权重的功能（信息检索方法如 TF-IDF），其目的在于尝试在万维网中应用基于文献的非相关知识发现方法，并设定"遗传算法"为初始词，用开放式发现方法来研究遗传算法的隐性领域，利用潜在语义检索从相关文献中提取相近词以识别中间文献，通过分析词或短语的 4 个统计量即标识频次（tf，单词或短语在记录中出现的频次）、文献频次（df，包含该词的记录数）、相对频率（rf，在来源文献中出现的频次与在 Medline 中的总记录数的比值）和 tf × idf 值（idf 为 Medline 所有记录与 Medline 中使用该词的记录数的比值的对数值）对中间文献集和目标文献集进行排序，文献频次、标识频次和逆文献频次可以较好地鉴别中间文献集，而相对频次则用在目标文献集的排序中效果更佳，但仍是基于高频词过滤。使用词频统计法，成功复现了 Swanson 的雷诺氏病与鱼油和偏头痛与镁的知识发现案例。

2. 互信息方法　2004 年，Wren 通过研究词汇间的共享联系，将互信息方法（mutual information measure，MIM）引入到 Swanson 的知识发现过程中，用词汇的互信息值度量词汇间关联的强度，特别之处在于分析一篇文献中的关键词在另外一篇文献中的词频，若词频高则表示第二篇文献的关键词与第一篇的关键词存在某种联系。相对于词频统计而言，互信息能够有效地提高低频概念即相对专指、生物学意义更明确的概念在中间文献集中的排序。Wren 用这种方法成功再现了 Swanson 的经典案例雷诺氏病与鱼油、偏头痛与镁的研究。

（三）新的知识发现系统

继 Arrowsmith 之后，许多研究者相继开发出了一些新的知识发现系统。

1. DAD　2001 年，荷兰格罗宁根应用技术大学药物分析研究所的 Marc Weeber 等人开发了知识发现系统 DAD（disease-adverse drug reaction-drug），率先采用两阶段知识发现过程（先开放式后闭合式，开放式过程使用词频对目标概念进行排序，闭合式过程利用 B 的数量来衡量 A、C 之间的关联度），寻找目标以 C 为开始，试图发现 B，最终实现 C→B→A 并提出假设；然后通过文献集 A、B 来验证这个假设。Weeber 的贡献在于将知识发现过程的分析单元由基本的单词或短语拓展到概念层面，提高了挖掘效果。但该方法需要一个详细的概念词表即通过 MetaMap 将自然语言映射为统一医学语言系统（unified medical language system，UMLS），而这只有医学领域存在，其他领域却很难找到类似的权威词表；其次，在筛选中间文献时仍基于高频词，强调了高频度的概念。使用 DAD，Weeber 等人成功重复了 Swanson 的鱼油与雷诺氏病和镁与偏头痛的案例；2003 年，Weeber 遵循 Swanson 的 ABC 模型，利用 DAD 寻找酞胺哌啶酮（thalidomide）新的潜在的可治疗疾病，研究结果表明酞胺哌啶酮可能对丙肝、急性胰腺炎、幽门螺杆菌诱发的胃炎、重症肌无力有治疗作用。此外，Weeber 等还认为 DAD 可以帮助流行病学家发现某些疾病的危险因子及其与疾病间的作用途径。

2. BITOLA　斯洛文尼亚的生物统计与医学信息研究所的 Dimitar Hristovski 与 Borut Peterlin 在开放式知识发现方法中应用关联规则挖掘来寻找相关的 Mesh 词，并开发了系统 BITOLA，采用基于 Mesh 词共现的关联规则指标 Support 作为选择关联词的准则，Support = P(DA ∩ DB)，其中 DA 是包含 A 的文献集，DB 是包含 B 的文献集，含义为如果医学术语 A、B 在许多文献中共同出现则其相关，即 Support 值用来识别有意义的关联对。BITOLA 是互动的以文献为基础的生物医学发现支持系统，提供针对 Medline 数据库的开放式和闭合式知识发现两种过程，同时还包括了来自人类基因组组织的人类基因名称,在知识发现过程中凭借丰富的知识库可进行染色体位置的匹配,通过发现算法减少候选基因的数量,以更适合疾病候选基因的发现。

3. Manjal 爱荷华大学图书情报科学研究院的 Srinivasan 和 Libbus 开发了新的文本挖掘系统 Manjal,与 BITOLA 相同的是,根据词语的语义类型来过滤词语,用词语的权重而不是简单的词频来确定词间的关系;不同的是,使用 Mesh 词和关键词来代表文献的内容且替代了自然语言处理技术的应用。运用 Manjal,Srinivasan 发现了姜黄属植物对视网膜疾病、克罗恩病和脊髓紊乱的治疗作用。

近年来,国内情报学研究者不再局限于对知识发现方法的介绍及引进,而是尝试将其与中文文献结合起来,努力探索适合中文知识发现的方法和系统。温有奎等提出了基于共引知识元间语义关联的隐含知识发现理论方法,把文献单元分解成独立使用的知识元,利用知识元间的共引关系来揭示隐含语义关联;张云秋等通过对标题、文摘和 Mesh 字段的统计分析得出结果,标题对文摘有很好的替代效果,标题与 Mesh 结合对文摘的替代效果较标题与文摘结合对 Mesh 的替代效果要好,其研究结果对知识发现中初始文本集结构的选定有一定的帮助;等等。

值得注意的是,Arrowsmith 等工具的作用并不是为科研人员直接产生新的假设,而是在科研人员做出假设的前提下为科学研究提供新的线索,从文献中验证假设的可行性,从而提供合理假设;非相关文献知识发现方法也不能完全替代传统的情报检索方法,其所揭示的文献间的关联是否真实可靠,仍然需要通过科学实验加以验证。

第二节 meta 分析

由于样本量的限制、各种干扰因素的影响以及研究本身的偶然性等原因,许多相同研究目的多个独立研究结果可能不一致甚至相反。目前解决这一问题的方法主要有两种:一是通过严格设计的大规模随机对照试验(randomized controlled trial,RCT)研究进行验证;二是对单个研究及其结果进行综合分析和再评价,做系统综述、meta 分析和传统综述。

一、meta 分析概述

meta 分析又称荟萃分析、整合分析、综合分析、二次分析等,也有人将其称为元分析、共分析、再分析或超分析。

(一)meta 分析的思想

meta 分析思想的起源最早可追溯到 1904 年,Pearson K 用常规统计技术将几个不同的样本数据合并起来进行分析,以研究接种血清对伤寒的预防效果。1955 年,Beecher 最早正式提出了 meta 分析的概念,将其定义为"收集大量单项试验进行结果整合的统计学分析";1976 年,英国教育学家 George Glass 首次提出了"meta-analysis"这一术语,"以综合一系列单个研究结果为目的的统计分析";1991 年,Fleiss 提出了更为严谨的定义,"meta 分析是用于比较和综合针对同一科学问题研究结果的统计学方法,其结论是否有意义取决于纳入研究的质量";1992 年,Dickersim K 等人认为,"meta 分析是对具有共同研究目的相互独立的多个研究结果进行定量合并分析,剖析各研究间差异的特征,综合评价各研究的结果"。由于 meta 分析是对别人研究结果进行再分析,所以 Abramson JH 称其为结果流行病学或分析的分析。

(二)meta 分析的含义和意义

meta 分析是对汇集多个相互独立的同类研究结果进行定量分析,以期获得一个综合性结论的统计方法。但 meta 分析不只是一种统计方法,本质上也是一种观察性研究,它与一般研究的不同点在于是利用二手资料，收集已经存在的（发表与未发表）各独立研究结果资料，而不需要对各独立研究中的每个观察对象的原始数据进行分析。因此，meta 分析的意义（作用或目的）在于：在增大了样本量的同时也增加了统计分析的检验效能；当同类相互独立的研究出现矛盾结果时 meta 分析可以给出较为合理的解释，其结论更有代表意义和参考价值；也便于发现某些单个研究中未阐明的问题，提出新的研究课题和研究方向。但这并不意味着所有 meta 分析都能得出高质量的结果和结论，只有对纳入研究进行异质性检验并分析异质性的原因，按同质性因素进行合并的 meta 分析才可能有意义。由于仅纳入 RCT 研究的 meta 分析得出的结果一般偏倚较小，故其结论的准确性和可靠性最高。

（三）meta 分析的应用

20 世纪 60 年代，meta 分析思想最早应用于教育、心理学等社会科学领域，20 世纪 70 年代扩大到医学健康领域，20 世纪 80 年代开始盛行起来，被广泛应用于医学研究的各个领域：①人群中重大健康问题的研究，如心脑血管疾病问题、恶性肿瘤问题等；②疾病病因探索中因果联系的强度和特异性研究；③疾病预防、治疗或干预等措施影响的强度和特异性研究；④临床医学研究中诊断试验方法的有效性、临床药物的疗效的判定；⑤疾病治疗的成本效益分析；⑥卫生策略效果评价等，其方法学也逐渐系统、完善，从最初主要应用于 RCT 研究，扩展到可应用于任何实验研究和观察性研究，并且从定性研究发展到定量研究。meta 分析尤其适合用于：①需要做出一项紧急决定而又缺乏时间进行一项新试验时；②目前没有能力开展大规模的临床试验；③有关药物和其他治疗，特别是副作用评价方法的研究；④研究结果矛盾时。

二、meta 分析的基本步骤

目前，观察性研究结果的 meta 分析几乎占发表的 meta 分析论文的一半，主要集中于队列研究和病例对照研究在病因假设的检验或医学干预中的应用。但由于观察性研究很难证明排除了一切偏倚，也不可能完全除去混杂效应，如果研究过程中确实存在相同的系统误差，meta 分析则会加大这些偏倚，产生统计学上的假象。因此，进行 meta 分析必须遵循科学研究的基本原则，meta 分析大致要经过拟定计划和检索、筛选、提炼数据与统计分析过程（图 9-4）。

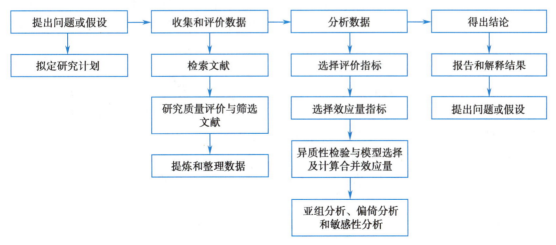

图 9-4　meta 分析的基本步骤

（一）提出需要与可能解决的问题，拟定研究计划

进行 meta 分析首先应提出问题，进行科研设计并制订研究方案，应拟定一个详细周密的课题计划书。计划书包括研究目的、研究现状与研究意义、数据的收集与分析（需特殊注意的亚组、确定和选择研究的方法与标准、提取和分析资料的方法与标准、资料摘录表的制定）、预期结果和报告撰写

等。其中，研究目的要简单明确，除了研究本身的意义外，更应指出要解决的争论问题，提示今后研究方向和指导实际工作的意义；提出的问题可大可小，可为一个问题或一个问题的某一方面。

（二）制定检索策略，检索相关文献

问题确定后，第一步就是收集资料，确定检索词或检索式及其之间的组配关系，制定检索策略，确定检索范围。原则是多途径、多渠道、最大限度地收集相关文献，建立一个全面的检索策略将有助于最大程度地减少偏倚的影响，可首先通过阅读题目和摘要滤掉与研究内容无关的文献，然后阅读剩余文献中的摘要和重要参考文献，通过参考文献的追溯进行计算机检索、手工检索等，也可请教相关领域的专家和相关研究人员及专题组成员，乃至文献作者本人，以获取更详细的信息。特别要注意那些灰色文献（grey literature），如会议专题论文、未发表的学位论文、专著、重要工业报告等很难检索到的文献。检索质量的好坏将直接影响到纳入的研究是否全面、客观、真实，并将最终影响 meta 分析的有效性，对检索结果要进行查全、查准与否的分析评价。

（三）制定纳入标准，评价文献质量并筛选合格的研究

根据具体的研究目的和专业知识等制定统一标准。纳入标准制定的因素主要考虑：①研究设计为 RCT 还是非 RCT 应分别报告，因后者会放大试验效应；②研究对象的疾病类型、年龄、性别、病情严重程度等应事先做出规定；③明确观察性研究中暴露因素、临床试验中干预措施的剂量和强度、病例的依从性等，还要考虑不同研究中暴露或处理因素的一致性；④研究的结局变量应具有较好的一致性，一般应选择可以量化的、具有可比性的指标；⑤文献的发表年限越近越好，应确定截止时间点；⑥语言如只选用英文或中文文献，需说明理由；⑦重复发表的文献只选择其中一篇，首发的、最近的或是质量最好的；⑧样本量应尽量排除小样本，避免放大小型研究的影响；⑨随访期限需事先确定；⑩信息的完整性要进行评估。

依据纳入标准对所收集的全部文献进行质量评价，剔除不符合的研究，文献质量的高低可用权重来表示（可靠性高的赋予较大的权重），也可用量表或评分系统来评价（如 Jadad 评分采用 5 分制，1 或 2 分为低质量；3～5 分为高质量）。RCT 研究的方法学质量应考察：①是否详细说明入选标准和剔除标准；②受试对象是否随机分组；③随机化方案是否隐藏；④组间基线是否可比；⑤研究过程中是否使用盲法；⑥对失访、退出及不良反应病例是否进行详细记录并报告原因；⑦是否采用意向分析（intention to treat，ITT）原则分析结果；⑧是否分析受试对象的依从性（compliance），是否可以进一步定量分析或定性评价。

（四）提取纳入文献的数据信息

每一个研究都应按事先制定的资料摘录表内容提取信息并进行分类整理，创建数据库。资料摘录表的内容包含：①杂志名称、发表年份、作者姓名及单位、研究基金的来源、文献类型等一般资料；②研究类型、样本量、研究对象基线特征、暴露或干预的内容、结局指标等研究资料。由于文献摘录者对文献的来源及质量评价会有一定的影响，可考虑采用盲法或双向比对提取资料信息。同样，应列出排除的研究及原因，可以使其他研究者在对 meta 分析选择文献过程中的偏倚大小得出自己的看法。

（五）统计分析

1. 选择评价指标　即结局变量，通常只选择 1 个，而且首选文献摘要中提到的评价指标。满足 RCT 的指标为优先选择指标。

2. 选择效应量指标　效应量用来反映处理效应，是处理因素及其水平与反应变量之间关联性大小的无量纲的统计量，应根据确定好的评价指标选择恰当的效应量指标。

3. 异质性检验（test of heterogeneity）　又称齐性检验（test of homogeneity）或一致性检验，是 meta 分析中的重要环节，其目的是检查偏倚，推断不同研究的结果是否来自于同一人群。循证医学提倡异质性检验的检验水准设为 $\alpha=0.10$，若 $P \leqslant 0.10$，研究结果不同质；若 $P > 0.10$，研究结果同质。

4．选择分析模型　基于效应量的 meta 分析多采用固定效应模型（fixed effect model，FEM）和随机效应模型（random effect model，REM）进行分析，其中，FEM 分析中因素的水平数有限且"固定"，回答的问题是处理或暴露的平均效应是否与对照不同；REM 分析中因素的水平数无限且"随机"，回答的问题是处理或暴露因素是否与研究结果有关。异质性检验后，若满足齐性可无需考虑研究人群方面的差异，两模型结果近似，以选择 FEM 为宜；若不满足齐性，可直接选择 REM，或选择对混杂因素进行调整后的 FEM。

5．发表偏倚分析　是一种最大的选择偏倚，是由于发表观念和环境所致的系统误差。可采用漏斗图（funnel plot）、Egger 回归法（Egger regression）、漏斗图回归（funnel plot regression）、Begg 和 Mazumdar 秩相关法（Begg and Mazumdar rank correlation method）、Rosenthal 抽屉文件法（Rosenthal file drawer）又称为缺失阴性数法（test fail-safe number test）等判断是否存在发表偏倚。

6．亚组分析（subgroup analysis）　即分层分析，为排除混杂因素的干扰，可针对一些可能的混杂因素（如年龄、性别、研究类型、设计方案、研究质量、发表年代等）进行亚组分析，使结论更为真实可信。

7．敏感性分析（sensitivity analysis）　是检查一定假设条件下所获结果稳定性的方法，目的是发现影响结果的主要因素，解决不同研究结果的矛盾性；原理是通过模型参数在合理范围内的改变，以及对某些变量的增减，观察分析结果的变化，以选择最佳模型及模型中的参数。常用的分析方法是按研究特征（如不同的统计方法、研究方法学的质量高低、样本量大小及是否包括未发表的研究等）分层或分组后采用 Mental-Haenszel 方法进行合并分析，再比较各组及其与合并效应间差异有无统计学意义。

（六）报告和解释结果

此部分是对结果的分析与讨论，要按科技论文的写作格式写出总结报告：①材料与方法部分要写明文献的纳入和排除标准、资料来源与检索方法以及统计分析方法等；②结果部分一般先要对入选文献的基本情况加以描述，再进行各研究结果的合并和敏感性分析等；③讨论部分应对 meta 分析中可能存在的偏倚进行分析、探讨异质性及其对效应合并值的影响、亚组分析结果的比较等，对结果的解释要谨慎，不能脱离专业背景，应阐述结果的真实性，以指导医学实践或为进一步的研究方向提出建议。

三、meta 分析的常用统计模型与方法

meta 分析是对已有资料进行最佳利用的方法，是比较和综合针对同一具体问题所作的一系列独立研究的结果，因此，meta 分析所依据的资料不是单个研究的原始数据，而是单个研究报告已有的统计结果。这种结果主要有两类，一类是各独立研究检验显著性的结果，如 z 值（即 u 值）、t 值、χ^2 值、F 值、r 值及 P 值等；另一类是各独立研究所报告的统计量，如两均数的差值、比值比等。

（一）基于检验显著性的 meta 分析

包括 5 种合并 P 值的方法：最小 P 值法、推广最小 P 值法、逆 χ^2 法、逆正态法、Logit 法，只能得出处理效应有无"意义"的定性综合结论，而缺乏量化的综合结果，即不能估计合并效应量及其 95% 置信区间，且只是将各研究所提供的信息不分轻重地机械地加以综合，忽略了各个研究因作者水平、试验条件和样本量等方面的差异对结果可靠性的影响。

【例 9-1】　1984 年国内开始生产国产药物雷尼替丁，有不少临床试验评价其对消化性溃疡的疗效，通过文献检索查阅到 4 个 RCT 试验结果（表 9-1），对照药物为西咪替丁（即甲氰咪胍），均表现为试验组的溃疡愈合率大于对照组，但只有第 3 个研究结果有统计学意义（$P < 0.05$）。试对资料进行 meta 分析。

表9-1 国产雷尼替丁治疗消化性溃疡疗效的基于检验显著性的meta分析计算表

研究	试验组		对照组		P值	单侧 P值	$-2\ln(P)$	z值	$\ln[P/(1-P)]$
	例数	愈合数(%)	例数	愈合数(%)					
1	7	7(100.0)	14	13(92.8)	1.000 0	0.500 0	1.386	0.000	0.000
2	36	30(83.3)	25	20(80.0)	1.000 0	0.500 0	1.386	0.000	0.000
3	62	54(87.1)	64	44(68.8)	0.013 3	0.006 6	10.041	2.478	−5.014
4	32	25(78.1)	26	18(69.2)	0.441 7	0.220 8	3.021	0.769	−1.261
合计	…	…	…	…	…	…	15.835	3.248	−6.275

注:括号内为愈合率,前2个研究是校正P值,因试验组愈合率大于对照组故z为正值。

1. **逆 χ^2 法** $P=-2\sum \ln P_i =15.835$,$\chi^2_{0.05, 2\times4} =15.51$,故 $P<0.05$,试验组与对照组的组间差异有统计学意义。

2. **逆正态法** $z=3.248/\sqrt{4} =1.624$,$z_{0.05} =1.645$,$z<1.645$,故 $P>0.05$,试验组与对照组的组间差异无统计学意义。

3. **Logit 法** $L^* =|-6.275|\times\sqrt{\dfrac{0.3\times(5\times4+4)}{4\times(5\times4+2)}} =1.795$,$t_{0.05, (5\times4+4)} =1.710\,9$,故 $P<0.05$,试验组与对照组的组间差异有统计学意义。

因此,尽管4个试验中有3个结果差别无统计学意义,但三种P值合并方法中有两种方法都可说明国产药物雷尼替丁治疗消化性溃疡有效。

(二)基于效应量的meta分析

不同的结局变量对应不同的效应量,当纳入的单个独立研究间效应的测量指标不一致时,需转化为统一指标后再进行 meta 分析。定量数据常用的效应量指标:①若结局指标采用同样测量方法,可选用加权均数差值(weighted mean difference,WMD)即两均数差值;②若结局指标采用不同测量方法或度量衡单位不同,应选用标准化均数差值(standardized mean difference,SMD),SMD = MD/SD 即两均数差值与合并标准差的比值。定性数据常用的效应量指标:①相对危险度(relative risk,RR)即两率比值;②比值比(odds ratio,OR),是病例组与对照组的暴露比数之比;③危险率差(risk difference,RD)即两率差值,也称绝对危险降低率(absolute risk reduction,ARR);④需要治疗的病例数(number needed to treat,NNT),NNT = 1/ARR,表示为挽救一个患者免于发生严重的临床事件,需要治疗具有发生此类危险性患者的总人数。

1. 定量数据两均数比较的meta分析

(1)计算效应量:WMD 的效应量为 $d = \overline{x}_t - \overline{x}_c$,SMD 的效应量为 $d = \dfrac{\overline{x}_t - \overline{x}_c}{S}$($\overline{x}_t$ 为试验组均数,$\overline{x}_c$ 为对照组均数),合并标准差 $S = \sqrt{\dfrac{(n_t -1) S_t^2 +(n_c -1) S_c^2}{n_t +n_c -2}}$,($n_t$ 和 n_c 分别是试验组和对照组的样本量,S_t 和 S_c 分别是试验组和对照组的标准差)。

(2)进行异质性检验:可通过统计量 Q 和 I^2 进行齐性与否的判定。

1)Q 统计量(权重法检验):$Q = \sum w_i(d_i - \overline{d})^2$,合并效应量 $\overline{d} = \dfrac{\sum w_i d_i}{\sum w_i}$,故 $Q = \sum w_i d_i^2 - \dfrac{\left(\sum w_i d_i\right)^2}{\sum w_i}$ ($d_i = \dfrac{\overline{x}_{ti} - \overline{x}_{ci}}{S_i^*}$ 为第 i 个研究的 SMD,$w_i = \dfrac{n_{ti} n_{ci}}{n_{ti} +n_{ci}}$ 为第 i 个研究的权重即合并方差的倒数 $1/S_i^2$),Q 服从 $v=k-1$ 的 χ^2 分布,若 $Q>\chi^2_{\alpha, k-1}$ 则 $P<\alpha$,可以认为 k 个研究间存在异质性。

2）I^2 指数：$I^2 = \dfrac{Q-(k-1)}{Q} \times 100\%$（$Q$ 为权重法检验的统计量，k 为研究个数），表示由异质性所导致的效应量的变异占效应量总变异的百分比，若 $I^2 > 50\%$ 说明存在比较明显的异质性。

（3）计算合并效应量及其 95% 置信区间（confidence interval，CI）：合并效应量实际上是多个原始研究效应量的加权平均值，应根据异质性检验结果选择合适的分析模型，合并效应量的 z 检验为 $z = \dfrac{\bar{d}}{S_{\bar{d}}}$（$\bar{d}$ 为合并效应量，$S_{\bar{d}}$ 为其标准误），合并效应量的 95%CI 为 $\bar{d} \pm 1.96 S_{\bar{d}}$。

1）固定效应模型：合并效应量 $\bar{d} = \dfrac{\sum w_i d_i}{\sum w_i}$（$w_i = \dfrac{n_{ti} n_{ci}}{n_{ti} + n_{ci}}$），合并效应量的标准误 $S_{\bar{d}} = 1 / \sqrt{\sum w_i}$。

2）随机效应模型：合并效应量 $\bar{d} = \dfrac{\sum w_i d_i}{\sum w_i}$（$w_i = n_{ti} + n_{ci}$），合并效应量的加权平均方差

$S_d^2 = \dfrac{\sum W_i(d_i - \bar{d})^2}{\sum w_i} = \dfrac{\sum w_i d_i^2}{\sum w_i} - \bar{d}^2$，异质性检验 $\chi^2 = \dfrac{k S_d^2}{S_e^2}$ 服从 $v = k-1$ 的 χ^2 分布，异质校正因子

$S_e^2 = \dfrac{4k}{\sum w_i}(1 + \dfrac{\bar{d}^2}{8})$，若 $S_d^2 > S_e^2$，合并效应量的标准误为 $S_{\bar{d}} = \sqrt{S_d^2 - S_e^2}$；若 $S_d^2 < S_e^2$，合并效应量的标准误

为 $S_{\bar{d}} = \dfrac{S_e}{\sqrt{k}}$。

【例 9-2】 汇集了关于某药物降血脂疗效的 5 个 RCT 研究结果，其中 4 项研究显示治疗组的血脂平均水平低于对照组，但样本量都不大，具体结果见表 9-2。现拟通过 meta 分析对该药物降血脂的疗效做出评价。

表 9-2 两均数比较的 meta 分析的 FEM 效应合并计算表 单位：mmol/L

研究	治疗组			对照组			S_i	d_i	w_i	$w_i d_i$	$w_i d_i^2$
	n_t	$\bar{x}_t$	S_t	n_c	$\bar{x}_c$	S_c					
1	13	5.0	4.7	13	6.5	3.8	4.27	−0.351	6.50	2.28	0.80
2	30	4.9	1.7	50	6.1	2.3	2.10	−0.571	18.75	10.71	6.09
3	35	22.5	3.4	25	24.9	10.7	7.36	−0.303	14.58	5.25	1.58
4	20	12.5	1.47	20	12.3	1.66	1.57	0.127	10.00	−1.27	0.16
5	8	6.50	0.76	8	7.38	1.41	1.13	−0.779	4.00	3.12	2.43
合计	106	…	…	116	…	…	…	…	53.83	20.06	11.06

异质性检验 $Q = 11.06 - \dfrac{20.06^2}{53.83} = 3.58$，$\chi^2_{0.10,4} = 7.78$，$P > 0.10$，满足同质性选择固定效应模型进行分析。

合并效应量 $\bar{d} = \dfrac{20.06}{53.83} = 0.372\,7$，$S_{\bar{d}} = 1/\sqrt{53.83} = 0.136\,3$，故 $z = 2.734\,1$，$z > 1.96$，$P < 0.05$；合并效应量的 95%CI 为 $0.105\,5 \sim 0.369\,8$，不包含 0，组间差异有统计学意义，说明该药物有降血脂的治疗效果。

【例 9-3】 汇集了关于某药物降血脂疗效的 5 项临床试验结果，具体结果见表 9-3，试进行 meta 分析。

表 9-3　两均数比较的 meta 分析的 REM 效应合并计算表　　　　　　　　　　单位：mmol/L

研究	治疗组			对照组			S_i	d_i	w_i	$w_i d_i$	$w_i d_i^2$
	n_t	$\bar{x}_t$	S_t	n_c	$\bar{x}_c$	S_c					
1	13	4.5	4.3	13	7.2	2.8	3.63	-0.74	26	-19.24	14.38
2	30	4.3	1.7	48	7.6	2.1	1.96	-1.69	78	-131.82	221.11
3	31	19.0	2.8	25	24.9	3.38	3.07	-1.92	56	-107.52	206.83
4	18	10.5	1.47	20	13.3	1.66	1.57	-1.78	38	-67.64	120.86
5	8	5.80	0.65	12	8.38	1.01	0.89	-2.90	20	-57.98	168.07
合计	100	…	…	118	…	…	…	…	218	-384.20	731.26

合并效应量 $\bar{d} = \dfrac{-384.20}{218} = -1.762\,4$，$S_d^2 = \dfrac{731.26}{218} - \left(\dfrac{-384.20}{218}\right)^2 = 0.248\,4$，$S_e^2 = \dfrac{4 \times 5}{218} \times$

$\left[1 + \left(\dfrac{-384.20}{218}\right)^2 \Big/ 8\right] = 0.127\,4$，异质性检验 $\chi^2 = 5 \times 0.248\,4 / 0.127\,4 = 9.753\,5$，$\chi^2_{0.10,\,4} = 7.78$，$P < 0.10$，不

满足同质性选择随机效应模型估计置信区间。

因 $S_d^2 > S_e^2$，故 $S_{\bar{d}} = \sqrt{0.248\,4 - 0.127\,4} = 0.347\,8$，合并效应量的 95%CI 为 $-2.444\,1 \sim -1.080\,7$，不

包含 0，组间差异有统计学意义，说明该药物有降血脂的治疗效果。

2. 定性数据两率比较的 meta 分析　单个研究两率比较的数据能够形成四格表资料（基本格式见表 9-4）。二分类资料的 meta 分析通常有倒方差法（Woolf's method）、M-H 法（Mantel-Haenszel method）和 Peto 法（Yusuf-Peto method）三种方法，其差别体现在对权重的分配方法上，不同方法各研究的权重可能出现很大的差异，但对合并效应量的影响可能不会太大。

表 9-4　四格表资料的基本格式

组别	暴露（某事件发生）	未暴露（某事件未发生）	合计
病例（处理）组	a_i	b_i	n_{1i}
对照组	c_i	d_i	n_{2i}
合计	m_{1i}	m_{2i}	N_i

比值比（OR）的倒方差法 meta 分析过程有 3 个步骤：

（1）计算每个研究的 OR_i、方差 $Var(OR_i)$、权重系数 w_i 和总体效应 Y：$OR_i = \dfrac{a_i d_i}{b_i c_i}$，$Var(OR_i) = \dfrac{1}{a_i} + \dfrac{1}{b_i} +$

$\dfrac{1}{c_i} + \dfrac{1}{d_i}$，$Y_i = \ln(OR_i)$，$w_i = 1/Var(OR_i)$，即 $w_i = \left(\dfrac{1}{a_i} + \dfrac{1}{b_i} + \dfrac{1}{c_i} + \dfrac{1}{d_i}\right)^{-1}$，若 a_i、b_i、c_i 和 d_i 中的数值为 0，则计

算时设为 0.5。

（2）进行异质性检验：统计量 Q 服从 $v = k - 1$ 的 χ^2 分布，若 $Q > \chi^2_{\alpha,\,k-1}$ 则 $P < \alpha$，可以认为 k 个研究间存在异质性。

$$Q = \sum Q_i = \sum w_i (Y_i - \bar{Y}_w)^2 = \sum w_i Y_i^2 - \bar{Y}_w^2 \sum w_i = \sum w_i Y_i^2 - \dfrac{\left(\sum w_i Y_i\right)^2}{\sum w_i}$$（$\bar{Y}_w$ 为加权均数，$\bar{Y}_w = \dfrac{\sum w_i Y_i}{\sum w_i}$，

其方差 $S_{\bar{Y}}^2 = \left(\sum w_i\right)^{-1}$）。

（3）计算合并效应量及其 95%CI：①固定效应模型，$\hat{OR}=\exp(\bar{Y}_w)$，95%CI 为 $\exp(\bar{Y}_w\pm1.96S_{\bar{Y}})=\exp\left(\bar{Y}_w\pm1.96\Big/\sqrt{\sum w_i}\right)$；②随机效应模型，将权重系数 w_i 改为 w_i^*，$w_i^*=(w_i^{-1}+\tau^2)^{-1}$（$\tau^2$ 为研究间方差，也称为异质校正因子，$\tau^2=\max\left[0,\dfrac{Q-(k-1)}{\sum w_i-\left(\sum w_i^2/\sum w_i\right)}\right]$，$Q=\sum Q_i$），$\hat{OR}=\exp(\bar{Y}_{w\cdot})$，95%CI 为 $\exp(\bar{Y}_{w\cdot}\pm1.96S_{\bar{Y}})=\exp\left(\bar{Y}_{w\cdot}\pm1.96\Big/\sqrt{\sum w_i^*}\right)$。

【例 9-4】　对例 9-1 资料进行 OR 值（具体结果见表 9-5）的 meta 分析。

表 9-5　两率比较 meta 分析的 OR 值 FEM 的效应合并计算表

研究	试验组		对照组		OR_i	加权合并			
	a_i	b_i	c_i	d_i		Y_i	w_i	w_iY_i	$w_iY_i^2$
1	7	0.5	13	1	1.076 9	0.074 1	0.310 6	0.023 0	0.001 7
2	30	6	20	5	1.250 0	0.223 1	2.222 2	0.495 8	0.110 6
3	54	8	44	20	3.068 2	1.121 1	4.624 4	5.184 4	5.812 2
4	25	7	18	8	1.587 3	0.462 0	2.751 7	1.271 3	0.587 3
合计	…	…	…	…	…	…	9.908 9	6.974 5	6.511 8

异质性检验 $Q=6.511\,8-\dfrac{6.974\,5^2}{9.908\,9}=1.60$，$\chi^2_{0.10,3}=6.25$，$P>0.10$，满足同质性选择固定效应模型进行加权合并。

$\bar{Y}_w=\dfrac{6.974\,5}{9.908\,9}=0.70$，$S_{\bar{Y}}^2=(9.908\,9)^{-1}=0.10$，$\hat{OR}=\exp(0.70)=2.013\,8$，95%CI 为 $\exp(0.70\pm1.96\times\sqrt{0.10})$，即 1.083 5～3.742 7，不包含 1，组间差异有统计学意义，说明国产药物雷尼替丁治疗消化性溃疡有效。

【例 9-5】　对黑素瘤与日照关系的 7 个病例对照研究进行 OR 值（具体结果见表 9-6）的 meta 分析。

表 9-6　两率比较 meta 分析的 OR 值 REM 的效应合并计算表

研究	OR	95%CI	Y_i	w_i	w_iY_i	Q_i	w_i^2	w_i^*	$w_i^*Y_i$	$w_i^*Y_i^2$
1	1.30	0.90～1.80	0.262 4	31.86	8.36	4.39	1 015.06	3.32	0.874	0.228
2	1.20	0.60～2.30	0.182 3	8.50	1.55	1.73	72.25	2.58	0.467	0.086
3	3.70	2.30～6.10	1.308 3	16.14	21.12	7.35	260.50	3.01	3.964	5.156
4	2.40	0.80～7.30	0.875 5	3.14	2.75	0.18	9.86	1.70	1.480	1.302
5	6.50	3.40～12.30	1.871 8	9.29	17.39	14.24	86.30	2.65	4.923	9.278
6	1.49	0.97～2.32	0.398 8	20.20	8.06	1.11	408.04	3.13	1.248	0.498
7	1.60	1.00～2.60	0.470 0	16.83	7.91	0.45	283.25	3.04	1.424	0.671
合计	…	…	…	105.96	67.13	29.46	2 135.26	19.42	14.379	17.219

异质性检验显示，$Q=\sum w_i(Y_i-\bar{Y}_w)^2=29.46$，$\chi^2_{0.10,6}=10.64$，$P<0.10$，不满足同质性选择随机效应模型进行加权合并。

校正因子 $\tau^2=\dfrac{29.46-(7-1)}{105.97-(2\,135.26/105.97)}=0.27$，故 $\bar{Y}_{w\cdot}=\dfrac{14.379}{19.42}=0.74$，$S_{\bar{Y}}^2=(19.42)^{-1}=0.05$，$\hat{OR}=\exp(0.74)=2.095\,9$，95%CI 为 $\exp(0.74\pm1.96\times\sqrt{0.05})$，即 1.352 2～3.248 7，不包含 1，组间差异有统计学意义，说明黑素瘤与日照有关。

四、meta 分析的注意事项

（一）资料的要求

全面收集研究资料是进行 meta 分析的先决条件和成功的关键，与研究目的有关的文献资料的收集力求全面，并尽量减少选择性偏倚；文献质量的好坏对分析结果影响很大，应根据研究的目的及专业要求按预先设定的入选标准和排除标准判断每篇文献是否能纳入 meta 分析。

（二）异质性分析及其处理

meta 分析中的异质性即为不同研究间的各种变异。由于独立研究的设计不同（随机、盲法、样本大小）、进行试验的条件不同、研究对象的不同（纳入与排除标准）、暴露及结局变量的定义与测量方法的不同，以及协变量的存在等均可能产生异质性。对异质性直观表达可绘制森林图（Forest plot，见图 9-5），图中可以看到异质性检验的 χ^2 值、P 值和 I^2 值。森林图中竖线为无效线，横线为各研究 OR 值的 95% 置信区间上下限的连线，线段长短表示置信区间范围的大小，横线中部的方块表示该研究的 OR 值，若某研究 OR 值的 95% 置信区间的线条跨越竖线为无效，即该研究结果无统计学意义；反之，若该横线落在无效竖线的左侧或右侧，说明研究结果有统计学意义。

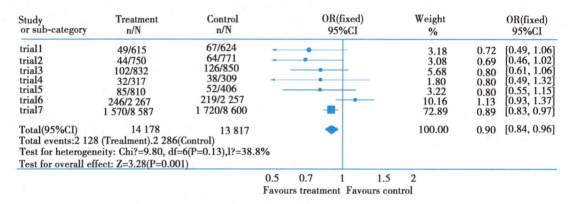

图 9-5　RevMan 森林图（M-H 法）

异质性检验如发现存在异质性，在核对资料提取无误的情况下可进行如下处理：①meta 回归分析，在 meta 分析的基础上引入回归思想，利用回归模型控制异质因素，类似于控制混杂因素那样排除异质因素的影响，若异质性过大则不应进行 meta 分析，建议只做一般的统计描述，但 meta 回归分析容易产生聚集性偏倚，若资料不齐或纳入分析的研究数目较少（少于 10 个），meta 回归通常不被考虑。②亚组分析，亚组分析每次只能对一个变量进行分析，且需要对每个亚组进行效应量的合并，若要对两个以上的变量进行分析则应采用 meta 回归。③敏感性分析，如果敏感性分析结果与原分析结果没有冲突，可加强原分析结果的可信度；若敏感性分析结果得出不同结论，提示存在与干预措施有关的潜在重要因素，应进一步研究以明确干预效果存在争议的来源。④采用随机效应模型估计合并效应量，可对异质性进行部分校正。

（三）偏倚及其控制

meta 分析的目的是要进行决策，误导的资料比资料缺乏更糟糕。

1. 发表偏倚的定义和来源　发表偏倚（publication bias）是指有统计学意义的研究结果较无统计学意义和无效的研究结果被报告和发表的可能性更大，是 meta 分析中最突出的偏倚。发表偏倚主要源于以下几个方面：①发表时间，若追溯时间太久难以充分体现近年的研究成果，若追溯时间太近可能影响结论的真实性；②阳性结果倾向，由于阳性结果较阴性结果更容易被发表，形成了为数不少的"抽屉文献"（drawer cases）或称作"抽屉文件问题"（file drawer problem）；③结局变量选择，对于类似的研究内容,不同的研究采用的结局变量可能不一致,从而导致在选择上有所取舍;④研究资金和赞助者的影响,若赞助者同时也是投资人,经常会出现试图施加不同影响以获得阳性结果的现象;⑤语言的影响,作为学术界的强势语言,英语文献的影响要远远大于其他语言文献的影响,从而有可能导致研究中出现遗漏某些有价值的研究个例。

2. **发表偏倚的识别**　最常见的、比较简便直观识别发表偏倚的方法是漏斗图法,但只能作为一种主观定性方法,不能进行定量分析。漏斗图(图9-6)是根据研究规模来评估效果的散点图,以效应量大小为横坐标,以样本量或效应量的标准误(或标准误的倒数,即精确度)为纵坐标。由于样本量与标准误成反比,即效应的精确度随样本量增大而增加,若无发表偏倚则表现为下面大上面小(即样本量大的研究精度高,分布在顶部且向中间集中,样本量小的研究精度低,分布在底部呈左右对称排列)的漏斗状;又根据中心极限定理,无论原始数据服从何种分布,统计量均服从正态分布,体现了漏斗图的对称性。因此可根据图形的不对称程度判断偏倚的有无。如果漏斗图不呈漏斗状,表明总体中的一些随机样本被刻意去掉了,从而产生了偏倚。除存在偏倚外,如分析中纳入了方法学质量差的研究时漏斗图也会不对称。图9-6中的空心散点代表结果无效的小样本研究,由于小样本研究估计的效应量变异较大,故出现效应量极端值的机会也大,左图中所有研究围绕中心呈现对称排列,表明没有发表偏倚;右图呈不对称分布,表示存在发表偏倚,所缺失部分恰恰为结果无统计学意义的小样本研究。绘制漏斗图,需要纳入较多的研究个数,原则上要求5个点以上。

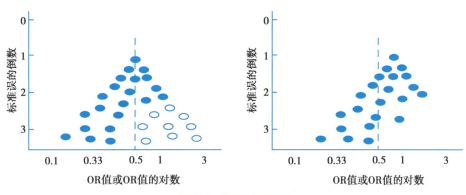

图9-6　漏斗图示意图

另外,也可计算失效安全数(fail-safe number, N_{fs})对偏倚进行评估。N_{fs}的含义是指,当meta分析的结论有统计学意义,为排除发表偏倚的影响,需要多少个阴性结果($z \leq 0$ 或 $OR \leq 1$)可能使研究结论逆转,N_{fs}值越大结论的可靠性越好,发表偏倚的影响越小。k个研究N_{fs}的具体计算需先根据每个研究结果的P值(单侧概率)计算出相应的z值,则 $N_{fs0.05} = \left(\sum z/1.645\right)^2 - k$,$N_{fs0.01} = \left(\sum z/2.33\right)^2 - k$。在例9-1比较国产雷尼替丁与对照药西咪替丁治疗消化性溃疡疗效的研究中,进行溃疡愈合率的 meta 分析,根据公式 $z_i = (p_{1i} - p_{2i}) \Big/ \sqrt{p_i(1-p_i)\left(\dfrac{1}{n_{1i}} + \dfrac{1}{n_{2i}}\right)}$(式中$p_i$为合并率,$p_i = \dfrac{a_i + c_i}{n_{1i} + n_{2i}}$)计算 $\sum z = 0.72 + 0.33 + 2.48 + 0.77 = 4.30$,则 $N_{fs0.05} = (4.30/1.645)^2 - 4 = 2.83 \approx 3$,意味着在$P = 0.05$水平再增加3个两种药物比较的阴性结果可能会使现有的差异有统计学意义的分析结果发生逆转。

3. **发表偏倚的纠正**　在meta分析的研究报告中必须阐述是否存在发表偏倚,若存在应探究原因并设法纠正,如可采用剪补法(trim and fill method),该法的基本思想是先剪掉初估后漏斗图中不对称的部分,用剩余部分估计漏斗图的中心值,然后以新中心为对称轴,将剪切掉的点重新粘补于原来坐标,并将这些点的对称点也粘补在对称轴的另一侧,最后基于粘补后的漏斗图估计合并效应量。

若发表偏倚较大,需进一步采取措施:①收集相关资料信息,如与原文作者或研究组联系,查询有无阴性结果的研究并可否提供相关资料;②考虑进行敏感性分析检验效应量估计值的稳定性,如实报告并提醒读者注意;③排除低质量的研究后再进行 meta 分析。

4．其他偏倚 主要包括:①抽样偏倚(sampling bias)是指查找相关文献时产生的偏倚,包括发表偏倚、查找偏倚、文献库偏倚(世界上几个主要的医学文献检索库的绝大部分杂志来自于发达国家,而发展中国家的研究有阳性结果的可能更容易在其中)、语种偏倚(即英语偏倚,研究者可能更多地将阳性结果发表于国际性的英文杂志,而将阴性结果发表在当地杂志)、引文偏倚(手工检索文献时,常通过论文的参考文献进一步查找其他相关文献,但支持阳性结果的单个研究比不支持的单个研究可能更多地被引用)等,系统、全面、无偏地检索出所有与课题相关的文献,是减少抽样偏倚的重要方法。②选择偏倚(selection bias)是指根据文献的纳入和排除标准选择符合 meta 分析的文献时产生的偏倚,包括纳入标准、选择者偏倚等,制定客观、严密的纳入标准,采用多渠道、多种数据库资源交叉检索等措施,可以有效地减少纳入标准偏倚和文献库偏倚。③研究内偏倚(within study bias)是指在资料提取时产生的偏倚,包括提取者、研究质量评分和报告偏倚,制定客观、严密的纳入标准也是控制该偏倚的最重要方法。

(四)累积 meta 分析

累积 meta 分析(cumulative meta-analysis)是针对动态的、连续的同类研究引入累积的思想,每次研究结果加入后重复一次 meta 分析,将按一定顺序排列(如发表年代,样本量大小等)累积的结果用图表示,用于评估各研究对综合结果的影响,以反映研究结果的动态变化趋势及样本大小对研究结果的影响等。图 9-7 中进行累积 meta 分析效应量合并采用的是 Mantel-Haenszel 方法,每个研究的 OR 值及其 95% 置信区间及合并 OR 值按对数尺度绘出,图中右侧按发表年代顺序进行累积。

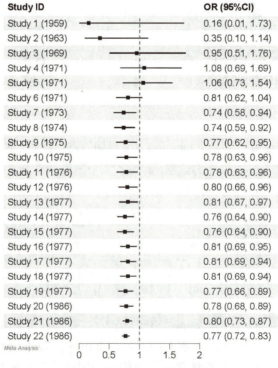

图 9-7 累积 meta 分析示意图

(五)meta 分析的局限性

meta 分析具有广泛的应用,但也存在着局限性。提出 meta 分析方法的早期学者所认识到的某些问题也是现在 meta 分析所面临的问题,主要体现在:①数据质量难以保证:由于单项研究的数据质量良莠不齐,因此数据质量不能令人完全信赖等;②发表偏倚难以克服:尽管目前对于发表偏倚的检验具有一定手段,但如何纠正发表偏倚还有待于统计学方法方面的突破;③文献来源受限:尽管理想的 meta 分析应该包括所有的文献,发表和未发表的,但是对后者是无法奢求的,即使是发表的文献,如果考虑到研究经费的限制,文献来源也是制约此类研究的一个不容忽视的问题;④统计方法滞后:目前 meta 分析可以处理的资料类型较为局限,有两个均数的比较、两个率或危险度的比较、线性相关分析等,对于其他更多的资料类型,还有待于从统计学方面提供成熟的方法;⑤投入较大:meta 分析的工作量巨大,非大量人工投入和严谨态度不能胜任,在从事此类研究之前需要有充分的准备和认识。

(六)meta 分析论文的评价

目前,有关 meta 分析的论文越来越多,对其评价需要考虑:①研究目的是否明确?在医学研究中的重要性如何?②收集文献的方法是否正确?文献检索是否全面?纳入与剔除标准是否确切?③研究信息的主要来源是否为 RCT 研究?采用何种抽样方法进行随机分组?④调查研究是否在双盲条件下进行?⑤研究对象的纳入标准和排除标准是否明确?配比条件是否齐同?是否描述了干预与治疗措施?是否采取措施排除可能存在的混杂因素及偏倚?⑥是否严格按照一定的程序和规则进行?是否运用了合适的统计方法,并考察评价异质性?⑦是否对结果进行讨论?分析某些结果用于实践的证据是否充分、合理,某种水平下患者的利弊衡量以及效应大小及预后等。

(七)应用 meta 分析结果时的注意事项

由于 meta 分析属于二次分析,从根本上说 meta 分析的结论取决于单个独立研究的质量和数量,由于存在偏倚以及分析方法运用不合适等问题,应正确认识和合理应用 meta 分析结果:①meta 分析是一种观察性研究,用于分析流行病学的观察性研究结果时,一些似是而非或相互矛盾的流行病学上的关联,很多时候是因为混杂和偏倚所引起的。因此,应用 meta 分析结果时,需结合研究背景和专业意义进行讨论,必要时也可以比较大样本的单独研究和 meta 分析结果的一致性。②由于实际遇到的临床问题在干预对象特征、干预场所、干预措施以及依从性等方面,可能与 meta 分析纳入的研究有所差异。因此,将已有的 meta 分析结论进行推广时应注意分析这些差异。③meta 分析的结果仅是现有研究的综合,随着同类研究的进一步深入和发展,其结果可能会发生改变。因此,要求研究者必须不断收集新的研究资料,及时对结论加以更新。

五、常用 meta 分析软件

伴随着 meta 分析方法的迅速发展和广泛应用,许多专用软件应运而生,除专用软件外一些通用统计软件如 SAS、STATA 等也开发了相应的 meta 分析功能(表 9-7 列出了常用软件),其主要区别在于数据输入的格式、包含的效应值类型、统计模型的种类及是否包含累计整合分析、敏感性分析和绘图等方面。其中,CMA、MetaWin、RevMan 和 Weasyma 均有友好的界面和丰富的功能(计算和绘图),简单、易用,具有效应值计算、固定和随机效应统计模型、异质性检验、亚组分析、累积 meta 分析、meta 回归等基本功能,且 MetaWin 还提供了非参数检验和检验统计量间的转换功能,CMA 还包括了敏感性分析。据 2006 年对 Elsevier、Springer 和 Blackwell 在线期刊发表论文的初步统计结果显示,应用 meta 分析软件排在前 3 位的是依此为:RevMan(约 270 篇)、MetaWin(约 80 篇)和 DSTAT(约 60 篇)。

RevMan(Review Manager)是国际 Cochrane 协作网制作和保存 Cochrane 系统评价的一个程序,由北欧 Cochrane 中心制作和更新,是一种免费 meta 分析软件。树状结构,菜单式操作,主要特点是可以制作和保存 Cochrane 系统评价的计划书和全文;可对录入的数据进行 meta 分析并以森林图的形式展示。由于 Cochrane 协作网的影响和免费的关系,RevMan 应用较多。

表9-7 meta分析的常用软件

软件名称	说明
CMA	商业软件/Windows
MetaWin	商业软件/Windows
DSTAT	商业软件/Dos
Weasyma	商业软件/Windows
RevMan	免费软件/Windows
Meta-DiSc	免费软件/Windows
Meta	免费软件/Dos
EasyMA	免费软件/Dos
MetaTest	免费软件/Dos
Meta calculator	免费在线计算
SAS/S-plus/STATA/SPSS	通用软件,具有整合分析功能

CMA（Comprehensive Meta-Analysis）为商业软件,与RevMan一样也是菜单式操作并具有交互功能,且算法相同,但其界面更为友好,数据录入更方便,可自动计算效应量,输出的森林图可自定义编辑,并有更高的清晰度,可输出为扩展名为ppt和doc的文件,是目前应用最广的meta分析软件。

Meta-DiSc为免费软件,界面友好,可进行异质性探索型分析、线性回归和诊断试验的meta分析等,图形质量较高,可与上述软件结合应用。

SAS、STATA等通用统计软件,也可进行meta分析,但是从界面、方便程度、灵活性和输出图形等方面不及上述专用软件。

六、meta分析的应用案例

为评价中国汉族人群中脂联素基因T45G多态性与2型糖尿病的相关性,使用"脂联素""2型糖尿病""脂联素基因多态性""T45G""脂肪细胞因子""胰岛素抵抗"等关键词,通过PubMed、CBM、CNKI、维普和万方数据库进行文献检索,末次检索时间为2008年11月10日。

纳入标准:①原始资料为已公开发表的全文文献;②原始文献内容涉及中国汉族人群2型糖尿病患者ADPN基因T45G多态性研究;③原始文献研究方法相同,均为病例对照研究,病例组为符合美国糖尿病协会（American Diabetes Association，ADA）的糖尿病诊断标准的2型糖尿病患者,对照组为与患者无血缘关系的健康人群;④病例组与对照组要有匹配方式,如年龄或性别等的构成应基本相同;⑤统计方法应用恰当,数据质量可靠,结果表达明确,基因检测方法的标准统一;⑥人群的基因型分为TT、TG和GG三种,基因检测方法的标准统一,对照组基因型分布需符合Hardy-Weinberg定律;⑦原始文献直接提供了或可间接计算出比值比;⑧对于源人群相同、数据使用一致的重复发表文献,选择最初发表的一篇纳入分析。剔除标准:①原始文献的内容未涉及ADPN基因多态性T45G研究者;②研究对象为中国的少数民族或者海外华人者;③设计类型非病例对照研究者;④重复报告、数据描述不清者。

质量评价与资料提取:对纳入研究的文献进行方法学质量评价,要求原始文献均为病例对照研究,且病例为连续病例;均规定了明确的病例和对照的纳入标准,并对年龄或性别等影响因素进行了配比;统计分析方法恰当,结论合理。应用事先设计好的表格,由两名评价员独立评价并从原始文献中提取资料信息,信息包括发表时间、设计类型和配比情况、病例组与对照组的例数及基因型分布等,如有分歧通过讨论解决,依据所提取的信息分析文献研究的一致性。

共检索出133篇相关的中文文献,同时对133篇文献及其参考文献进行人工搜索,最后得到20篇符合研究目的的文献。按照所制定的文献纳入和剔除标准,剔除不符合Hardy-Weinberg定律的3

篇文献和同源人群重复使用的 1 篇文献后，共有 16 篇文献纳入 Meta 分析，研究对象共 4 889 例，均为中国汉族人群，其中病例组 2 799 例、对照组 2 090 例。16 篇文献的质量评价均符合要求，通过信息提取，获得各文献的具体情况见表 9-8 和表 9-9。

表 9-8　20 篇文献研究的一般状况

研究	第一作者	发表年份	文献数量	研究设计	匹配方式
1	王　艳	2008	14	人群为基础	年龄、BMI
2	吴文君	2008	7	医院为基础	年龄、性别
3	张红霞	2007	4	医院为基础	年龄、BMI、血胆固醇
4	王燕	2007	11	医院为基础	年龄、性别
5	程伟*	2007	8	人群为基础	年龄、性别
6	史晓红	2007	20	人群为基础	年龄、性别、BMI
7	卜瑞芳	2007	14	医院为基础	年龄、性别、BMI
8	顾敏锋	2007	13	医院为基础	年龄、性别
9	王淑芳*	2007	8	人群为基础	年龄、性别、BMI
10	魏颖丽	2007	5	人群为基础	年龄、性别
11	魏颖丽	2006	8	人群为基础	年龄、性别、BMI
12	初明峰*	2006	7	医院为基础	年龄、性别
13	翟冰	2006	18	人群为基础	年龄、性别
14	王长江	2005	4	医院为基础	年龄、性别、BMI
15	苏庆建	2005	63	人群为基础	年龄、性别、BMI
16	刘德敏#	2004	7	人群为基础	年龄、BMI
17	董艳	2004	10	人群为基础	年龄、BMI
18	夏晖	2004	7	医院为基础	年龄、性别、BMI
19	杜鹏飞	2004	8	人群为基础	性别
20	靳立忠#	2003	12	人群为基础	年龄、BMI

注：BMI 为体质指数（body mass index），* 示不符合 Hardy-Weinberg 定律文献，# 示同源人群重复使用文献。

表 9-9　16 篇文献研究的分析情况

研究	第一作者	例数	病例组		对照组		OR 值（95%CI）
			TG+GG	TT	TG+GG	TT	
1	王艳	603	208	153	118	124	1.43（1.03，1.98）
2	吴文君	329	155	134	12	28	2.70（1.32，5.52）
3	张红霞	258	147	51	38	22	1.67（0.90，3.80）
4	王燕	400	120	80	78	122	2.35（1.57，3.50）
5	史晓红	459	90	89	132	148	1.13（0.78，1.65）
6	卜瑞芳	384	171	118	39	56	2.08（1.30，3.33）
7	顾敏锋	323	112	67	70	74	1.77（1.13，2.76）
8	魏颖丽	201	61	39	43	58	2.11（1.20，3.70）
9	魏颖丽	152	33	39	22	58	2.23（1.14，4.38）
10	翟冰	334	92	103	61	78	1.14（0.74，1.77）
11	王长江	255	87	56	45	67	2.31（1.40，3.83）
12	苏庆建	210	62	53	49	46	1.10（0.64，1.98）
13	董艳	383	91	105	89	98	0.95（0.64，1.43）
14	夏晖	163	60	18	46	39	7.42（3.18，17.30）
15	杜鹏飞	221	53	74	39	55	1.56（0.91，2.68）
16	靳立忠	214	52	40	58	64	1.43（0.83，2.47）
合计	—	4 889	1 594	1 219	939	1 137	…

第一个研究者为了进行综合分析,将各研究的原始数据直接相加后得到合并的 OR 值:

$$OR = \frac{1\,594 \times 1\,137}{1\,219 \times 939} = 1.58, \quad \chi^2 = \frac{(1\,594 \times 1\,137 - 1\,219 \times 939)^2 \times 4\,889}{2\,813 \times 2\,076 \times 2\,533 \times 2\,356} = 62.55, \quad P < 0.01,$$ 故认为中国人该位点的基因多态性与 2 型糖尿病之间存在相关性。

第二个研究者运用 RevMan 4.2 软件对资料进行了 meta 分析,软件分析结果显示:异质性检验 $I^2 = 60.3\%$,$\chi^2 = 37.82$,$v = 15$,$P = 0.001$,认为各研究结果之间异质性有统计学意义,故选用随机效应模型进行数据合并,$OR_{合并} = 1.70$,95% CI 为(1.40, 2.07),$z = 5.27$,$P < 0.01$,结论是中国人携带突变等位基因 G 的个体发生 2 型糖尿病的危险性增加。

问题:从统计分析角度来看,①第一个研究者直接将原始数据进行合并分析是否恰当?请说明理由。②第二个研究者的分析是否合适?请你提出更好的改进建议。

案例分析提示:

1. 直接将原始数据进行合并分析是不恰当的,虽然均为病例对照研究,但每个研究的设计方案、对象选择、样本量等方面不完全相同,因此需考虑各研究间可能存在的偏倚和异质性,应进行 meta 分析。

2. 从异质性检验结果来看,采用随机效应模型进行 meta 分析是可行的,但应进一步进行亚组分析和敏感性分析,还应对发表偏倚进行评估。

(1)亚组分析:按是否对性别进行匹配分组,配比组内仍有异质性存在;按设计方案(医院为基础和人群为基础)进行分组,各研究结果间不存在显著的异质性。与全分析结果一致,亚组分析结果(表 9-10 和图 9-8)也都显示出中国人携带突变等位基因 G 的个体发生 2 型糖尿病的危险性增加。

表 9-10　脂联素基因 T45G 多态性与 2 型糖尿病关系的 meta 分析结果

亚组分析	文献数	I^2(P 值)	固定效应模型		随机效应模型	
			OR 值(95%CI)	z 值(P 值)	OR 值(95%CI)	z 值(P 值)
配比性别	12	62.1%(<0.01)	1.79(1.55, 2.06)	7.93(<0.01)	1.88(1.47, 2.39)	5.09(<0.01)
未配比性别	4	10.7%(>0.10)	1.30(1.04, 1.61)	2.36(<0.05)	1.30(1.03, 1.64)	2.21(<0.05)
医院为基础组	7	40.6%(>0.10)	2.29(1.18, 2.78)	8.32(<0.01)	2.32(1.78, 3.02)	7.18(<0.01)
人群为基础组	9	15.5%(>0.10)	1.31(1.13, 1.53)	3.51(<0.01)	1.32(1.42, 3.63)	3.05(<0.01)
全部研究	16	60.3%(<0.01)	1.62(1.44, 1.82)	7.91(<0.01)	1.70(1.40, 2.70)	5.27(<0.01)

(2)敏感性分析:为探讨 meta 分析结果的稳定性,可对固定效应模型和随机效应模型的分析结果进行比较,进一步还可比较剔除样本量较少的文献前后的分析结果(表 9-10)。无论是全分析还是亚组分析,其固定效应模型和随机效应模型的分析结果基本一致;剔除样本量较少的 2 篇文献(16 篇文献只有表 9-9 中序号为 9 和 14 的文献样本量少于 200 例)后的分析结果与剔除前的分析结果相近,说明分析结果稳定性较好。

(3)发表偏倚的识别:可采用绘制漏斗图进行初步分析,进一步可进行线性回归分析,并可计算失效安全数。Egger's 偏倚系数的分析结果:全分析为 0.14(−1.06, 1.34),$P > 0.10$;医院为基础组为 0.31(−0.13, 0.75),$P > 0.10$;人群为基础组为 0.15(−1.07, 1.35),$P > 0.10$,按 $\alpha = 0.10$ 水准,可以认为全部文献分析和 2 个亚组分析的各研究间均不存在显著性发表偏倚。16 篇文献的失效安全数为 335(远远大于 $5k + 10 = 90$),即需至少 335 篇阴性结果文献才能推翻 T45G 位点与 2 型糖尿病相关的结论,表明本研究可忽视发表偏倚的影响,结果可靠。

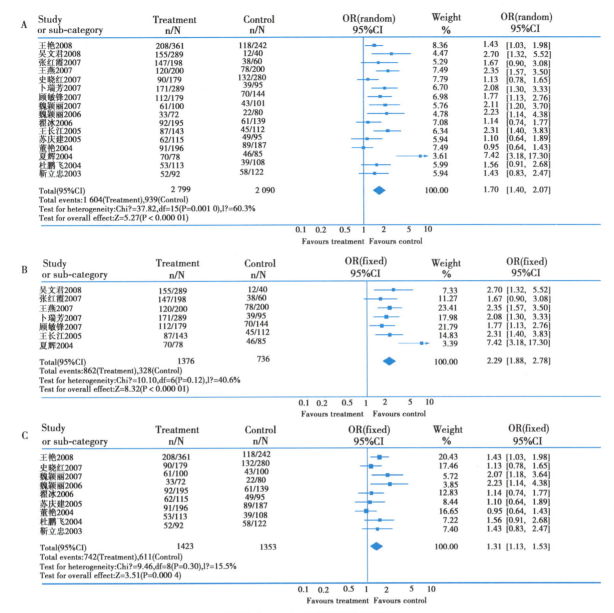

图 9-8　meta 分析结果的森林图

A. 全部人群；B. 医院为基础组；C. 人群为基础组。

（刘　艳）

思 考 题

1. 开放式知识发现过程和闭合式知识发现过程的主要区别是什么？

2. meta 分析中，如何识别多个独立研究间是否存在异质性？若存在异质性，如何进行处理？

3. 根据表 9-11 数据的危险率差（RD）倒方差法 meta 分析结果，说出 meta 分析的统计分析过程与统计结论。已知：异质性检验 $Q = 1.7542$，$\chi^2_{0.10,3} = 6.25$，$P > 0.10$；$\hat{RD} = \dfrac{50.7966}{441.5380} = 0.1150 = 11.50\%$，95%CI 为 $0.1150 \pm 1.96/\sqrt{441.5380}$，即 2.17% ~ 20.83%。

表 9-11 两率比较 meta 分析的 RD 值的效应合并计算表（异质性 Q 检验）

研究	a_i	b_i	c_i	d_i	P_{1i}	P_{2i}	RD_i	w_i	$w_i RD_i$	Q_i
1	7	0.5	13	1	1.000 0	0.928 6	0.071 4	76.723 0	5.478 0	0.146 1
2	30	6	20	5	0.833 3	0.800 0	0.033 3	97.484 7	3.246 2	0.651 4
3	54	8	44	20	0.871 0	0.687 5	0.183 5	193.440 0	35.496 2	0.906 5
4	25	7	18	8	0.781 3	0.692 3	0.089 0	73.890 4	6.576 2	0.050 1
合计	…	…	…	…	…	…	…	441.538 0	50.796 6	1.754 2

第十章

专家调查法

专家调查法是一种采用通信方式分别将所需解决的问题单独发送到各个专家手中，征询意见，然后回收汇总全部专家的意见，并整理出综合意见。随后将该综合意见和预测问题再分别反馈给专家，再次征询意见，各专家依据综合意见修改自己原有的意见，然后再汇总。这样多次反复，逐步取得比较一致的预测结果的决策方法。

第一节　头脑风暴法

一、头脑风暴法概述

头脑风暴法是应用最广泛的重要专家调查法之一，它是一种比较典型的创造性思维方法。头脑风暴法出自"头脑风暴"（brain storming）一词。所谓头脑风暴的概念源于医学，原指精神病患者的精神错乱状态，创造学中借用医学上的这个概念来比喻人的思维在短时间内高度活跃，打破常规的思维方式而产生大量创造性设想的状况。"头脑风暴法"又称脑力激荡法、智力激励法、BS 法，是快速、大量寻求解决问题构想的集体思考方法，目的是通过找到新的和异想天开的方法来解决问题。

"头脑风暴法"由美国创造学家亚历克斯·奥斯本（Alex Faickney Osborn）于 1939 年首次提出。1949 年起，奥斯本在纽约州立大学布法罗学院开办训练班，专门传授头脑风暴法。并于 1953 年在他自己极具影响力的著作《应用想象力：创造性思维的原则和规程》（*Applied imagination: principles and procedures of creative thinking*）中正式发表了这种激发思维的集体思考方法，从此发起了创造性思考的一场革命风潮。1954 年，他创立了创造性教育基金会（Creative Education Foundation）。头脑风暴法得到了心理学界及其他学术界的肯定，一些著名心理学家参与到头脑风暴法的完善、发展和应用活动中来。由于头脑风暴法的科学性及由它所取得的显著社会效应，使它在美国及世界上产生了较大影响，并促进了全球性创造学热的形成，头脑风暴法也由此成为创造学最著名的方法，奥斯本则被誉为"创造工程之父"。

头脑风暴法通常以讨论会议的群体决策形式实施，其特点是让与会者敞开思想，使各种设想在相互碰撞中激起脑海的创造性风暴。提出头脑风暴法的目的在于使个体在面对具体问题时能够从自我和他人的求全责备中释放出来，从而产生尽可能多的设想。奥斯本认为设想的数量越多，就越有可能获得解决问题的有效方法。

二、头脑风暴法的基本思想

"头脑风暴法"在韦氏国际大字典中被定义为：一组人员通过开会方式对某一特定问题出谋献策，

群策群力解决问题。它围绕某一问题召开专家会议，通过共同讨论进行信息交流和相互诱发，激发出专家们创造性思维的连锁反应，产生许多有创造性的设想，从而进行集体判断预测的方法。它既可以获取所要预测事件的未来信息，也可以把一些问题和影响，特别是一些交叉事件的相互影响分析清楚。

（一）头脑风暴法的基本规则

举行头脑风暴会议时，必须严格遵守以下四条规则：

1. **自由畅想原则**　要求与会者在轻松的氛围下尽可能地解放思想，无拘无束地自由思考，鼓励自由奔放、异想天开的见解，这样才能形成新的思维方式，产生更好的解决方案。要从不同角度、不同层次、不同方位大胆地想象，尽可能标新立异，与众不同，提出独创性的设想。

2. **延迟批评原则**　在头脑风暴会议上，既不能当场肯定某个设想，又不能否定某个设想，也不能对某个设想发表评论性的意见，否则既占用会议时间又会使与会者变得保守谨慎，遏制新创意的诞生。一切评论和判断都要延迟到会议结束以后才能进行。这样做一方面是为了防止评判约束与会者的积极思维和自由畅想的有利气氛。另一方面是为了集中精力先开发设想，免得把应该在后阶段做的工作提前进行，影响创造性设想的大量产生。

3. **以量求质原则**　在讨论解决问题的方案时，设想的数量越多，就越有可能获得有价值的创意。因此，奥斯本智力激励法强调与会者在规定的时间内，提高思维的流畅性、灵活性和求异性，尽可能多而广地提出新设想，以大量设想来保证高质量设想的存在。

4. **综合改进原则**　除了鼓励与会者本人提出的设想之外，要求与会人员认真思考他人的创意，对他人已经提出的设想进行补充、改进和综合，强调相互启发、相互补充和相互完善，从而产生更好的创意。

（二）头脑风暴法的类型

头脑风暴法主要可分为直接头脑风暴法和质疑头脑风暴法。

1. **直接头脑风暴法**　针对所要解决的问题，按照头脑风暴法的规则，组织专家开会讨论，对所预测的问题进行创造性思维活动，使与会者敞开思想各抒己见，相互激发创造性，产生尽可能多的解决问题的方案。

2. **质疑头脑风暴法**　同时召开由两组专家参加的两个会议进行集体讨论，其中一个专家组会议按直接头脑风暴法提出设想，另一个专家组会议则是对第一个专家组会议的各种设想进行质疑。从而形成一个更科学、更可行的预测方案。

3. **头脑风暴法的其他类型**　头脑风暴法自提出以来，陆续提出了若干种不同类型的头脑风暴法，其中大多是原有方法的改良版本，比较著名的有默写式头脑风暴法、卡片式头脑风暴法和电子头脑风暴法等。

（1）默写式头脑风暴法（635法）：联邦德国学者鲁尔己赫（Bernd Rohrbach）根据德意志民族性格内向、惯于沉思的特点，对奥斯本头脑风暴法进行改造而创立的。与头脑风暴法原则上相同，其不同点是把设想记在卡上。头脑风暴法虽规定严禁评判，自由奔放地提出设想，但有的人对于当众说出见解犹豫不决，有的人不善于口述，有的人见别人已发表与自己设想相同的意见就不发言了。而"635"法可弥补这种缺点。

（2）卡片式头脑风暴法：卡片法（卡片式智力激励法）可分为CBS法和NBS法两种。①CBS法由日本创造开发研究所所长高桥诚根据奥斯本的方法改良而成，特点是对每个人提出的设想可以进行质询和评价；②NBS法则是日本广播电台开发的一种智力激励法。

（3）电子头脑风暴法：是采用网络技术和计算机平台来支持头脑风暴技术的"电子头脑风暴法"（electronic brainstorming）。电子头脑风暴法使用网络连接的计算机，使得群体成员产生的观点可以从一个成员的计算机上输入，并且显示在群体其他成员的显示屏上。观点的输入是匿名的，并且可以同时进行，成员通过观看电脑显示屏知晓他人的观点，同时对成员的输入进行在线记录，使个体成员的观点随时备查，这样减少了信息超载和记忆障碍。

三、头脑风暴法的特征

（一）头脑风暴法的基本特征

1. **简单易行** 头脑风暴法的作用原理、运行程序、主要原则等简单易懂，没有复杂繁琐的理论和技术要求，对环境没有特殊要求，组织实施成本低廉，操作方法简单易行。

2. **民主包容** 头脑风暴法构建了一个自由民主、开放包容、热情活跃的会议环境，让所有与会者都能够敞开心扉，畅所欲言，自由联想，相互激励，相互启发，产生"思维共振"，起到集思广益的作用。民主包容是头脑风暴法极其重要的特征，是能否取得创新思维成果的关键，同时也是群体性决策方法的内在要求。

3. **汇集群体智慧** 运用头脑风暴法时，围绕某一主题或某一特定问题召集有关人员参与会议交流和讨论。在自由开放、轻松愉快、充满热情的会议氛围中，与会者敞开心扉，各抒己见，相互启发，获得大量创造性设想和更多解决问题的方案。头脑风暴法本质上是一种群体性的思维决策方法，高度重视广开言路，集聚众人思维成果，汇集群体智慧，充分发挥群体的智慧和能量。

4. **创新性强** 头脑风暴法通过构建一个自由民主、开放包容、热情活跃的会议氛围，为大量创新思维的涌现提供了良好的土壤和环境，为创新成果的取得奠定了坚实的基础。

（二）头脑风暴法在激发设计思维时的优势

1. **联想反应** 联想是产生新观念的基本过程。在集体讨论问题的过程中，每提出一个新的观念，都能引发他人的联想。相继产生一连串的新观念，产生连锁反应，为创造性地解决问题提供了更多的可能性。

2. **热情感染** 在不受任何限制的情况下，集体讨论问题能激发人的热情。人人自由发言、相互影响、相互感染，能形成热潮，突破固有观念的束缚，最大限度地发挥创造性思维能力。

3. **竞争意识** 在有竞争意识情况下，人人争先恐后，竞相发言，不断地开动思维机器，力求有独到见解，新奇观念。心理学的原理告诉我们，人类有争强好胜心理，在有竞争意识的情况下，人的心理活动效率可增加50%或更多。

4. **个人欲望** 在集体讨论解决问题过程中，个人的欲望自由不受任何干扰和控制是非常重要的。头脑风暴法有一条原则，不得批评仓促的发言，甚至不许有任何怀疑的表情、动作、神色。这就能使每个人畅所欲言，提出大量的新观念。

（三）头脑风暴法的局限性

头脑风暴法适合于解决那些特殊的问题，而不太适合于那些一般性的问题，在采用这种方法时应限定所讨论的题目的范围，使组内每个成员都集中于同一个目标，提出各自的设想。头脑风暴法也仅能用于解决一些要求探索设想的问题，不能用来解决那些事先需要做出判断的问题，也不能为仅需要两、三个不同解决办法的问题而采用头脑风暴法。另外，集体讨论会花费更多时间，因此当要解决的事情很紧急时，集体创意方法可能并不适用。除此之外，头脑风暴法还存在以下局限性。

1. **产生式障碍妨碍产生新设想** 互动群体用头脑风暴法产生观点过程中，在某个成员阐述自己观点的同时，其他成员只有两种可能的选择：一是不得不努力记住自己已经产生但还没有机会表达的观点，以免发生遗忘；二是被迫去听别人的观点，结果导致注意力分散或妨碍继续产生新的设想，从而所产生的观点被遗忘，继而影响整个群体观点产生的效果。这就是所谓的产生式障碍。随着互动群体规模的增大，产生式障碍越严重。

2．评价焦虑抑制设想表达　在头脑风暴法的四条基本原则里有一条很重要的原则是延迟评价，奥斯本及其支持者认为，这样可以减少观点提出者的焦虑程度，让与会者可以畅所欲言，但实际上在采用头脑风暴法的小组里，评价焦虑仍然存在，小组成员可能会担心小组内其他成员的评价，如自己设想的价值、设想的新颖性，从而可能不会把自己的有些设想表达出来。

3．社会惰化影响成员积极性　社会惰化，即个体倾向于在进行群体共同工作时，比自己单独工作时投入努力减少的现象。社会惰化有责任分散的原因，当小组成员意识到他们的观点将被汇集作为一个整体来看待、分析时，他们可能会减少自己的努力程度。所以，当所有的与会者认为他们每个人都是以个人而不是以群体为单位进行评价时，社会惰化现象就会减少。除了责任分散的原因之外，小组成员也有可能感觉到自己的观点并不一定就是小组所需要的，这种对自身观点价值的不肯定也造成了一定的社会惰化。不同特征的任务导致社会惰化的可能性也不同。如果任务的特征是以最佳的观点来处理的则更易导致社会惰化，而如果任务的特征只是把所有的观点汇集在一起则不易引起社会惰化。在运用头脑风暴法时，如果更多地强调观点的质量而非数量，更易导致社会惰化。

四、头脑风暴法的实施步骤

（一）直接头脑风暴法的实施步骤

分为三个阶段，即：实施前的准备阶段、引发和产生创造思维的进行阶段以及之后的整理阶段。

1．准备阶段

（1）确定议题：头脑风暴法的目的在于为与会者创造一个激发思想火花的氛围，让与会者都能积极发表自己的看法和意见。必须在会前确定一个目标，使与会者明确通过这次会议需要解决什么问题。事先由会议组织者对议题进行调查，将内容做成说明资料，就限定范围，问题细则等，会议的前一天交给与会者，让大家有充裕的时间来思考。

（2）确定人选：人数一般以8～12人为宜，也可略有增减。与会者人数太少不利于交流信息，激发思维；而人数太多则不容易掌握，并且每个人发言的机会相对减少，也会影响会场气氛。

（3）明确分工：要推定一名主持人，1～2名记录员（秘书）。主持人的作用是在头脑风暴畅谈会开始时重申讨论的议题和纪律，在会议进程中启发引导，掌握进程并控制会议时间。记录员应将与会者的所有设想都及时编号，简要记录，最好写在黑板等醒目处，让与会者能够看清。记录员也应随时提出自己的设想，切忌持旁观态度。

（4）会场准备：会场可作适当布置，座位排成圆环形的环境往往比教室式的环境更为有利。同时准备必要的用具，如白纸、笔，方便在开会时将大家的创意要点迅速记录下来。

（5）明确纪律：在讨论开始前，要明确全体与会者需要共同遵守的纪律，包括要求与会者积极参与讨论并保持注意力集中；不私下议论，不影响其他人思考；发言直奔主题，不做过多的解释；尊重其他人的观点，不妄自评论等。

2．进行阶段

（1）问题及要求介绍：主持人简明扼要地介绍需解决的问题，切勿过于全面，否则，过多的信息会限制与会者的思维，影响灵感火花的产生。之后，主持人规定讨论时间，要求小组人员进行深入讨论。

（2）设想提出：与会者按举手的先后顺序或是轮流发言的方式发表与该问题有关的设想或思路。发言时，一次发言只谈一种见解，发言尽量做到简单明了，甚至是一句话的设想，并要先提出自己的设想，再提出受其他人启发而形成的创意，其他与会者不可做出任何评价。

（3）设想激发：头脑风暴会若陷入僵局，主持人必须采取一些措施，如休息几分钟、散步、唱歌、喝水等，使讨论发言再继续一段时间，引导大家进行一次又一次脑力激荡，务必使每人竭尽全力形成创意，因为奇思妙想往往在挖空心思的压力下产生。主持人还需要控制好讨论时间，一般来说，以几十分钟为宜，最好不要超过 1 小时。创意的数量尽管与时间的长短有直接关系，但时间太长与会者容易疲劳，反而会影响创意的质量。大多数可实施的好创意通常在会议即将结束时产生，因此，到了预定结束时间时会议可再延长 5 分钟，因为在这段时间里人们容易提出最好的创意。此后，如果在一分钟时间内再不产生新创意、新观点，头脑风暴会议可宣布结束或告一段落。

3．**整理阶段**　应该将设想收集起来，并加以分类。如果时间较为紧迫，可以使用五分制评分法选出最好的创意。与会者为每个设想打分，他们可以自由地将五分分配给喜欢的设想。比如，将五分平均分给五个设想，每个设想得到一分，也可以将五分全部给某一个设想。然后，将每个设想的得分相加，选出得分最高的设想，留待后议。

最后，在会议结束前，以感谢每个人对头脑风暴做出的贡献作为收场。应该再次提到一到两个最好的、最有创意或最有趣的设想。然后，考虑一下哪些设想是可以付诸实施的。

（二）质疑头脑风暴法的实施方法

质疑头脑风暴法同时召开两个专家会议，集体产生设想的方法。第一个会议完全遵从直接头脑风暴法的规则，而第二个会议规则是对第一个会议提出的设想进行质疑。它是在直接头脑风暴法的基础上进行的。换句话说，质疑头脑风暴法是直接头脑风暴法中对现实设想的可行性进行评估的一个专门程序。质疑头脑风暴法聘请专家规则和组织专家会议规则，与直接头脑风暴法一样，只是禁止对已有的设想提出肯定意见，而应该鼓励提出新的可行设想。

质疑头脑风暴法工作程序分以下 3 个阶段：

第 1 阶段要求与会者对每一个提出的设想都要提出质疑，并进行全面评论。评论的重点，是研究有碍设想实现的所有限制性因素。在质疑过程中，可能产生一些可行的新设想。这些新设想，包括对已提出的设想无法实现的原因的论证、存在的限制因素以及排除限制因素的建议。其结构通常是："××设想是不可行的，因为……，如要使其可行，必须……"

第 2 阶段是对每一组或每一个设想编制一个评论意见一览表，以及可行设想一览表。质疑头脑风暴法应遵守的原则与直接头脑风暴法一样，只是禁止对已有的设想提出肯定意见，而鼓励提出批评和新的可行设想。在进行质疑头脑风暴法时，主持者应首先简明介绍所讨论问题的内容，扼要介绍各种系统化的设想和方案，以便把与会者的注意力集中于对所论问题进行全面评价上。质疑过程一直进行到没有问题可以质疑为止。质疑中抽出的所有评价意见和可行设想，应专门记录或录在磁带上。

第 3 阶段是对质疑过程中抽出的评价意见进行估价，以便形成一个对解决所讨论问题实际可行的最终设想一览表。对于评价意见的估价，与对所讨论设想质疑一样重要。因为在质疑阶段，重点是研究有碍设想实施的所有限制因素，而这些限制因素即使在设想产生阶段也是放在重要地位予以考虑的。最后，由分析组负责处理和分析质疑结果。分析组要吸收一些有能力对设想实施做出较准确判断的专家参加。如果须在很短时间就重大问题做出决策时，吸收这些专家参加尤为重要。

（三）默写式头脑风暴法的实施步骤

由 6 个人参加，围绕圆桌而坐，先明确议题，要求每人 5 分钟内在一张设想表格上填写 3 个设想，然后按照一定的顺序把表格传给邻座。第二个 5 分钟内，每人阅读邻座传来的表格后，接着写下 3 个设想，然后再按顺序传递。表格传递若干次（一般为 6～8 次）后，会议即告一段落。假设表格传递次数为 n，则通过此方法获得的设想有 $18n$ 个。

默写式头脑风暴法亦称 635 法。由于与会者不必开口发言，因此适合性格内向、不善言辞者采用。在实施此方法时，与会人数、每次写设想的数量和时间间隔均可变化。

（四）卡片式头脑风暴法的实施步骤

组织 3～8 人的会议，会前确定议题，开会时先发给每人若干卡片，桌上还应放一些空白卡片备用。前 10 分钟与会者自己把设想填写在卡片上，每张卡片上写一个设想，接着用 30 分钟轮流宣读卡片，每人每次宣读一张，若设想与前人相同则跳过。与会者在听别人宣读的时间里，可将新的设想填入卡片。最后再用 20 分钟进行交流讨论，诱发新设想，议论并完善原来提出的好设想。会议一般进行 1 小时左右，不仅完成产生设想的程序，而且基本完成对设想的评议筛选工作。

卡片式头脑风暴法把书面表述和口头畅谈结合起来，一张卡片一个设想，内容完整，条理清楚，便于事后的处理与开发，效果比较理想。

（五）电子头脑风暴法的实施步骤

团队成员（可达 50 位与会者）在同一时间内坐在电脑网络，特别是合作软件系统的计算机前，问题被陈述给与会者，他们通过电脑输入自己的回答。个人评论以及集体投票，都显示在屏幕上。

其最大优点是匿名、诚实和迅速，这是因为通过网络参加讨论的人都是匿名的，从而可以消除很多顾虑，避免受到权威和等级层次的影响；而且与会者可以立即写下他们的设想，不会像在面对面的讨论会上那样，等轮到自己发言时已经忘记了自己的观点；可以避免有些人不善于社交而不能畅所欲言，扩大了讨论的范围；网络对空间范围的拓展，也使得邀请位于世界各地的人员一起讨论变得非常简单，从而增加了可获得的方案数量。

五、头脑风暴法的应用

（一）应用案例

1. 应用直接头脑风暴法论证"联合公共卫生学院"的办学方向和培养目标　1989 年，为加速培养适合我国公共卫生事业需要的专门人才，在卫生部教育司的领导下，由中国预防医学科学院、北京医科大学（现：北京大学医学部）和中国协和医科大学（现：中国医学科学院北京协和医学院）共同筹办以"毕业后教育"为主要任务的"联合公共卫生学院"。为了充分论证办学的必要性、办学方向、培养目标以及课程设置和教学方法等问题，于 1989 年 11 月 21—22 日在北京召开专家会议，应用直接头脑风暴法，除了对办学方向和培养目标外，还着重对于两天来会议没有涉及到的联合公共卫生学院的课程设置、教师、教学方法、学生、教学实习等问题进行论证。具体过程归纳如下：

（1）聘请专家：聘请来自一些医学高等院校、预防医学科研单位、卫生部和省（自治区）卫生厅（局）等部门的公共卫生、流行病、卫生防疫、营养与食品卫生、环境卫生、健康教育、卫生管理等专业的著名教授和司局级领导干部以及美国约翰·霍普金斯（John Hopkins）大学和美国疾病控制中心的医学教育、国际卫生、人口统计、流行病专业的著名教授共 24 位。他们都熟悉和积极致力于公共卫生事业，虽然彼此大部分认识，但职位相近，会上发言不会产生压力。

（2）会议预测对象及日程安排：为便于与会者把注意力集中于联合公共卫生学院的办学方向和培养目标，并得到具体落实，提出在预备会中尚未涉及的关于联合公共卫生学院的机构、学生，课程设置、教师、教学方法、教学实习与公共卫生实践，三院校之间的协调、合作，以及联合公共卫生学院与美国约翰·霍普金斯大学的联系等 18 个问题，作为会议预测对象的范围。

（3）会议论证：分两个论证组，每组专家 10～12 位，其中每组包括美国专家 1～2 位。各组另有工作小组成员 2～3 人。论证 3 个半天。

1）各组会议分别由 4 位专家（联合公共卫生学院董事长和 3 位副董事长）主持，每半天按预先设定的 1～2 个问题论证。所论证的问题如下：联合公共卫生学院的机构、学生；课程设置、教师；教学方法；教学实习与公共卫生实践；三院校之间的协调、合作；联合公共卫生学院与霍普金斯大学联系。

2）会议分别在两个教室内进行，由工作小组成员在黑板上即刻写出每一次发言的设想，简单明了地概括设想的论点及其论据,同时做记录和录音。

3)会议主持人严格按头脑风暴法的规则,虚心听取专家们发言,并规定发言中不能对其他人发言提出质疑和批评。遇到较好的设想,主持人启发与会者补充和完善。

4)鉴于每组均有中、美专家参加,会议用中、英文两种语言。由于中国专家大多数能听懂英文,但多数美国专家却不懂中文,故会议为美国专家身边设译员,做同声翻译,以便能引起与会者思维共振,保证提高会议效果。

(4)专家意见系统化处理:于11月23日至12月3日,由中国专家4人和美国专家3人及工作小组成员对专家们的设想做系统化处理。具体工作步骤可分为以下几个程序:

1)按时间顺序,整理记录,必要时用录音核对,列出所有专家的设想及其根据。

2)将重复的和互为补充的设想,经过分析与归纳,形成综合设想。

3)按原提出的8方面问题,分类编制设想一览表。

4)从设想的完整性、可行性及预期效果等方面,对设想进行综合评价,根据这个论证会的总目的,最后写出论证报告,上报原卫生部决策、审批。

(5)结果:采用头脑风暴法论证了联合公共卫生学院的培养目标是为我国现代化建设所需要的、德智体全面发展的、高级的综合性公共卫生人才。他们应具备广泛的知识(除生物医学外,又有广泛的社会、行为和经济等学科的知识)、足够的技能(自学和独立思考的技能,人际交往的技能,专业技术技能)和具有从事公共卫生专业和服务的素质(对社会和人民的责任感,高度的想象力,创新精神,创造力)。同时明确了联合公共卫生学院的组织构成、学科设置、教师和学生要求、课程、教学方法、教育研究组、示范区和现场实习指导教师制、学位授予、国际合作。

2. 在重症监护室疑似医院感染暴发控制中应用头脑风暴法 对某医院重症监护室(ICU)连续发生的3例鲍曼不动杆菌肺部感染病例,采用头脑风暴法召开科室护士讨论会,分析查找感染源与传播途径,共同制订控制措施并实施。

(1)一般资料:ICU为层流病房,在4天共有3例患者痰培养为鲍曼不动杆菌,药物敏感试验证实其来源于不同渠道。患者均为男性,年龄50～70岁;平均入住ICU时间7.7天,均患有严重的基础疾病,机体免疫力较低,均有气管切开、气管插管等侵袭性操作,并进行雾化吸入治疗,使用呼吸机辅助呼吸。患者临床表现均出现不同程度发热、咳嗽、黄色黏液性痰,血象升高,以中性偏多,肺部均有阴影,均符合医院感染诊断标准。在医院感染病例流行强度监测中,短期内有3例以上怀疑有共同感染源或感染途径的感染病例现象,可考虑疑似医院感染暴发。

(2)方法:由护理部主持召开讨论会,ICU全体护士参加,应用头脑风暴法的方式,围绕鲍曼不动杆菌感染的原因及控制方法查找工作中现存和潜在的感染因素,明确整改措施。会议要求按顺序每位护士都要畅所欲言,从病区管理、科室环境、消毒隔离、无菌操作、手卫生、层流设备管理、患者及探视者等方面结合自身工作实际,结合临床,对可能存在的感染途径尽可能发表自己的观点,会中对发言的内容不做任何评判,也不要自谦,自由提出尽可能多的方案。最后对发言记录进行归纳、整理,找出本次鲍曼不动杆菌感染可能现存的和潜在的感染源及感染途径,制定控制措施和方案,予以实施。

(3)结果:实施头脑风暴法后,增强了护士识别感染的意识,规范了工作护理行为,更加重视工作中的细节管理和过程管理,10天后无续发病例,再无聚集性发病发生。

3. 在外科住院医师规范化培训中应用头脑风暴法

(1)选取对象:选取某医院16名外科规培医师为对照组,15名外科规培医师为实验组。

(2)实验组实验方法:PDCA循环包含P(plan 计划)、D(do 执行)、C(check 检查)、A(action 行动)。将PDCA应用于住培人员(实验组)外科轮转期间的教学管理。

1）计划阶段（plan）：由外科各专业副主任及以上医生组成头脑风暴专家小组，其主要职责是根据学生的实际拟定头脑风暴的讨论范围和内容。

2）实施阶段（do）：每次讨论一个典型病例，主持人介绍病例一般资料，分阶段拟定不同的议题，就存在需要解决的共性问题、热点问题、疑难问题等作为切入点，以供学生查找相关因素，对问题形成的原因进行分析及对策探讨。再由与会者对各种设想进行集体论证，最后确定1～3个最佳的解决方案或整改措施。

3）检验阶段（check）：①对规培医师采取抽查与出科考试相结合。抽查主要通过发言的积极性及临床思维合理性，了解其询问病史、体格检查、病历书写、临床操作等临床基础知识掌握情况。出科考试包括外科理论、病例分析、诊疗技术操作等方面的内容。②带教老师检查，由科室质控小组负责抽查与规培医师评价相结合。

4）处理阶段（action）：由科主任组织带教老师开会，讨论、分析带教过程中遇到的具体问题，找出原因，继而总结经验进一步完善带教计划。

（3）对照组实验方法：对照组不参与头脑风暴，每月1次小讲课，由各外科专业主任讲授相关知识。

（4）考核方法：对两组学生均按照出科理论考试笔试占60%和临床操作技能占40%的原则进行考核。实验组和对照组学习积极性按照提问、讨论发言、查阅资料次数和自学时间等情况进行评分。出科理论考试按照客观题占60%，病例分析题占40%出题考试。

（5）调查问卷：学生对外科临床知识掌握程度和对带教老师带教情况进行评价。

（6）统计方法：采用SPSS 18.0统计学软件，单因素分析采用χ^2检验与秩和检验；多因素分析采用多元逐步回归，以$P<0.05$表示差异具有统计学意义。

（7）研究结果：表明将头脑风暴教学法运用于外科住培中可以有效调动学生学习积极性，系统掌握外科理论知识，提高临床操作技能，值得外科临床医学教育工作者深入研究使其在住培教学中的充分应用。

（二）应用注意事项

1．**目标清晰** 如果一次头脑风暴的意图是模糊不清的，就会导致会议议程停滞不前甚至失去方向。因此一定要设立清晰的目标，切忌讨论主题跑偏。一次头脑风暴的目的是达到一个具体特定的目标，并产生许多有创意的设想。最好的方法是，把这个目标设定成一个问题。模糊的目标是无用的。

2．**与会者背景多样** 与会者的背景也不应太过相近，假如每个人都来自同一个组织单位，就极易陷入一种"群体思考"中，从而大大地禁锢了创造力，因此要谨慎地选择与会者。在整个头脑风暴小组中还应引入一些其他领域甚至与讨论的话题无关的旁观者——这些人常会提出不同角度的看法和奇特的创意。不同背景的与会者组成的讨论，效果是最好的，这些人可以涵盖不同的年龄层次、男性和女性、经验丰富的老手或者新人等。

3．**防止个人主导全局** 要小心在团队中表现得独断专行的领导人或者权威，他们可能限制讨论的内容，最好不应让其参与其中，如果这样的人在场，那么最好找一名能够胜任推动角色的独立人士也在场——他要能够激励与会者积极思考，并防止权威独断。

4．**会议要有节奏** 巧妙运用"行—停"技巧：3分钟提出设想，5分钟进行考虑，再3分钟提出设想，如此反复交替，形成良好高效的节奏。

5．**按顺序轮流发表设想** 按顺序"一个接一个"轮流发表设想，如轮到的人当时无新设想，可以跳到下一个。在如此循环下，新设想便会涌现。

6．**要有收场和后续执行** 不要在没有达到清晰的执行计划之前，就结束头脑风暴会议，即使已经产生了一大堆设想。如果看不到一个真实的结果，人们会感到之前进行的过程没有意义，从而灰心丧气。应该在会上快速地分析一下得到的这些设想。一种好的方法是把总结性发言分成三个部分——有见地的设想、有趣的设想或反对意见。若在有见地的设想里，有特别出色的点子值得马上去实施的，应该立即将之作为一个实践项目交予相关的实行者。

<h1 style="text-align:center">第二节　德　尔　菲　法</h1>

一、德尔菲法概述

德尔菲（Delphi）法是在早期的专家个人调查法和专家会议调查法基础上发展起来的。最初国外在召开专家会议时是面对面进行预测，后来发现专家会议有很多缺点，如会议成员屈服于"权威""爱面子"、受会议"气氛"和"潮流"的影响等，使得某些不一定正确的意见得不到公开修正，导致专家集体不能做出高水平的评价和判断。而专家个人调查法虽然可以不受外界的影响，也没有心理压力，但是专家个人本身知识结构有限，使预测结果不可避免带有一定的片面性和局限性。针对这些缺陷，结合专家个人调查法和专家会议调查法的优点，将调查改为以匿名方式，向一组专家轮流分别征询意见，加以综合整理，逐步取得一致意见后再进行最后预测，这样能够比较精确地反映出专家的主观判断。这种匿名专家评估方法即是德尔菲法。它的名字来源于古希腊传说中的一座城堡——德尔菲，该城堡中有一座阿波罗神殿，传说众神每年都要来这里聚会，以占卜未来，因此德尔菲被认为是一个预卜未来的神谕之地。人们借用德尔菲的名字，作为这种预测方法的名字。

德尔菲法最早由美国兰德公司（一家以军事为主的综合性战略研究机构）于20世纪40年代创立并开展应用。在20世纪中期，兰德公司应美国政府要求做一份军事预测报告，即组织一批专家，要求他们站在苏军战略决策者的角度，最优地选择在未来大战中将被轰炸的美国目标，以便为美军决策人员提供参考；但当时政府完全没有采纳报告意见，结果战争一败涂地，德尔菲法也因此名声大振。1964年，兰德公司的赫尔默和戈登首次将德尔菲法应用于技术领域相关问题的预测，发表了《长远预测研究报告》，这件事产生了很大的影响，使德尔菲法在世界许多国家的不同领域很快获得到了广泛的推广和应用。据美国《未来》杂志1975年的调查显示，当时专家会议调查法和德尔菲法（以德尔菲法为主）在所使用的各种预测方法中所占比重高达24.2%。

在20世纪70年代中期，德尔菲法也开始应用于医学领域，最早始于探讨护理科研重点和护理科研课程体系。到20世纪90年代之后，该法已被国内外护理管理者、决策者、教育者和研究者们广泛应用。目前德尔菲法已渗入到医学及医疗保健各个分支领域相关问题的研究，如疾病诊断标准的制定、治疗方案的评价，卫生资源成本 - 效益和分配 - 利用评估，流行病学中有关事件的发生率、流行趋势预测，医疗服务相关指标的建立等。

二、德尔菲法的基本思想

德尔菲法的运作是基于一个基本认识或假设：专家比一般人更能预测有关领域未来的发展，而另一方面专家群体的预测比单独专家的预测准确度又更高，因此德尔菲法是建立在诸多专家的专业知识、经验和主观判断能力基础上的。此外德尔菲法又采用匿名形式尽可能避开了专家会议法的缺陷，通过意见反馈来发挥专家会议的优势。因此，德尔菲法本质上是一种反馈匿名专家函询法，是一种非见面形式的专家意见收集方法和"专家及社会智力资源"集中、碰撞和集成的方法。采用德尔菲法做预测并不是追求结果的精度，而是重点在于把握事件的特点、规律和发展趋势等，通过专家的协商交流来进行意见集中，达成共识，最终付诸实际行动。

三、德尔菲法的特点

德尔菲法具有四个明显区别于其他专家预测方法的特点：

1.**匿名性**　匿名性是德尔菲法最主要的特征。其采用匿名征询的方式征求专家意见时，所有受邀参加预测的专家组成员之间不能直接见面和联系，专家彼此互不知道其他有哪些人参加预测，只是同预测单位负责人保持联系沟通，参考前一轮的预测结果来修改自己的意见。虽然后来改进的德尔菲法会在某个阶段允许一定专家开会进行专题讨论，但从整体看，匿名性仍是德尔菲法整个实施过程中极其重要的特点。

2.**轮番征询性**　德尔菲法因为采用匿名方式，因此仅靠一轮调查，专家意见往往会比较分散，且不能相互启发，共同提高。而德尔菲法的目的是要集中专家意见，使得专家意见最终趋于一致。因此，经典的德尔菲法一般要进行4～5轮的专家意见征询，使得专家意见逐渐收敛，趋于统一。

3.**反馈性**　反馈是德尔菲法的核心。每次征询都要把预测单位的要求和专家匿名的各种意见及其理由反馈给各位专家，这样才能使专家们相互启迪、开拓思路，使各位专家在掌握全局情况的基础上，提出独立的创新见解，使得预测结果在趋于一致的情况下，尽可能地提高准确度。

4.**统计性**　采用德尔菲法进行预测时，得出的具体相关结论不是由组织者做出的，也不是由个别专家给出的，而是综合了一批专家的意见后给出的。为了更为科学地综合专家们的意见，德尔菲法往往要对诸多专家意进行统计学处理，以定量的方式直观科学地显现结果。

德尔菲法是一种广为适用的预测方法，但其在应用中某些细节也暴露出来一些问题，譬如完全建立在专家的经验和主观判断能力基础之上，缺乏一致的评估尺度，容易在有限的范围内进行习惯思维，另外多轮征询使得预测周期偏长等。因此，在长期的实践过程中，德尔菲法得到了不断的发展，产生了一些变种或派生方法。这些派生德尔菲法大体上可分为两大类。

（一）保持德尔菲法基本特点的派生德尔菲法

这类派生德尔菲法在保持经典方法的匿名性、轮番征询性、反馈性和统计性特点不变的前提下作了某些改进，以克服经典方法中的某些缺陷。

1.**加表德尔菲法**　又称事件表德尔菲法，即在第一轮调查征询中，向专家提供预测事件一览表。而经典方法的第一轮调查一般只提供空白的预测事件一览表，由专家根据预测目标填写应预测的事件。这样做有利于充分发挥专家的个人才智，但是某些专家由于对德尔菲法了解甚少或其他原因，往往不知从哪里入手。即使提供了预测事件，也往往条理不清，难以归纳；或者太专深，使某些专家难以接受。为了克服这些缺陷，组织者可根据已掌握的资料或征求专家的意见，预先拟定一份预测事件一览表，在第一轮调查时提供给专家。专家可以在第一轮调查时对该表进行补充或提出修改意见。可见加表德尔菲法实际上是由组织人员完成了经典德尔菲法的第一轮调查征询，专家们直接从第二轮开始工作。

2.**加测德尔菲法**　又称背景预测德尔菲法，即向专家提供背景预测材料。在很多情况下，参加预测的专家的专业面并不是很宽广，即他们对所在的专业领域往往知之甚多，而对影响预测结果的其他因素（如政治、经济、科技、文化、环境、心理等）却知之甚少。而实际情况是很多要预测的技术问题，不仅取决于科学技术本身的因素，还受到外部的政治、经济等因素的影响。为了弥补专家在这方面的不足，组织者可根据预测对象和参加预测的专家特点，在第一轮调查时就给专家提供必要的背景性资料，供其应答时参考。加测德尔菲法为专家们对预测对象的评价提供了更充分、更可靠的背景材料，降低了专家知识的局限性导致预测结果失准的可能性。

3.**加期德尔菲法**　有一些预测项目，是要对事件可能实现的时间进行预测，这类项目中，经典的德尔菲法一般只要求专家提供一个事件实现的日期或发生概率为 50% 的日期。而在加期德尔菲法中，可以要求专家就事件实现的时间提供多个概率不同的预测期；譬如，给出概率分别为 10%（未必可能发生）、50%（等量可能发生）和 90%（几乎肯定发生）的三个日期。组织者在进行数据处理时，可获得三个不同日期的中位数，可以将概率为 50% 的日期的中位数作为预测结果，以其他两个日期的中位数作为可供参考的波动范围。

4. **加因德尔菲法**　又称置信（可靠性）因素德尔菲法，即引入置信概率来处理对每一个预测事件的应答。置信概率，是指对专家的应答进行数据处理时，只计算肯定的应答比例，即从百分之百中减去否定应答（"永远不会发生"或"从不发生"）的比例。例如，专家们对某一预测事件作出肯定回答的中位数是 2006，同时有 5% 的专家认为该事件"永远不会发生"，那么，该预测结果的置信概率是 95%，预测结果是"该事件将在 2006 年发生，置信概率为 95%"，也就是说该预测日期有 95% 的可靠性。加因德尔菲法的优点在于对预测结果的数据处理中既统计肯定回答，又统计"从不"回答，而其他方法一般不可能把肯定回答和"从不"回答结合在一起表达出来。

5. **加评德尔菲法**　又称自评德尔菲法。在这种方法中，组织者要求每一位专家自己评估自己对调查表中每一问题的专长程度或熟悉程度。专家的自我评分越高，说明专家的自信程度越高，对问题的回答越有把握。在数据处理时，组织者可以将专家对自己专长程度或熟悉程度的估计作为权数，进行加权处理，这样可以提高评价或预测的精度。

6. **减轮德尔菲法**　经典的德尔菲法一般要经历 4 轮调查征询（有时甚至五轮）。进行多轮调查征询的目的在于广泛吸收专家意见，找出分歧并最终谋求一致。这样的预测大多要耗费一年以上的时间，耗时很长。派生的德尔菲法对此作了改进，即认为如果在第四轮之前专家的意见就已经协调、一致或者趋向稳定，就可以在第三轮或第二轮时停止调查，不再反馈。这样做，可以显著地加快速度、提高效率。大量德尔菲法的实践经验表明，经过 3 轮调查征询，专家意见已相当稳定、协调一致，如果在第一轮调查中向专家提供了应预测事件一览表，有时只需两轮调查即可得到满意的结果。

7. **加机德尔菲法**　又称德尔菲计算机会议法，是将计算机应用于经典德尔菲法中，使德尔菲的规定程序计算机化。在该方法中，组织人员通过中央服务器与远距离计算机终端的专家们相连，向各专家提供预测课题、背景材料和统计数据，随时了解各专家的预测意见和当前进展，并随时进行数据处理。同时，各专家也可以通过终端了解到以上信息，并迅速将自己的新意见输入计算机。如此进行多次，直至专家组的意见趋于一致，不再有新的意见发表，调查即可结束。加机德尔菲法，实际上是一种实时联机咨询，缩短了经典德尔菲法的"轮次"间隔时间，加速了德尔菲法的进程，使组织人员可以在短期内得到最终的评价和预测结果。在计算机技术与通信技术日益发达和普及的今天，加机德尔菲法将得到进一步的推广与发展。

（二）部分地改变德尔菲法基本特点的派生德尔菲法

这类派生德尔菲法对经典方法的匿名性、反馈性等基本特点作了某些改进，以满足预测过程的某种需求。

1. **部分取消匿名性**　又称变名德尔菲法，是指将专家匿名征询和专家会议讨论相结合的一种德尔菲法。实际应用中具体做法不尽相同，可以是先匿名征询，再进行口头讨论或辩论；或者先进行口头讨论或辩论，再匿名征询。这种方法的优点在于公开辩论使专家组的集体智慧得到充分的发挥，同时匿名"投票"又保证了专家个人意见的充分发表。

2. **部分取消反馈性**　反馈是德尔菲法的核心，具有重要的作用，因此对于德尔菲法的修正或补充，不可能完全取消反馈过程。但在某些情况下，为了提高预测效果，可以考虑部分取消反馈。部分取消反馈的方法主要有两种：第一种是只向专家反馈部分信息，譬如只向专家反馈前一轮预测结果的上下四分点，而不提供中位数，这样做有助于防止有些专家只简单地向中位数靠近，有意回避提出与众不同的新预测意见的倾向；第二种是只对部分专家实行反馈，一般是在最后一轮反馈时，反馈意见仅发给两类人，一类是该领域的权威专家，另一类是持极端意见的专家，这样做，是因为通常在经过几轮调查和反馈后，专家意见已大致趋于稳定，如果再次反馈征询，大部分专家也不会再有更多新的意见。因此在最后一轮征询中，只对以上两类专家进行反馈，并要求他们较为详细地阐述其论点和论据。这样做的好处是可以保护权威专家和持不同看法的专家的不同意见，同时也提高了预测效率。

从上述各种方法的改变可以看出，不论是从哪个角度对经典德尔菲法做出修改和补充，都没有完全离开德尔菲法的四个基本特点。因为从一定意义上讲，德尔菲法的实质和功能是靠这四个基本特点来保证的。但在实际应用中，德尔菲法不是固定不变的，除了上述派生的德尔菲法外，还有很多大大小小的改进方法，事实上，在实践工作中大多也是应用这些派生的或改进的德尔菲法。所以，我们在具体实施德尔菲法时，不能硬搬德尔菲法的固有程序，应该在保持经典德尔菲法基本特点，继承其科学性和实用性的基础上，根据实际需要，对它进行合理的改进和完善，以获得更可靠的预测结果和更高的预测效率，并不断在实践运用中推进德尔菲法的发展。

四、德尔菲法实施步骤

德尔菲法有一套独特的实施程序，它主要包括三个阶段：准备阶段、轮番征询和轮间数据处理阶段、数据处理分析和编写报告阶段。

（一）准备阶段

此阶段主要是成立预测领导小组，负责对整个预测工作进行组织和指导。在对专家进行具体征询之前，小组需要做好如下几点工作：

1. **明确预测目标，提出预测问题** 德尔菲法的预测目标通常是在实践中涌现出来的大家普遍关心且意见分歧较大的课题。明确预测项目目标后，需要提出具体预测问题。提出恰当问题的方法有多种：一是通过既往的文献检索和分析，二是通过过去积累的经验，三是由有关决策者提出，四是可以通过事前约一些专家座谈，或头脑风暴法提出问题等。经验证明，如果德尔菲法的实施过程能得到资料收集的补充，就更可靠、更有效和更有可信度。因此前期的准备工作应尽可能包括文献的研究和分析。

2. **选择参加预测的专家** 专家是指具有（或被认为具有）专业化的训练，并足以在认识上理解某一专业领域的目标、方法和结果的人。专家的任务是对预测课题提出正确的意见和有价值的判断。选择专家是整个德尔菲法过程中最重要的步骤，专家选择是否恰当直接关系到德尔菲法应用的成败。选择专家应注意以下几个方面：

（1）专家广度：除信息分析专家外，还应包括主管部门负责人、用户、对预测目标比较了解并有丰富的实践经验或较高理论水平的理论研究、系统设计、生产、管理和高层决策人员以及相关领域和边缘学科的有关专家。此外，考虑到专家意见的全面性，还应注意兼顾不同学派的专家。

（2）专家权威程度：这里的"权威"并不是指其高职称或高职务，而是指其熟知预测目标，在有关问题的专业知识领域有很强的能力，有丰富的知识，有独到的见解或长期的专业背景等。例如富有10年以上临床护理实践工作的人员，亦可能成为专家。

（3）专家参与度：经典的德尔菲法一般要进行四轮征询，其间还包含着大量信息反馈，因此，在进行预测之前，首先应取得参加者的支持，确保他们能认真进行每一次预测，能有足够的时间和耐心填写调查表、接受征询。

（4）专家人数：专家人数应视所要预测问题的具体情况而定。人数太少限制了学科代表性，起不到集思广益的作用，影响预测结果的精度；人数太多则难以组织，结果处理复杂，意见也难集中。有研究认为，当参加人数接近 15 人时，进一步增加专家人数对预测精度影响不大。目前较为一致的看法是人数以 10~50 人为宜。但对于一些特别重大问题的预测，专家人数可以而且也有必要扩大到 100 名左右甚至更多；或者也可以考虑分成若干个课题组，每个小组的人数仍保持在 10~50 人。另外在确定人数时，还需要注意的是，即使专家同意参加该项目研究，因种种原因也不一定每轮必答，有时甚至中途退出。因此，在预选专家人数时应适当多选一些专家，以留有余地。

（5）专家的信誉和对事件的保密度：应邀请信誉良好的专家，事先约请专家对征询一事进行保密，告知尤其不能向同行专家透露此事，以免专家间相互商量，答案雷同，起不到德尔菲法应起到的作用。此外当被征询的问题涉及到一些机密时，更应该要提醒专家注意保密。

3．编制调查表　调查表是获取专家意见的工具，也是专家们交流思想的工具和进行信息分析的基础。

（1）调查表的类型：常见的调查表类型主要有：

1）目标 - 手段调查表：当组织者确定了预测目标（含总目标及其分解而成的若干子目标），并提出达到这些目标所可能采取的各种措施和方案时，可以将目标列入调查表的横栏，措施和方案列入纵栏，这样就形成了目标 - 手段调查表。这类表简单易懂，专家也很方便回答，一般只需在相应的目标或手段处打"√"或"×"，或者对所提出的手段在达到目标过程中的地位打分，必要时可以用文字做一些补充或建议。

2）由专家简要回答的调查表：是由组织者根据预测目标提出一些问题后，然后由专家做简要回答。回答的内容因问题而异，如"关于我国生育模式变化和未来人口的预测研究"中，可以提出人口增长达到某一数值的时间、达到这一数值的技术内外因素或条件、各种因素间的相互影响、原因分析、对策措施、实施效果等等。

3）由专家详细回答的调查表：这类调查表一般问题会比较少，但却要求专家对提问做出充分的论证、详细的说明或提出充足的依据。如"您是否赞成我国建立家庭医生定期出诊制？并对您的答案给出论证"。

（2）制表注意事项：编制调查表时，一般都应有前言，用于说明本次调查的目的与任务，以及对德尔菲法作简要介绍。对于具体的预测问题，还应注意以下几点：

1）语句表达要准确，所提出问题的含义要具体明确，不能引起歧义。

2）征询的问题一次不宜太多，力求简化，做到少而精。

3）提供给专家的信息应该尽可能充分，以便其做出判断。

4）不应将组织者自己的意见或观点在表中表示出来，以免对征询专家出现诱导现象，影响专家意见的发挥。

5）应尽量简化回答方式，如打钩、画叉或填空等，必要时留有足够的地方让专家们说明自己的意见和观点。

6）列入征询的各问题之间不应有相互包含关系。

7）避免组合事件，即如果一个事件包括专家同意的和专家不同意的两个方面，专家将难以做出回答。

（二）轮番征询和轮间数据处理阶段

德尔菲法的征询是反复多次轮番进行的。经典德尔菲法所包含的四轮征询调查中，组织者和专家各自承担着不同的任务。

1．第一轮征询　专家第一次针对调查表回答问题，因此这一轮发给专家的调查表一般不带任何框框，只提出要预测的问题。专家可以各种形式回答有关提问，可以自由发挥联想优势，提出应预测的事件，或自己的建议，并说明自己是依据哪些资料或信息提出问题的。组织者要对回收的调查表进行汇总整理和统计分析，归并相同事件、剔除次要和分散的事件，并用准确的术语制定出问题一览表。该表将作为第二轮征询时的调查表发送给各位专家。

2. 第二轮征询　以第一轮调查为基础，要求专家们根据新的调查表和新的信息做出新的判断，必要时说明理由。组织者对这一轮回收的调查表，同样要进行汇总整理和统计分析。所以数据处理不止是在轮番征询结束后才有，而是每一轮征询之间都要进行。数据处理的具体方法后面再做介绍。根据数据处理结果，组织者再次修订征询问题，形成新的专家调查表，或者把各位专家的意见加以整理，制成图表或文件等发送给各位专家，以便他们参考后修改自己的意见。

3. 第三轮征询　这一阶段一般要求每位专家根据收到的资料进行深入思考后，再评论别人的意见和修正自己的意见，并充分陈述理由或依据。组织者再次统计结果，修订调查表。

4. 第四轮征询　要求每位专家在前几次预测的基础上，根据预测组提供的全部反馈信息，提出个人最后预测结果及其依据。根据既往实践经验，一般认为经过四轮的征询后，多数人对预测问题的意见基本趋于一致，极少数人的分歧意见也会明朗化。德尔菲法一般的要求是当被调查的专家中收集到的意见达到协调一致时，就可以停止调查，然后基于数据分析做出最后的预测结论。

上述四轮调查不是简单的重复，而是一种螺旋上升的过程。每循环和反馈一次，专家都吸收了新的信息，并对预测对象有了更深刻、更全面的认识，预测结果的精确性也逐轮提高。通过以上四轮，征询专家们的意见大都达到相当协调的程度，专家征询工作即可结束。但有的事件可能在第四步结束后，专家对各事件的预测也不一定协调，那么必要时可以对专家意见再反复修正、汇总，继续征询若干次，直到每一个专家不再改变自己的意见为止。此外有些征询项目，因为某种原因，譬如在第一轮时向专家们提供了背景资料，使得专家征询经过两轮或三轮后，专家的意见亦已相当一致，那么专家征询轮回工作亦可结束。

（三）数据处理分析和编写报告阶段

该阶段工作是对专家的最后征询结果做出最终的统计归纳处理，然后做出最后的预测结论，形成正式的预测报告，并通过适当的信息传递渠道将其提交给有关部门。其中最基础、最重要的工作就是对数据进行处理和分析，将定性的预测结果量化，用数字、符号等将专家的意见表示出来。

无论是经典的还是派生的德尔菲法，数据处理与表达都是其中很重要的环节。由于研究课题的性质、内容不同，在使用中对数据处理的方法可能也会不同。下面介绍几种常用的德尔菲法数据处理与表达方式。

1. 专家意见的集中程度　专家意见的集中程度是指所有专家对某项征询条目的重要性认可的程度。常用的反映专家意见集中程度的指标有均数、满分频率和评价等级总和。

（1）均数：指专家对某一项评价条目评分值的算术平均值，常用 M 或 $\bar{X}$ 表示。使用时可以先将全部专家对所有条目的评分值用表列出（表 10-1），然后再通过公式 10-1 求出各条目评分值的均数。式中，M_j 值越大，则 j 条目的相对重要性越大。

表 10-1　专家对各评价条目的评分值表

专家	评价条目					
	1	2	⋯	j	⋯	n
1	C_{11}	C_{12}	⋯	C_{1j}	⋯	C_{1n}
2	C_{21}	C_{22}	⋯	C_{2j}	⋯	C_{2n}
⋯	⋯	⋯	⋯	⋯	⋯	⋯
i	C_{i1}	C_{i2}	⋯	C_{ij}	⋯	C_{in}
⋯	⋯	⋯	⋯	⋯	⋯	⋯
m	C_{m1}	C_{m2}	⋯	C_{mj}	⋯	C_{mn}

$$M_j = \frac{1}{m_j} \sum_{i=1}^{m_j} C_{ij}$$

（式 10-1）

M_j 为第 j 个条目全部评价的算术平均值；m_j 为参加第 j 个条目评价的专家数；C_{ij} 为第 i 个专家对第 j 个条目的评分值。

（2）满分频率：指对某一项评价条目给满分（最高分）的专家数与对该条目做出评价的专家总数之比，常用 K 表示，计算方法见公式 10-2。K 值范围为 $0\sim1$，K 值越大，表明对该条目给出满分的专家人数越多，因而该条目的相对重要性也就越大。一般将 K 小于 0.4，作为提示专家认为该条目的重要性较小的界限，这一界限可作为保留或删除条目的依据。

$$K_j = \frac{m'_j}{m_j} \qquad \text{（式 10-2）}$$

K_j 为 j 条目的满分频率；m_j 同前；m'_j 为对 j 条目给满分的专家数。

（3）评价等级和：指专家对某一项条目赋值的算数和，它代表该条目在评价方案中的重要性或必要性。计算方法见公式 10-3。实际应用中，可以用自然数 1，2，3，……来表示评价等级，可以人为规定 1 等级重要性最高，2 等级次之，3 等级更次之……以此类推，此时等级和越小，重要性越高；也可以用重要性从大到小排列的评分值的总和来表示评价等级和，此时等级和越大，重要性越高。

$$S_j = \sum_{i=1}^{m_j} C_{ij} \qquad \text{（式 10-3）}$$

S_j 为对第 j 个条目的评价等级和；m_j 同前；C_{ij} 为第 i 个专家对第 j 个条目的评价等级。

2. 专家意见的离散程度　专家意见的离散程度指各专家意见的差异程度，通常用变异系数来反映。变异系数等于专家对某一个评价条目重要性评分值的标准差和均值的比值。变异系数越大，说明对该条目专家意见的差异越大。一般认为变异系数 ≥ 0.25 的条目，其专家意见差异比较大。因为德尔菲法的目的是要让专家意见逐渐趋于一致，所以达到一致的条目，其变异系数通常应该 <0.25。

对于某一评价条目 j，其变异系数的计算过程可以分三步来完成：

（1）计算专家对 j 条目评价值的均方差：在统计学中，对于一组数据，其中每个数据值与这组数据平均值的差称为离均差，它代表的是单个数据值偏离平均值的程度；将每个离均差平方后相加所得的和称为离均差平方和，它则反映了这一组数据集偏离平均值的程度。因为离均差平方和不仅与个体值变异大小有关，还与观察值的个数有关，所以用离均差平方和除以观察值个数，得到的值称为均方差。均方差不受观察值个数的影响，比离均差平方和能更好地描述数据的离散程度。均方差计算方法见公式 10-4。

$$D_j = \frac{1}{m_j} \sum_{i=1}^{m_j} (C_{ij} - M_j)^2 \qquad \text{（式 10-4）}$$

D_j 为专家对 j 条目评价的均方差；C_{ij} 为 i 专家对 j 条目的评价值；m_j、M_j 的含义同前。

（2）计算专家对 j 条目评价值的标准差：标准差是均方差开平方后的数值。因为均方差是平方值，其单位和原数据值的单位不一致，而开平方后就可以保持一致。所以标准差使用起来更方便。标准差一般用 σ 来表示，计算方法见公式 10-5。

$$\sigma_j = \sqrt{D_j} \qquad \text{（式 10-5）}$$

D_j 的含义同前。

标准差本身就是一个离散程度指标，所以它也可以直接应用到德尔菲法数据统计中，通常它会和均数结合使用，经常表示为 $\bar{X} \pm \sigma$。譬如有两组数的 $\bar{X} \pm \sigma$ 分别为：$1.85 \pm 0.599\,3$ 和 $1.85 \pm 0.236\,2$，可看出，虽然两组数均数相同，但很明显前者的离散程度更大。

（3）计算专家对 j 条目评价值的变异系数：变异系数是标准差除以均数的值。变异系数常用 V 或 CV 表示，计算方法见公式 10-6。式中 V_j 值越大，对该条目专家意见的变异程度越大；反之，V_j 值越小说明专家间的分歧越小，那么协调程度就越高。所以变异系数也可以作为反映协调程度的一个指标。

$$V_j = \frac{\sigma_j}{M_j} \qquad\qquad （式 10-6）$$

σ_j、M_j 的含义同前。

3. 专家意见的协调程度　专家意见的协调程度是指专家对条目评分值的波动程度,主要通过变异系数和协调系数两项指标来反映。变异系数如前所述。

协调系数也称肯德尔和谐系数,它与变异系数不同的是,协调系数可以反映多个(或全部)专家对多个(或全部)条目的评价意见之间存在的相关性或差异性的大小,它可以揭示专家意见的整体集中收敛情况和一致性程度。协调系数常用 W 表示,其值在 0～1 之间,W 值越大,说明专家意见协调程度越高。通常 2～3 轮征询后,W 值一般达到 0.4 以上,此时认为专家意见的协调性较好,专家对征询意见的认同度已趋于一致,且 W 值越接近 1 越好,一致性越高。

在统计学中,"显著性"是评价可信度的一个指标。协调系数还需要经检验后有显著性,才能说明专家意见的协调是非偶然的,结果可信。反之,专家组意见的非偶然协调的概率越大,则认为专家意见在非偶然协调方面将是不足置信的协调,评价结果则不可取。

下面对简化的协调系数计算方法和显著性检验方法做一介绍。

(1) 协调系数的计算设共有 m 个专家,n 个评价条目

1) 当同一专家对条目没有给出相同评价时,协调系数的计算公式:

$$W = \frac{d}{\frac{1}{12} m^2 (n^3 - n)} = \frac{12}{m^2 (n^3 - n)} d \qquad\qquad （式 10-7）$$

式 10-7 中,d 为各条目评价等级和 S_j 与所有 S_j 的算术平均值 $\overline{S}_j$ 的离差平方和,即:

$$d = \sum_{j=1}^{n} (S_j - \overline{S}_j)^2 = \sum_{j=1}^{n} S_j^2 - \frac{1}{n} \left(\sum_{j=1}^{n} S_j \right)^2 \qquad\qquad （式 10-8）$$

2) 当同一专家对条目给出相同评价时,就需要对 W 进行校正,此时协调系数的计算公式为:

$$W = \frac{12}{m^2 (n^3 - n) - m \sum_{i=1}^{m} T_i} d \qquad\qquad （式 10-9）$$

$$其中,T_i = \sum_{j=1}^{L} (t_{ij}^3 - t_{ij}) \qquad\qquad （式 10-10）$$

式 10-10 中,T_i 表示第 i 个专家的相同等级指标,L 表示第 i 个专家的评价中有重复等级的组数,j 表示第 j 组,t_{ij} 表示第 i 个专家的评价中第 j 组重复等级的相同等级数。

例:现有 4 名专家对 6 个条目的重要性给出了评分,重要性分为 1～6 级,评分结果见表 10-2。

表 10-2　4 名专家对 6 个条目的评分

| 条目(j) | 专家(i)$m=4$ | | | | S_j | S_j^2 |
$n=6$	1	2	3	4		
1	4	2	2	3	11	121
2	1	4	2	4	11	121
3	3	4	6	5	18	324
4	5	4	4	4	17	289
5	3	1	2	2	8	64
6	6	5	6	4	21	441
合计	—	—	—	—	86	1 360

$$d = \sum_{j=1}^{n}(S_j - \overline{S}_j)^2 = \sum_{j=1}^{n} S_j^2 - \frac{1}{n}\left(\sum_{j=1}^{n} S_j\right)^2 = 1\,360 - \frac{1}{6} \times 86^2 \approx 127.333$$

因为 m_1 专家的评分中有一组重复数，个数是 2；m_2 专家也是一组，个数是 3；m_3 专家是 2 组，一组个数是 3，一组个数是 2；m_4 专家是一组，个数是 3。所以：

$$T_1 = (2^3 - 2) = 6 \qquad T_2 = (3^3 - 3) = 24$$

$$T_3 = (3^3 - 3) + (2^3 - 2) = 30 \qquad T_4 = (3^3 - 3) = 24$$

$$m\sum_{i=1}^{m} T_i = 6 + 24 + 30 + 24 = 84$$

$$W = \frac{12}{m^2(n^3 - n) - m\sum_{i=1}^{m} T_i} d = \frac{12}{4^2(6^3 - 6) - 4 \times 84} \times 127.333 \approx 0.505$$

（2）协调系数显著性检验

1）当专家人数 (m) 在 3～20 之间，被评条目 (n) 在 3～7 之间时，可查《肯德尔和谐系数 (W) 显著性临界值表》，检验 W 是否达到显著性水平。若实际计算的离差平方和 d 值大于表中 k、n（k 为专家数，n 为被评价条目数）相同的临界值，则 W 达到显著水平。如上例中 $k=4$，$n=6$，查表对应的临界值为 143.3，而实际计算的 d 值为 127.333，比临界值小。所以上例 W 未达到显著水平。

2）当被评者 $n>7$ 时，则通常用卡方统计量（χ^2 检验）对 W 是否达到显著水平作检验。计算方法为：

$$\chi^2 = m(n-1)W \tag{式 10-11}$$

然后查询 χ^2 分布概率表，对照自由度 V（$V = n-1$，即被评价条目数减 1）查到一个与统计量 χ^2 值最接近的值，进而找到显著性水平 P。通常认为 $P \leqslant 0.05$ 时 W 达到显著性水平，则可以认为评价结果是可取的。

关于协调系数的计算公式，为什么要这样计算，式中各部分的实际意义是什么，一般很难说清楚，包括显著性检验方法，都不好理解。对于使用者来说往往就是按公式套用。当涉及评价的条目多，专家人数也多时，计算工作是很繁琐复杂的，不过目前可借助很多统计工具软件，如 SPSS、SAS 等来完成。关于肯德尔和谐系数（W）显著性临界值表、χ^2 分布概率表以及统计软件使用等相关内容，大家可查阅统计学方面的书籍。

（四）专家权威程度

专家权威程度是指专家针对某一问题或者方向的权威力度，因为任何一个专家都不可能对预测中的每个问题都具有权威性，所以权威程度对评价的可靠性有很大影响。通常用专家权威系数来表示专家的权威程度。在计算权威系数时，一般考虑两个指标：判断系数和熟悉程度，再根据这两个指标计算出权威系数。

1. 判断系数　用 Ca 表示，是专家对方案作出判断的依据，主要从实践经验、理论分析、同行了解（参考国内外文献）和专家直觉感受四个方面评分，每个方面分大、中、小三个等级。表 10-3 给出了常用的专家对指标判断依据的量化值，专家根据此表进行打分，以自我评价打分为主，有时也可相互评价打分。

表 10-3　专家判断依据量化表

判断分类	大	中	小
实践经验	0.5	0.4	0.3
理论分析	0.3	0.2	0.1
同行了解	0.1	0.1	0.1
专家直觉	0.1	0.1	0.1
总计	1	0.8	0.6

2. 熟悉程度　指专家对问题的熟悉程度,用 Cs 表示,它也是以专家自我评价打分为主。熟悉程度评价通常的赋值方法见表 10-4。

表 10-4　专家熟悉程度量化表

熟悉程度	很熟悉	较熟悉	一般熟悉	不太熟悉	不熟悉
专家自评对应分值	0.9	0.7	0.5	0.3	0.1

3. 权威系数　用 Cr 表示,就是将判断系数和熟悉程度相加除以 2,即 $Cr = (Ca + Cs)/2$,Cr 结果越大,表示权威度越高。一般认为 $Cr \geqslant 0.7$ 即认为研究结果可以接受或可靠。

(五)其他数据处理方式

1. 中位数和上下四分位数　应用德尔菲法对事件实现的时间进行预测时,对于数据的处理,一般以中位数代表专家意见的协调程度,以上、下四分位数代表专家意见的分散程度。中位数和上、下四分位数的确定思路是:将专家们对事件实现时间的预测结果在数轴上按由小到大顺序排列,并平分成四等分;其中,处于中间位置的中分点称为中位数,表示有 50% 的专家认为该时间能实现此事件;先于中位数的四分点称为下四分点,表示有 25% 的专家认为该事件实现的时间早于下四分点时间;后于中位数的四分点称为上四分点,表示有 25% 的专家认为该事件实现的时间晚于上四分点时间。上、下四分位数的间隔反映处于中间状态的 50% 的专家意见的差异范围。

中位数,上、下四分位数的确定与专家个数的奇偶性有关,需要分 4 种情况讨论。设专家数为 n,中位数为 Mdn,上四分位数为 Q_1,下四分位数为 Q_3。4 种情况如下:

(1)当 n 为偶数($n = 2k$),且 k 也为偶数时,即 $n = 4, 8, 12, 16\cdots$

$$Mdn = \frac{1}{2}(X_{\frac{n}{2}} + X_{\frac{n}{2}+1}); Q_1 = \frac{1}{2}(X_{\frac{k}{2}} + X_{\frac{k}{2}+1}); Q_3 = \frac{1}{2}(X_{\frac{3k}{2}} + X_{\frac{3k}{2}+1})$$

如有 20 名专家的评价数据,将数据由小到大排列:$X_1 \leqslant X_2 \leqslant X_3 \leqslant \cdots \leqslant X_n$(表 10-5)。

表 10-5　20 名专家的德尔菲调查的数据表

序号	1	2	3	4	5	6	7	8	9	10	11	12	13	14	15	16	17	18	19	20
数据	4	4	4	5	5	5	5	6	6	6	6	6	7	7	7	7	8	8	9	10

$$Mdn = \frac{1}{2}(X_{10} + X_{11}) = \frac{1}{2}(6+6) = 6; Q_1 = \frac{1}{2}(X_5 + X_6) = \frac{1}{2}(5+5) = 5; Q_3 = \frac{1}{2}(X_{15} + X_{16}) = \frac{1}{2}(7+7) = 7$$

(2)当 n 为偶数($n = 2k$),且 k 为奇数时,即 $n = 2, 6, 10, 14\cdots$

$$Mdn = \frac{1}{2}(X_{\frac{n}{2}} + X_{\frac{n}{2}+1}); Q_1 = X_{\frac{k+1}{2}}; Q_3 = X_{\frac{3k+1}{2}}$$

(3)当 n 为奇数($n = 2k+1$),且 k 为偶数时,即 $n = 5, 9, 13, 17\cdots$

$$Mdn = X_{\frac{n+1}{2}}; Q_1 = \frac{1}{2}(X_{\frac{k}{2}} + X_{\frac{k}{2}+1}); Q_3 = \frac{1}{2}(X_{\frac{3k}{2}+1} + X_{\frac{3k}{2}+2})$$

(4)当 n 为奇数($n = 2k+1$),且 k 为奇数时,即 $n = 3, 7, 11, 15\cdots$

$$Mdn = X_{\frac{n+1}{2}}; Q_1 = X_{\frac{k+1}{2}}; Q_3 = X_{\frac{3k+3}{2}}$$

2. 不重要百分比　是指对某个条目赋分为 0 或认为该条目不重要或不需要的专家人数与该项条目参评专家人数的比例,常用 R_i 表示。不重要百分比越大则显示该条目或指标在该评价中认为不必要(不需要)的专家越多,说明该条目的不必要程度越大,因此 R_i 较大可以作为条目或指标删除的依据。一般 $R_i \geqslant 50\%$ 时可以考虑删除指标。

3. 专家积极性系数　是用以表示专家对某方案的关心程度,一般用参与某方案评价的专家人数与专家总数的比值作为积极性系数。该系数越大，表示专家对该方案的关心程度越高，则该方案的相对重要性越大。一般，如果积极系数小于 0.5，认为专家积极性不高，若积极系数大于 0.7，则认为专家对研究较重视，积极性较高。以上介绍了多种德尔菲法的数据处理方法，在具体实施德尔菲法时，可根据实际需要，灵活选用或合理改进，以获得更高效可靠的预测结果。

五、德尔菲法的应用

（一）德尔菲法的主要用途

采用德尔菲法进行信息分析，有助于产生最好的、偏见最少的共识。归纳起来，德尔菲法主要用于以下类型的课题预测：

1. **预测未来事件发展的可能性或未来实现的时间**　即未来事件是否会发生？如果会发生，何时发生？如对某手术并发症可能的发生阶段和时间范围的预测。

2. **方案评价或择优选择**　对某一方案（技术、产品等）做出评价，或对若干个备选方案（技术、产品等）评价后给出相对名次，从中选出最优者。如"我国社区老年慢性病患者预立医疗照护计划干预模式的评估和选择"，对前期研究选出的多个干预模式方案，提交给专家进行评分，通过专家评价打分，统计出最优方案。

3. **评价指标相对重要性**　评价指标相对重要性是德尔菲法应用的常见问题类型，也是目前德尔菲法在医学专业研究者中应用最多的问题。通常在各种评价指标体系的建立和具体指标的确定过程中，通过评价指标相对重要性来决定各级指标条目的删减、添加和修改等。如构建三级医院临床科室教育教学评价指标体系，这种涉及到多种因素，每种因素还有重要性区分（即权重不同），需要由管理人员的主观判断来确定时，就可以采用德尔菲法的运作程序。

4. **应用于其他理论上**　对于非实验科学领域的问题，无法使用明确的分析技术，在信息缺乏、不确定性很高的情况下，而群体的主观判断更有帮助时，均可用德尔菲法做出评价或预测。如研究对象的动向和在未来某个时间所能达到的状况、性能等问题；达到某一目标的条件、途径、手段及它们的相对重要程度等问题；实现或避免未来某种情况发生的手段，未来事件发生后影响有多大，未来的目标应该是什么，提出这些意见的依据是什么等类似的问题。

（二）应用案例

案例研究目标：构建适合中国本土的鼻咽癌（NPC）患者放疗后预防张口困难（RIT）并发症的方案。

1. **准备阶段**

（1）初步方案指标：框架的构建组织者先通过国内外公开发表的文献检索和研究，提取纳入标准的文献，对纳入文献深入阅读及数据分析后，在此基础上，依据《美国临床肿瘤协会：头颈部肿瘤生存护理指南》意见，结合 NPC 放疗患者 RIT 基础、物理、药物的三个预防原则，拟定了中国本土 NPC 放疗患者 RIT 预防方案的初步框架，该框架包含 3 个一级指标、8 个二级指标和 27 个三级指标。

（2）编制征询问卷：调查问卷共分三大部分。第一部分包括研究背景介绍、德尔菲法主要作用说明、填表说明等。第二部分为专家函询指标评价部分，包含 3 个表格，分别是对各级指标的重要性及可操作性进行评价的表格。第三部分为专家自评表，包括专家个人基本情况调查表、专家权威程度调查表，它将作判断专家权威程度的参考依据。

指标评价部分采用客观指标和主观指标结合。客观指标是对指标重要性（不重要~非常重要）及可操作性（不强~非常强）分别进行 1~5 级评分，赋值分数越大，重要性（强度）越大（强）。主观指标是供专家提供意见和建议的栏目，如需要新增的指标栏目、其他修改意见或建议。指标评价部分函询表格样例见本节后面附录一。

专家权威程度调查表包括熟悉程度和相关的判断依据。熟悉程度分为"很熟悉""熟悉""中等熟悉""了解""不清楚"5个等级，分别赋值为0.9、0.7、0.5、0.3、0.1。判断依据涉及到直觉、经验、理论及阅读国内外相关专业文献四个方面，各方面影响程度均分为大、中、小三个等级。熟悉程度和判断依据每项赋分方法，同本节前述表10-3和表10-4。这部分的专家函询问卷样例见附录二。

（3）选择征询专家：本案例前后共19名专家参与。入选标准：①在肿瘤放疗领域的医疗专家、护理专家、康复专家，且在该专科领域工作10年及以上；②职称不低于中级职称，学历为专科及以上。

（4）指标修订标准：根据专家评分、意见和建议进行筛选和修正。①指标纳入原则：重要性赋值均数$\bar{x} > 3.5$且变异系数（CV）< 0.25；②指标修改原则：在专家的意见和建议的基础上进行相应修改和增减，并经课题组多次讨论进行调整。

2. 征询阶段

（1）征询问卷的发放与回收：通过电子邮件方式发送专家调查表，并告知其调查表回收时间。

（2）征询问卷的反馈与修改：根据第一轮征询单结果，进行初步数据处理，结合专家意见修改指标体系，形成新一轮的调查表，再次发送给各位专家，直至专家意见趋于一致。该案例研究共开展了两轮德尔菲专家征询。

3. 数据处理

（1）专家积极性系数：第一轮发出15份调查表，回收14份，第二轮发出19份，回收15份；有效回收率分别为93%和79%；可认为专家积极系数约为0.9和0.8，均大于0.7，积极系数较高；且专家对指标的重要性和可操作性提出了较多的意见和建议，说明专家对研究积极性很高，对研究非常重视。

（2）专家权威系数：根据专家自评打分分别求出所有专家的判断系数Ca的均值和熟悉程度Cs的均值，再求权威系数Cr。各值见表10-6。两轮均$Cr \geqslant 0.7$，体现了专家对评价内容的把握比较高，即判断的依据是可靠的。

表10-6　专家权威程度

咨询轮次	判断系数（Ca）	熟悉程度（Cs）	权威系数（Cr）
第一轮	0.87	0.75	0.81
第二轮	0.94	0.78	0.86

（3）专家协调系数：协调系数一般达到0.4的水平可认为专家意见的一致性较好。经过两轮专家征询，专家协调系数由第一轮低于0.4上升到第二轮的高于0.4或基本浮动在0.4左右水平（分别为0.701、0.530、0.436、0.747、0.438、0.338），且$P < 0.05$，可见专家意见进一步趋于一致，结果可信，见表10-7。

表10-7　专家意见协调程度

轮次	项目	W值	χ^2值	P值	W值	χ^2值	P值
第一轮	一级指标	0.307	334.739	0.000	0.285	323.031	0.000
	二级指标	0.215	267.641	0.000	0.197	267.081	0.000
	三级指标	0.144	250.190	0.000	0.113	238.326	0.000
第二轮	一级指标	0.701	29.462	0.009	0.747	31.368	0.005
	二级指标	0.530	89.042	0.000	0.438	128.905	0.000
	三级指标	0.436	293.180	0.000	0.338	354.821	0.000

（4）专家意见集中程度：变异系数本是反映协调程度的指标，但它也可以反映集中程度。本案例两轮征询的均数、满分比和变异系数分别见附录三和附录四。第二轮函询结束后，重要性赋值的均数范围为4.19～4.87，均> 3.5，标准差和变异系数总体比第一轮缩小，满分率为40%～93%，满分率全部大于0.4；可操作性赋值均数范围为4～4.67，均> 3.5，标准差和变异系数总体也比第一轮缩小，

满分率范围为 33%～87%，只有两个指标满分率小于 0.4。数据表明第二轮征询后专家意见集中程度都很高，专家的意见已相当一致。

4. 专家函询指标修订情况 依据数据处理结果和事先制定好的指标筛选标准（重要性赋值均数 $\bar{x} > 3.5$ 且变异系数（CV）< 0.25）对指标进行修订（见附录一）。

（1）第一轮专家函询指标修订情况

1）符合删除原则并予以删除指标：①指标 2.2.4 的可操作性、指标 3.2.3 的重要性和可操作性，评分的 $\bar{x}$ 与 CV 均不合要求，故予以删除；②指标 3.3.2"必要时可遵医嘱予物理疗法治疗放射性口腔黏膜炎"的可操作性 CV ≥ 0.25，且 1 位专家建议将口腔黏膜炎的管理添加进二级指标，故从三级指标中予以删除。

2）符合删除原则并未删除的指标：①三级指标 3.1.3、3.4.3 和二级指标 3.4 的可操作性的 CV ≥ 0.25，但结合多种因素考虑，经过课题组讨论后，这三个指标仍予以保留；②指标 3.2.1 的可操作性 CV > 0.25，有 1 位专家提出，刚接受完放射治疗的患者状态较差且不建议立即进食，立即咀嚼口香糖较难实现，结合现有临床研究和课题组讨论，将指标 3.2.1 改为"每天咀嚼口香糖 15min，每天三次"。

3）增加指标：1 位专家建议增加二级指标"口腔黏膜炎的管理"，经课题组讨论，予以采纳。

4）修改指标：①1 位专家认为指标 2.1.1"放疗结束后护士每周评估一次 MIO 值"较为频繁，建议适当延长评估时间间隔，考虑到临床工作的负担较重和鼻咽癌患者住院周期较长，放疗结束后早期复查较为频繁等多方面因素，经过课题组讨论修改为"每两周评估一次"；②3 位专家建议指标 2.2.1"应用专用直尺或皮尺，参照晚期正常组织损伤评价标准"可改为"选用专用卡尺参照晚期正常组织损伤评价标准"，经讨论予以采纳。

（2）第二轮专家函询指标修订情况：经过第一轮函询修改后，整理出 3 个一级指标、9 个二级指标、27 个三级指标，形成新的调查表，再次进行专家函询。按照上述方法进行统计分析，再次进行删除、修改或增加。最终形成了鼻咽癌放疗患者 RIT 预防方案由 3 个一级指标，9 个二级指标，26 个三级指标组成。第二次具体修订情况和最终指标方案此处略。

第三节 交叉影响分析法

一、交叉影响分析法概述

交叉影响分析法（cross-impact analysis），是把专家的经验用于寻求不同事件之间相互交叉影响的一种研究程序。这种分析方法是根据若干个事件之间的相互影响关系，分析当某一事件发生时，其他事件因受到影响而发生何种形式变化的一种方法。其最初是为弥补德尔菲法的不足，由美国加利福尼亚大学首先进行研究的。后来，美国未来研究所的戈登（T.J.Gordon）和海沃德（H.Hayward）等人在 20 世纪 60 年代通过该分析方法对对策进行了系统性总结和推广，并在导弹的研究开发和应用上成功地进行了验证。这一分析预测方法是在德尔菲法和主观概率法的基础上发展起来的一种新的预测方法。因事件之间的相互影响关系通常用矩阵的形式来表达，而各个事件的变化程度又是用概率值来描述的，因此这种方法也称交叉影响矩阵法、交叉概率法。交叉影响分析法目前已被推广和应用到许多预测领域，成为一种重要的多目标系统预测技术。

这种分析方法建立在蒙特卡罗仿真模拟的基础上，综合了专家调查法、主观概率法和蒙特卡罗模拟等技术，通过专家主观估计每个事件在未来发生的概率，以及事件之间相互影响的概率，利用交叉影响矩阵考察预测事件之间的相互作用，进而预测目标事件未来发生的可能性，用于预测事件发生概率。交叉影响分析法用矩阵表示一系列事件交叉影响的关系,矩阵中的数据可以用主观概率法和德尔菲法获得。交叉影响分析法是德尔菲预测方法的一种修正和补充。在应用德尔菲法对未来事件进行调查时,通常是要求专家估计各个事件在未来某个时间发生的概率或在规定的概率下事件发生的时间,往往不考虑被预测事件之间的相互交叉影响。当未来事件之间确实存在交叉影响时,将影响事件发生的概率,因此需要进行研究。

二、交叉影响分析法的基本思想

交叉影响分析法研究的是一系列风险事件之间的相互影响关系,这里所说的交叉影响,是指若干事件中某个事件的发生将改变其他事件发生的概率。当研究一组经济变量或科技政策的未来发展趋势时,必须考虑各项变量之间的相互作用和潜在影响。风险事件之间往往是相互影响的,在确定风险等级的过程中,应该考虑到各种风险事件之间的相互影响。交叉影响分析法就是研究和确定一系列事件 $D_i(D_1, D_2, D_3 \cdots D_m \cdots D_n)$ 及其概率 $P_i(P_1, P_2, P_3 \cdots P_m \cdots P_n)$ 之间相互关系的方法。如果 n 个事件之间确实存在某种相互影响,则随着某一事件的发展,必然会对其他事件产生一定的促进或抑制作用。也就是说,如果某一事件发生了,对其他事件未来的影响程度如何。

表 10-8　交叉影响矩阵

事件	对其他事件的影响				
	D_1	D_2	D_3	D_4	D_5
D_1	—	↓	—	—	↓
D_2	↓	—	↑	↑	↑
D_3	↓	↑	—	↑	↑
D_4	—	↑	↑	—	↓
D_5	↓	↑	↑	—	—

如表 10-8 中,箭头"↑",表示正方向的影响,即前一事件的发生将促进后一事件的发生。箭头"↓"表示负方向的影响,即前一事件的发生将抑制或者减少后一事件发生的可能性。"—"表示前一事件对后一事件不存在明显的影响或作用。

(一)影响方向

各个事件之间如果存在交叉影响,若其中的一个事件 $D_m(1 \leqslant m \leqslant n)$ 发生,即发生概率为 1 时,这一事件对其余事件的影响,也就是其他事件发生概率的变化。因此,首先要分析影响方向。

若干个事件之间的相互影响关系通常分为有影响、无影响、正影响、负影响。其中,有影响表示某一事件的发生会引起另一事件发生的概率产生变化;无影响表示某一事件的发生不引起另一事件发生的概率产生变化(或者变化极小,可以忽略不计);正影响表示某一事件的发生会使受影响的另一事件发生的概率提高;负影响表示某一事件的发生会使受影响的另一事件发生的概率降低。

(二)影响程度

交叉影响分析法除了要定性地研究事件之间有影响或无影响、正影响或负影响外,还要定量地研究事件之间影响的程度。即,确定了事件之间的影响方向后,再进一步研究事件之间的影响程度。具体地讲,对于一系列事件 $D_i(D_1, D_2, D_3 \cdots D_m \cdots D_n)$,如果事件 D_m 的发生对事件 D_i 有影响,假设 D_m 未发生前,专家估计事件 D_i 发生的概率为 P_i,那么,当事件 D_m 发生后,D_i 的概率将变为 P_i',P_i' 是 P_i 的修正概率。当 $P_i' > P_i$ 时,表示正的影响;当 $P_i' < P_i$ 时,表示负的影响;当 $P_i' = P_i$ 时,表示无影响。交叉影响分析法就是用来确定 D_m 发生后 P_i' 与 P_i 之间的定量变化关系。

例如，假设已知 D_m 发生，即 $P_m = 100\%$，且它的发生会对事件 D_i 产生影响。那么，根据"正影响表示某事件的发生会提高另一事件发生的概率、负影响表示某事件的发生会降低另一事件发生的概率"这一原理，首先确定事件的影响方向是产生正影响还是负影响。其后，分析 D_i 的发生概率必定会产生变化。再根据 D_m 对 D_1，D_2，$D_3 \cdots D_m \cdots D_n$ 的影响，求出 P_1，P_2，$P_3 \cdots P_m \cdots P_n$ 所发生的变化。

为了定量描述事件 D_i 发生后，D_j 发生概率的变化，可以根据以下公式进行调整：

$$P_i' = P_j + \mathrm{KS}_{ij}(P_j - 1)P_j \quad j = 1, 2 \cdots n$$

式中：P_j 为事件 D_i 发生前，事件 D_j 发生的概率；P_i' 为事件 D_i 发生后，事件 D_j 发生的概率；KS_{ij} 为 D_i 事件对 D_j 事件的影响方向和影响程度，其绝对值小于 1，符号根据上述意义选定。

三、交叉影响分析法的特点

在应用德尔菲法对未来事件进行预测时，通常只是简单地要求专家估计各个事件在未来某个时间发生的概率或在规定的概率下事件发生的时间，而没有考虑到各个事件之间可能发生的相互交叉影响。德尔菲法的这一不足限制了其在实际预测中的推广应用。因为从实践上看，经常会出现这样的情形，即在若干个相互联系的事件中，当其中的某一事件发生后，其他事件往往会受到程度不同的影响。例如，疫情的出现促进了疫苗的研制，癌症的增加和治疗现状促使了精准治疗和靶向治疗的发展，电脑的普及带来了近视防控的大量需求等。可见，当求某事件发生的概率时，不能仅仅考虑该事件本身，还要考虑其他一些已经发生或者尚未发生的事件可能造成的影响。

而交叉影响分析法，是根据若干个事件之间的相互影响关系，分析当某一个事件发生时，其他事件因受到影响而发生何种形式变化的一种方法。这种方法把大量可能结果进行系统性的整理，以此提高决策者对复杂现象的认识程度，从而提升有效制订计划和政策的能力。

交叉影响分析法综合了定性分析与定量分析两方面的技术，应用模拟的方法，来确定事件未来发生的概率，具有一般的定性预测方法所没有的长处。当然，交叉影响分析法也有缺点。它的缺点是，事件初始概率和交叉影响矩阵的确定往往偏于武断，事件的影响因素可能考虑不全面；交叉影响因素的解释有时模糊不清，难以准确定义。当然，这些缺点是可以通过选择多种方案进行多次模拟比较，在某种程度上得到校正的。

四、交叉影响分析法的实施步骤

交叉影响分析法是对一系列可能发生的风险事件 D_i，用通过德尔菲法专家给定的初始概率 P_i 和一个风险事件发生对其余风险影响的概率表示。然后利用随机数表或蒙特卡罗模拟的方法考察各风险事件是否发生，如果发生则根据戈登提出的经验公式计算已发生事件对其他事件影响的过程概率，全部风险事件均考察到位完成一次试验，通过大量试验求得最后的校正概率。

交叉影响分析法的应用步骤是：

1. 确定一组事件，初步确认各个事件之间的影响关系。

把要接受交叉影响分析的一组事件标为 D_1，D_2，$D_3 \cdots D_m \cdots D_n$。至于被研究事件的数量，则可多可少。一组事件的性质可以是密切相关的，也可以是极不相同的，因为在那些性质迥异的事件之间不会有什么实质性的交叉影响。

2. 专家调查、评定影响程度。

3. 计算影响值，即计算某事件发生时对其他事件发生概率的影响，确定其初始概率及交叉影响矩阵模拟次数。

采用专家调查法或德尔菲法独立地预测被分析的事件 D_1，D_2，$D_3 \cdots D_m \cdots D_n$ 所发生的时间和概率（概率 P，取值范围从 $1 - n$）P_1，P_2，$P_3 \cdots P_m \cdots P_n$，这时暂时不考虑这些事件之间的相互作用。

4．随机抽样选一个事件开始模拟，然后再根据蒙特卡罗原则，判定所选取的事件是否发生。若发生则进行其余事件发生概率的调整计算；若未发生，则其余事件发生概率不必调整。

5．再从剩下的未进行模拟的事件中随机选择一事件，按上述方法进行模拟，直到所有事件被模拟完毕，方是完成一轮模拟。

6．以上述模拟后的事件概率为初始概率，继续进行下一轮模拟，直到模拟次数达到预先要求为止。

用列入交叉影响分析的一组事件来构成一个矩阵，矩阵的首行和首列是同一组事件。通过专家主观的直觉判断，首先研究第一个预测事件与其他预测事件之间的关系，然后再研究第二个预测事件与其他预测事件之间的关系，依次类推，把每一个交叉影响的估计值填入相应的交叉格内。估计值除了表示影响方向（如正向、负向、中性）之外，还应表示其影响强度。通常取 0～10 之间的数值来表示。强度为 0，则对应于无方向或中性。在这里，每一影响用方向和大小来表示是估计修正概率的基础。如表 10-9 矩阵图所示中有 5 个假设事件，每一事件发生的时间及概率的预测均已获得。

表 10-9　五事件的交叉影响分析

如果事件所述那样发生	那么对其他预测事件的概率要素的影响是什么？				
	D_1	D_2	D_3	D_4	D_5
D_1	—	0	−3	8	5
D_2	−4	—	−7	5	−6
D_3	−2	1	—	3	7
D_4	1	6	−6	—	1
D_5	5	3	0	-5	—

7．根据模拟结果计算最终概率，然后进行预测与分析。若预测结果不合理，则修改初始概率及交叉影响矩阵，确定修正后的概率，进行新的分析。

对德尔菲预测结果一一加以修正，即预测某一事件在受另一事件影响条件下的新概率。其基本的关系式是：

新概率＝f（原概率，交叉影响的方向，交叉影响的大小，原预测中两事件发生的年份）

其数学表达式可以写为：

$$P_b = KS[(T_2 - T_1)T_2]P_a^2 + [1 - KS(T_2 - T_1)/T_2]P_a$$

式中，P_a 为事件 D_2 在不考虑事件 D_1 作用情况下的概率，也就是使用德尔菲法预测出的概率；P_b 为在事件 D_1 发生之后，且事件 D_1 对事件 D_2 有影响的条件下事件 D_2 发生的概率；K 为影响的方向（取值包括正、负或者零）；S 为影响的强度（在 0～10 范围内取值）；T 为影响的滞后事件，它与事件的时间预测值相关，也就是时间长度。计算时，有关符号的下标（如"1""2"）应与相关事件的下标（如 D_1、D_2）一致。

8．最后，分析影响程度，反复核实，并最终得出评价结果。

事件 D_i 发生后对其余事件的影响程度一般可以通过专家会议或专家调查法确定。

五、交叉影响分析法的应用

交叉影响分析法主要是依靠经验和直观判断，是定性概念转换为定量估计值，在影响值计算的基础上，经分析得出定量化的评价结果。因此，它具有直观判断方法的优缺点，多用于数据掌握不多的情况。

交叉影响矩阵法具有相当大的实用价值。这种方法是主观估计每种新事物在未来出现的概率，以及新事物之间相互影响的概率，对事物发展前景进行预测的方法。特别是在影响未来发展的各种事物之间具有内在的相互联系时，采用交叉影响矩阵法可获得更为精确的预测结果。

（一）交叉影响分析法的主要用途

在信息分析领域，通常会遇到被研究的事件之间存在某种影响关系的情形。如某一种方法经常被用于新技术领域。因为，某一新产品的开发需要以多种技术、多种发明创造为基础，而研究与发展的具体条件往往难以进行估计。此外，市场接受和渗透率也非常不肯定，这时可以考虑采用交叉影响分析法。

通过交叉影响分析法可以定量地考察被研究的各个事件之间的相互影响关系。从实践上，综合来看，此分析方法主要在以下几个方面发挥作用。

第一，对历史事件进行验证。例如，美国曾利用交叉影响分析法对研制民兵式导弹的发生概率做了研究。根据当时的情况，研究人员认为在不考虑交叉影响时，该事件发生的概率仅为0.20，是其他一系列相关事件的影响把这一低数值提高到了0.729。这一结论与客观事实大致相符。

第二，对未来事件进行预测。例如，日本曾有研究者利用交叉影响分析法对与2000年的运输发展状况有关的72个相互联系的事件之间的交叉影响关系进行了研究，并得出了相应的结论。

第三，对目前的方案（事件、技术、产品等）进行评价、讨论。例如，将研究与试验投资的重点放在某一方案上后，对其他方案可能产生的影响的评价；或者，开发、引进或改造某种技术后对社会上各种因素和其他技术可能产生的影响的评估等等。

（二）应用案例

美国流感疫苗研发策略评价，具体的分析评价过程如下：

1. **确定影响关系** 为简化研究，这里仅分析下面3个影响疫苗研发的因素。如果根据专家调查法或德尔菲法的结果，预测到研发策略的影响因素：

事件D_1：最近一年流感发病率，且概率$P(D_1)=0.9=90\%$

事件D_2：流感疫苗的价格，且概率$P(D_2)=0.4=40\%$

事件D_3：流感疫苗研发周期，且概率$P(D_3)=0.6=60\%$

这三个影响因素，即事件的发生概率及其相互影响关系请见表10-10交叉影响矩阵（定性分析）。表中箭头"↑"表示正影响，箭头"↓"表示负影响，"—"表示无影响。

表 10-10 美国流感疫苗研发策略评价交叉影响矩阵表

如果发生该事件	发生概率	对其他事件的影响		
		D_1	D_2	D_3
D_1	0.9	—	↓	↓
D_2	0.4	↑	—	↓
D_3	0.6	↑	↑	—

根据上表，可以看出：

如果事件D_1发生，疫苗应用的人群就更多，则流感疫苗的价格（D_2）将有可能降低，事件D_1与事件D_2之间为负影响；同时，事件D_3流感疫苗研发周期也将有可能缩短，事件D_1与事件D_3之间也为负影响。

如果事件D_2发生，流感疫苗的价格降低，接种疫苗的人群有可能扩大，事件D_1也有可能降低，也就是流感的发病率有可能降低，事件D_2与事件D_1之间为正影响；但是，事件D_2发生，有可能并不利于事件D_3流感疫苗研发周期的缩短，事件D_3与事件D_2之间为负影响。

如果事件 D_3 发生，流感疫苗的研发周期缩短，疫苗生产量有可能扩大，则事件 D_1 流感发病率就有可能降低，事件 D_3 与事件 D_1 之间为正影响；事件 D_3 流感疫苗的研发周期缩短，即流感疫苗的价格可能降低，事件 D_3 与事件 D_2 之间为正影响。

2. 评定影响程度 评定事件之间的影响程度，一般先对影响程度分成几个档次，然后向专家调查，要求专家根据影响大小填写某一档次的数值，最后对调查结果进行汇总。

（1）影响程度分档：当事件 $D_1, D_2, D_3 \cdots D_m \cdots D_n$ 中的某一个事件发生时，对其他事件的影响程度，可根据实际情况分成若干档次，目的是便于判断。

如本例分为 7 档，如表 10-11 所示。

表 10-11 影响程度分档表

序号	影响程度档次	影响方向	影响程度 S
1	无影响	0	0
2	较小的负影响	−	0.3
3	较小的正影响	+	0.3
4	较强的负影响	−	0.8
5	较强的正影响	+	0.8
6	极强的负影响	−	1.0
7	极强的正影响	+	1.0

（2）影响程度调查：假设 D_m 发生，调查它对 D_i 的影响程度，即在 D_m 未发生之前，D_i 原估计的概率为 P_i，现在调查 D_m 发生后，D_i 的概率为多少。

在本例中，在 D_2 未发生前，D_1 的概率 $P_1 = 0.8$，当 D_2 发生后，D_1 的概率 $P_1' = ?$

表 10-12 是发给专家的影响程度调查表。将表格发给专家后，专家将按照自己对事件发生概率和影响程度的判断，按照影响程度档次，将专家本人的影响估计值填入表中。

表 10-12 影响程度专家调查表

序号	如果该事件发生	原估计概率	对其他事件的影响程度		
			D_1	D_2	D_3
1	D_1——最近一年流感发病率	0.9	—		
2	D_2——流感疫苗的价格	0.4		—	
3	D_3——流感疫苗研发周期	0.6			—

假设 D_m 将是 100% 的发生，是为了使得问题简化，那么在实际评价中，要考虑 D_m 可能在发生程度上有不同层次之分。

在本例中，D_3- 流感疫苗研发周期尚未缩短前，最近一年流感发病的概率（D_1）是 90%。如果流感疫苗研发周期有了一点点缩短，那么最近一年流感发病的概率可能会小于 90%；如果发生了技术革命，流感疫苗的研发有了非常大的技术革新，研发周期有了很大缩短，那么最近一年流感发病的概率就会更低，继续向 0 趋近；反之，如果流感疫苗研发突然受某些技术或原材料等的限制，研发周期突然延长，那么最近一年流感发病的概率可能要大于 90%；甚至如果流感疫苗的研发由于某些不可控因素发生了停滞，那么最近一年流感发病的概率将无限接近于 100%。

（3）影响程度汇总：假设本例中共计邀请了 10 位专家，他们对影响程度的估计值汇总于表 10-13 中。

表 10-13 影响程度(专家调查)汇总表

专家编号	D_1 的影响		D_2 的影响		D_3 的影响	
	对 D_2	对 D_3	对 D_1	对 D_3	对 D_1	对 D_2
	$S_{1\to2}$	$S_{1\to3}$	$S_{2\to1}$	$S_{2\to3}$	$S_{3\to1}$	$S_{3\to2}$
1	0	−0.8	+0.5	+0.1	+0.5	+1.0
2	0	−0.7	+0.4	+0.1	+0.5	+0.8
3	0	−0.8	+0.3	0	+0.5	+0.7
4	0	−0.7	+0.5	+0.1	+0.7	+1.0
5	0	−1.0	+0.4	+0.1	+0.3	+0.8
6	−0.1	−0.8	+0.4	0	+0.8	+0.8
7	−0.2	−0.7	+0.3	0	+0.6	+0.6
8	−0.1	−1.0	+0.5	0	+0.5	+0.8
9	−0.2	−0.8	+0.4	0	+0.6	+0.7
10	−0.1	−0.7	+0.5	0	+0.8	+0.8
平均值	−0.07	−0.8	+0.42	+0.04	+0.58	+0.8

(4)计算影响值

1)经验公式:设 D_i 的原始估计概率为 P_i,当 D_m 的发生对 D_i 产生影响后,D_i 的概率将变为 P_i'。P_i' 与 P_i 之间的关系由经验公式确定。其公式为:

$$P_i' = P_i + SP_i(1-P_i) = P_i + SP_i - SP_i^2$$

其中,P_i 为 D_i 的原始估计概率,P_i' 为 D_i 的修正概率,S 代表影响程度。

2)P_i' 的取值范围:原估计概率 P_i 的数值在 0~1 之间,影响程度 S 的数值在 −1~1 之间。当 $S = \pm 1$ 时,由经验公式得到:

$$P_i' = P_i \pm P_i(1-P_i)$$

现取 $P_i = 0, 0.1, 0.2 \cdots 1$,根据经验公式 $P_i' = P_i + SP_i(1-P_i) = P_i + SP_i - SP_i^2$,分别计算 $S = \pm 1$ 时的 P_i' 值,计算结果列于表 10-14 中。

表 10-14 P_i' 与 P_i 的关系

P_i	$P_i(1-P_i)$	$P_i' = P_i + SP_i(1-P_i)$	
		$S = +1$	$S = -1$
0	0	0	0
0.1	0.09	0.19	0.01
0.2	0.16	0.36	0.04
0.3	0.21	0.51	0.09
0.4	0.24	0.64	0.16
0.5	0.25	0.75	0.25
0.6	0.24	0.84	0.36
0.7	0.21	0.91	0.49
0.8	0.16	0.96	0.64
0.9	0.09	0.99	0.81
1	0	1	1

3)P_i' 值的计算:计算 P_i' 值,先要确定 S 值。S 值一般取专家意见的平均值,也可取多数专家的意见,即众数。如本例,可以取其平均值,见表 10-14。

根据公式:$P_i' = P_i + SP_i(1-P_i)$,可得:

D_1 对 D_2 的影响值：$P_{1-2}{}' = P_2 + S_{1-2}P_2(1-P_2) = 0.4 + (-0.07) \times 0.4 \times 0.6 = 0.383\ 2$

D_1 对 D_3 的影响值：$P_{1-3}{}' = P_3 + S_{1-3}P_3(1-P_3) = 0.6 + (-0.8) \times 0.6 \times 0.4 = 0.408$

D_2 对 D_1 的影响值：$P_{2-1}{}' = P_1 + S_{2-1}P_1(1-P_1) = 0.9 + (0.42) \times 0.9 \times 0.1 = 0.937\ 8$

D_2 对 D_3 的影响值：$P_{2-3}{}' = P_3 + S_{2-3}P_3(1-P_3) = 0.6 + (0.04) \times 0.6 \times 0.4 = 0.609\ 6$

D_3 对 D_1 的影响值：$P_{3-1}{}' = P_1 + S_{3-1}P_1(1-P_1) = 0.9 + (0.58) \times 0.9 \times 0.1 = 0.952\ 2$

D_3 对 D_2 的影响值：$P_{3-2}{}' = P_2 + S_{3-2}P_2(1-P_2) = 0.4 + (0.8) \times 0.4 \times 0.6 = 0.592$

4）得出分析结果：上面的影响值是根据专家评定的影响程度计算的，而向专家调查的前提是，假定某一事件肯定发生时对其他事件产生的影响。可是，该事件还存在可能不发生或不完全发生的情况，如果出现了这些情况，事件之间的影响程度就会变化。因此，需要进一步分析影响程度并结合计算的影响值，才能得出评价结果。

例如，D_1 的原估计概率 $P_1 = 0.9$，而上面的修正概率，D_2 对 D_1 的影响值 $P_{2-1}{}'$ 为 0.937 8，D_3 对 D_1 的影响值 $P_{3-1}{}'$ 为 0.952 2，且 D_2 和 D_3 对 D_1 的影响都是正影响，所以两个修正概率均大于原估计概率 0.9。这种情况下，需要进一步分析事件之间的相互影响关系，才可以确定最终预测值。

交叉影响调查的前提是，如果 D_2 或 D_3 发生了，对 D_1 的影响有多大？但是，如果 D_2 或 D_3 不发生，或者不完全发生又会怎样？经过认真思考和与现实进行充分对比，现在我们假设，认为 D_2 流感疫苗的价格是受政府调控的，发生上涨的可能性极小。因此，在这一实例中，我们根据实际情况，将会否定掉 $P_{2-1}{}'$ 这一修正概率。而 D_3 流感疫苗研发周期这一事件是极有可能发生的，因此最终，我们取 $P_{3-1}{}'$（0.952 2）这个修正概率，即 D_1 发生概率的合理预测区间应为 0.9~0.952 2，也就是说，原先估计的 D_1 的概率需要修正为：0.9~0.952 2。

同理，D_2 的原估计概率 $P_2 = 0.4$，根据上面所列修正概率，D_1 对 D_2 的影响值 $P_{1-2}{}'$ 为 0.383 2，而 D_3 对 D_2 的影响值 $P_{3-2}{}'$ 为 0.592，经过认真考虑分析，我们认为，D_1 最近一年流感发病率不能对 D_2 流感疫苗的价格产生绝对直接的影响，相比之下，D_3 流感疫苗研发周期可能更能够对流感疫苗的价格产生影响。因此，根据分析修正后，原先估计的 D_2 的概率需要修正为：0.4~0.592。

D_3 的原估计概率 $P_3 = 0.6$，根据以上修正概率的计算，D_1 对 D_3 的影响值 $P_{1-3}{}'$ 为 0.408，D_2 对 D_3 的影响值 $P_{2-3}{}'$ 为 0.609 6。结合实际情况，我们分析认为，D_2 流感疫苗的价格受政府控制，流感疫苗的价格不是 D_3 流感疫苗研发周期的绝对影响因素。而 D_1 最近一年流感发病率才是促使政府、社会重视，从而研究加速的主要因素。因此，D_3 的概率需要修正为：0.408~0.6。

因此，经过分析，原估计概率需要修改为：

D_1：0.9~0.952 2；

D_2：0.4~0.592；

D_3：0.408~0.6。

由以上实例可以看出，交叉影响分析法是在定性分析和判断的基础上，将定性判断转为定量值的分析方法，常用于数据掌握不多的新技术领域等。

第四节　焦点小组访谈法

一、焦点小组访谈法概述

访谈法是一种常用的定性研究方法，根据一次受访人数是单人还是多人，可以分为个体访谈法和集体访谈法。焦点小组访谈就属于集体访谈法，指的是同时对多名受访者进行访谈，受访者在主持人的引导下围绕一个焦点进行讨论的方法。

　　焦点小组访谈法来源于历史学和社会学的研究中,最早的应用分别见于口述史研究和群体访谈。这两种场景应用方法的共同点在于都是在组织者的引导下,受访者针对同一个主题各抒己见,并且在发表观点的过程中,受到彼此意见的影响。

　　20世纪40年代,口述史成为历史学的一个正式的学科分支,区别于以往历史学主要用文字、文物等资料进行研究,口述史主要采用的是口头叙述记录历史的方式。通常,由组织者召集某一历史事件的一群相关人士,一般为亲历者或者听说者,听取他们对于事件的讲述,受访人群处于同一访谈现场,能够彼此产生影响。20世纪40—70年代,社会学领域的研究常常采用小组访谈的方法,就一些社会热点问题进行讨论,主要应用于新闻传播、市场调查研究等方面。

　　20世纪70—90年代,由于定量研究方法成为社会科学研究领域的主流,作为典型定性研究方法的焦点小组访谈法受到冷遇。20世纪90年代以后,焦点小组访谈法以其独特的优势再度受到研究者的重视,并且常常和定量研究方法相结合,对定量研究方法得出的结论进行解释,在社会科学研究领域发挥了独特的作用。

二、焦点小组访谈法的基本思想

　　焦点小组访谈的理论假设是:个体的知识是从一个负载的、个体与他人互动的人际网络中涌现出来的,在这种网络互动中,参与者的视角会通过集体的努力而得到扩展,进而接触到更加具体的知识内容,深入到更加深刻的认知模式、人际情感和价值评价,并引发个人以往经验和现有意义之间的联系。这一方法可以有效帮助人们发现对某个特定事物所持的特定思想或行为的准确原因。

三、焦点小组访谈法的实施步骤

　　焦点小组访谈法的步骤可以分为访谈前的准备工作、实施访谈、结束访谈、资料整理与分析四个主要步骤。

　　1. 访谈前的准备工作　主要任务包括明确访谈组织者的角色、设计访谈提纲、确定受访者。首先,访谈者应明确自己的角色定位,明确角色定位的前提是确定访谈的目的,是需要尽可能多地得到受访者关于研究主题的观点资料,应该引导受访者表达观点,以及他们之间的相互交流,而不是以组织者为访谈中心。其次,应确定访谈"焦点",也就是访谈的主题,并围绕这个主题设计访谈提纲,必要时可以进行"预访谈",比较不同访谈提纲的效果。最后是确定受访者。一般来说,访谈团体的人数应控制在6～10人之间,也可根据研究主题和其他状况自行决定。受访者的选择应为对本研究主题熟悉的人,在此基础上,平衡考虑受访者的学科背景、性别、经济状况、年龄、团体成员之间的熟识程度等因素。实施访谈的整个流程由组织者掌控。

　　2. 实施访谈　组织者可以在访谈开始阶段对访谈主题作简要介绍,明确访谈规则,规则不应过于严苛,以免影响访谈氛围和受访者的积极性,但至少应保证每位受访者都有发言机会。在访谈过程中,组织者应适当引导,以免受访者的讨论偏离主题,但要注意分寸,避免自己成为访谈的中心。此外,准确全面记录访谈内容也是实施访谈的重要任务。

　　3. 访谈结束阶段　由组织者做总结,有必要时也可以请受访者作补充发言。组织者向受访者表示感谢,或者提及其他注意事项,比如遵循保密原则等。

　　4. 资料整理与分析阶段　主要任务是对受访者的观点进行整理和分析。以访谈提纲为框架,整理受访者的意见,对每一个问题下的答案进行分类、归纳、整合,形成对访谈问题的详细描述结果,将描述结果反馈给受访者,根据受访者确认后的结果,进行修改调整,得到最终分析结果。

四、焦点小组访谈法的特点

作为一种社会科学研究领域常用的研究方法,焦点小组访谈法有其独特的优势,同时也存在一定的弊端。

焦点小组访谈的优势主要包括:①丰富了研究范围。研究者除了可以直接研究访谈对象及其行为外,因焦点小组访谈的受访者不是单一个体而是一群人,在受访者集体讨论中,组织者可以有意识地观察其思考的角度、逻辑、讨论的方式、受彼此影响的程度,甚至讨论过程中的语气神态,这些都是个体访谈中所无法获得的信息,为回答研究问题提供了丰富的资料。②集体访谈增加了研究的广度和深度。访谈过程中获得的信息有很大可能会增加研究者对该领域知识的拓展和纵深程度,因此焦点小组访谈法非常适于研究者处于一个研究领域的开启阶段,即使研究者对当前的研究领域还不太熟悉,应用此方法也可以在访谈过程中获得对该研究领域的进一步了解。③提供集体构建知识的场景。在实施小组焦点访谈方法的过程中,主体的内容并非是组织者分别与受访者的交流,而是受访者之间的交流,受访者之间的交谈、刺激、鼓励是产生思想和情感的主要手段。由于受访者同属某一研究领域或者作为同一个事件的相关人士,在交流的过程中很容易产生思想的碰撞,其头脑中的隐性知识在不断流动过程中,逐渐清晰固化,最后形成认知一致的显性知识。

焦点小组访谈的弊端主要包括:访谈结果可能受到部分受访者的影响而造成某种程度的失真;访谈结果较难整理和分析;访谈由组织者主导,受访者反应未必真实自然。由于受访者是一群人,其性格特征各异,比如有的人外向爱表达,试图充当访谈过程中的领导者,那受访者群体中的相对不善言辞的人表达空间就会被压缩,甚至部分人出现趋同心理,被"领导者"带着走,导致访谈效果不佳。另外,小组焦点访谈虽围绕主题进行,但谈话还是以自由发挥为主,并没有统一的结构,结果整理和分析起来有一定难度。而且,和直接观察法比较起来,小组焦点访谈法实施过程中,受访者始终受到组织者的引导,并不能完全呈现面对研究问题的自然真实状态,从而导致获得资料可能并不全面。

五、焦点小组访谈法的应用

本部分以 2019 年中国医科院协和医学院多位学者发表于《中华现代护理杂志》上的一篇以护士和患者沟通模式为主题的论文作为案例,展示焦点小组访谈方法的实际应用过程。

(一)准备工作

首先确定本次焦点小组访谈的主题为护士和患者沟通模式,以此为基础设计访谈提纲,根据前期文献等资料的调研结果,预设在访谈中的问题,主要涉及当前护士和患者沟通的主要步骤和防范、护士和患者沟通的主流模式、护士在沟通中所扮演的角色、受访者对护士与患者沟通的意见和建议。文章最后确定受访者为三甲医院的护理专家 6 人,专家人选依据年龄、学历、职称、工作年限等加以平衡。

(二)实施访谈

组织者主持访谈,在访谈开始阶段,向受邀的专家小组成员简要介绍本次访谈的主题、背景、目的、注意事项等。根据访谈提纲提问,请受访者依次作答之后,展开自由讨论环节。组织者需要在此阶段适当加以引导,鼓励受访者在主题的范围内,各抒己见,进行充分交流讨论。同时,在受访者知情的情况下,安排专人做好访谈实施过程中的记录,记录可以采用录音、速记等形式。

(三)结束访谈

组织者对以护士和患者沟通模式为主题的焦点小组访谈做总结,询问是否有受访者要作补充发言。所有的发言和讨论阶段结束之后,组织者对受访者及参与本次访谈的工作者表达感谢,说明后期资料整理阶段有可能会向相关专家确认记录的观点是否准确。如有必要,补充保密规定的相关事项。

（四）资料整理与分析

依据访谈提纲，将受访专家对以下问题的回答进行整理当前护士和患者沟通的主要步骤和防范、护士和患者沟通的主流模式、护士在沟通中所扮演的角色、受访者对护士与患者沟通的意见和建议。将详细描述结果反馈给 6 位受访专家，根据专家意见修改整理结果。以返回的整理结果为基础，对其进行分类整合。依据分类整合后的结果，提出当前护士和患者沟通的主要模式，并针对该模式提出改进意见和建议。

第五节　扎　根　理　论

一、扎根理论概述

扎根理论是质性研究中一个十分著名的建构理论的方法。"质性研究"，也称"质化研究""质的研究"，是相对于社会科学研究中的"定量研究"（又称"量化研究""量的研究"）而言的。在定量研究中，研究者通常事先建立假设，通过概率抽样的方式选择样本，使用标准化工具和程序采集数据，采用规范数据统计分析方法（如描述性统计、推断性统计）对数据进行分析，从而检验研究者自己的理论假设。定量研究通常比较适合在宏观层面对事物进行大规模统计、分析和预测。相较于定量研究的操作思路，质性研究通常要悬置自己的"前见"和假设，尽可能在自然情境下收集原始资料，通过研究者和被研究者之间的互动对事物进行深入、细致、长期的体验，从而对被研究者的个人经验和意义建构作"解释性理解"。质性研究适合在微观层面对个别事物进行细致、动态的描述，对特殊现象进行探讨，从而发现问题或提出看问题的新视角。

20 世纪 50 年代前后，美国社会学界就社会学研究中出现的理论与经验的割裂问题展开了一场激烈的学术大讨论，问题的焦点围绕从事社会学经验研究，即坚持定量研究的"变量范式"的学者能做的只是验证结论（因为经验研究通常本身无法产生理论，只能验证理论），而待验证的结论需由专门的理论工作者提供，这就势必造成理论研究与经验研究的二元对立。为解决理论研究与经验研究之间的严重脱节，20 世纪 60 年代中期，美国学者巴尼·格拉泽（Barney Glaser）与安塞姆·斯特劳斯（Anselm Strauss）提出了一种"生成的"而非"验证的"方法论，即"扎根理论"，最终引领了一场社会科学领域的"质性革命"。

扎根理论的方法起源于 1965 年格拉泽和斯特劳斯对医院医护人员如何对待即将去世的患者的一项实地观察研究，详细记录并分析了患者对自身死亡的感知和行为表现，建构了关于死亡过程的分析模型，形成了系统的方法论策略。随后，格拉泽和斯特劳斯于 1967 年出版了《发现扎根理论：质性研究的策略》（*The Discovery of Grounded Theory*: *Strategies for Qualitative Research*），首次对扎根理论的研究方法进行了系统阐述，创造性地提出了以质性数据收集、分析为基础，提取概念并建构理论的一整套方法。在随后的几十年中，扎根理论在西方社会科学界产生了巨大影响，被誉为 20 世纪末"应用最为广泛的质性研究解释框架"。

二、扎根理论的基本思想

作为社会科学研究的一种方法论路径，扎根理论对近五十多年的西方学界和近二十多年的中国学界产生了巨大影响，广泛应用于社会学、管理学、政治学、经济学、心理学、医学、图书馆学等领域，在这些领域产生了一大批基于扎根理论的经典综述、技术探讨与大量实证研究。

扎根理论的目的是基于自然情境建构理论。对许多经验社会学学者来说，"创造"或"发现"理论不是自己的任务，"验证"理论才是，但格拉泽和斯特劳斯认为，创造理论或建构理论恰恰是社会科学家该做的事，正是这一任务才界定了社会学家的身份。建构理论是社会科学研究的内在要求，也是研究结果的必然归宿。这是因为人类任何有意义的行为都隐含了一定的理论，需要将其系统化、明朗化。

正如美国哲学家威廉·威姆斯所说的，"你即使是在田野里捡石头也需要理论"。通常，研究新手们对建立理论和使用理论总是十分担心，不知道自己到底有没有理论，自己的理论在哪里。但事实上，我们每个人对事情都有自己的理论。质的研究建立的是"个人的理论""小理论""广义的理论"，相比"大写的理论"（如定理、公理、"狭义的理论""形式理论"等），这些理论在抽象层次上没有那么高深，概括性不那么广泛，但因其注意到研究现象的个性和复杂性，因此更具有针对性，也更具有解释力度。费孝通曾经指出，"我们的理论不在道破宇宙之秘，只是帮你多看见一些有用的事实，理论无非是工具"。理论的作用体现在：首先，理论可以赋予事实以意义，将事实置于恰当的分析角度之中；其次，理论可以为研究导航，研究早期获得的初步理论可以为后期的工作导引方向；再次，由于理论具有一定的概括性，可以为那些范围较窄的个案提供相对宽阔的视野和应用范围。

扎根理论中对理论的建构采取自下而上的方式，质性研究强调理论必须从资料中产生，从原始资料出发，通过归纳分析逐步产生理论。扎根理论在系统收集资料的基础上，寻找反映社会现象的核心概念，然后通过这些概念之间建立起联系而形成理论。"扎根理论一定要有经验证据的支持，但它的主要特点不在其经验性，而在于它从经验事实中抽象出了新的概念和思想"。扎根理论的核心是对原始资料进行登录（编码，即 coding）的过程，主要分析思路是比较，在资料和资料之间、理论和理论之间不断进行对比，然后根据资料与理论之间的相关关系提炼出有关的范畴与属性。其过程和规则大致如下：

第一，悬置自己的前见，研究者可以有大致的研究主题，但切忌带有预先设定的具体研究问题。

第二，在搜集经验材料时主要使用访谈法和参与观察法，所收集的原始资料不仅包括访谈和观察得到的质性资料，还包括与研究问题有关的文字、图片、音像等实物资料，常见的有期刊杂志、历史文献、统计资料、新闻报道、个人日记等。选取研究对象时不用概率抽样，而要运用理论抽样（theoretical sampling）。

第三，对以访谈记录为主的经验材料进行登录编码。编码包括开放式编码、主轴式编码、选择性编码三个步骤。对原始资料进行编码是扎根理论的核心，具体步骤见下一部分中实施步骤的介绍。

第四，在扎根理论的全部研究过程中持续撰写备忘，记录研究者自己在研究过程中的各种想法。

三、扎根理论的特点

自 20 世纪 60 年代扎根理论方法产生以来，对东西方学术界均产生了极大影响，各种版本的扎根理论也应运而生，纵观扎根理论的发展，可以大致归纳出它的一些核心特征：

第一，扎根理论所处理的主要是以访谈记录为代表的文字材料，它为质性分析提供了一套相对严格的准则、步骤和程序。编码是扎根理论分析的核心要素，对文字材料进行编码，逐级提炼出理论概念与过程机制。

第二，主张以逐级归纳的方法从经验材料中创造出理论，而不是从既有知识体系中演绎出理论命题。避免在研究中出现预置的研究框架和明确的研究问题，这是确保"扎根"有效性的重要原则。

第三，使用理论抽样而非统计抽样来选择研究对象。

第四，将"持续比较法"作为最重要的分析手法，不仅可以对研究中的事件与范畴进行同类和交叉比较，还可以从该研究的外部如文献和日常经验中来选择比较对象。事实上，因扎根理论方法强调"比较"的持续性和不间断性，这种方法也被称为"不断比较的方法"。

作为质性研究最著名的方法论路径，扎根理论同时存在局限与缺点，其受到的批判主要体现在以下几个方面：扎根理论过于强调基于经验，编码的方法基于对微观层面的情况与行动进行命名与分类，但较难对现象提出社会结构文化的整体分析。或者有些研究者倾向于把个案视为样本，让个人经验脱离背后的历史与结构脉络；传统扎根理论深受实证主义的影响，预设了单一实际存在，以及客观真相的存在；扎根理论具有自然主义倾向，过度依赖当事人的所言所说，因而可能忽略行动者"所作所为"背后的逻辑，以及下意识的、非言说式的行动意义；扎根理论的资料分析，尤其是编码过程，被批判容易导致资料的过度切割与碎片化，结果导致"把经验与经验主体分隔开，把意义与故事分隔开，把观察者与被观察者分隔开"；扎根理论在实际操作上存在一定困难。

四、扎根理论的实施步骤

本部分对扎根理论的完整应用流程进行介绍。

1. **确定研究主题**　确定研究的大致问题。质性研究要求研究者悬置自己的前见，在与研究对象进行直接、深入接触的基础上获得一手的研究资料，避免用前人的理论或通常看法来透视资料，必须倾听从原始资料中传出的声音，扎根于原始资料对研究对象进行理解。为做到这一点，研究者在访谈之前可以设定大致的研究问题，但不应该有预先设定的前提或假设。

尽管由于扎根理论要求研究者关注研究对象自身的问题，需要严格避免受到自己携带的概念框架和问题意识的干扰，但需要强调的是，研究之前仍然可以做相关的文献回顾工作，帮助自己确定一个有价值的研究问题。因为前见未必导致偏见，开放的头脑也不等同于空洞的头脑，"提前做文献研究与受到现有文献理论束缚是两回事，关键是研究者在做文献研究时要保持一种批判的态度，而不应该受固有思维的影响"。事实上，文献回顾工作应该贯穿扎根理论研究过程的始终，即在确定研究问题之前、收集资料、分析资料、撰写研究报告等过程中。因为扎根理论作为典型的质性研究方法，在质性研究中，资料的收集和分析是一个循环往复的过程，研究始终处于演化状态，只要保持批判的态度，充分、持续的文献回顾可以为研究各个环节最终聚焦收敛有意义的研究问题提供重要参考。

2. **收集研究资料**

（1）确定数据收集方法：扎根理论中应用的数据收集方法主要是访谈法或观察法。访谈法是研究者通过与被访者进行交谈以获得第一手资料的一种研究方法，通常有多种形式，除一对一访谈外，焦点小组访谈也是较为常用的访谈方式（见本章第四节介绍）。在质性研究中，访谈具有十分重要的作用，可以了解受访者的所思所想、价值观念、情绪感受和行为规范，了解他们的生活经历以及他们的行为所隐含的意义。就这一点来讲，观察法往往只能看到或听到研究对象的外显行为，难以准确探究他们的内心世界。但观察仍然是质性研究中另一个主要的收集资料的方法。当有关社会现象（如同性恋、吸毒、监狱生活等）很少为人所知，或者当研究者看到的事实与当事人所说的内容不一致时，以及当对不能够或不需要进行语言交流的研究对象（如婴儿或聋哑人）进行调查等情境下，参与式观察可以允许研究者获得有效的一手资料。相对而言，观察可以明确地回答"谁在什么时间、什么地方，与谁一起做了什么"的问题，但很难准确地回答"为什么这么做"。访谈与观察相结合，二法具有较好的互补性，通常是质性研究收集资料的常用方案。

除了利用访谈和观察收集一手研究资料外，还可以搜集实物作为研究资料，如个人日记、传记、历史文献、档案、期刊杂志、新闻报道、官方统计资料等，通常期刊文献、研究报告等二手数据常被用来弥补一手数据的局限性，以提供对研究对象更为全面的认识。

（2）选择研究对象：扎根理论中选择研究对象的抽样方法通常采用理论抽样（theoretical sampling）而非概率抽样。概率抽样通常用在定量研究对样本的选择上，指在被界定的研究对象中每一个单位都有相同的概率被选中。理论抽样，又叫目的性抽样，指根据研究目的抽取能够提供最大丰富程度信息的样本作为研究对象。派顿（M.Patton）指出，"相对于其他差异，抽样逻辑的不同才标识出质性研究与定量研究的本质区别"并就理论抽样介绍了十五种具体策略，包括极端或偏差型个案抽样、强度抽样、最大差异抽样、同质性抽样、典型个案抽样、分层目的型抽样、效标抽样等。

在实际研究中，理论抽样通常考虑各案例的典型性、差异性、同质性等因素，以回答"样本是否可以比较完整地、相对准确地回答研究者的研究问题"为标准，综合决定选择哪些研究对象。

（3）进行访谈或观察：在访谈开始之前，确定访谈的时间和地点应尽量以受访者的方便为主。这样做一方面是为了对受访者表示尊重，另一方面也是为了使受访者在自己选择的安全环境下可以比较自如地表现自己。正式访谈开始前，应该向受访者介绍自己和自己的研究课题，并就交谈规则、保密原则、自愿原则和录音录像等问题与受访者进行磋商。

根据是否固定访谈问题，访谈形式通常分为结构化访谈、半结构化访谈和开放型访谈。在质性研究中，为向受访者提供足够的空间和余地就相关问题充分表达，访谈形式多采用半结构化访谈或完全开放型访谈。因此访谈提纲应该是粗线条的，列出访谈中要了解的主要问题和应该覆盖的内容范围，列出的问题应该尽量开放，不必事无巨细，在具体访谈时也不必强行按照访谈提纲的语言和顺序提问，应注意倾听受访者的关切并在恰当时机追问。根据研究目的和后续资料初步分析的结果，可以安排多次访谈，以对研究问题收集受访者详尽的回答，获取足够充分的资料。

如果采用的是观察法，在确定观察问题以后，可以制订一个初步观察计划，就观察的内容、对象、范围、地点、观察的时刻、时间长度、次数、观察方式、手段等设计观察提纲。实地进行观察前，画现场图将对观察记录的详细、丰富有重要作用，经验丰富的研究者还会设计现场观察记录格式，根据记录格式填充观察细节，区分观察到的事实和个人感受；平时应有意识地训练个人的笔录能力，快速追记重点和细节。

访谈或观察结束后，应及时将访谈和观察内容整理成详细的文本资料，这些资料将是后续研究的主要资料。值得注意的是，受访者的非言语行为，如皱眉、迟疑、愤怒、激动、哭、笑等，同样是非常有价值的研究材料，它们为了解受访者对某事的态度及深层次的人格、个性、爱好提供了可见的依据。质性研究认为"所有事情都是资料"，因此后续研究如借助录音笔将访谈内容转化成文本时，应该注意将访谈时现场笔记记录的非言语行为并入研究的文字资料中。

3．编码　扎根理论的核心是对原始资料进行编码。自格拉泽和斯特劳斯提出扎根理论之后，后续大批学者以此为基础对原始扎根理论的方法进行完善和清晰化，产生了多种流派的扎根理论。拉尔夫·拉罗萨（Ralph LaRossa）对安塞姆·斯特劳斯（Anselm Strauss）、朱丽叶·科宾（Juliet Corbin）以及凯西·卡麦兹（Kathy Charmaz）等人就扎根理论操作程序的观点进行了融合，既保留了程序化扎根理论的细致，又吸纳了经典扎根理论和建构主义扎根理论的灵活精神，将扎根理论的编码过程分为三步：开放式编码、主轴式编码和选择性编码。开放式编码阶段中逐句分析资料，识别一些主题概念并将其归类，得到具体范畴；主轴式编码阶段，将上一阶段的编码进行归纳，提取出主范畴；选择性编码阶段，将主范畴有机关联，构建出理论模型。这三个级别的编码是目前基于扎根理论的研究中使用最为普遍的操作程序。

（1）一级编码——开放式编码：开放式编码是对原始资料的第一次编码，也是对原始资料进行分析的首要环节。这一步的工作主要是对原始语句逐句分析，发现概念，提炼范畴。研究者应从最基础的层面开始，考量资料中的每一个词语，发现那些能够回答研究问题的重要词语，将其编码成为码号（code）。随着分析的深入，编码的码号范围也可以从词语扩大到短语、句子、段落、对话等粒度更粗的思考单元（thought unit）。码号的形式不仅包括词语，还可以是句子、话语、段落等。编码越细致越好，寻找有意义的码号的一个标准是有关词语或内容出现的频率。如果某个词或句子频繁被研究对象谈及，那么有理由认为这个词语或句子反映的潜模式对研究对象较为重要。码号的表述应使用研究对象自己的语言，以保持资料的"原汁原味"。这样做的目的是质性研究中要求研究者关注研究对象自身的问题,而不是带有研究者前见的问题,因此研究者应始终悬置个人倾向,在首次编码时将所有资料按其本身的状态呈现,倾听原始资料的声音,挖掘原始资料反映的问题,呈现原始资料传达的状态或概念,避免基于研究者自己的前见和学术界的定见改变、演绎或过度抽象了研究对象的原意。

对得到的所有码号,通过比较归类,分析其中反映的概念类属,用研究对象的语言或研究者自己的语言对概念类属进行命名,每个概念类属都需要唤起代表性的原始语句来定义现象,对某些只出现一次或相互矛盾的概念可酌情删除,得到初始概念编码。对初始概念编码之间的关系进行比较、汇总,使之范畴化,得到初始范畴。有时为了避免单个研究者的个人主观偏见和信息处理偏差,可以请多位研究者分别对一手数据进行开放式编码,将各自的分析结果讨论整合。

(2)二级编码——主轴式编码:主轴式编码的主要任务是针对开放式编码中发现的概念范畴进一步辨析,发现其间的深层联系,确定主范畴。依据资料呈现的各种关系,如相关关系、语义关系、情境关系、结构关系、过程关系、因果关系、功能关系等,寻找概念范畴之间的有机关联,对概念范畴进行重新组合,构想副范畴与主范畴之间的假设性关系,确定主范畴。

(3)三级编码——选择性编码:选择性编码需基于主轴式编码得到的主范畴之间的相互关系,发展出更抽象的核心范畴,以"故事线"相互关联,从而构建理论框架。格拉泽认为,这一步是在前两阶段的基础上进一步把支离破碎的概念重新聚拢在一起。选择性编码是以理论建构为目的,对概念、范畴进行整合,从系统层面对主范畴进行聚类,抽象出可以概括主范畴的属性和维度,挖掘核心范畴的过程。这个阶段研究者要解决的问题主要是:这些概念范畴可以在什么概括层面上属于一个更大的社会分析范畴?这些概念范畴中是否可以概括出一个比较重要的核心?如何将这些概念范畴串联起来,组成一个系统的理论架构?这一步可以借助现有理论、相关概念和经验建立核心范畴、主范畴的意义关联,通过反复归类、调整、思考以将概念范畴串联起来,组成一个系统的理论架构。

4.理论饱和度检验　对理论进行检核应该在什么程度停止?扎根理论方法要求对初步构建的理论模型进行饱和度检验来确保不存在其他的概念或范畴影响理论的完整性。在对访谈或观察资料进行整理后,可以根据研究目的确定用于扎根分析的样本和用于饱和度检验的样本。通常的做法是随机抽取一些样本留作饱和度检验样本,在扎根分析样本完成前述编码过程之后,对预留的检验样本进行编码,如果没有新的概念、类属、范畴或关系结构出现,就可认为理论已经达到了概念上的饱和,理论中各个部分之间已经建立了相关、合理的联系,达到了饱和度要求。

五、扎根理论的应用

本部分以 2019 年武汉大学学者张敏等人发表于《情报科学》上的一篇基于扎根理论对在线健康社区中用户诊疗信息求助行为形成机制的探索研究为例对扎根理论的应用进行介绍。文章中张敏等人选定三个具有良好代表性和较大规模用户群体的在线健康社区实验平台,以其上用户群体为研究样本,采用焦点小组访谈的方法收集原始资料,运用扎根理论提炼在线健康社区环境下用户诊疗信息求助行为形成机制的概念模型。编码过程如下:

1.一级编码——开放式编码　开放式编码首先通读全部访谈资料来提取重要语句信息,这些语句信息是码号的重要来源。基于码号提取核心观点形成初始概念。如表 10-15 中,受访者就求助在线健康社区的原因时提到"对自己的健康状况把握不准,不知道该如何描述自身情况",作者分析该材料发现其中隐藏一个用户自我诊断的现象,对该现象加以命名,结合研究问题提炼出初始概念"自我诊断能力"。完成对所有原始资料的分析得到初始概念集后,对各概念之间的内在联系进行归纳,将若干主题概念合并归类成范畴。作者发现"自我诊断能力"与其下"描述障碍""理解障碍"概念可进一步提炼共同组成"健康素养"范畴。文章最后归纳出包括健康素养、信息素养、时间精力在内的 28 个范畴。

表 10-15 开放式编码形成的范畴(部分)

原始代表语句(码号)	初始概念	范畴
对自己的健康状况把握不准,不知道该如何描述自身情况	自我诊断能力	健康素养
自己描述不清自己的症状,医生无法更好了解自己的病情	描述障碍	
多个专家的回答可能不统一,不好决定	理解障碍	
家在农村,村里人不会使用电脑和网络	搜索能力	信息素养
无法寻找到官方正规有效的网站咨询	搜索能力	
网上资源良莠不齐,患者难于分辨医生的真伪和专业程度	鉴别能力	
如果一段时间内非常忙,事情多,便没有时间抽身求助医疗	时间障碍	时间精力
交通出行不便,不方便去医院求助	行动障碍	
是否有亲友陪同影响我去医院就诊	人际依恋	依恋型人格
家乡的人对网上信息持怀疑态度,抵触收费和需要私人信息的APP	保守	保守型人格
打球时的挫伤、扭伤等,我就很少专门去医院就诊	病情明显性	疾病状况
分不清楚不舒服和生病时,会先在网络上进行了解	病情严重性	
若属于难以启齿的问题,优先网络求助	病情敏感性	
自己平时有什么异常心里比较慌,先在网上找资料进行预测	前期自诊	诊疗阶段
网络医疗对于后期保养建议等更加个性化	后期保健	
……		

注:以上表格内容来自张敏等论文。

2.二级编码——主轴式编码 主轴式编码的主要任务是针对开放式编码中发现的概念范畴确定主范畴。张敏等人在文章中基于开放编码获得的 28 个范畴建立相互关系,利用聚类分析形成更高抽象层次的主范畴。如表 10-16 所示,将健康素养、信息素养、时间精力归并为行动能力来表示在线健康社区用户求助诊疗信息所需要的个人知识技能等情境能力;将依恋型人格、保守型人格归并为性格;将疾病状况、诊疗阶段归并为健康状况等。最终得到行为能力、性格、健康状况等 11 个主范畴。

表 10-16 主轴式编码分析结果(部分)

主范畴	范畴	范畴内涵
行为能力	健康素养	健康自我判断能力、描述能力和诊疗信息理解鉴别能力
	信息素养	网络搜索能力、网络真假信息鉴别能力
	时间精力	有无空余时间、交通出行便利程度
性格	依恋型人格	是否需要亲朋好友陪伴
	保守型人格	新事物接受程度
健康状况	疾病状况	病情明显性、轻重缓急及病情种类,是否为敏感性疾病
	诊疗阶段	前期自诊阶段或后期保健康复阶段
……		

注:以上表格内容来自张敏等人论文。

3.三级编码——选择性编码 选择性编码基于主轴式编码得到的主范畴之间的相互关系,发展出更抽象的核心范畴,以"故事线"相互关联,从而构建理论框架。文章中作者将 11 个主范畴集中在求助者个体因素、求助收益因素、求助风险因素、在线健康社区因素四个核心范畴(表 10-17),从求助者自身、收益与风险、平台几个方面将各种概念范畴串联起来。这四个核心范畴在理论上也被证明具有系统性和统领性,所构成的形成机制概念模型深刻描述了用户诊疗信息求助行为的形成过程。

4.饱和度检验 基于上述编码过程,张敏等人构建了在线健康社区用户诊疗信息求助行为形成机制的概念模型,并对初步构建的模型进行饱和度检验,确保不存在其他的类属影响理论的完整性。

表 10-17 选择性编码结果

核心范畴	主范畴	关系内涵
求助者个体因素	行为能力	求助者知识及技能储备,时间精力等是影响求助的重要个体因素,是是否进行在线诊疗求助及顺利与否的关键
	性格	求助者的依恋及保守开放等性格因素,是调节求助需求及行为的重要因素
	健康状况	由于疾病轻重缓急的不同,选择性进行在线求助,是求助行为产生有否的重要因素
	资源条件	求助者关系资源,所在地医疗资源质量及供给情况是其重要特征因素
求助效益因素	诊疗效益	求助者从在线诊疗信息中获得知识收益、健康收益和优质诊疗资源是求助收益的主要组成部分,也是求助的直接和关键目的
	成本效益	在线求助快捷低廉,求助者同时还可以获得时间收益、经济收益,是在线求助行为产生的重要考虑方面
求助风险因素	诊疗风险	由于依靠文字、图片等描述,误诊或理解错误是诊疗信息求助风险的主要体现
	安全风险	由于很多情况下求助者需要提前支付费用,并且暴露个人隐私信息,花冤枉钱和个人隐私泄露是在线求助风险的重要体现
在线健康社区因素	信息质量	优质的信息质量,准确性、及时性、针对性、可理解性等,是求助行为产生和支撑顺利进行的重要在线健康社区因素
	平台质量	平台功能完善、使用友好、良好的用户权益保护机制可以为求助行为提供技术和制度的保障
	服务质量	服务态度、医疗水平及患者评价等服务质量因素求助行为提供支持

注: 以上表格内容来自张敏等人论文。

通过将预留的 5 份深度访谈材料重新进行编码进行检验,结果显示未有新的范畴和主范畴关系结构,因此认为提出的概念模型达到了饱和度的要求。文章创新性地归纳出由驱动力(求助收益因素)、阻碍力(求助风险因素)、支持力(在线健康社区因素)、调节力(求助者个体因素)构成的概念模型,较为深刻地描述了用户诊疗信息求助行为的形成过程,有益地补充和丰富了现有知识体系。

总体来说,扎根理论是一种在经验资料基础上建立理论的较为科学有效的质性研究方法,广泛地应用于启发性研究,其不受预设观点干扰的特点有利于发现现有理论中受到忽略的理论因素,因此特别适合在某研究问题尚不成熟的情况下进行理论构建。如果某一主题研究出现时间不长,相关研究也没有可直接参考的量表和理论成果等,可考虑选取作为主流质性研究方法的扎根理论进行研究。目前实际操作中使用最多的扎根理论软件是 Nvivo。在将案例访谈转为文本取得基本数据源后,以该软件为辅助,可对文本资料中的词句及观点进行仔细整理,支持剔除无效、相关性较低及重复的信息,辅助抽象概念,并可对初始概念进行聚类分析和范畴化形成范畴。

(李 维)

思 考 题

1. 简述头脑风暴法的类型。

2. 德尔菲法的数据处理涉及哪些方面? 请您自拟评价课题,采用德尔菲法进行模拟评价,熟悉各种数据处理方法的使用。

3. 简述交叉影响分析法的具体过程。

4. 焦点小组访谈法有什么优点和缺点?

5. 扎根理论的特点是什么?

第十一章

层次分析法

层次分析法（analytic hierarchy process，AHP）是一种典型的系统分析方法，也称之为多属性决策分析方法。系统指处于一定环境下的、由相互关联的要素构成的、具有一定结构和功能的有机整体，而系统论则是研究系统的主要性质和一般规律的理论，系统分析是根据系统论的观点，通过定性、定量或二者相结合的方法组成的集合。因此，层次分析法一方面能够促使决策者全面考虑复杂环境所面临的各种不同选择，从而提高稀缺资源的利用效率；另一方面，能够通过解决资源的合理分配，从而为方案制定、政策落实以及效果评价等提供参考。

第一节　层次分析法概述

一、层次分析法的基本概念

在现实世界中，往往会遇到决策的问题，比如购物的选择，购买者在做出最后决定以前，他必须考虑很多方面的因素或者判断准则，最终通过上述准则作出选择，而层次分析法在一定程度上解决了上述问题。

层次分析法指将一个复杂的多目标决策问题作为一个系统，将目标分解为多个目标或准则，进而分解为多指标（或准则）的若干层次，通过将定性指标进行模糊量化方法算出层次单排序（权数）和总排序，以作为目标（多指标）、多方案优化决策的系统方法。

"层次分析法"名词源自美国运筹学家 T. L. Saaty 教授，他在 20 世纪 70 年代帮助美国国防部研究"根据各个工业部门对国家福利的贡献大小而进行电力分配"课题时，所提出的一种层次权重决策分析方法，后来肯尼迪政府将其引入五角大楼做预算分析，由此使得层次分析法得以通过官方渠道获得快速发展，并为学界所承认。由于层次分析法在美国政府行政管理方面的成功经验，企业或者民间组织也开始借鉴，并逐步利用层次分析法来改进生产、销售、物流以及服务等，提高企业的效率和效能。比如，根据层次分析法的特点，在竞争激烈的电子商务市场中，电商企业可以根据商业环境，改善物流系统，提高商品的配送效率，从而有效改善消费者体验。

二、层次分析法的基本要素

层次分析法是研究系统各个组成要素的关联及其作用，而系统则是由多方面、多层次、多功能组成的多元素集合体。因此，从根本上来说，只有真正了解层次分析法的组成要素，才能更好地使用它，其基本要素主要包含以下四个方面。

（一）目标确定

在运用层次分析方法解决问题时，首先必须明确层次分析法所要达到的目标，即目标的设定，这是层次分析法非常重要的一个环节，只有目标确定，才能根据层次分析法进行方案的制订和策略的落实。反之，如果目标不明确，就会使得整个层次分析法方向模糊甚至走向错误的方向。缘于层次分析法的这个特点，在应用该方法时必须要先拟定目标，从而依据目标制订方向，最终求得问题的解决，所以目标确定是整个层次分析法的起点。另外，在确定目标时，必须综合长期效益和短期效益，并要注意目标能够在有效期内获得最大效益。

（二）费用和效益

费用是实施方案的实际支出，而效益是指方案实施后获得的成效。因此，在层次分析法过程中，必须进行方案的制订，从而产生效益和费用，二者均是方案的约束条件，而且只有效益大于费用的方案设计才是可取的。

（三）模型构建

模型是对层次分析法要素的一种抽象描述，是用来表述、实现或检验理论思维成果的主要工具。层次分析法经常通过模型来表达所研究的系统，并且通过调整参数或改变决策变量等方式来预测方案的未来结果。层次分析法所采用的模型是多种多样的，但归结起来存在如下特征：首先，模型是实现系统的抽象表述；其次，模型是由一些与所分析的问题有关的主要因素构成的；最后，模型表明这些有关因素之间的关系。对复杂问题模型化便于对问题进行处理，也可在决策前预测出问题的结果，因此模型是层次分析法的主要工具。

（四）评价标准

不同的系统应根据其性质和要求建立不同的评价标准，来对各种替代方案进行综合评价，确定出方案的优劣顺序。常见的评价标准并不是一个指标单列，而是由一组评价指标根据权重共同确定的。

三、层次分析法的基本原则

运用层次分析法研究复杂的系统问题，必须依照整体、有序、动态相关的系统观点，应遵循如下原则：

（一）整体性原则

任何系统都是由许多相互联系、相互作用的要素组成的一个有序整体，其中每一要素的变化同时依赖于所有其他要素，而整体的功能并不是各个孤立要素功能的总和。在许多情况下，对局部有益的要素不一定对整个系统有益，只有局部效益和整体效益相一致，同时能够强化整体效益时，才能使得效益最大化。因此，在解决问题时，不能从某一局部孤立地思考，而是要从整体出发作通盘考虑，即层次分析法必须注重整体优化，局部效益服从整体效益。另外，从基本思想上而言，层次分析法就是把所要研究的对象看作一个有机的整体，以整体效益为目标，特别是在认识和改造系统时，必须从整体出发，探求组成系统的各要素之间的相互关系，从而提炼系统整体的本质和规律。

（二）层次性原则

任何一个系统都是由一定要素组成的整体：一方面，要素构成了低一层的子系统，另一方面，子系统又是构成更大系统的要素。上层和下层之间的关系，既是上层决定下层的决定和被决定的关系，又是下层可以反作用于上层的相互作用的关系。总体而言，一个系统主要是由居于各个层次的、发生相互作用的要素构成的整体，但各个要素在系统中的地位是不同的，其作用也大不相同，特别是在运用层次分析法时，需要注意整体与层次、层次与层次间相互制约关系，以及各要素在系统中的地位和作用差异。

（三）结构性原则

组成系统的要素之间具有一种相互结合的存在方式，这种要素间相互结合的状态，构成了系统赖以存在和运行的结构,而系统中各要素之间相互结合的存在方式被称为系统结构。系统整体的功能同整体的结构分不开,系统结构是系统功能的基础,而系统结构从根本上决定系统的功能所在,甚至对同样一些要素,在进行组合时可以建立起多种结构,结构差异决定了功能的区别。因此,系统结构主要由三个方面构成:性质、数量以及结合方式,这三者中的任何一个发生变化都会导致系统的功能发生变化。因此,对系统结构的研究和运用,有助于根据系统功能进行方案设计,从而以最为有效的方式达到系统的目的。

(四)相关性原则

在层次分析法中,系统和系统之间、系统各要素之间以及系统和要素之间是相互联系、相互作用的,这使得层次分析法具有显著的相关性,主要体现在层次分析法需要考虑系统内外环境。系统整体存在和发展离不开外部环境,任何系统都处于某种客观环境之中,系统整体如果没有周围环境的制约,就会导致层次分析法失去应有的价值;同时,层次分析法需要面临系统内或系统间的相关作用,而这种相关作用一旦发生变化,系统就会随之发生变异。因此,在利用层次分析法做决策问题时,必须将系统内外各种因素及其相互作用综合考虑,才有可能实现最终决策方案的优化。

四、层次分析法的基本步骤

层次分析法的具体步骤包括:限定问题、确定目标、调查分析、评估论证和提交方案五个方面。

(一)限定问题

所谓问题,是现实情况与计划目标或理想状态之间的差距。层次分析法的核心内容有两个:其一是进行问题"诊断",即找出层次分析法的问题及其背后的原因所在;其二是对问题"开处方",即提出解决问题的最可行方案。而限定问题就是必须明确问题的本质或特性、问题存在范围和影响程度、问题产生的时间和环境、问题的症状和原因等,它是层次分析法中关键的一步,因为如果"诊断"出错,以后开的"处方"就不可能对症下药。在限定问题时,要注意区别症状和问题,探讨问题原因不能先入为主,同时要判别哪些是局部问题,哪些是整体问题,最后确定问题应在调查研究之后。如医保局需要确定某类药物能否进入医保目录,必须对药物的有效性、安全性和经济性等指标进行考察,此时,"诊断"就是如何确定哪类药物更合医保目录的要求,进入医保目录的药品到底符合什么要求;处方就是综合各个药物之间的有效性指标、安全性指标和经济性等指标,通过分析和权衡,找到性价比最高的药物进入医保目录。

(二)确定目标

确定系统的目标首先需要拟定目标方向,在限定问题之后,应依据对外部环境、需求和资源的综合考量,确定目标方向,并运用层次分析法对现有能力等诸条件进行全面衡量,同时针对目标方向开展所依据的层次和要素做出初步的规定,这便形成了可供决策选择的目标方案。在确定目标的过程中,必须注意目标的合理性和可行性,这具体体现在目标方向的正确程度、目标能够实现的可及性以及目标能够产生多大的期望效益。

(三)调查分析

调查分析指运用科学方法,有目的、有系统地收集、记录、整理分析与目标有关的信息和资料,了解问题变化的动态状况,从而利用层次分析法为目标方案的制订提供依据。调查分析一般分为两个方面:一是必须收集与问题相关的数据,二是对收集到的数据进行分析,根据数据去验证假设,从而探讨产生问题的根本原因,为下一步提出解决问题方案做准备。

(四)评估论证

在确定目标并进行调查分析之后,必须对方案设计进行论证和评价,这主要是围绕目标的可行性以及可及性进行论证。具体来说，就是论证目标是否成为解决问题的关键，是否符合解决问题的整体利益与发展需要，是否符合外部环境及未来发展的需要。论证方法主要是按照目标的要求，分析实际能力，找出目标与现状的差距，然后分析用以消除差距的措施，而且要通过层次分析法，利用调查数据加以说明。如果制订的方案能够对消除这个差距有足够的保证，说明目标是可行的，并且在论证时，可能会存在多个目标方案，那么这种评价论证就要在比较中恰当进行，通过对比和权衡，找出各个目标方案的优劣所在。同时通过评价论证，还需要找出目标方案的不足，并使之趋于完善。如果通过评价论证发现拟定的目标完全不正确或根本无法实现，那就要回过头去重新拟定目标，然后再重新评价论证。

（五）提交方案

层次分析法的最可行方案并不一定是最佳方案，它指的是在约束条件之内，根据评价标准筛选出的最现实的方案，其评价以决策者主观程度上的满意为标准。如果决策者最后对方案实施的效果感到满意，则层次分析法达到预期目标；如果不满意，则要与决策者进行协商，调整外部的约束条件或评价标准，甚至重新限定问题，开始新一轮层次分析法，直到决策者满意为止。

第二节 层次分析法的基本原理与实施

一、层次分析法模型与步骤

根据层次分析法的原理，如果对某个复杂的问题作为系统进行分析时，必须厘清其中的条理和层次，首先需要找出解决问题所涉及的各个因素，将上述因素按其隶属和关联关系构成递阶层次结构模型，通过对各个层次因素的两两比较，确定各因素的相对重要性，然后综合判断，确定评价对象相对重要性的总排序，其基本步骤如下。

（一）建立递阶层次结构模型

利用层次分析法分析决策问题时，首先要把问题条理化、层次化，构造出一个有层次的结构模型。递阶层次结构是层次分析法中最简单也是最实用的层次结构形式，它主要是为了研究系统各个元素的相互关系与功能的相互作用而构造的，这些元素可以按照属性与功能的差异，分成几个部分，从而形成互不相交的层次，其中上一层次的元素作为准则对下一个层次的全部或者部分元素发挥支配作用，从而形成层次间自上而下的逐层支配的关系。其模型如图 11-1 所示：

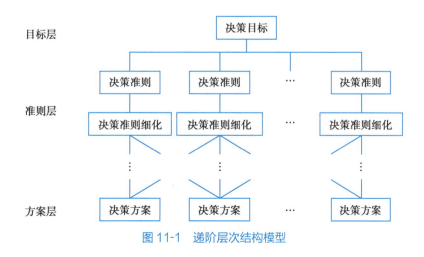

图 11-1 递阶层次结构模型

如图 11-1 所示，递阶层次结构大致可以分为三个层次：目标层、准则层以及方案层，分别对应于最高层、中间层和最底层。一般而言，目标层只有一个元素，它表示解决问题的目的和预期目标所在；准则层则是指为了实现预期目标而构建的一系列判断准则，它可以是一个层次，也可以在一个层次底下细化成若干个层次；方案层指的是为了实现预期目标可供选择的方案和措施。

在递阶层次结构模型中，准则层的某个元素可能与所有的方案层都有关联或存在支配作用，这种称为完全层次关系。另外，准则层的元素也可以与方案层的某些元素存在支配作用，则称为不完全层次关系。相应地，前者称为完全层次结构，后者称为不完全层次结构。

在构建递阶层次结构模型的过程中，需要注意的是：首先，递阶层次结构按照自上而下的顺序存在着支配关系；其次，整个结构的层次数目以及每个层次的元素数目不受限制（目标层除外），具体数目多少取决于问题的复杂程度，一般来说，每一层次中各元素所支配的元素一般不要超过 9 个，这是因为支配的元素过多会给两两比较带来困难，一个好的层次结构对于解决问题是极为重要的，如果在划分层次和确定层次元素间的支配关系上举棋不定，那么应该重新分析问题，弄清元素间相互关系，确保建立一个合理的层次结构；最后，各个层次之间的关系要比同一层次各个元素之间的关系密切，即同一层次的各个元素之间关系甚至可以是独立的，但这并不影响层次分析的建模和求解。

（二）建立两两比较的判断矩阵

通过构建递阶层次结构模型，可以观察到目标层、准则层以及方案层之间的隶属关系，然后需要按照某种准则，下一层级的某些元素相对于上一层级的某个元素相互进行比较，如相对于准则层的准则而言，对方案层中不同方案之间的重要性进行比较，从而构造出两两比较的判断矩阵，从而确定各层次元素的权重。

假定准则层元素 C 所支配的下一层的元素为 $b_1, b_2, \cdots, b_n$，那么针对准则 C，决策者比较两个元素 b_i 和 b_j 哪一个更重要，并按照表 11-1 的比例标度进行重要程度赋值，从而形成判断矩阵，其中 b_{ij} 就是元素 b_i 与 b_j 相对于准则 C 的重要性比例标度。判断矩阵的性质如下：

（1）$b_{ij} \geqslant 0$

（2）$b_{ji} = 1/b_{ij}$

判断矩阵中 b_{ij} 的构建主要采用相对标度的方法进行量化，其原因来自两个方面：一是由于同一层次的各个元素之间不是统一的计量单位，所以经常采用重量、体积等常规计量单位刻画元素之间的差异性；二是固然绝对标度不适用，但是考虑到人的心理特征和思维规律，可以通过两两比较的方法比较其差异性。

$$b_{ij} = \begin{bmatrix} b_{11} & b_{12} & \cdots & b_{1n} \\ b_{21} & b_{22} & \cdots & b_{2n} \\ \cdots & \cdots & \cdots & \cdots \\ b_{n1} & b_{n2} & \cdots & b_{nn} \end{bmatrix} = \begin{bmatrix} w_1/w_1 & w_1/w_2 & \cdots & w_1/w_n \\ w_2/w_1 & w_2/w_2 & \cdots & w_2/w_n \\ \cdots & \cdots & \cdots & \cdots \\ w_n/w_1 & w_n/w_2 & \cdots & w_n/w_n \end{bmatrix}$$

判断矩阵是一个特殊矩阵，其元素满足以下条件：

$$b_{ii} = 1, \ b_{ij} = 1/b_{ji}, \ b_{ij} = b_{ik}/b_{jk}$$

层次分析法给出了 9 种标度来衡量两两之间的重要程度，具体如表 11-1 所示：

表 11-1 比例标度及其含义

标度	含义
1	表示两个因素相比，i 因素与 j 因素具有同等的重要性
3	表示两个因素相比，i 因素与 j 因素稍微重要
5	表示两个因素相比，i 因素与 j 因素明显重要

续表

标度	含义
7	表示两个因素相比，i因素与j因素强烈重要
9	表示两个因素相比，i因素与j因素绝对重要
2,4,6,8	i因素与j因素介于上述两相邻判断中的中值
倒数	表示j因素与i因素的比较判断，存在$b_{ji}=1/b_{ij}$

采用两两比较的方法与将所有元素均与同一元素比较的方法相比，不仅可以减少比较的次数，更重要的是可以有效降低个别判断错误对于总体排序造成的严重影响，从而回避系统性的判断错误。在进行两两比较的情况下，相对比较的不一致性通常难以避免，这就需要对不一致性的程度进行估计和控制。在层次分析法的分析过程中，并不单纯追求每一组元素在两两比较判断中的一致性，而是尽量使每一次比较都能够独立进行，这样才能尽可能多地提供信息，降低个别判断失误对系统判断的影响，从而提高最后结果的一致性。

（三）层次单排序

建立判断矩阵之后，可以根据判断矩阵明确各个元素的相对重要程度，该过程被称为层次排序，该排序主要采用计算最大特征根方法求得，计算方法一般为：

$$BW = \lambda_{max}W \qquad （式11-1）$$

其中，B为判断矩阵，λ_{max}为最大特征根，W为最大特征根对应的特征向量。即：

$$\begin{bmatrix} 1 & w_1/w_2 & \cdots & w_1/w_n \\ w_2/w_1 & 1 & \cdots & w_2/w_n \\ \cdots & \cdots & \cdots & \cdots \\ w_n/w_1 & w_n/w_2 & \cdots & 1 \end{bmatrix}\begin{bmatrix} w_1 \\ w_2 \\ \cdots \\ w_n \end{bmatrix} = n\begin{bmatrix} w_1 \\ w_2 \\ \cdots \\ w_n \end{bmatrix}$$

可见，满足一致性条件的n阶判断矩阵具有唯一非零最大特征值$\lambda_{max}=n$，其他特征值均为零。

例如，某一个层次的判断矩阵为：

$$A = \begin{matrix} & \begin{matrix} C_1 & C_2 & C_3 \end{matrix} \\ \begin{matrix} C_1 \\ C_2 \\ C_3 \end{matrix} & \begin{bmatrix} 1 & 2 & 1 \\ 1/2 & 1 & 1/2 \\ 1 & 2 & 1 \end{bmatrix} \end{matrix}$$

则存在：

$$|\lambda I - A| = \begin{vmatrix} \lambda-1 & -2 & -1 \\ -1/2 & \lambda-1 & -1/2 \\ -1 & -2 & \lambda-1 \end{vmatrix} = (\lambda-1)^3 - 3(\lambda-1) - 2 = \lambda^3 - 3\lambda^2 = 0$$

求解可得：

$$\lambda_1 = 3, \lambda_2 = 0, \lambda_3 = 0$$

因此$\lambda_{max}=3$，将其代入求解特征向量W：

$$[\lambda I - A]W = \begin{bmatrix} 2 & -2 & -1 \\ -1/2 & 2 & -1/2 \\ -1 & -2 & 2 \end{bmatrix}\begin{bmatrix} W_1 \\ W_2 \\ W_3 \end{bmatrix} = 0$$

求解可得：

$$W_1 = 2W_2 = W_3$$

经归一化处理，即满足下列条件$W_1 + W_2 + W_3 = 1$，则求得：

$$W_1 = 0.4, W_2 = 0.2, W_3 = 0.4,$$

因此就该层次相对比较而言,优先选择 C_1 和 C_3,最后选择 C_2。

(四)一致性检验

由于判断矩阵的建立主要是通过两两比较的方法获得,相对标度的大小依据个人的主观意见,因此判断矩阵的各个元素会受到一定的扰动,不可能具有完全的一致性,从而需要对判断矩阵进行一致性检验。

如果判断矩阵不具有一致性,则存在 $\lambda_{\max} \geqslant n$,此时的特征向量 W 就不能真实地反映在目标中所占比重,为此可以通过特征根 λ 的负均值偏离零的大小衡量判断矩阵元素受扰动的程度,记为 μ,则计算公式为:

$$\mu = \frac{\lambda_{\max} - n}{n-1} \qquad (\text{式 11-2})$$

同时,将 μ 定义为判断矩阵偏离一致性的指标 CI,则式 11-2 变为:

$$CI = \mu = \frac{\lambda_{\max} - n}{n-1} \qquad (\text{式 11-3})$$

如式 11-3 所示,如果 CI 越趋近于零,则说明判断矩阵的一致性程度越好,即判断矩阵受扰动的程度越小。从理论上来讲,影响因素除了人的主观判断之外,还受到两两比较所采用的比例标度以及两两比较的元素个数影响,两两比较的元素个数越多,则一致性效果越差,即判断矩阵的阶数越高,两两比较就很难达到一致,因此对于不同阶数的判断矩阵,为了达到满意的一致性水平,其 CI 临界值也应该不一样。基于此,层次分析法需要对 CI 进行修正,其方法为通过平均随机一致性指标 RI 构建随机一致性比率 CR,CR 的计算公式为:

$$CR = \frac{CI}{RI} \qquad (\text{式 11-4})$$

其中 RI 为标度。

当 $CR \leqslant 0.10$ 时,则称判断矩阵具有满意的一致性,否则就不具有满意一致性。

判断矩阵的平均随机一致性指标如表 11-2 所示:

表 11-2 平均随机一致性指标

n	1	2	3	4	5	6	7	8	9	10	11
RI	0.00	0.00	0.58	0.90	1.12	1.24	1.32	1.41	1.45	1.49	1.51

(五)层次总排序及一致性检验

单排序解决了每个层次诸要素对上层次某准则的权重排序问题,为了得到各元素对总目标的相对权重,必须进行排序的"综合"——总排序。层次总排序就是计算同一层次所有因素对于最高层总目标相对重要性的排序权值,这一过程是由高层次到低层次逐层进行的。因此,最底层方案层得到的层次总排序,就是这个被评价方案的总排序。

总排序与单排序在指标体系中权重的确定方法完全相同,先从最上层开始,自上而下,直至方案层进行计算。总目标(第 1 层)的权重 $W_{(1)} = 1$,第二层对总目标的排序向量 $W_{(2)}$ 就是该层的单排序向量。

其最终方案优先程度的排序向量为:

$$W = W_{(k)} W_{(k-1)} \cdots W_{(2)} \qquad (\text{式 11-5})$$

其中 W 的下标 k 表示 k 层的特征向量。

假定上一层级为 A,包含 m 个因素,其层级排序权值为 $a_1, a_2, \cdots, a_m$,下一层级 B 包含 n 个因素,其层级排序权值为 $b_1, b_2, \cdots, b_n$,则总排序权值列表见表 11-3:

表 11-3　权重合成方法

层次A	A_1	...	A_m	总排序
层次B	a_1	...	a_m	
B_1	b_{11}	...	b_{1m}	$\sum\limits_{j=1}^{m} a_j b_{1j}$
...	...	...	...	...
B_n	b_{n1}	...	b_{nm}	$\sum\limits_{j=1}^{m} a_j b_{nj}$

对于层次总排序,同样需要进行一致性检验,即最底层(方案层)对于最高层(目标层)所构成的判断矩阵进行一致性检验,其随机一致性比率计算公式一般为:

$$CR = \frac{\sum\limits_{i=1}^{m} W_i \cdot CI_i}{\sum\limits_{i=1}^{m} W_i \cdot RI_i}$$
（式 11-6）

与层次单排序一致性同理,如果满足 CR 值小于等于 0.01,则说明递阶层次结构在方案层水平的所有判断具有整体满意的一致性。

二、层次分析法实施案例

医疗设备是医院中医疗、科研和教学的重要卫生资源,是影响医院建设和发展的重要因素之一。医院如果盲目购置医疗设备或者使用不合理,势必带来资源的浪费,因此科学、合理购置医疗设备非常重要。目前,在现有条件下,医院如何保证必要的医疗设备配置、满足患者需求以及有效控制医疗费用的不合理增长是医院医疗设备管理的重要研究课题。为此,可以采用层次分析法,帮助医疗机构管理者对医疗设备购置过程中的影响因素进行分析,为各级医院购置医疗设备提供借鉴与参考。

(一)建立层次结构模型

医疗机构在医疗设备购置过程中,需要考虑的因素大致分为三个层面:设备质量、使用需求和成本效益,其中设备质量主要体现在医疗设备的技术参数以及品牌溢价;使用需求则包括临床、科研、技术开发以及设备更新等方面;成本效益则体现在医疗设备的经济成本、使用后的预期经济效益和社会效益。因此,医疗机构采购医疗设备因素选择所构建的递阶层次结构模型如图 11-2 所示:

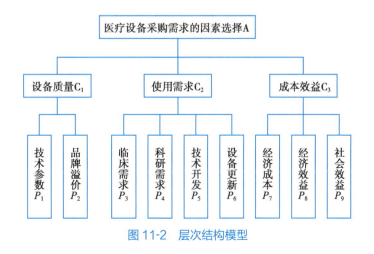

图 11-2　层次结构模型

(二)判断矩阵的确定

如图 11-2 所示,判断矩阵一共有 4 个,分别为:决策层对准则层的 1 个判断矩阵,准则层对方案层的 3 个判断矩阵。具体如下：

1. 假定医疗机构管理者关于设备质量、使用需求以及成本效益的判断标准为：设备质量和成本效益同等重要，而这要比使用需求稍微重要，因此，决策层对准则层的判断矩阵 A 为：

$$A = \begin{array}{c} \\ C_1 \\ C_2 \\ C_3 \end{array} \begin{array}{ccc} C_1 & C_2 & C_3 \\ \begin{bmatrix} 1 & 3 & 1 \\ 1/3 & 1 & 1/3 \\ 1 & 3 & 1 \end{bmatrix} \end{array}$$

2. 对于设备管理准则而言，其判断矩阵 C_1 为：

$$C_1 = \begin{array}{c} \\ P_1 \\ P_2 \end{array} \begin{array}{cc} P_1 & P_2 \\ \begin{bmatrix} 1 & 3 \\ 1/3 & 1 \end{bmatrix} \end{array}$$

3. 对于使用需求准则而言，其判断矩阵 C_2 为：

$$C_2 = \begin{array}{c} \\ P_3 \\ P_4 \\ P_5 \\ P_6 \end{array} \begin{array}{cccc} P_3 & P_4 & P_5 & P_6 \\ \begin{bmatrix} 1 & 1 & 3 & 2 \\ 1 & 1 & 3 & 2 \\ 1/3 & 1/3 & 1 & 1/2 \\ 1/2 & 1/2 & 2 & 1 \end{bmatrix} \end{array}$$

4. 对于成本效益准则而言，其判断矩阵 C_3 为：

$$C_3 = \begin{array}{c} \\ P_7 \\ P_8 \\ P_9 \end{array} \begin{array}{ccc} P_7 & P_8 & P_9 \\ \begin{bmatrix} 1 & 1/5 & 1/3 \\ 5 & 1 & 3 \\ 3 & 1/3 & 1 \end{bmatrix} \end{array}$$

（三）层次单排序及一致性检验

对于矩阵 A 来说，利用方根法可求得最大特征值 $\lambda_{\max} = 3$，其归一化特征向量应为：

$$W_A = \begin{bmatrix} 0.43 \\ 0.14 \\ 0.43 \end{bmatrix}$$

对判断矩阵 A 的一致性进行检验：

$$\mathrm{CI}_A = \frac{\lambda_{\max} - n}{n-1} = \frac{3-3}{3-1} = 0$$

$$\mathrm{CR}_A = \frac{\mathrm{CI}}{\mathrm{RI}} = \frac{0}{0.58} = 0 < 0.10$$

因此，可以认为判断矩阵 A 具有满意的一致性。

同理，可以测算出 C_1, C_2, C_3 的最大特征值依次为：

$$\lambda_{\max(c_1)} = 2,\ \lambda_{\max(c_3)} = 4.08,\ \lambda_{\max(c_2)} = 3.04$$

其对应的归一化特征向量分别为：

$$W_{C_1} = \begin{bmatrix} 0.75 \\ 0.25 \end{bmatrix},\ W_{C_2} = \begin{bmatrix} 0.33 \\ 0.33 \\ 0.10 \\ 0.24 \end{bmatrix},\ W_{C_3} = \begin{bmatrix} 0.10 \\ 0.64 \\ 0.26 \end{bmatrix}$$

对于准则层的设备质量、使用需求和成本效益而言，其 CR 值分别为：

$$\mathrm{CR}_{C_1} = 0,\ \mathrm{CR}_{C_2} = 0.04,\ \mathrm{CR}_{C_3} = 0.03$$

结果显示一致性检验均获得通过，即准则层构建的判断矩阵均具有满意的一致性。三个准则层构成的列向量矩阵为：

$$W_C = [W_{C_1}, W_{C_2}, W_{C_3}] = \begin{bmatrix} 0.75 & 0 & 0 \\ 0.25 & 0 & 0 \\ 0 & 0.33 & 0 \\ 0 & 0.33 & 0 \\ 0 & 0.10 & 0 \\ 0 & 0.24 & 0 \\ 0 & 0 & 0.10 \\ 0 & 0 & 0.64 \\ 0 & 0 & 0.26 \end{bmatrix}$$

（四）层次总排序及一致性检验

医疗机构的管理者在考虑医疗设备采购的时候，最终需要考量的决策因素可根据排序向量式11-7求解：

$$W = W_C W_A \tag{式 11-7}$$

则有：

$$W = W_C W_A = \begin{bmatrix} 0.75 & 0 & 0 \\ 0.26 & 0 & 0 \\ 0 & 0.33 & 0 \\ 0 & 0.33 & 0 \\ 0 & 0.10 & 0 \\ 0 & 0.24 & 0 \\ 0 & 0 & 0.10 \\ 0 & 0 & 0.64 \\ 0 & 0 & 0.26 \end{bmatrix} \begin{bmatrix} 0.43 \\ 0.14 \\ 0.43 \end{bmatrix} = \begin{bmatrix} 0.32 \\ 0.11 \\ 0.05 \\ 0.05 \\ 0.01 \\ 0.03 \\ 0.04 \\ 0.28 \\ 0.11 \end{bmatrix}$$

根据表11-4可得医疗机构管理者在购置医疗设备时的决策因素排序为：技术参数＞经济效益＞社会效益＝品牌溢价＞临床需求＝科研需求＝技术开发＞经济成本＞设备更新。

表 11-4　组合权重示意图

一级指标	权重	二级指标	权重
设备质量	0.43	技术参数	0.32
		品牌溢价	0.11
使用需求	0.14	临床需求	0.05
		科研需求	0.05
		技术开发	0.05
		设备更新	0.03
成本效益	0.43	经济成本	0.04
		经济效益	0.28
		社会效益	0.11

对层次总排序的一致性检验为：

$$CR = \frac{\sum_{i=1}^{m} W_i \cdot CI_i}{\sum_{i=1}^{m} W_i \cdot RI_i}$$

$$= \frac{0.43 \times 0 + 0.14 \times 0.02 + 0.43 \times 0.03}{0.43 \times 0 + 0.14 \times 0.58 + 0.43 \times 0.09}$$

$$= \frac{0.015\ 7}{0.468\ 2} = 0.033\ 5 < 0.10$$

因此可以确定，层次总排序的判断矩阵具有满意的一致性。

（五）结果分析

根据表 11-4，从一级指标的权重来看，管理者在考虑医疗设备购置的时候，首先需要考虑设备质量和成本效益，然后才是使用需求。从二级指标的权重来看，设备质量层面，技术参数比品牌溢价重要；成本效益层面，经济效益重要性超过社会效益，最后才是经济成本；使用需求层面，临床需求、科研需求和技术开发同等重要，设备更新排在末位。

从整个医疗设备决策需要考虑的 9 个因素来讲，管理者最看重的三个因素依次是：技术参数、经济效益和社会效益，最容易被管理者忽视的则是设备更新和经济成本。

三、层次分析法的评价

（一）层次分析法的优势

利用层次分析法对医疗设备评估决策因素进行分析，可以看到，层次分析法有简洁性、实用性以及系统性等优点：

1. **简洁性**　在层次分析法决策中，输入信息主要依据决策者的选择与判断，决策过程充分反映决策者对问题的认识。因此，层次分析法步骤简单，决策过程清晰明了，容易掌握，这使以往的决策者和决策分析者难以沟通的状况得到改善。在大多数情况下，决策者直接使用层次分析法进行决策，显著增加了决策的有效性。

2. **实用性**　层次分析法不仅能进行定量分析，也可进行定性分析。充分利用决策者的经验和判断，采用相对标度对有形与无形、可定量与不可定量的因素进行统一测度，能把决策过程中定性与定量因素有机结合，因此，层次分析法被广泛应用在资源分配、冲突分析、方案评比、计划以及某些预测、系统分析和规划问题之中。

3. **系统性**　决策主要包含两种方式：一种是因果推断方式，在简单决策中，因果方式形成了人们日常生活中判断与选择的思维基础，而一旦当决策问题包含不确定因素，则产生概率方式，此时决策过程实际上是一种随机过程，人们将根据各种影响因素出现的概率，结合因果推断方式进行决策；第二种方式是把决策问题看作一个系统，在研究系统各组成部分相互关系及系统所处环境的基础上进行决策，对于复杂问题，系统方式是一种有效的决策思维方式。

（二）层次分析法的劣势

层次分析法兼具定性和定量分析，极具可行性和可操作性，但面对社会现实采取"削足适履"的方法，用僵化统一的模型去解决复杂多变的现实世界，从而经不起现实检验等，它对于现实环境带有强烈的主观倾向，层次分析法存在价值观念和实际价值之间权衡问题，这使得用此方法进行评估主观成分很大，也就是如果评估者的判断过多地受其主观偏好影响，而产生某种客观规律的歪曲时，此方法的结果就会受到影响。另外，当遇到因素众多、规模较大的问题时，由于评估的因素较多，层次分析法易出现模型不够精确、判断举证一致性不通过等问题，导致评估结果出现偏差。

思 考 题

1. 在层次分析法中,它的层次性如何体现?
2. 层次分析法如何建立递阶层次结构模型?
3. 简要论述层次分析法的优势。

第十二章

竞争情报分析

竞争情报是指竞争主体为保持竞争优势而开展的一切有关竞争环境、竞争对手和竞争策略的情报研究，它紧紧围绕企业组织及行业的竞争需求，贯穿于竞争决策的全过程。竞争情报分析是现代信息分析的重要内容之一。本章介绍了竞争情报的基本概念，竞争情报的国内外发展，竞争情报信息的收集、整理方法，重要的竞争情报分析方法，并以案例的形式介绍了竞争情报分析的应用。

第一节　竞争情报的产生与发展

竞争情报（competitive intelligence）是 20 世纪 80 年代初期从国外兴起，并于 80 年代末引入我国的。它是市场竞争和社会信息化高度发展的产物。20 世纪 90 年代至 21 世纪初期是竞争情报在行业应用发展的快速时期。伴随移动互联网、大数据技术、物联网及社交媒体的兴起，包括健康医药产业在内的各个行业对于竞争情报分析重要性的认识越来越深刻。竞争情报是一个组织乃至一个国家为了在市场上赢得竞争优势所需要的经过综合分析与加工处理的信息。竞争情报分析就是对收集的原始信息进行综合、评价、分析，进而实现信息的智能化和增值化的过程。

一、竞争情报的概念与含义

"竞争情报"这一概念，首先来自国外的"competitive intelligence"一词，中文翻译为"竞争情报"，它有狭义和广义之分。狭义的竞争情报主要指与竞争对手相关的情报；广义的竞争情报则是指为了提高竞争力而进行的一切情报活动，既包括情报产品，也包括活动过程。

美国竞争情报专业人员协会（Society of Competitive Intelligence Professionals，SCIP）关于竞争情报的概念为："竞争情报是一种过程，在此过程中人们用合乎职业伦理的方式收集、分析和传播有关经营环境、竞争者和组织本身的准确、相关、具体、及时、前瞻性以及可操作的情报。"中国科技竞争情报协会给出的定义是：所谓竞争情报，就是关于竞争环境、竞争对手和竞争策略的信息和研究，它既是一种过程，又是一种产品。过程包括对竞争信息的收集和分析；而产品包括由此形成的情报或谋略。竞争情报的核心内容是对竞争对手信息的收集和分析，是情报与反情报技术。本教材认为竞争情报是指在一切合法的前提下，对相关的信息进行筛选、提炼和分析，可据之采取行动的有关竞争对手和竞争环境的信息集合。它既包括信息收集和分析处理的过程，又包括得出情报分析结论并采取相应对策的方案。

二、竞争情报与相关概念的比较

（一）竞争情报与经济间谍

从概念内涵上说，竞争情报是获取和分析公开资料的过程，即全部竞争情报活动必须是合法的、正当的,手段不正当的情报活动不属于竞争情报的范围。窃取商业秘密的经济间谍是属于另一种性质的情报活动(即经济间谍活动),不能与竞争情报相提并论。从目的上说,企业竞争情报的运作是围绕提高企业的核心竞争力而展开的。竞争情报的目的是企业以最小的投入获得最大的产出或效益。在一定程度上,竞争情报可能会出现一种"双赢"或"多赢"的局面。而经济间谍的目的不仅仅是获取利益,通常还伴随有整垮竞争对手、破坏竞争对手的正常的经济活动、改变对手的活动计划、获取暴利等目的。可以说,经济间谍是一种你死我活、非此即彼的残酷竞争,只会出现"单赢"的结局。从手段上,竞争情报工作主要通过正当的、合法的手段和方式获取竞争对手的信息。经过多年的发展,已经形成了一套完整的竞争情报方法体系。而经济间谍主要采用不正当、非法手段来获取竞争对手的信息,其情报获取和利用具有非法性。从信息来源上说,竞争情报的信息来源十分广泛,综合国内外常用的竞争情报信息源大约有 30 余种,其中,一部分为公开发表的竞争情报信息源,另一部分为非公开发表的竞争情报信息源。无论哪种竞争情报信息源都可以通过正当的、合法的手段取得,如通过订购、复印、调查、分析、比较、索取、交换、数据检索等方式收集获取。通过开展竞争情报活动来提高企业的核心竞争力,战胜竞争对手,已经受到全球企业界高度重视。经济间谍的信息源主要集中在受法律保护的非公开的商业秘密和技术秘密上。企业之间都不同程度地采取了一系列的反商业间谍措施及必要的反窃密措施来防止商业秘密和技术秘密泄露。

(二)竞争情报与市场调研

传统市场调研的主要对象就是顾客,竞争情报关注的范围要广泛得多,重点也有所不同。具体而言,竞争情报和市场调研的差别表现在调查范围、信息来源、调查方法等方面。从调查范围看,市场调查的范围比较窄,只关注顾客。而竞争情报涉及的范围广泛,既包括顾客,也包括竞争对手和竞争对手的宏观环境,如经济、技术、政治等。从信息来源看,市场调研主要是直接联系顾客获取第一手资料,而竞争情报既注重一手资料也注重二手资料。从时点来看,市场调研是具体的时点,反映静态的、横断面的情境,而竞争情报是持续进行的,反映变化的情境。从需求满足看,市场调研反映一定时段的顾客的需求、偏好、潜在的消费群体,而竞争情报反映持续的事实即现实正在发生的各种情况。从研究方法看,市场调研以定量为主,定性为辅,而竞争情报则以定性为主,定量为辅。

(三)竞争情报与知识管理

在 1994 年的竞争情报学术年会上,美国竞争情报从业者协会秘书长盖伊(Guy D.Kolb)提出了当前国际竞争情报研究的 4 个热门主题,其中之一便是"知识管理与竞争情报的关系"。作为当代企业在经营管理中着力推进的两个新领域,它们之间既有联系又有区别。知识管理与竞争情报的联系:①产生背景相同,都是市场激烈竞争和社会信息化、知识化高度发展的产物;②目的都是为了提高企业的核心竞争力;③都涉及知识、信息;④都对从业人员素质有较高要求,十分重视人的作用;⑤都强调现代信息技术的应用。

知识管理与竞争情报的区别:①两者对信息和知识的侧重点不同;②两者的外延存在着较大的差异;③知识管理具有合作性,竞争情报具有对抗性;④知识管理是普及型、浅层次的,竞争情报是研究型、深层次的;⑤知识管理具有明显的人文性,竞争情报更强调科学性。因此,从上述比较可以得出结论:竞争情报是以提高企业竞争力为目的的显性知识管理。

三、竞争情报的内容

竞争情报是指竞争主体为保持竞争优势而开展的一切有关竞争环境、竞争对手和竞争策略的情报研究,它紧紧围绕企业的竞争需求,贯穿于竞争决策的全过程。分析竞争情报的内涵,其内容主要包括竞争环境情报、竞争对手情报、竞争策略情报和企业自身的竞争测评与竞争地位的分析。

（一）竞争环境情报

竞争环境情报是竞争者搜集、整理、传递的有关竞争环境的事件和信息。企业的生存和发展与其所处的环境有着密不可分的关系，对各种环境的关注、分析研究是企业竞争活动的重要内容。竞争环境的要素可分为政治环境、经济环境、技术环境、自然环境、市场环境、社会文化环境等。

（二）竞争对手情报

竞争对手是指与本企业生产、销售同类产品的市场竞争机构。在普遍了解竞争对手的数量并进行分析的基础上，根据本企业情报力量的强弱来确立调查追踪对象。企业的竞争对手是企业监视与研究的焦点，是竞争情报系统的重点任务。通过研究现已存在的竞争对手与潜在的竞争对手的数量和分布，其产品质量、性能、价格、市场占有率、新产品开发动向、营销手段及售后服务方式等，判断竞争对手的目标，帮助企业确定每位竞争对手对其目前所处的位置是否满意，对外界竞争环境变化的反应，以及可能发生的战略变化，为企业的经营决策提供服务。企业不仅要掌握每一个竞争对手的自我评估及其对行业和行业内部其他公司的评估信息，同时还要了解竞争对手管理层及其咨询者的背景情报、战略策略、经营管理水平、企业作风，领导者的才能与性格，职工的素养、工资和福利待遇以及竞争对手的综合能力等方面的信息，做到知己知彼。

（三）竞争策略情报

竞争策略情报是指企业之间为在共同的市场上争取有利于自己的经济利益而采用的种种手段和方法，它包括目标与原则、阶段与步骤、重点与一般、战术与方法。有效的竞争策略是企业获得和维持竞争优势的先决条件。特别是对于那些长期的竞争对手，及时掌握其竞争策略情报，是争取主动取得竞争成功的基础。这也是竞争情报的难点，有赖于企业高素质的竞争情报人员的努力。

（四）企业自身测评

企业要取得竞争的优势还须认清自己的实力，进行自身测评，正如军事领域的俗语所谓："知己知彼，百战不殆"。主要信息内容包括企业在市场中的地位、产品的市场占有率、产品质量、技术水平、营销策略、资金实力、人员素质等。企业要进行自身与对手各个项目的对比研究，从中发现各自的优势和不足，要善于运用竞争情报，结合自身情况，进行市场细分，寻找市场缝隙，确定目标市场，突出本企业产品特色与市场形象，以增强企业的竞争能力。

四、竞争情报的特征

竞争情报具有情报的共性，如知识性、传递性、实用性、社会性等。除此之外，竞争情报还有一些自身的特性，如对抗性、目的性、方法多样性、前瞻性、高价值增值性、保密性等特征。

（一）对抗性

竞争情报主要是分析竞争对手，防范追踪潜在竞争者的情报活动过程。其主体是竞争对手与竞争者，双方为了自己的市场和利益，相互对立各不相让。因此，竞争情报的搜集，一般都是在对方不协作、互相封锁，甚至反对的情况下秘密进行的。这就使竞争情报具有了很强的对抗性。

（二）竞争性

竞争情报是市场竞争的产物，可以说没有竞争就没有竞争情报。只有具有竞争力的情报，才能满足市场竞争的需要。不具有竞争性的情报就不是竞争情报，最多只能叫一般的情报。竞争性是竞争情报与一般的情报相区别的一个显著特点。

（三）高价值增值性

竞争情报的搜集难度较大，花费成本高；同时对其分析研究需要较高的专业知识积累和分析技能，竞争情报中的智慧含量远超过一般情报；竞争情报的价值性也超过一般情报，所以，其价值自然就高于一般情报。竞争情报高价值增值体现了信息分析的价值特性，企业能及时获得准确适用的竞争情报，并能适时合理运用于决策，即可在竞争中获得更大利益。

（四）合法性

竞争情报不同于军事领域的"谍报"，也不同于"经济谍报"，竞争情报的搜集要在合法的范围内进行。SCIP 在成立之初就制定了其职业道德规范。我国也有《反不正当竞争法》对其加以限制和约束。任何违反国家法律和社会道德规范的情报活动都不属于竞争情报的范畴。

（五）动态性

对于一个企业而言，其内部情况和外部环境变幻多端，反复无常，很多相关信息呈现动态变化特征，企业要想早在激烈复杂的市场竞争中占据优势，须持续不断地进行企业内部和外部信息的动态跟踪，建立信息档案，直接反映出实时的竞争态势，来保持自身竞争优势，这是开展竞争情报的目的。

五、竞争情报的发展

（一）国外竞争情报概况

早期的竞争情报为商业情报（business intelligence，BI）又称工商情报，是欧美国家工商企业中广泛存在的一类情报活动，它的基本做法是将与企业发展有关的方针政策、服务对象、竞争对手、技术动向、市场行情等信息经过整理、归纳、分析、评价和解释转化为本企业内传播的情报，为企业的决策和营销服务。日本是世界上从事 BI 最活跃和最有成效的国家，综合商社、日本贸易振兴会和日本经济新闻是日本 BI 的三大支柱，它们与政府机构、企业情报部一起形成强大的 BI 网络。而现代竞争情报摒弃了早期 BI 和军事情报活动中的不正当手段，突出了情报的竞争性，如竞争者情报（competitive intelligence，CI）、竞争性商业情报（competitive business intelligence，CBI）、竞争性技术情报（competitive technology intelligence，CTI），瞄准了为企业创造竞争优势的这个目标，从而形成了现代 CI。美国则是当今世界各国从事 CI 的理论研究和实践活动的杰出代表。

20 世纪 90 年代，美国著名的竞争情报学家普瑞斯科特（John E.Prescott）教授在考察了欧美发达国家的竞争情报发展的历程之后，将现代竞争情报发展划分为四个不同的历史阶段，他称之为竞争情报的进化框架。这四个阶段分别为竞争数据搜集阶段、行业和竞争对手分析阶段、用于战略决策的竞争情报阶段和作为核心能力的竞争情报阶段。

1. **竞争数据搜集阶段**　20 世纪 70 年代末之前，CI 通常被归入到竞争数据的搜集活动之下。CI 一般是图书馆的一项职能，尽管当时从事客户研究的市场研究部门已经存在。此时一般公司内部尚未建立正式的 CI 流程或者网络，CI 只是一项临时性的工作。从总体上来说，此时的 CI 工作对高层管理的参与是低层次的，对决策过程的影响也很少。它的工作重点是搜集数据，并构造出关于竞争对手和产业结构的文档，采用的分析是静态的。CI 人员的基本技能是查找信息。华顿研究所、Fuld 公司以及 Find/SVP 这样的公司是这个时代的代表性机构。它们致力于信息的编目、培训和代理工作。此阶段情报流程尚处于幼年和非正式的阶段。

2. **行业和竞争对手分析阶段**　20 世纪 80 年代早期，CI 由兴起阶段过渡到成长阶段。这个时期侧重于产业结构和竞争对手的分析。这个阶段，在运作方面处于领先地位公司的 CI 活动有以下几个特征：CI 的任务在于开发和改进正式的结构和网络；数据的搜集包括获取一般的信息以及与行业和竞争对手相关的临时性项目；数据分析的工作很有限，主要是基本的定量汇总；重点放在战术而不是战略决策上；高层管理者的参与很有限，CI 与决策制定过程的联系很弱。这个阶段的大部分学者都致力于开发和实施各种分析技术以进行竞争评估。相关的论著急剧增加，实践者和顾问们都非常活跃。

3. 用于战略决策的竞争情报阶段　此阶段 CI 已经越来越关注战略应用，也经常与其他企业管理活动进行整合。20 世纪 80 年代后期许多组织资助了 CI 部门。许多公司经理们在提到竞争时通常都会意识到 CI 的价值，但是在 CI 如何影响盈亏以及是否是用户导向等方面尚缺乏一致意见。定标比超（bench marking）技术得到了认可与应用。此阶段 CI 部门已经拥有了良好发展的正式过程和网络，而且与出资委托项目的情报用户建立了比较强的联系。分析通常很复杂，既包括定量数据也包括定性数据。大量的项目定位于战略决策。

4. 作为核心能力的竞争情报阶段　此阶段 CI 在商业社会里会继续制度化。在跨国公司，CI 的流程会在世界范围内得到制度化，有些本地的公司也会对此作出响应。绝大多数员工认可 CI 的价值，并参与到包括反情报在内的流程之中。随着大数据技术的普及与兴起，数据驱动型决策与管理逐渐得到广泛应用，情报通常通过复杂的数据分析和信息系统直接整合到战略决策中。

总体上国际竞争情报的发展呈现出以下特点：

（1）竞争情报活动的国际化：随着全球化和市场竞争的日益激烈，竞争情报研究活动作为企业制定竞争策略的向导，其发展呈现国际化的趋势。为此美国竞争情报从业者协会 SCIP 组织近年来努力向全球开拓竞争情报研究领域，加强各国竞争情报从业者分会之间的协调，并于 1994 年专门成立了 SCIP 全球拓展工作推进小组，并先后召开了多次由美国、英国、法国、日本、瑞士、以色列、澳大利亚、墨西哥、瑞典、克罗地亚和中国等 10 多个国家或地区代表参加的国际会议，集中讨论各国竞争情报的发展并进行 SCIP 组织活动应用推广，就形成一个全球性的 SCIP 组织的基本框架等问题进行了交流。美国 SCIP 会刊的《竞争情报评论》也于 1994 年改版公开发行，成为国际性刊物。此外，环太平洋地区国家如澳大利亚、日本、韩国、新加坡、马来西亚、印度尼西亚、泰国等国家也在积极筹备建立环太平洋组织。

（2）国际竞争情报活动已经发展为一种产业：随着竞争情报活动的深入发展，其活动范围越来越广，参与者也越来越多。参与者中除了公司内部的情报部门外，还有情报交易商、特殊技能情报专家，甚至学术研究机构、行业协会、政府与国际组织等。竞争情报的合作增多、市场形成以及商业化运作，促使竞争情报活动独立发展成为一种新的产业。

（3）国际竞争情报教育受到普遍重视：随着竞争情报活动的逐步扩大，对竞争情报的理论和方法指导的需求也越来越迫切，一些原有的经济学教育、信息技术教育等已无法满足需要。因此，开展竞争情报教育，提供专门的理论和方法指导，成为社会竞争情报实践的迫切要求。许多国家都非常重视竞争情报教育，如美国西蒙斯学院、印第安纳大学、立西赫斯学院、康涅狄格州哈特福德研究中心、瑞典隆德大学和澳大利亚悉尼技术大学都开设了本科竞争情报课程；波士顿大学为工商管理硕士开设竞争情报分析课程。美国竞争情报从业者协会为会员提供的服务之一就是资助教育培训会议。除此之外，各种形式的竞争情报演讲和专门机构的培训班也大受欢迎。关于竞争情报的教育和培训在各国之间有着广泛的交流。

（二）国内竞争情报概况

早在 2 000 多年前，情报的重要性在军事上就已被认识到，著名兵法家孙子提出"知己知彼，百战不殆"的思想，该名句成为了军事科学的金科玉律，被千古传颂。竞争情报在我国的兴起是情报研究工作的实践活动、市场经济发展的社会需要、社会信息化的巨大吸引和组织建设的积极推动的结果。我国竞争情报的发展大致可以概括为情报研究阶段、情报引进阶段和情报成长阶段。应该说我国情报事业起源于科技情报研究。受苏联科技体制的影响，我国走的是文献工作与研究工作相结合的道路，集信息库与思想库于一体。情报（信息分析）研究是根据社会用户的特定需求，以现代的信息技术和软科学研究方法论为主要手段，以社会信息的采集、选择、评价、分析和综合等系列化加工为基本过程,以形成新的、增值的情报产品,为不同层次的科学决策服务为主要目的一类社会化的智能活动。由于 CI 和情报研究的核心都是对信息的搜集和分析,具有异曲同工之处,因而,早期(20 世纪 90 年代以前)我国科技信息研究机构实质上也承担了众多的国家 CI 和企业 CI 工作,它的研究理论、方法和技术同样也适用于 CI 工作。

20 世纪 80 年代中期到 90 年代中期,是现代 CI 理论和方法的引进期,以情报研究的理论和实践为基础,在社会主义特色市场经济的时代潮流下,CI 逐渐发展成为我国情报界、企业界和咨询界关注的热点问题之一。

自 20 世纪 90 年代中期以来,经过几个代表性的推广活动,如实施北京市竞争情报示范工程,编著《竞争情报丛书》等,竞争情报在中国的发展得到了促进。竞争情报系统(CIS)开发和竞争情报(CI)分析方法是这一阶段我国 CI 研究的两大重点,形成了一批具有代表性的研究成果。与此同时,以学位论文研究为主体的高等院校,也将 CIS 的开发作为研究生培养的重要方向,并且出现了一批重要的研究成果。一些专著《竞争对手分析》《竞争情报研究论》《情报制胜》《竞争情报与战略管理》等,也提供了国内外关于竞争对手分析的全面和系统的论述。竞争对手分析、波特竞争对手分析模型等方法的引入,为我国 CI 分析技术的研究和应用提供了思路、框架和工具。

随着市场竞争的加剧和竞争情报研究的不断深入,竞争情报从理论研究开始转向企业的实践活动。企业开始引进竞争情报系统,市场化程度高的企业对竞争情报的需求也高,许多知名企业如长虹、上汽、海尔、宝钢等纷纷建立自己的竞争情报机构,通过各种方法搜集分析竞争环境、竞争对手的信息,培训专门的研究人员,派员参加高层研讨会。他们的实践经验进一步推动了理论研究的发展,竞争情报进入由社会需求拉动发展的时代。企业竞争情报需求促进了竞争情报活动产业化。竞争情报活动已经成为专门的行业,需要培养专门人才,高素质人才是提高竞争情报活动质量的基础。企业竞争情报人才已成为人才市场上的需求热点,而高水平的专业竞争情报人员也已经成为许多行业所急需的人才。目前我国竞争情报专业人员的培养主要是通过高等院校,专业培训机构,咨询公司以及专业学会等途径。北京大学、清华大学、北京师范大学、武汉大学、上海交通大学、中山大学、南京大学等 10 多所高校及中国科技信息研究所、中国科学院文献情报中心、国防科技信息中心等院(所)均开设了竞争情报研究课程,招收本科、硕士研究生、博士研究生,培养竞争情报专门人才。同时诸如万方数据竞争情报研究中心、中国信息分析培训与交流中心、中国竞争情报咨询与培训中心等专业培训机构,也举办各种培训班进行竞争情报专业知识的培训。

在实践上,2016 年的一项实证调查研究显示,我国绝大多数企业在竞争情报工作组织实施过程中的目标制定、职责界定、正式化流程、计划协调都处在较低层次。有 35.2% 的被调查企业处在第一阶段,即没有正式的情报工作及人员,偶尔涉及相关活动纯属个人行为;18.4% 的企业处在无正式情报组织阶段,即以图书资料管理为主,没有建立正式的情报组织和流程,情报活动主要是临时性的,对企业决策影响小;28.6% 的被访企业处在低层次情报组织阶段,即已建立正式的情报组织网络和流程,但规范化弱,情报活动主要由事件、项目驱动,支持战术决策居多;10.8% 的被访企业处在情报组织制度化阶段,即情报组织网络和流程制度化较强,搜集和分析较深入,为战略决策服务多;仅有7.0% 的被访企业处在系统性情报阶段,即情报流程正规化,系统性很强,情报网络覆盖广,搜集和分析能力很强,情报活动与战略决策融合促进,对外部环境感知和响应能力强。总体而言,我国企业的竞争情报应用还处于较为低级的阶段,有待进一步提高。在整体上,中小企业的竞争情报发展程度低于大企业。企业越大,情报工作的正式化和系统程度越强。

我国医药企业也逐渐引入了竞争情报,一般由专业的信息咨询和证券分析公司来完成。医疗机构还缺乏自觉的竞争情报意识,虽然医疗机构亦身处竞争环境之中,管理者也逐渐认识到了信息的作用和价值,但几乎都还没有上升到对竞争情报的深刻认识。

第二节　竞争情报的收集与整理

一、竞争情报源

从信息流动的角度，可以认为竞争情报源是竞争情报发送端或生成端的总称，是竞争情报的源头，广泛存在于各行业、各部门、各企业管理、生产、销售、流通、消费利用等的活动中。

按信息传递与加工状况可以将竞争情报源分为一手信息源（primary information sources）和二手信息源（secondary information resources）。这里所说的一手信息是指最接近初始信息，特别是信息量和信息价值没有发生改变时的信息，而二手信息是一手信息经过一定媒介传播后的信息，特别是指信息量和信息价值发生了改变的信息。根据这个界定，我们可以将竞争情报源进行较为详细的分类。一手信息中，又可包括人际交流信息、实物信息、实地观察得到的信息和部分文献型信息；二手信息主要是文献型信息。

在一手信息方面，通过人际交流获得的信息几乎都是一手信息。人际交流的对象包括本企业的员工，如销售人员、营销人员、职能部门员工等；竞争对手企业的销售人员、营销人员、职能部门员工等；相关企业的员工等；经销商、供货商、客户等；管理部门的职员、专家、设计顾问、法律顾问等，这些人际交流的对象是竞争情报界十分重视的信息收集来源。在实物信息方面，竞争情报中普遍使用的反求工程就是通过购买竞争对手的产品样品，逆向分解获得相应的信息，就是典型的一手信息。实地观察得到的信息也是一手信息，如参加展览会、订货会等公共活动，参观竞争对手的工厂、空中照片都是获取一手信息的有效途径。部分文献资料也可以认为是一手信息，如竞争对手的招聘广告、产品广告、管理机构的原始登记资料，竞争对手企业的图纸、合同、工艺流程、技术秘密、试验报告、专利原始登记资料、成果申报原始资料、贷款记录等都是难得的一手信息。

二手信息主要包括广播电视等大众传媒、公开出版物（专业报刊、行业和协会出版物、政府出版物、专利文献等）、数据库、剪报、研究报告、信用报告、互联网等。竞争情报源按照一手信息和二手信息的划分得到一个体系，内容见图12-1。

二、竞争情报的收集

（一）竞争情报的收集原则与程序

1. 竞争情报的收集原则

（1）系统性：竞争情报是逐步地、有条理地、连续不断地和有系统地搜集积累，分析研究与竞争有关的一切情报的过程，这个过程的动态性不仅针对竞争对手的新策略、新举措、新项目的搜集，还是有对潜在竞争对手和未来竞争对手的搜集。系统地搜集竞争情报可以按学科、专业或专题进行；也可以按文献的类型、竞争对手类型、相关专业类型的划分方法进行。

（2）目的性：竞争情报的目的十分明确，就是要为企业的总方针、总任务服务，而企业在每一发展阶段又有不同的竞争情报需要，要达到不同的阶段性目标。所以，竞争情报的搜集要有针对性，一方面服务于企业的战略安排，一方面服务于企业的战术调整。

（3）及时性：及时性关系到竞争情报经济作用的发挥，竞争情报搜集的每一个步骤、每一个环节都要以最快的速度来完成。及时就能搜集到最新的情况，作出快速的决策。

（4）准确性：情报的准确性是决策正确性的前提条件。情报即使系统完整、传递及时，但是如果不准确，就不仅不会对企业决策有帮助，反而会起负面作用，甚至给企业带来无可挽回的损失。

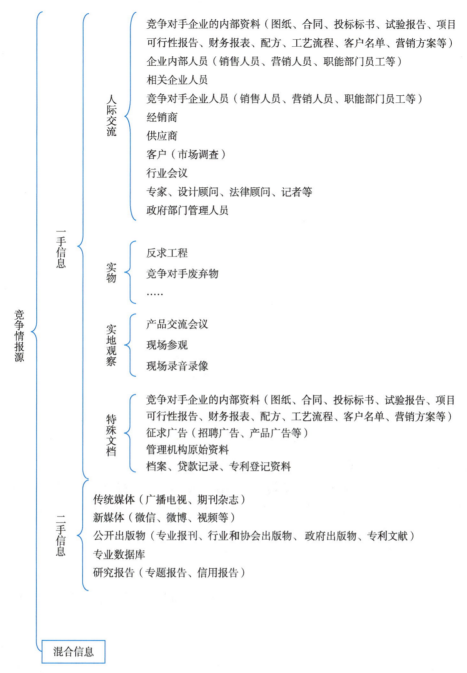

图 12-1　竞争情报源内容分类图

（5）预见性：竞争情报搜集不仅要充分注意已经产生的情报，还要有长远打算，预见可能产生的新情报，这样既能满足用户当前对竞争情报的需求，又能对可能发生的情况提前做好应对措施。预见性要求竞争情报人员要密切关注与本企业发展有关的专业、理论、技术、竞争对手、消费者、供应商、分销商的动向，还要研究竞争情报集中与分散、增长与老化的特点，探讨竞争情报发生发展的规律。

（6）科学性：竞争情报类型众多，分布广泛，数量庞大，给搜集工作带来极大困难，需要用科学的方法来研究竞争情报的分布规律，选择和确定合适的情报源。

（7）计划性：竞争情报工作，强调计划性是很重要的，计划性可以使情报活动有目的、有步骤地进行。

2. 竞争情报的收集程序 竞争情报是一个组织过程,包括提出研究课题、制订计划、搜集资料等几个部分。

(1)提出研究课题:课题决定着竞争情报研究的方向,选定课题是竞争情报研究的第一步,选题的正确与否直接关系到情报研究的效果。

(2)拟定竞争情报搜集方案:竞争情报搜集方案是对竞争情报搜集工作本身的设计,包括明确搜集工作的目的与要求,确定工作的具体对象、工作范围和参加人员,提出工作内容、提纲等,还包括具体的实施计划,如完成时间、工作进度、费用预算、考核办法等。在方案中要包括竞争情报详细地搜集大纲的相关内容,如国内外情况、历史、现状、趋势、搜集对象、数据等。

(3)人员组织:竞争情报搜集方案确定后,就应根据工作任务、要求、内容、规模来组织调配工作人员。对参加该课题情报搜集的人员,都要围绕着方案的任务重点进行培训,使之明了工作方案的内容,掌握相关操作技术和必要的情报知识及相关学科知识。

(4)搜集信息:搜集信息的方法很多,要根据具体情况选择采用。

3. 竞争情报收集方法 竞争情报的搜集涉及企业内外的信息,层面多,来源广泛,所以可以从多种途径采用多种方法进行搜集。根据信息的来源不同,可以将竞争情报的搜集方法分为常规手段方法和特殊手段方法。

常规手段搜集法是指按照正规的交流渠道,采用普通的搜集手段获取有关竞争性信息的搜集方法。特殊手段搜集法是指在激烈竞争的环境中,为了获取竞争对手的有关信息而采取的各种特殊的渠道和手段来搜集竞争情报的方法。

(1)一手信息的搜集方法

1)常规方法

调查法:调查法有现场调查、访问调查、问卷调查、电话调查、统计调查等。传统的调查法有入户访谈、经历访谈、街头拦截、中心控制电话访谈、电脑直接访谈、自我管理问卷调查、单程邮寄调研、固定样本邮寄调研等;现代的调查法有传真调研、因特网调研、E-mail调研、自动语音调研、邮寄磁盘调研、触摸屏调研等。

观察法:观察法有自然的观察与经过设计的观察、公开的观察与掩饰的观察、结构性观察与非结构性的观察、人员与机器观察、直接观察与间接观察。利用人员进行观察时采用的方法有神秘购物者、单向镜观察法、购物形态和行为、内容分析、人文调查、审计等;利用机器观察的方法有通过监控录像、交通流通计数器、以扫描仪为基础的调研等。

追踪法:追踪法是对要调查的事物或对象进行的较长时间的跟踪,以动态地掌握事物或对象的发展变化的信息。该方法可以克服一般性的调查方法以静态资料为主的不足,但是需要耗费更多时间和精力。

会议交流法:通过各种会议的机会,有组织地搜集与获取竞争对手的宣传手册、产品介绍以及最新产品的详细样本资料,与供应商接触核实竞争对手的产品价格,与客户交流了解竞争对手的最新推销策略和用户的潜在需求,与行业的专家联络并建立合作关系以获取新产品与新技术以及行业的发展动向。会议交流法覆盖的范围包括商业展销会、招商会、洽谈会与行业论坛等。

实验法:实验法是指从影响调查问题的若干因素中,选择一两个因素,将它们置于一定的条件下进行小规模实验,然后对实验结果作出分析,研究是否值得大规模推广的一种调查方法。这种方法在直接体验调查效果方面有其他方法所不具备的特点。

反求工程法:反求工程法也可以称为实物剖析法,一般是指将竞争对手的产品购买之后,按照产品的结构进行拆分,然后对其材料、性能、原理等进行实验分析与测试,重新设计各种实施方案,以求达到或超过原产品的最佳方案。

2）特殊方法

通过高新技术集聚点进行搜集：将搜集情报的重点放在竞争对手的高新技术领域，千方百计地调动人力和财力搜集相关的情报，这是国际上通用的做法。具体的搜集途径有：通过参观访问掌握先进技术工艺的企业进行搜集，通过购买对方的"先进设备"进行搜集，通过贸易合作"招牌"进行搜集。

通过对公开情报源的分析进行搜集：通过从公开情报源搜集一些表面上无关的信息片段，将这些信息片段进行整理、汇总、归纳、分析，将它们拼接成一幅完整的有用情报。这是世界各国军事情报、商业情报搜集的一种惯用手段，也是获取竞争情报的一种极为有效的方法。具体分析方法有：表象与本质关系分析，原因与结果关系分析。

通过接触竞争对手企业的人、物（包括废弃物）、活动进行搜集：如搜寻竞争对手企业的产品进行处理以获取相关的技术信息和产品信息，搜寻竞争对手企业的证券分析报告、年终总结、财务报告等各种业务文件；接触竞争对手的废弃物并进行搜集，从中获取有价值的信息和情报，微软、IBM等著名公司都曾使用该方法搜集竞争对手的信息。

通过高新技术手段的应用进行搜集：充分利用现代高新技术和信息技术快速地获取竞争的各种信息，如通过摄像、卫星设备等先进仪器对顾客的购买情况进行记录和分析，利用数据挖掘方法对营销数据库进行信息分析。

通过"人际关系"进行搜集：与各行各业的人员交朋友，这已成为竞争情报获取手段的发展趋势之一。可以通过与各行各业的人建立广泛的关系，利用他们与竞争对手的接触来了解竞争对手的情况。

通过建立全员调查制度进行搜集：利用员工这一天然的信息网络，通过建立各种制度来要求每一位职工把搜集有关竞争信息当作应尽的"天职"，鼓励和培训企业的职工在工作、出差、旅游、购物、散步等一切环境中，有意识地寻找获取信息的机会，从中搜集企业需要的竞争信息。日本、美国等很多企业利用这种方法获取了大量的非常有用的信息。

（2）二手信息的搜集方法：对来自再生源情报的搜集方法主要有以下途径，通过出版发行系统订购，通过广播、电视等新闻媒体收看与收听，通过图书、信息、情报单位进行阅览、检索、咨询，通过政府、行业机构提供的公共服务和特殊服务获取，通过网络系统搜索与浏览，通过专门的咨询机构定题、定向跟踪和搜集，对公开信息源进行重组分析，通过运用网络技术跟踪。再生源情报包括报刊文章、标准文件、专利说明书、产品目录、科技报告、档案资料、新闻报道、企业概况、企业的财务报告、证券公司的年度报道、股票行情、新产品销售的广告、企业经营和服务区域报道等。亦多通过广播电视系统、网络、图书馆、信息中心、情报研究所、咨询机构等中介机构来搜集。还有某些经过加工的二次信息可以利用，如专门查找企业或市场行情的工具——《中国厂商名录数据库》《中国百万商务通讯数据库》《美国公司及产品资料汇集》《中国医疗卫生机构名录》《市场与技术预测综览》；专门查找专利文献的工具——《中国专利数据库》《发明专利公告》《实用新型专利公告》《外观设计专利》。

三、竞争情报整理方法

1. **信息的优化筛选**　信息的优化筛选就是对搜集到的信息进行鉴别、筛选和剔除，以过滤掉那些不需要的信息，达到去伪存真、去粗取精的目的，从而使搜集到的信息具有针对性、及时性、可靠性和准确性。信息的筛选包括明确筛选的要求、筛选的指标体系确认以及选择筛选的方法三个方面。

（1）对信息筛选的要求：①可靠性，主要看信息内容反映的事实是否准确，来源是否可靠或权威，结论推导的逻辑性是否严谨等；②先进性，主要看信息内容是否反映事物的本质和特征，信息是否及时地反映了事物发生的各种变化等；③针对性，竞争情报的信息研究只有针对企业竞争需求才具有实用价值。因此,在信息筛选时,要针对具体的研究问题,确定筛选信息的范围、数据规模和数据量。

(2) 对信息筛选的指标体系确认:可靠性的筛选指标有信息源或信息生产者的权威性,信息的引用率和引用情况,信息处理方法评价,信息资料的密级程度,信息的逻辑分析等。先进性的筛选指标有信息的时差长短,反映新方法、新技术和新观点的数量和及时性,信息的经济效益和技术先进性的比较等。针对性的筛选指标有符合本企业情况的程度,可预期的解决研究问题的程度,在本企业可实施的数量值和可预期的对本企业的贡献量值等。

(3) 信息筛选的方法:第一,采用归纳、类推、比较、统计分析、系统分析、交叉分析、抽样分析、引用摘录法、专家评估法等对信息进行鉴定,判断信息的真实性。第二,及时关注信息的来源或与信息的机构源建立联系,不断地核对信息的准确性,必要时要借助权威机构如政府机构、专业鉴定机构等帮助核查。第三,综合分析,如分析和判断某些信息渠道提供信息的动因,某些信息机构是否真正拥有某些信息,多方考证信息来源,运用累积和对比分析推断信息的先进性。

2. 确定数据标识和设计信息存储表格　确定数据标识就是要将某一信息与其他信息区别开来的特征识别出来,并以用户公认和有利于进一步加工处理的一定形式描述。信息是通过一系列特征值表现的,如一种产品信息有产品的名称、商标、型号、规格、价格、性能、生产厂家、标准代码、类属等一系列特征值。表现信息的内容和信息之间的逻辑结构的特征值为内容特征,如产品的性能、规格、类属,专利说明书中的关键术语、文献的主题等特征;表现信息外部的特征值为外表特征,如产品的名称、商标、厂家的地址、竞争者 CEO 的姓名、专利号、产品的型号、财务年度报告的日期等特征。信息的标识是由外表特征和内容特征两个方面构成的。数据标识之后形成了一个个数据项,如名称、地址、型号、主题、类别、学科等,数据项也构成了数据库记录的最小单位。在实际的竞争情报整理工作当中,数据库项可以根据不同的数据库类型和用户的需求来确定,例如一个行业的重点客户的数据库可以包括如下的数据项:

外表特征——客户代码、客户名称、客户地址、电报挂号、传真、电话、邮编、法人代表、销售分公司、销售部门、销售员、客户等级、职工人数等。

内容特征——所属行业、企业性质、销售收入、主要产品及生产能力、年产值、年利税、年利润、固定资产、流动资金、经营状况、外界评价、信用度、企业发展规划、目前主要供货商、客户满意度调查、质量异议记录等。

为了使获取的信息有效地贮存,并利用计算机及时地处理,事先设计好信息贮存表格是必要的。

3. 对所获取的数据信息进行汇总处理　在搜集到的各种信息中,有许多信息是可以结构化的数据信息,对这些数据信息汇总。

处理的目的是为更好地达到研究的目的,在进行信息存储或数据库加工前,对数据进行的汇集和组合。主要方法有综合指标法、指标分组法和指标体系法。

(1) 综合指标法:这是指将大量的、零散的表示个体经济现象的数据(指标)进行汇总,整理成能够综合反映事物发展的总体特征的信息的方法。具体可分为三种形式:①总量指标,即反映一定时间和范围的总的水平或总的状况等数量指标,表现为绝对数指标形式,如竞争对手某产品的销售量、利润总量等。总量指标的计算方法是个体数据相加。②平均指标,即反映一般水平的质量指标,表现为平均数指标形式,如每月的平均销售量、人均收入等。在计算时有算术平均值、调和平均值、平方平均值、几何平均值等,常用算术平均值。③相对指标,即反映事物之间联系的质量指标,表现为相对数形式。相对数指标是两个数相比的比值,它能清楚地表明经济活动中各种现象之间在数量上的比例关系,找出事物之间变化的差距,深刻地揭示经济活动的实质。因此,在综合指标中,相对指标是最常用的。

(2) 指标分组法:这是指将那些属性、特征相同或相近的个体现象或事物归并为一组,并分组汇总整理，以便能具体认识市场经济现象的特性，获得描述市场经济现象中某些事物总体的综合性信息的方法。该方法一般与综合指标结合使用，主要用于对某一类或某几类经济现象或事物进行分析。如通过该方法处理，可以了解同一类产品各种型号、规格的产品竞争者的数量与构成等。

（3）指标体系法：这是指将那些类型不同但是互有联系的数据信息组合起来，用以揭示市场经济现象的全貌和本质的方法。目的是通过确定多个侧面的相应指标体系，从中了解各侧面市场的现状，洞察事物的整体情况。例如，将产品产量、产品销售量、产品价格、产品市场占有率等指标组合成指标体系进行处理。

4．组织排序——信息的有序化　对信息的组织排序就是信息的有序化。在对信息的筛选和处理基础上，信息的有序化就是对各种信息内容特征值和外表特征值的排列。信息有序化的方法主要有：

（1）分类法：在竞争情报整理中，对搜集到的信息进行分类，不仅可以使人们了解信息所表示的内容属性，而且可以通过分类建立事物间的联系。在分类中，主要对信息的内容特征进行加工，一般按照事物所表示的内在的逻辑关系进行归类。

（2）主题法：主题法也是按照内容特征来对信息有序化的方法。在主题法中，利用代表信息的主题概念作为信息的特征值。主题概念是指能够描述和体现信息主要内容的词汇，这样的词汇也被称为主题词。主题词是从信息的内容中抽取的，根据抽词形式的不同，主题词的一级类按主题法可分为标题词法（如空调、抽排油烟机、国内生产总值等）、单元词法（如电子、商标、产量等）、叙词法（如工业仪表、竞争对手、产品型号等）和关键词法。在有序化时，标题词法、单元词法和叙词法都需要借助事先设计好的词表，而关键词法无须使用词表。

（3）名称法：名称法是指按照名称的字顺或音序排列信息单元序列的有序化方法。名称包括产品的名称、企业的名称、商标的名称、文献的篇名、作者的名称、团体机构的名称等一系列表征事物外部特征的值。这样的有序化方法，简单易行，信息单元的排列结构属于线型结构。当用户查询时，根据已知的名称就可以直接查到含有该名称的信息单元。

（4）号码法：号码法是指按照特定的号码的字顺和大小顺序排列信息单元序列的有序化方法。号码包括专利号、科技报告的号码、标准号码、型号、产品代码等一系列表征事物外部特征的值。号码法中信息单元的排列结构也属于线型结构。

（5）时间法：时间法是指按照事物发生的时间先后顺序排列信息单元，是一种简单易行且很实用的信息有序化方法。时间法可以很好地反映事物变化的情况和预测未来的趋势。

（6）地区法：地区法是指按照事物发生的地点区划排列信息单元。在有序化时可以按照地点区划的方向顺序或地点区划的名称字顺进行排列，地区法可以很好地反映事物发生的起源。

5．改编重组　为了使经过筛选与有序化的信息更加满足本单位和用户的不同需求，需要对原始信息进行汇编、摘录、分析、综合等浓缩性加工，提取出有关的信息并适当地改编与重新组合，形成各种精约化的高质量的信息产品。改编重组的方法主要有：

（1）汇编法：是指选取原始信息中的有关某一方面的片段、数据和事实进行有机排列或组合，如某产品资料汇编、电子数据手册、简报资料等。汇编法加工方便，制作简单，专业化程度不高，所以适用于企业面向全体员工的每月通报的制作。

（2）摘录法：是指对原始信息内容进行浓缩加工，即摘取其中的主要事实和数据而形成的二次信息产品，如形成各种文摘。

（3）综述法：是指对某一行业、某一产品、某一技术或某一时期的大量有关资料进行分析、归纳、综合而成的具有高浓缩性、简明性和研究性的信息产品。

6．信息有序化技术　现代信息有序化技术主要是利用计算机技术对信息进行自动分类、标引、存储和排序，可参阅相关专著。

第三节   竞争情报分析方法

竞争情报分析方法与普通信息分析方法有显著的不同。竞争情报分析方法在国外的原意是"竞争分析方法"或"竞争分析技能",是企业经理人使用的竞争分析工具。每一种方法都包含了竞争情报收集、分析和表达三个环节的完整过程,为了突出分析功能,以便和竞争情报收集环节相区别,国内竞争情报学界把这些竞争分析方法统称为竞争情报分析方法,而就其应用范围和使用、服务对象来看,应该称之为企业竞争情报分析方法。

目前的竞争情报分析方法有上百种。归纳起来,有代表性的竞争情报分析方法主要有:定标比超、SWOT 分析、财务报表分析、竞争对手分析框架、价值链分析、专利分析、关键成功因素分析等数十种。

一、定标比超方法

(一)概述

定标比超由英文"Benchmarking"翻译而来,也称为基准调查、基准管理、标高超越、立杆比超等。所谓定标比超法,是将本企业经营的各方面状况和环节与竞争对手或行业内外一流企业进行对照分析,通过评价自身企业和研究其他组织,将外部企业的优秀业绩作为自身企业的内部发展目标,并把外界最佳做法移植到本企业经营环节中,以提高自身竞争力的一种方法。

20 世纪 70 年代末,美国的施乐公司最早提出了定标比超的概念,并应用于企业的实践,取得了引人注目的成就。此后,多家著名企业效仿施乐公司,广泛开展定标比超活动,使定标比超成为在西方国家企业十分流行的管理工具,它是目前使用最多的竞争情报分析方法之一。

从竞争情报分析的角度来看,定标比超是运用情报手段,将本企业的产品、服务或其他业务活动过程与本企业的杰出部门、确定的竞争对手或者行业内外的一流企业进行对照分析,提炼出有用的情报或具体的方法,从而改进本企业的产品、服务或者管理等环节,达到取而代之、战而胜之的目的,最终赢得并保持竞争优势的一种竞争情报分析方法。

定标比超的基本内容主要涉及企业的战略、生产、营销和管理四个领域。战略领域包括企业的经营战略、目标市场份额、目标增长率、质量目标、服务目标、金融目标、创新与发明、新产品期望等;生产领域包括生产能力与产量、原材料来源、工艺与设备、劳动力范围、质量控制、制造成本、技术应用与改造等;营销领域包括营销方向与时机、主要顾客、促销、广告手段、售后服务、价格水平、市场灵活性等;管理领域包括人员政策、组织结构、决策程序、控制与激励、评价与考核、管理艺术、企业文化、教育培训等。

(二)定标比超的类型

根据不同的分类原则,也可以把定标比超分成不同的类型。其中,主要的是从定标比超的重点以及定标比超的对象两个方面对定标比超进行类型划分。按照定标比超的重点分类,可以有下列几种:

1. **产品定标比超**   首先确定以竞争对手或相关企业的某种产品作为基准,然后进行分解、测绘、研究,进而找出自己所不具备的优点。通过这种对产品的反求工程,不仅可以对原产品进行仿制或在原有的基础上加以改进,还可以估算出竞争对手的成本。与自己的产品进行比较,可以估计出不同设计方案在现在和将来的优点和不足。产品定标比超是一种采用最早、应用最广泛的定标比超类型。

2．过程定标比超　通过对某一过程的比较，发现领先企业赖以取得优秀绩效的关键因素，诸如在某个领域内独特的运行过程、管理方法和诀窍等，通过学习模仿、改进融合使企业在该领域赶上或超过竞争对手的定标比超。营销的定标比超、生产管理的定标比超、人力资源的定标比超、仓储与运输的定标比超等均属此类。过程定标比超比产品定标比超更深入，更复杂。

3．管理定标比超　通过对领先企业的管理系统、管理绩效进行对比，发现它们成功的关键因素，进而学习赶超它们的定标比超。这种定标比超超越了过程或职能，扩展到了整个管理工作。

4．战略定标比超　这种定标比超比较的是本企业与基准企业的战略意图，分析确定成功的关键战略要素以及战略管理的成功经验，为企业高层管理者正确制定和实施战略提供服务。这种定标比超的优点在于从一开始就注意到要达到的"目的"，而过程定标比超和管理定标比超是先比较各种"手段"，然后再确定哪个能更好地达到某种目的。

以上四种定标比超各自具有不同的侧重点，能提供不同类型的竞争情报。产品定标比超所提供的情报一般最为准确和具体，但情报的寿命也最短。战略定标比超却是另一个极端，它提供的情报属于战略性的，准确程度不是很高。

按照定标比超的对象分，又可以分为以下四种。

1．内部定标比超（internal benchmarking）　它基于组织内部的绩效评估活动，其目的是找出组织内部的最佳作业典范。换句话说，定标比超的流程是从组织内部开始的。内部定标比超被广泛应用于大型多部门的企业集团或跨国公司之中。在这类企业中，下属各经营单位的运作具有较强的可比性。内部定标比超的焦点是操作性的事务，通常是低层次的可重复的操作，缺少战略高度。

与其他几种定标比超类型相比，内部定标比超比较简单。由于属于同一个组织，所以在数据采集等过程中困难比较小。由于定标比超对象的配合，使得整个内部定标比超的实施比较顺利，所需要投入的人力、物力和财力以及时间都相对较少。内部定标比超是所有定标比超类型中最快、成本最低的一类，它通常可以在6个月之内完成。

2．竞争定标比超（competitive benchmarking）　它是指直接竞争组织之间的绩效评估和比较活动。竞争定标比超包括认定直接竞争对手的产品、服务、工作流程、管理模式、战略计划等。其目的是找出竞争对手的优势和特长，发现自己与竞争对手之间的差距并努力缩短这种差距。

由于同行业中竞争者之间的产品结构相似，面临的市场机会相当，因此竞争定标比超的可比性比较强。在最佳绩效转移这一过程中比较简单，有的环节甚至不需要经过大的调整就可以直接应用于本企业。竞争定标比超可以使企业从竞争对手那里学到教训。而且，由于这类定标比超直接针对竞争对手，所以较容易得到本企业高层领导的关注，这为定标比超的实施提供了重要的有利条件。

但是，竞争定标比超的困难也正因为这类定标比超的对象是竞争对手，由于这种竞争关系，因此很难得到有用或是准确的情报。有些情报可以通过公开资料获得，如上市公司的财务报表。但是，这种资料往往不够详尽以至用处不大。直接对立的竞争对手之间的比较之所以难以开展，是由于很多信息在商业上的敏感性。此外，在定标比超过程中，要争取竞争对手的配合与合作并非易事，除非竞争对手也有意进行同类型的定标比超研究。

事实上，由于文化上的原因，竞争定标比超在欧美企业中较为流行，并且收到良好的效果。如日本的佳能和英国 Lucas Industries 鼓励使用定标比超的公司之间相互进行访问，Motorola 和通用电气则和定标比超的对象共享项目的结果。竞争定标比超项目通常由双方信任的中立的第三方来执行，如高等院校、咨询机构等。

3．功能定标比超（functional benchmarking）　它又称为跨行业定标比超，指不同行业，但具有相同或类似运作环节的企业间的定标比超。功能定标比超通常涉及某个功能领域的特定企业活动。虽然来自不同行业的企业在某些方面会有很大的不同，但是作为企业往往具有一些共性，如原材料的采购、库存、发放、订单处理、客户服务等。某生产企业为了提高物流管理水平，可将一家物流管理超群的邮购公司作为定标比超的对象。20 世纪 80 年代初，施乐公司就关于物流管理和客户订单处理方面与 L.L.Bean 公司进行了定标比超研究，这可算是功能定标比超的经典。

功能定标比超是一种典型的非竞争性定标比超，本企业与定标比超对象之间没有直接的利害冲突，容易争取到对方的配合。

4. 通用定标比超（generic benchmarking） 它是指对来自不同行业、执行不同功能的业务流程进行评估和比较的过程。通用定标比超的最大好处是有望发现创新实践的潜力，并将这种在本行业迄今尚未发挥的创新潜力移植到本企业内，从而使企业绩效实现跳跃性的增长，大大提高企业的竞争力。通用定标比超的重点在于认定最佳工作流程，而不是某个特定组织或特定行业的最佳运作典范。如美国西南航空公司为了进一步加快飞机的周转，提高飞机的利用率，千方百计地缩短飞机到港后停留时间，主要是旅客放行、客舱清扫、燃料补给等。为了实现这一目标，公司派员仔细观察了一级方程式赛车的车队工作人员如何在短短几秒钟内完成加油、换轮胎等一系列工作。公司从中得到启发，采取相应措施，大大缩短了飞机在港停留时间。又如多米诺比萨饼公司通过考察研究某医院的急救室来寻求提高送货人员的流动性和工作效率的途径，提高员工的应急能力。

（三）定标比超的方法和步骤

从 20 世纪 70 年代末以来，定标比超已经为国内外众多企业所采纳，并作为一种重要的常规工具。因此，很多企业都在长期的定标比超活动中摸索和积累了丰富的经验。虽然不同企业的具体做法和步骤会有所不同，但是这种不同通常只是在文字表述上的差异。通过对以上各种方法的分析和归纳揭示，它们本质上都包含以下步骤。

1. 了解自身的情况，确定定标比超的内容 定标比超是一个将自身的情况和本组织内部的最佳部门、竞争对手或者行业内外的最佳组织进行比较，并向它们学习，吸收它们的成功经验和做法的过程。因此，定标比超的前提是了解企业自身的情况，确定需要改进、能够改进的产品、服务、过程或者战略。要想取得理想的定标比超效果，确定定标比超的内容非常重要。

2. 选择定标比超对象 任何定标比超项目都有一个定标比超的对象。由于定标比超最终是要向这个对象学习，争取赶上并超过这个对象，所以对象的选择就不可掉以轻心。选择合适的定标比超对象，有时候不但可以降低定标比超过程的困难程度，还可以强化定标比超的效果。

定标比超的对象通常来说可以分为以下几大类：

（1）企业内部：很显然，对本企业内部的某个部门进行定标比超比较简单，搜集各种数据的阻力比较小。而且，这种内部定标比超比较节省时间和成本。但是，内部定标比超的缺点是，企业不能跳出本企业的视野，定标比超的内容也多局限在操作层和管理层，而很少涉及战略层。因此，它在很多时候不能够满足企业发展的需要。

（2）竞争对手：竞争对手一般又可以分为以下几类：

1）直接竞争对手（direct competitor）：如对于福特公司来说，其直接竞争对手就是美国通用汽车、德国宝马汽车、日本本田汽车等。

2）平行竞争对手（parallel competitor）：这些公司的业务和本公司的业务基本相同，但它们并不构成和本公司的直接竞争。比如说，对于北京的 A 超市来说，上海的 B 超市就是其平行竞争对手。

3）潜在竞争对手（latent competitor）：即目前还没有构成竞争威胁，但是将来将成为竞争对手的公司。

对竞争对手的定标比超，可以获取大量的竞争对手数据，了解竞争对手的产品、服务、管理模式和战略，从而可以详细地了解竞争对手的情况。企业可以在此基础上，学习竞争对手的长处，吸取竞争对手的经验，从而尽可能地少走弯路。而且，由于竞争对手与自身企业在某种程度上有一定的相似性，定标比超所得的结果在实施上比较容易，有的方法甚至可以几乎不加改变地予以采纳。可以说竞争对手的定标比超，对于企业战胜对手，赢得领先地位是非常有效的。

（3）行业内部：如果定标比超的对象是行业内的非竞争对手，那么很多问题都可以解决。比如说，可以跳出内部定标比超视野狭窄的局限，可以避免竞争对手定标比超的数据不易搜集的困难。而且由于所处同一个行业，所以通过行业协会等可以较方便地获取一些信息。但是，也许会因为本企业和定标比超对象之间存在差异，在定标比超结果转化和实施上会存在一些困难。

（4）行业外部：行业外一流组织的定标比超，完全跳出了行业的限制，而把目标瞄准了某一个一流的管理方法或处理过程，这有助于企业开阔思路，容易实现创新。这种创新也许能够给企业带来飞跃性发展的机会。但是，对一流组织的定标比超毕竟是一种跨行业的定标比超。由于行业差异，所以要通过定标比超发现对本企业有用的情报比较困难。而且，就算这种定标比超有了有价值的发现，由于这种结果的应用有时会改变本企业的整个模式，所以，一流组织的定标比超在结果实施阶段也存在一系列的困难。

无论选择哪一类的定标比超对象，都存在一定的局限性，因此，一个组织在进行定标比超时，应该根据组织自身的情况选择恰当的对象。

3．收集数据并进行分析　收集数据是定标比超的重要环节，根据国际定标比超交流中心的经验，一个定标比超项目在收集数据上就需要花费 50% 左右的时间。收集数据是进行数据分析的基础，没有收集数据的分析，就成了"无米之炊"。

收集数据之前，必须明确几个问题：

（1）明确数据收集的目标和范围。

（2）确定信息源：信息来源渠道可以参见前文所述。

竞争对手数据的收集，可以使用一些技巧。如首先列出一份关于竞争对手重要人员的清单（如人力资源经理、高级工程师等），然后密切关注这些人员的活动。收集完数据之后，应该以合理的格式、易于处理的方式进行保存，这是对数据进行分析的前提。而在分析之前还需要做的一项工作则是对数据的有效性、准确性进行鉴别，这样才能够保证分析结果的正确性。

（3）数据分析：数据分析需要根据定标比超目标有的放矢地进行。在整个分析的过程中，需要定标比超结果的应用者的参与，也需要专业人士的指导和协助。数据分析的结果，在大家的参与下进行充分交流和不断改进，最终要找出本企业与定标比超对象之间的差距以及其原因。

（4）确定行动目标：找出差距之后，接下来就应该根据本企业现阶段的具体情况，包括企业文化因素、资金因素、技术因素、人员因素等，形成可以操作的方案，有针对性地确定行动。而这也许会引起企业在很大程度上的改变。因此，在这个阶段中，需要将定标比超的结果以及行动计划清楚地告知组织内的各个管理层，并让员工们有充分的时间来对它进行评价，从而得到有关的批评指正，最终得到大家的认可，以减少定标比超结果实施的阻力。

（5）实施计划及评价：定标比超的最终目的是发现不足、努力改进，赶上并超过竞争对手或借鉴其他行业的成功经验，获得最大程度的进步。因此，如果没有将定标比超的结果实施或者实施不利，则以上种种努力都将毫无意义。可以说，以上各个步骤的最终目的也是为了实施定标比超的发现。

在实施定标比超结果的过程中，需要不停地对这种实施进行监控和评价。监控是为了保证实施按计划进行，并随时按照环境的变化，对定标比超的实施过程进行必要的调整。而评价则是为了衡量定标比超实施的效果。如果定标比超没有取得满意的效果，就需要返回以上环节进行检查，找到原因并重新进行新的定标比超项目。如果定标比超的效果是理想的,则应该通过评价这个环节,从中总结经验、吸取教训,以帮助以后的定标比超工作的顺利进行。

作为一种常用的竞争情报分析方法,和其他竞争情报分析方法相比,定标比超有自身独特的优势。这些优势主要体现在以下几个方面:

(1)可操作性强:定标比超的出发点是明确最优的企业行为,通过这种优化行为来支持本企业价值创造过程,优化发展机会,为自身整个发展更新的过程进行量的积累,以达到超越自我的质的飞跃。定标比超可以帮助企业分析自身的弱点,了解竞争对手的情况以及行业内外的先进经验,并最终帮助企业改进自身弱势,赢得竞争。

(2)针对性强:定标比超直接针对企业成功的关键因素设定目标,它告诉企业:为保证长期占领市场,企业应该做些什么,高层管理者从何处能够发掘出企业潜在的优势。每个公司都有其独特的生产经营方式和企业文化,定标比超分析了这些不同的因素,针对不同领域设定目标,所选取的环节是最需要改进并且最能出效果的。也正是因为这种极强的针对性,使得定标比超往往可以取得良好的改进效果。

(3)创造性强:定标比超能够提供行业中经营管理状况最好的企业的详细信息,它确保来自任何行业的最优实践和经验能够被创造性地融入定标比超的职能过程中,为需要有创新能力来执行和贯彻定标比超研究成果的专家提供了动机和诱因。因为在新的思想出现在其他行业时,人们更乐于接受它们并创造性地采纳运用,因此定标比超容易消除对企业变革的抵制。企业成功的定标比超可以将从任何行业中最优秀企业那里得到的竞争情报用于改进本企业的经营,从而获得突破性发展,确立本企业在市场竞争中的优势地位。

二、SWOT 分析法

(一)概述

SWOT 分析法是竞争情报分析常用的方法之一,它最早是由美国旧金山大学的管理学教授韦里克(H.Weihrich)在 20 世纪 80 年代初提出来的。SWOT 是 strengths、weaknesses、opportunities 和 threats 的首字母缩写,意指优势、劣势、机会和威胁。SWOT 分析实际上是将企业内外各方面条件进行综合和概括,分析企业的优劣势、面临的机会和威胁,在此基础上,将企业内部的资源因素与外部因素造成的机会与风险进行合理的、有效的匹配,从而制定良好的战略,以掌握外部机会,规避威胁。SWOT 分析法已在企业广泛应用,并逐渐在公共管理机构和其他机构有所应用。

SWOT 分析中,优劣势分析主要是着眼于企业自身的实力及其与竞争对手的比较,而机会和威胁分析将注意力放在外部环境的变化及对企业的可能影响上,但是,外部环境的同一变化给具有不同资源和能力的企业带来的机会与威胁却可能完全不同,因此,两者之间又有紧密的联系。

SWOT 分析的主要目的在于对企业内外环境的综合情况进行客观公正的评价,以识别企业相对于其他竞争对手所处的优势、劣势、机会和威胁,有利于开拓思路,正确地制定企业战略,保持企业的竞争优势。

与其他分析方法相比较,SWOT 分析具有显著的结构化和系统性的特征。就结构化而言,首先在形式上,SWOT 分析法表现为构造 SWOT 结构矩阵,并对矩阵的不同区域赋予不同的分析意义;其次在内容上,SWOT 分析法的主要理论基础也强调从结构分析入手对企业的外部环境和内部资源进行分析。另外,早在 SWOT 诞生之前的 20 世纪 60 年代,就已经有人提出过 SWOT 分析中涉及的内部优势、劣势,外部机会、威胁这些变化因素,但只是孤立地对它们加以分析。SWOT 方法的重要贡献就在于用系统的思想将这些似乎独立的因素相互匹配起来进行综合分析,使企业战略计划制订更加科学全面。

（二）SWOT 方法的分析过程

SWOT 分析的关键是正确识别出优势、劣势、机会与威胁因素。而评价某种因素优劣与否，是预示着机会还是威胁，则取决于企业的生存环境，而企业的生存环境主要由行业背景与主要竞争对手构成。

行业背景主要指行业的关键成功因素，即在本行业中要想获得良好的效益、声望和市场表现而必须具备的几项关键的技能与资源，这决定了企业拥有的某项资源的优劣性。同时，行业背景还揭示机会与威胁，即当前和未来一段时间内，行业环境中存在的或可能出现的，将对企业和竞争对手都发生重大影响的外界因素。竞争对手决定了行业的竞争程度激烈与否，直接反映企业的竞争力强弱。

在明确企业的行业背景和主要竞争对手等环境因素后，通常可以通过编制 SWOT 矩阵图来进行 SWOT 分析。构建 SWOT 矩阵进行 SWOT 分析的过程一般有如下几个步骤：列出企业的关键外部机会；列出企业的关键外部威胁；列出企业的关键内部优势；列出企业的关键内部劣势；将内部优势与外部机会相匹配；形成 SO 战略；将内部劣势与外部机会相匹配，形成 WO 战略；将内部优势与外部威胁相匹配，形成 ST 战略；将内部劣势与外部威胁相匹配，形成 WT 战略。由此构成的 SWOT 矩阵见表 12-1。

表 12-1　SWOT 分析矩阵

		内部条件		
		优势 S S_1 S_2 S_3	劣势 W W_1 W_2 W_3	(S+W)
外部环境	机会 O O_1 O_2 O_3	SO 组合 发挥优势 利用机会	WO 组合 利用机会 改变劣势	(S+W)O 组合
	威胁 T T_1 T_2 T_3	ST 组合 发挥优势 规避威胁	WT 组合 克服劣势 规避威胁	(S+W)T 组合
	(O+T)	S(O+T)组合	W(O+T)组合	(S+W)(O+T)组合

在 SWOT 分析过程中，企业内部优势和劣势、外部机会和威胁，是由关键问题构成的或由以关键问题为形式表现的。对关键问题的确定，要求战略规划制订者要有良好的判断力。良好的判断不仅来自知识、经验，也要靠理性的思维能力和非理性的直觉能力。

1. 确定企业的关键内部优势　企业的优势是指企业相对于其竞争对手而言所具备的资源、技术、产品等方面的特殊强势因素，有助于企业增强自身的市场竞争力。具体包括：战略强大，有关键领域内的技能和专门技术的支持；财务状况好，有充足的财务资源支持业务的发展；有较强的产品创新能力，掌握核心技术的专利；工艺设备先进，生产能力成一定规模，产品质量优于竞争对手；拥有高素质的管理者和生产者，企业团队富有活力；具有适应力强的经营战略、独特的经营技巧和较强的广告促销能力；具有稳定的市场地位和很高的市场占有率；具有完善的服务体系，企业在客户中声誉很高；企业与相关公司具有良好的战略合作关系等。

2. 确定企业的关键内部劣势　企业的劣势是指严重影响企业经营效率的资源、技术能力、设施、管理能力、营销水平等限制因素和不利特征，需要企业在相应的方面进行自我变革。这些劣势因素主要包括：缺乏明确的战略方向；财务资源不良，资产负债状况很差，债务负担过重；缺少某些关键技能或能力，研究与开发工作滞后；设备陈旧过时，生产效率低下，产品成本过高，质量不高；公司形象较差，品牌声誉下降；企业内部管理混乱，人才流失严重；产品线范围太窄，销售渠道不畅，营销技巧较差，产品市场占有率下滑等。

3．确定企业的关键外部机会　企业的机会是指企业经营环境中出现的可以促进企业发展的重大有利形势，企业应对其加以充分利用。这些机会主要包括：企业业务扩张，出现新的细分市场；企业核心技术取得重大突破，并迅速应用于新产品和新业务；企业获得较快的市场增长，产品线扩展，出现较多新顾客；竞争对手出现重大决策失误或因骄傲自满而停滞不前，市场份额严重下降，竞争格局发生有利于本企业的变化；企业实现纵向一体化，战略联盟扩大了企业的地理覆盖面和市场影响力；阻碍企业发展的外国市场的关税壁垒、政府的调控以及企业其他的经营环境出现良性变化；企业同客户和供应商关系得到改善等。

4．确定企业的关键外部威胁　企业的威胁是指环境中存在的重大不利因素，构成了企业经营发展的约束和障碍，应努力使其负面影响降至最低。外部威胁包括：具有实力的新竞争对手进入市场，市场发展速度的放缓，产业中买方或供应方竞争地位的加强，替代产品的迅速发展，用户需求的转移，政府政策的变化，关键技术的改变等都可以成为企业未来成功的威胁。与机会无处不在一样，企业中永远存在有对企业发展具有威胁作用的因素。

5．形成企业的 SO 战略　SO（优势-机会）战略是一种将组织内部的优势与外部环境的机会相匹配，发挥企业内部优势、抓住利用外部机会以达到企业目标的战略，目的在于努力使这两种因素都趋于最大。如一个资源雄厚（内部优势）的企业发现某一国际市场未曾饱和（外部机会），那么它就应该采取 SO 战略去开拓这一国际市场。从制定战略来说，SO 战略是任何组织追求的目标，从进行战略管理的过程看，任何一个组织及管理者都希望充分利用自己的优势并避免自己的劣势，抓住外部环境所提供的机遇以求得发展。但是，要充分发挥自己的优势实际上与其他因素的控制和转化有关，因而这一战略的采用往往需要以其他战略如 WO、ST 或 WT 战略来奠定基础。

6．形成企业的 WO 战略　WO（劣势-机会）战略是利用外部机会来改进内部劣势的战略，目的是努力使劣势趋于最小，使机会趋于最大。通常是在这样一种情况下使用该战略，即企业存在着外部机会，但内部却存在着劣势，妨碍着外部机会的实现。因此，当外部环境存在企业发展所需要的机会时，这正是企业进行内部更新，利用这一机会达到发展目标的绝好契机。

7．形成企业的 ST 战略　ST（优势-威胁）战略就是利用企业的优势，回避或减轻外部威胁影响的战略，目的是努力使优势因素趋于最大，使威胁因素趋于最小。如一个企业的销售渠道（内部优势）很多，但是由于各种限制又不允许它经营其他商品（外部威胁），那么就应该采取 ST 战略，走集中型、多样化的道路。

8．形成企业的 WT 战略　WT（劣势-威胁）战略是在减少内部劣势的同时规避外部环境威胁的战略。与上述三种战略比较，这是一种防御性战略，目的是努力使劣势和威胁因素都趋于最小。如一个商品质量差（内部劣势），供应渠道不可靠（外部威胁）的企业应该采取 WT 战略，强化企业管理，提高产品质量，稳定供应渠道或走联合、合并之路以谋生存和发展。

（三）SWOT 分析中需要注意的问题

1．在 SWOT 分析中，优势劣势与机会威胁的地位不同，外部环境因素是通过改变竞争双方的优劣势对比从而为企业产生一定机会或威胁的，这是 SWOT 分析的基本结构。

2．从内容上说，SWOT 分析既应该包含静态分析，也应该包含动态分析，即既要分析企业与其竞争对手现实的优势劣势或现实的优势劣势对比，还要探讨企业与其竞争对手各自的优势劣势及其面临的机会、威胁发展变化的规律性，由此预测现实优势劣势在未来可能发生的变化，据此分析战略目标的合理性，并制定战略措施。

3. 在战略研究中，SWOT分析不能是孤立的，而应该同时对现状产生的原因进行分析，特别是达到未来战略目标或阶段战略目标需满足的条件的分析相结合。对现状的原因没有客观全面的认识，对达到战略目标应具备的条件做出错误判断都可能导致对优势劣势和机会威胁的认识错误。

4. SWOT分析应该与对事物的规律性分析相结合，没有对事物规律性的深入了解，便不会真正明白什么是优势、劣势、机会、威胁。例如在进行医院战略制订时，就需要对区域医疗卫生服务体系有着全面深入的了解，对国家医药卫生政策有深刻的洞察，方能切实综合考虑医院运营的内部条件和外部环境基础上进行系统评价，从而选择适合医院发展战略的决策。

三、PEST分析

PEST分析是进行宏观外部环境分析的重要方法。其中PEST的含义是分别代表四类影响企业经营的因素的字母缩写：政治的（political）、经济的（economic）、社会的（social）、技术的（technological）。PEST分析仅仅提供了一个分析的框架，远不够完善，大量的指标需具体到环境中去才具有意义。但PEST的分析框架的提出和应用对于企业经营战略的制定意义重大。

企业宏观外部环境主要包括政治法律环境、经济环境、技术环境、市场环境、社会环境和自然环境等6种环境。企业宏观环境见图12-2。

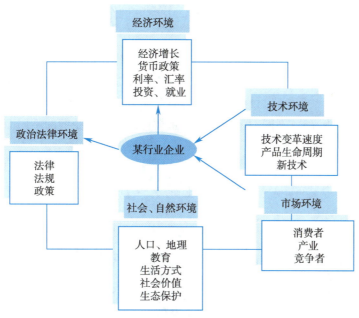

图 12-2　PEST分析框架图

政治法律环境主要指政府、政治、法律方面的因素及其发展变化，国家宏观经济政策及宏观调控的范围、力度和时限；地方政府的发展战略、优惠鼓励措施、信贷投资势头；与企业有关的法律法规。经济环境主要有经济总体发展水平，市场宏观经济走向，物价趋势，居民的收入、储蓄和购买能力等。技术环境主要关注的是国内外同行技术水平和技术实力的对比；其次注意企业所在地区技术人员的数量和资源，以及本企业可利用的技术人员和科研成果；国外和本地区技术的发明创造及其应用对企业的影响。市场环境主要是竞争对手、行业发展和产业结构以及消费者方面的因素。社会环境、自然环境主要指企业所在地的人口、文化方面的因素；自然条件、地理条件；原材料资源、能源、水源；环保法规措施等对企业发展的促进和制约。表12-2主要揭示了医药企业宏观外部环境主要因素。

表 12-2 医药企业宏观外部环境主要因素

经济环境因素	政治法律环境因素	社会文化环境因素	自然地理环境因素	技术环境因素	市场环境因素
居民收入水平	财政政策	生活方式	自然资源	基础研究状况	药品消费需求
国内生产总值	政府管制	人口结构	自然环境	应用研究状况	同类产品研发
国际医药经济状况	进出口法规	教育水平	自然灾害	专利药物状况	药品供应现状
资本市场变动	环境保护法规	文化习惯	地域范围	相关产业技术	价格现状
CPI 变化	关税	民族宗教	……	成果转化速度	
居民储蓄水平	反垄断法	地方性偏好		仿制药物状况	
生产率	知识产权法规	社会活动			
……	医疗保障制度及医保筹资与支付制度	……			
	医疗机构管理法律法规				
	医药卫生体制改革政策				
	药品政策				
	……				

四、五种力量模型

五种力量模型是由麦克尔·波特（Michael Porter）于 20 世纪 80 年代初提出的,用于竞争战略的分析,可以有效地分析企业的竞争环境。

五种力量模型将大量不同的因素汇集在一个简便的模型中,以此分析一个行业的基本竞争态势。五种力量模型确定了竞争的五种主要来源,即供应商和购买者的讨价还价能力,潜在进入者的威胁,替代品的威胁,以及最后一点,来自目前在同一行业的公司间的竞争。一种可行战略的提出首先应该包括确认并评价这五种力量,不同力量的特性和重要性因行业和企业的不同而变化,见图 12-3。

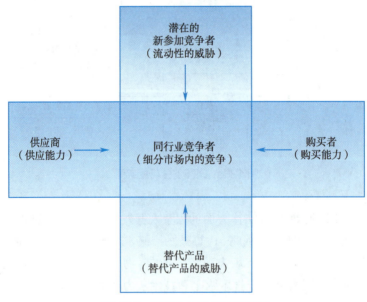

图 12-3 五种力量分析模型图示

（一）供应商的讨价还价能力

供应商影响一个行业竞争者的主要方式是提高价格（以此榨取买方的盈利）,降低所提供产品或服务的质量,下面一些因素决定它的影响力:

（1）供应商所在行业的集中化程度。

（2）供应商产品的标准化程度。

（3）供应商所提供的产品结构在企业整体产品成本中的比例。

（4）供应商提供的产品对企业生产流程的重要性。

（5）供应商提供产品的成本与企业自己生产的成本之间的比较。

（6）供应商提供的产品对企业产品质量的影响。

（7）企业原材料采购的转换成本。

（8）"供应商前向一体化"的战略意图。

（二）购买者的讨价还价能力

与供应商一样，购买者也能够对行业盈利性造成威胁。购买者能够强行压低价格，或者要求更高的质量或更多的服务。为达到这一点，他们可能使生产者互相竞争，或者不从任何单个生产者那里购买商品。购买者一般可以分为工业客户或个人客户，但购买者的购买行为与这种分类方法一般是不相关的。有一点例外是，工业客户是零售商，他可以影响消费者的购买决策，这样零售商的讨价还价能力就显著增强了。以下因素影响购买者集团的议价能力：

（1）集体购买。

（2）产品的标准化程度。

（3）购买者对产品质量的敏感性。

（4）替代品的替代程度。

（5）大批量购买的普遍性。

（6）产品在购买者成本中占的比例。

（7）购买者后向一体化的战略意图。

（三）新进入者的威胁

一个行业的进入者通常带来大量的资源和额外的生产能力，并且要求获得市场份额。除了完全竞争的市场外，行业的新进入者可能使整个市场发生动摇。尤其是当新进入者有步骤、有目的地进入某一行业时，情况更是如此。新进入者威胁的严峻性取决于一家新的企业进入该行业的可能性、进入壁垒以及在位企业预期的报复。其中第一点主要取决于该行业的前景如何，行业增长率高表明未来的赢利性强，而眼前的高利润也颇具诱惑力。对于第二点和第三点的威胁，客户需要研究进入壁垒的难易条件因素，如对于钢铁业、造船业和汽车工业来说，规模经济是进入壁垒的重要条件，此外还有产品的差异条件，如化妆品及保健品业产品的差异条件是进入壁垒的主要条件之一。而我国医疗行业的进入壁垒有政策壁垒、技术壁垒、人才壁垒、资金壁垒和消费者认知壁垒，其中政策壁垒是最主要的壁垒。

（四）替代品的威胁

替代品是指那些与客户产品具有相同功能或类似功能的产品。如糖精从功能上可以替代糖，飞机远距离运输可能被火车替代等，那么生产替代品的企业本身就给客户甚至行业带来了威胁，替代竞争的压力越大，对客户的威胁越大。决定替代品压力大小的因素主要有：

（1）替代品的盈利能力。

（2）替代品生产企业的经营策略。

（3）购买者的转换成本。

行业中的每一个企业或多或少都必须应付以上各种力量构成的威胁，而且客户必须面对行业中每一个竞争者的举动。除非认为正面交锋有必要而且有益处，例如要求得到很大的市场份额，否则客户可以通过设置包括差异化和转换成本等形式进入壁垒来保护自己。当一个客户确定了其优势和劣势时（参见 SWOT 分析），该客户就必须进行定位，因势利导保护自己并做好准备，以便对其他企业的举动作出有效的反应，而不是被预料到的环境因素变化所损害，如产品生命周期、行业增长速度等。

（五）同行业竞争者

大部分行业中的企业，相互之间的利益都是紧密联系在一起的。作为企业整体战略一部分的各企业竞争战略，其目标都在于使自身的企业获得相对于竞争对手的优势，所以，在实施中必然会产生冲突与对抗现象，这些冲突与对抗就构成了同行业企业之间的竞争。现有企业之间的竞争常常表现在价格、营销策略、产品推广、售后服务等方面，其竞争强度与许多因素有关。一般来说，出现下述四种情形将意味着行业中现有企业之间竞争的加剧：

行业进入障碍较低，势均力敌的竞争对手较多，竞争参与者范围广泛；行业内的各企业由于面对的同行业企业太多，无法对竞争对手实施市场营销策略，因而变为各自为战。

市场趋于成熟，产品需求增长缓慢，企业间的市场竞争技术含量较低，而竞争的手段也较为单一，只能通过降低产品价格或提高营销预算做广告等方式促进销售。

竞争者提供几乎相同的产品或服务，用户转换成本很低。巨大的竞争压力下，有时候企业决策层不得不采用"赌博"的方式参与市场竞争。一个战略行动如果取得成功，其收入相当可观，但一次战略决策的错误可能让企业永不翻身。企业的经营决策迫于市场压力面临巨大风险。

退出障碍较高，即退出竞争要比继续参与竞争代价更高。在这里，退出障碍主要受经济、战略、感情以及社会政治关系等方面的影响，具体包括：资产的专用性、退出的固定费用、战略上的相互牵制、情绪上的难以接受、政府和社会的各种限制等。

行业外部实力强大的公司在兼并接收了行业中实力薄弱企业后，发起进攻性行动，结果使得刚被接收的企业成为市场的主要竞争者；在分析其优势和劣势时（参见 SWOT 分析），企业必须进行定位，以便因势利导，而不是被预料到的环境因素变化所损害，如产品生命周期行业增长速度等，然后保护自己并做好准备，以有效地对其他企业的举动做出反应。

根据上面对于五种竞争力量的讨论，企业可以采取以下手段来对付这五种竞争力量，以增强自己的市场地位与竞争实力，如尽可能地将自身的经营与竞争力量隔绝开来、努力从自身利益需要出发影响行业竞争规则、先占领有利的市场地位再发起进攻性竞争行动等。

【案例12-1】　S 市社会办医发展的 PEST-SWOT 分析

1. **分析背景**　S 市作为改革开放建立的首批经济特区，人口密度大，区域生产总值在全国重点城市中位居前列，具有适合社会办医发展的良好政策环境和资本环境。长期以来，S 市持续加大对医疗卫生事业的投入以及促进放开医疗市场，支持和引导社会力量积极参与医疗服务改革，推动社会办医疗机构转型升级。然而与政府大力支持社会资本办医的举措相比，S 市社会办医院在辐射范围、诊疗技术、服务质量等方面还与公立医院有较大差距。在此背景下，某高校课题组团队基于 S 市卫生服务体系现场调查资料，利用 PEST 嵌入式 SWOT 分析模型对 S 市社会办医发展过程中的经验和问题进行了总结归纳，为 S 市"十三五"卫生事业发展规划制订背景下，S 市制定和完善社会办医院发展规划乃至健康产业的相关政策提供了参考。

2. **S 市社会办医的发展现状**　在 S 市"十二五"（2010—2015）期间医疗卫生机构数据现状分析显示：截止到 2015 年底，S 市社会办医院的市场份额约占总体的 13%。全市千人口社会办医院床位数为 0.59 张，距《全国医疗卫生服务体系规划纲要（2015—2020 年）》中到 2020 年社会办医院千人口床位数 1.5 张尚有一定的差距。2010—2015 年，S 市社会办医疗机构的数量增加 26.7%，其中专科医院增量显著，6 年内增加 15 家。与国内一线城市及全国平均水平相比，S 市社会办医院的编制床位数、总诊疗量和出院患者数量高于全国平均水平和其他一线城市，仅人力资源指标中社会办医科机构的医师(含助理)数量尚显薄弱。

3. PEST 嵌入 SWOT 分析模型　SWOT 分析法是企业开展战略管理和制定发展战略成熟的理论框架,着重分析企业的优势、劣势、机会和威胁,SWOT 分析法近年来已经被引入医疗服务领域,在医院战略管理上发挥了重要作用。SWOT 分析实际上是将企业内外各方面条件进行综合和概括,分析企业的优劣势、面临的机会和威胁,在此基础上,将企业内部的资源因素与外部因素造成的机会与风险进行合理的、有效的匹配,从而制定良好的战略,以掌握外部机会,规避威胁。PEST 分析法是从政治(法律)、经济、社会和技术因素 4 个角度分析企业的外部环境,促进企业制定发展战略目标。PEST 嵌入式 SWOT 分析模型是利用 PEST 框架对 SWOT 分析方法中的机会与威胁两类外部因素进行细化。本案例利用该模型对 S 市社会办医发展中的经验与问题进行分析与评价,是竞争情报分析方法的多场景应用。

4. PEST 嵌入 SWOT 分析模型具体分析

(1)优势(Strengths)分析:①多年来,社会办医在 S 市经历了从无到有、从弱至强、由小变大的过程。从卫生资源占有量、服务量等指标来看,S 市社会办医院所占的市场份额在全国一线城市中处于前列。②S 市社会办医的医疗专科主要集中在妇产科、骨伤科、泌尿外科、皮肤美容科等。其以患者需求为主要导向,采取差异化发展战略,在激烈的市场竞争中求得生存与发展。S 市居民对高端医疗的需求强烈,高收入人群比例高,且单体规模不大,成本投入压力小,对于以专科方式发展高端医疗服务具有良好的环境。③在服务流程上,民营医疗机构更容易倾向以患者为中心的诊治护理,如规定医师对每位门诊患者的最少诊治时间、限制医师处方中抗生素的使用和培养医务人员一流的服务沟通能力等,在医院的服务理念和流程管理上更容易接收并跟踪先进的企业管理经验及吸收国外先进管理经验。

(2)劣势(Weakness)分析:①公立医院编制制度和医师多点执业问题是阻碍社会办医吸纳人才的因素之一。S 市公立医院去编制改革暂缓,但社会办医的人才招聘仍然主要依赖从公立医院引进,其人才结构以毕业生和退休人员为主,缺乏年富力强、具有诊疗经验的中青年医疗骨干力量。②S 市缺乏一流的本土医学院校,隶属于本地的仅有 2008 年成立的较小规模的医学院,社会办医的人才培养缺乏持续的来源。③社会办医疗机构以开展西医医疗服务为主,涉及中医医疗服务的机构较少,2015 年统计数据显示全部社会办医院中只有 4 家中医院;专科诊疗业务方向以一般诊疗为主,而护理康复、检查检验和临终关怀等医疗辅助服务开展较少。整体上未形成中西医齐头并进、均衡发展的态势,医疗相关服务产业链也不成熟。④民营机构床位使用率低。2015 年 S 市社会办医院病床平均使用率为 47.7%(最低为 13.5%),而同期全国公立医院病床平均使用率为 85.2%,社会办医以占总体一半以上的机构数量仅仅承载了不到 15% 的服务量。

(3)机会(Opportunity)分析

1)政治法律因素:自 2009 年新医改以来,国务院多次发文支持和鼓励社会资本投资医疗服务业和举办非营利性医疗机构(国办发〔2010〕58 号、国发〔2013〕40 号、国办发〔2015〕14 号和 45 号),从市场准入、投融资渠道、资源共享和优化环境等方面引导社会办医院向成规模、高水平发展。2016 年,广东省政府发文从 4 大方面 20 条细化措施着手,要求全省形成公立医疗机构与社会办医疗机构优势互补、良性竞争、分工协作、健康发展的新格局(粤府办〔2016〕51 号)。2016 年 8 月,历经 2 年四审的《S 市医疗条例》在 S 市人大常委会会议上通过,拟于 2017 年 1 月 1 日正式实施。作为地方首部医疗相关法律法规,《S 市医疗条例》对社会办医的性质、功能和定位做出了明确规定,确保社会力量在办医准入上更便捷、市场环境上更公平。

2)经济环境因素:①2015 年 S 市 GDP 同比增长 8.9%,高于北京、上海和广州的增幅,人均区域生产总值位列地市级城市首位。良好的经济环境激发了 S 市金融和证券等行业的蓬勃发展,这为 S

市活跃的民营资本提供了足够的发展空间。② 2013 年 S 市政府发布的《关于鼓励社会资本举办三级医院若干规定》，在用地优惠、床位补贴、基本医疗服务补贴、税费奖励、重点学科财政补助、医保资格、大型医疗设备使用与人才引进等方面支持社会力量举办三级医院。对社会办三级医院取得三级乙等和三级甲等资质的，分别一次性给予 1 000 万元和 2 000 万元的奖励。

3）社会环境因素：随着 S 市居民可支配收入的持续增加，居民消费支出中卫生费用支出同样大幅度上升。支出能力的改善、医疗保险的覆盖等因素让居民潜在的医疗需求得到释放。S 市在 2014 年已经全部完成了城镇化进程，在此过程中不仅完善了医疗基础设施的建设，健全了医疗卫生保障体系，而且推动了居民健康观念的转变以及健康素养的提升。截至案例分析时，S 市基本医疗保险分为 3 档，每档之间的缴费、待遇和适用人群有所区别。通过医保的引导，居民就医的需求呈现多层次、多元化分布。

4）科学技术环境因素：近年来，公私合作伙伴关系（public-private partnerships，PPP）模式被引入医疗领域。通过 PPP 模式这样符合市场化趋势先进的融资模式，社会资本可以进入公立医院改革、医院建设等领域。S 市将公私合营分解成公办民营和民办公营，促进社会力量与政府机构联合共赢。S 市拥有以华为、腾讯为代表的互联网、通信科技企业群和以华大基因为领头的生命健康产业，在测序能力与超大规模生物信息计算、干细胞与肿瘤免疫细胞治疗、基因治疗等方面拥有明显优势，而这些优势可以转化为社会资本办医院的中坚力量，促进高新技术产业带动社会办医发展。

（4）威胁（Threaten）分析

1）政治法律因素：目前 S 市针对社会办医的政策框架已趋于完善，但还需要详细、规范地制定配套政策，在融资机制和投资回报等方面出台细化措施，避免"法无禁止即可为"的空白政策出现。S 市作为经济特区，其拥有较大市立法权和经济领域的特殊立法权。但同时也是广东省所属城市，本身事权有限。综合来看，S 市也仅能在城市建设与管理、环境保护、历史文化保护和经济领域做出与上位法有冲突的法律法规，并不涉及医疗保障等。在与医疗和健康保障体系相关的上位法未有较大突破的前提下，S 市关于社会办医的部分政策优惠并不会受到法律法规支持。

2）经济因素：融资困难是阻碍社会办医院发展壮大的重要因素之一。社会办医院在添加大型医疗设备、院区扩建和新建医院等方面都有大量资金需求，在所有的融资的渠道中，银行贷款仍是最常用的融资渠道。但是按照《中华人民共和国担保法》等相关法律规定，社会办医院的土地和固定资产均不得抵押，这在很大程度上限制了社会办医筹资渠道。再者 S 市整体上社康中心社会化程度较低。2015 年，613 家社康中心，社会力量举办仅占 6.7%。且社会办医疗机构参与家庭医生服务的积极性始终不高，究其原因是追求高效投资和短期收益的社会资本很难看重收益慢的基层医疗服务市场，这也加剧了医疗市场不平衡。

3）社会因素：S 市居民对社会办医院的接受程度仍然不高。其中不仅有民营医疗机构的内部因素，包括诊疗费用、医疗质量和药品来源等医药因素，也有外部因素对居民的引导，包括社会办医院缺乏高质量的宣传广告、媒体对其民营机构诊疗技术低下的过度渲染等。S 市原关内外人口分布严重不均。社会办医院在选择办医地址的时候，一是选择在关内人口密集的地方与公立医院竞争，二是选择在关外人口密度疏松的区域建立院区，但医院的门急诊量和住院患者数量则难以与公立医院相比。医院服务半径与公立医疗机构重叠的问题也影响 S 市社会办医的发展。

4）技术因素：①不断攀升、远超正常居民承受能力的高房价阻却了全国高素质医疗和管理人才向 S 市流入。相比于全国大中城市 S 市的购房压力过大，加之处于初步阶段的人才保障性住房计划，社会办医院很难从全国吸纳医疗人才。没有足够的人才储备来进行学科建设，社会办医院的医疗质量和服务也难以得到有效提升。② S 市还没有成立独立的社会办医院管理机构，卫生行政处罚还归口于 S 市卫生监督局。尚未成体系的监管方式让某些逐利性的社会办医院在降低医疗服务质量、随意抬高医疗服务价格等环节上有了可乘之机。

5. 基于分析基础上提出的对策与措施

（1）总结国内外社会办医经验启示，细化促进社会办医的相关政策：纵观国内各地社会办医的探索与启示，大体分为两种：

一是以地区民营专科或综合医院的成功经验作为政策制定的标杆，构建社会办专科医疗服务体系以及创新社会办医院运营模式，如武汉亚洲心脏病医院、北京大学国际医院等；二是结合区域内政治经济状况，对鼓励社会办医的政策进行细化，形成多种配套方案，如温州的"1+14"政策包的实施等。国际经验上，主要以美国、德国和以色列等国家的社会办医经验为参考，形成以健康保险为核心的医院集团连锁经营、支付方式改革和以风投基金为基础、高新医疗科技公司带动医疗产业发展的国际社会办医的经验启示。

政府在制定相关政策的时候，应该结合 S 市现有卫生资源配置情况和疾病谱分布特点，因地制宜引导社会办医院的建立，关注社会办医院的可持续性发展。S 市可以借助毗邻港澳的优势和自贸区对港澳企业的吸引，考虑由港澳企业投资建立社会办三级医院，树立 S 市社会办医的标杆，对后续社会力量开办三级综合或者专科医院起到指引带动作用。

（2）优化社会办医结构，促进高端医疗和基层卫生协同发展：结合 S 市社会办医 96.7% 是一级医院和未评级医院，反映了社会办医院的服务范围集中在基层的现实。在 S 市现有的医疗体系格局下，基础医疗服务由社区健康服务中心承接，社会办医院在服务范围上与公办社康中心重叠，无法得到良好的发展。结合医师多点执业政策的落地，政府可以考虑支持以大型三级医院的高年资医师为核心的全科医疗团队，在其所住社区附近以开办私人全科诊所的形式来缓解群众"看病难"的现状。政府可以考虑将高水平学科团队与社会资本中专业化医院管理团队进行强强联合，开展高端医疗服务，重点攻克疑难杂症。针对高收入人群医疗需求的医疗服务范围，让社会办高端医疗服务逐渐取代公立医院中特需服务，推动公立、非公立医疗机构协同发展。

（3）鼓励社会资本进入医疗服务体系的薄弱环节：政府可考虑鼓励社会办医院与公立医院建立医联体等多种形式的协作关系。对由社会资本举办的康复医院、老年病医院、护理院和临终关怀医院等慢性病医疗机构，实行政府购买基本公共卫生服务和享受与公立同等待遇的形式，促进社会办慢性病医疗机构的建立。在检查检验方面，社会力量在医院检验、病理诊断、基因筛查和疾病诊断等项目专业化和产业化具有优势，政府需要推动检查检验服务的社会化，考虑从建立检查检验行业标准化入手，解决区域内各级各类医学检查检验质量标准的统一问题，实现第三方检测检验机构承接公立医院的相关服务项目，为检查检验结果互认提供保障。同时，S 市可以借助 S 市互联网和生命健康产业的高速发展，允许高新技术企业创立具有企业优势背景的特色医疗机构，在办医模式上有所创新，如康复护理和检查检验等。

（4）完善医疗综合监管体系，发动社会力量补充监管：医疗服务市场的监管主要针对医疗服务的进入、医疗价格的控制和由外部性以及信息不对称引起的社会问题。根据国家相关法律、行政法规和区域内的经济发展水平，S 市需要制定具有适应本地情况的违法处罚条款和处罚金额，提高民营医疗的违法成本，坚决永久性吊销违法机构的营业执照和执业许可证。在监管整体布局上，联动多部门整体执法，定期开展专项整治和日常巡回监管，形成全面、连贯、协调的监管体系。在投诉举报方面，鼓励就医群众、行业协会、新闻媒体和其他社会力量以合法、合理的形式参与到日常监管体系中，对社会办医院虚假广告、虚高价格和无资格执业等方面进行举报投诉，并对符合事实情况的举报投诉人进行物质奖励。

（刘智勇）

思 考 题

1. 竞争情报与市场调研、知识管理有何区别与联系?
2. 简述竞争情报源及其收集途径。
3. 定标比超法的步骤与程序如何?
4. 简述 PEST 分析适用范围和分析要素。
5. 何谓 SWOT 分析? 有何优点?

第十三章

信息分析案例

第一节　基于文献的研究热点分析

一、国际医学教育研究高频主题词的词共现聚类分析

（一）研究背景

2020 年是新冠疫情发生发展的一年，广大医学教育工作者需要及时了解疫情下的国际医学教育发生了哪些变化，掌握这一年发表论文在主题上的层次和结构。

（二）研究目的

全面梳理 2020 年度国际医学教育发展状态。

（三）分析步骤

1. **数据获取**　检索策略：在 PubMed 数据库中利用主题词检索获取有关医学教育的论文，检索策略为"Education，Medical［majr］"。选取其中 2020 年 1 月 1 日—12 月 31 日发表的论文，以 PubMed 格式下载。检索时间：2022 年 2 月 6 日。

2. **数据分析**

（1）书目信息抽取及统计：利用书目共现分析系统 BICOMB 对下载的文献记录进行处理，抽取每一条文献记录的相关字段，包括：主要主题词＋副主题词、作者、发表期刊。统计这些字段的出现频次。

（2）截取高频字段：根据有关频次排序分析的方法，将出现频次 100 次以上的主要主题词＋副主题词作为表现 2020 年国际医学教育热点的高频主题词，将发表论文超过 10 篇的作者作为 2020 年国际医学教育领域的核心作者，将发表论文超过 50 篇的期刊作为 2020 年国际医学教育研究领域的核心期刊。

（3）高频主题词共现统计：利用 BICOMB 统计高频主题词＋副主题词共现次数，形成主题词＋副主题词 - 来源文献的词篇矩阵。

（4）高频主题词共现聚类分析：将高频主题词＋副主题词的词篇矩阵导入聚类工具 gCLUTO 进行聚类，采用重复二分聚类方法（Repeated Bisection），缺省设置类别数为 10，相似系数为余弦函数，见图 13-1。检查聚类效果（如各类主题词数目，类内及类间相似系数），最终设定聚类类数为 5 类。生成聚类可视化表达的棋盘图和山峰图。通过聚类结果获得每一类主题词的代表性文献的 PMID 号。

（5）聚类结果解读：结合主题词组合组配的语义关系，标引规则和每一类的代表性文献，解析解读每一类主题词的具体含义。

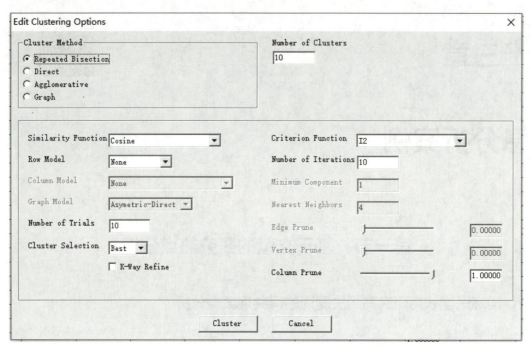

图 13-1　gCLUTO 聚类软件的参数设置

（四）结果分析

（1）2020 年国际医学教育研究的基本情况：在 PubMed 数据库中收录的 2020 年发表的医学教育相关文献量为 6 388 篇。

1）作者频数分布：总计 24 399 位作者，其中核心作者频数分布情况如表 13-1。

表 13-1　PubMed 数据库中发表医学教育研究论文的核心作者频数分布

序号	作者	出现频次	百分比 /%	累计百分比 /%
1	Durning SJ	16	0.052 2	0.052 2
2	Bilimoria KY	13	0.042 4	0.094 6
3	Phitayakorn R	13	0.042 4	0.137
4	Schwartz A	13	0.042 4	0.179 4
5	Patel A	12	0.039 1	0.218 6
6	Wang H	12	0.039 1	0.257 7
7	Drolet BC	11	0.035 9	0.293 6
8	Lindeman B	11	0.035 9	0.329 5
9	Park YS	11	0.035 9	0.365 4
10	Schumacher DJ	11	0.035 9	0.401 2
11	Chandra A	10	0.032 6	0.433 9
12	Dickinson KJ	10	0.032 6	0.466 5
13	Deiorio NM	10	0.032 6	0.499 1
14	Heitkamp DE	10	0.032 6	0.531 7
15	Kelleher M	10	0.032 6	0.564 3
16	Kumar S	10	0.032 6	0.597
17	Hu YY	10	0.032 6	0.629 6
18	Jain S	10	0.032 6	0.662 2

续表

序号	作者	出现频次	百分比 /%	累计百分比 /%
19	Petrusa E	10	0.032 6	0.694 8
20	Morgan HK	10	0.032 6	0.727 5
21	Li L	10	0.032 6	0.760 1
22	Li Y	10	0.032 6	0.792 7
23	Mahan JD	10	0.032 6	0.825 3
24	Santen SA	10	0.032 6	0.857 9
25	Shah S	10	0.032 6	0.890 6
26	Sandhu G	10	0.032 6	0.923 2

2）核心期刊分布：医学教育研究论文主要分布于 22 个核心期刊，具体核心期刊分布情况见表 13-2。

表 13-2　PubMed 数据库中发表医学教育研究论文的核心期刊频数分布

序号	期刊名称	出现频次	百分比 /%	累计百分比 /%
1	*J Surg Educ*	290	4.539 8	4.539 8
2	*Acad Med*	254	3.976 2	8.516
3	*Med Teach*	229	3.584 8	12.100 8
4	*BMC Med Educ*	194	3.036 9	15.137 8
5	*J Grad Med Educ*	151	2.363 8	17.501 6
6	*Med Educ*	137	2.144 6	19.646 2
7	*Am J Surg*	128	2.003 8	21.65
8	*Acad Psychiatry*	97	1.518 5	23.168 4
9	*Med Ed PORTAL*	87	1.361 9	24.530 4
10	*World Neurosurg*	73	1.142 8	25.673 1
11	*Clin Teach*	71	1.111 5	26.784 6
12	*Acad Pediatr*	61	0.954 9	27.739 5
13	*J Gen Intern Med*	61	0.954 9	28.694 4
14	*Acad Radiol*	60	0.939 3	29.633 7
15	*J Surg Res*	59	0.923 6	30.557 3
16	*Postgrad Med J*	58	0.908	31.465 2
17	*Fam Med*	57	0.892 3	32.357 5
18	*Educ Prim Care*	55	0.861	33.218 5
19	*Anat Sci Educ*	54	0.845 3	34.063 9
20	*J Thorac Cardiovasc Surg*	52	0.814	34.877 9
21	*GMS J Med Educ*	51	0.798 4	35.676 3
22	*J Am Acad Dermatol*	50	0.782 7	36.459

3）主题词＋副主题词频数分布：医学教育研究论文的高频主题词＋副主题词出现频次满足 100 及以上的有 39 个，详见表 13-3。

表 13-3　医学教育研究论文的高频主题词 + 副主题词频数分布

序号	主题词 / 副主题词	出现频次	百分比 /%	累计百分比 /%
1	Internship and Residency	2 228	8.88	8.88
2	Education，Medical	758	3.02	11.9
3	Students，Medical	707	2.82	14.7
4	Education，Medical，Undergraduate	648	2.58	17.3
5	Clinical Competence	384	1.53	18.8
6	General Surgery/education	376	1.5	20.3
7	Internship and Residency/methods	348	1.39	21.7
8	Curriculum	342	1.36	23.1
9	Education，Medical，Graduate/methods	340	1.36	24.4
10	Education，Medical/methods	318	1.27	25.7
11	Education，Medical，Graduate	304	1.21	26.9
12	Students，Medical/psychology	297	1.18	28.1
13	Education，Medical，Undergraduate/methods	276	1.1	29.2
14	Pandemics	254	1.01	30.2
15	Coronavirus Infections/epidemiology	246	0.98	31.2
16	Pneumonia，Viral/epidemiology	242	0.96	32.2
17	Internship and Residency/organization & administration	215	0.86	33
18	Internship and Residency/statistics & numerical data	207	0.83	33.8
19	Education，Medical/organization & administration	184	0.73	34.6
20	COVID-19/epidemiology	182	0.73	35.3
21	Radiology/education	161	0.64	35.9
22	COVID-19	153	0.61	36.6
23	Pediatrics/education	149	0.59	37.1
24	Betacoronavirus	145	0.58	37.7
25	Physicians	138	0.55	38.3
26	Internship and Residency/standards	136	0.54	38.8
27	Pneumonia，Viral	126	0.5	39.3
28	Coronavirus Infections	123	0.49	39.8
29	Emergency Medicine/education	121	0.48	40.3
30	Attitude of Health Personnel	117	0.47	40.8
31	Orthopedics/education	116	0.46	41.2
32	Clinical Competence/standards	114	0.45	41.7
33	Psychiatry/education	113	0.45	42.1
34	Anatomy/education	112	0.45	42.6
35	Otolaryngology/education	109	0.43	43
36	Career Choice	104	0.41	43.4
37	Simulation Training/methods	102	0.41	43.8
38	Education，Medical，Graduate/organization & administration	101	0.4	44.2
39	Surgeons/education	100	0.4	44.6

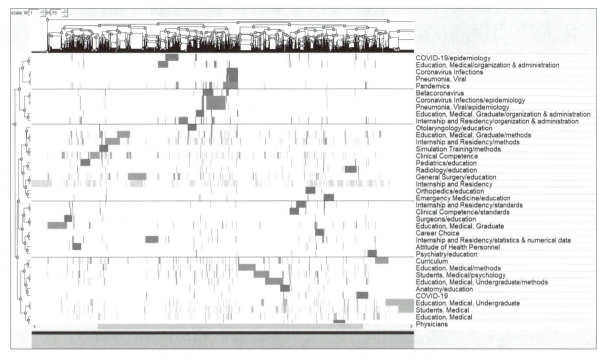

图 13-2　2020 年国际医学教育研究论文主题词＋副主题词共现双聚类分析棋盘图（局部）

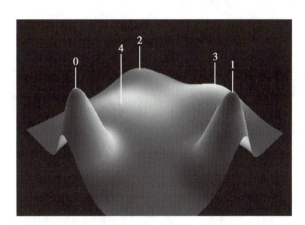

图 13-3　2020 年国际医学教育研究论文主题词＋副主题词共现双聚类分析山峰图

（2）主题词共现聚类分析结果及解读

1）基本情况：高频主题词＋副主题词共现聚类分析棋盘图和双聚类分析如图 13-2 和图 13-3 所示。共分为 5 类，其中 0 类 5 个词、1 类 5 个词、2 类 8 个词、3 类 10 个词、4 类 11 个词。通过主题词聚类分析（表 13-4），2020 年国际教育研究主题涵盖以下 5 个主要方面：

表 13-4　2020 年医学教育研究论文高频主题词共现聚类分析结果

类号	主题词	代表性文献 PMID 及标题
0 类	Coronavirus Infections/epidemiology Pneumonia，Viral/epidemiology Internship and Residency/organization & administration Betacoronavirus Education，Medical，Graduate/organization & administration	PMID32644118：Coronavirus Disease 2019—An Impetus for Resident Education Reform? PMID 32586630：Reforming our general surgery residency program at an urban level 1 Trauma Center during the COVID-19 pandemic：Towards maintaining resident safety and wellbeing

续表

类号	主题词	代表性文献 PMID 及标题
1 类	Education，Medical/organization& administration COVID-19/epidemiology Pneumonia，Viral Coronavirus Infections	PMID32356258: Adapting a GI Fellowship to a Pandemic: Novel Approaches to Accommodating a Novel Virus. PMID32769449: Interactive Virtual Surgical Education During COVID-19 and Beyond
2 类	Education，Medical，Graduate Internship and Residency/statistics & numerical data Internship and Residency/standards Attitude of Health Personnel Clinical Competence/standards Psychiatry/education Career Choice Surgeons/education	PMID31659714: Physical Examination Skills Among Chief Residents in Psychiatry: Practices, Attitudes, and Self-Perceived Knowledge PMID33333384: Surgical Residents' Perspective on Informed Consent-How Does It Compare With Attending Surgeons?
3 类	Education，Medical Students，Medical Education，Medical，Undergraduate Curriculum Education，Medical/methods Students，Medical/psychology Education，Medical，Undergraduate/methods COVID-19 Physicians Anatomy/education	PMID32452170: Physician Associate Students' Experience of Anatomy Dissection PMID33119211: Drawing in Veterinary Anatomy Education: What Do Students Use It For?
4 类	Internship and Residency Clinical Competence General Surgery/education Internship and Residency/methods Education，Medical，Graduate/methods Radiology/education Pediatrics/education Emergency Medicine/education Orthopedics/education Otolaryngology/education Simulation Training/methods	PMID32354683: SimLife® technology in surgical training-a dynamic simulation model PMID32334042: Do One，Do One，Teach One: Altering the Dogma Using Simulation-Based Training to Maximize Efficiency of Surgical Resident Education

2）聚类结果解读

第一类（类 0）：主要关注新冠病毒肺炎疫情下临床实习教学的组织。2019 新冠肺炎疫情暴发推动了住院医师的培训课程改革，如美国佛罗里达州迈阿密肯德尔地区医疗中心的一级创伤中心对新冠流行期间的普外住院医培训项目进行了改革，由于外科患者减少，调整了分组人数等，保障住院医生安全和舒适。

第二类（类 1）：重点讨论新冠疫情下医学教育的组织管理。新冠疫情的暴发和传播限制了多种疾病的治疗。在肠胃病和交互式虚拟手术的教育教学中，医学研究者探讨了新的培训课程调整策略，以适应现实环境的接触限制，确保患者的诊疗安全。

第三类（类 2）：主要关注医学研究生岗位胜任力与职业选择。统计实习生与住院医心理与临床胜任力，尤其是外科医生。通过调查方式了解住院医师对实践、态度和自我认知等方面的体验技能的需求，以及外科住院医生对知情同意的看法，以制定未来的住院医生培训策略。

第四类（类 3）：重点讨论医学本科生教学方法研究。侧重课程设置与学生心理之间的联系。如医学生的解剖经历的重要性，尤其绘画技能在兽医解剖学中的应用，并对未来学生在解剖学的学习经验和方向提出了建议。

第五类（类 4）：主要关注各个专业科室的住院医和实习生临床胜任力的培养。包括普外、急诊、放射、儿科、急诊、骨科、耳鼻咽喉科，特别提及了模拟仿真训练对于提高住院医生技能水平的作用。

基于以上高被引作者和高频主题词聚类分析的相关文献研究，2020 年医学教育研究突出了疫情下教学组织问题，医师的岗位胜任力培养和医师职业态度。通过对聚类结果的分析，有助于我们了解疫情期间的医学教育研究，把握医学教育的整体发展态势，对未来发展进行前瞻性的思考和展望。

二、2020 年国际医学教育研究高被引论文同被引聚类分析

（一）研究背景

2020 年是新冠疫情发生发展的一年，广大医学教育工作者需要及时了解疫情下的国际医学教育发生了哪些变化，掌握目前研究中对以往知识的关注和利用等深层次的问题。

（二）研究目标

分析 2020 年医学教育研究领域的知识结构。

（三）分析步骤

1. 检索策略 查阅 Web of Science 平台检索《期刊引用报告》(JCR)，获得医学教育门类下期刊的影响因子，选取排名前两位的期刊的刊名：Academic Medicine 和 Medical Education。在 WOS 核心合集的出版物标题字段检索两个刊物发表的论文，限定出版日期为 2020 年 1 月 1 日至 2020 年 12 月 31日。检索时间为 2020 年 2 月 7 日。以纯文本格式导出文献记录。

2. 过程步骤

（1）引文书目信息抽取及统计：利用书目共现分析系统 BICOMB 对下载的文献记录进行处理，抽取每一条文献记录中与引文相关的字段，包括：高被引文献、高被引作者、高被引期刊、高被引文献年代分布。统计这些字段的出现频次及百分比等。

（2）截取高频被引字段：将被引频次 7 次以上的引文作为 2020 年国际医学教育研究的高被引论文，将被引次数超过 15 次的作者作为 2020 年国际医学教育领域的高被引作者，将被引次数超过 25次的期刊作为 2020 年国际医学教育研究领域的高被引期刊，同时对被引文献的发表年代进行了频数统计。

（3）高被引论文的共现统计：利用 BICOMB 统计高被引论文的同被引次数，形成高被引文献 - 来源文献的邻接矩阵。

（4）高被引论文的同被引聚类分析：将高被引论文 - 来源文献矩阵导入聚类工具 gCLUTO 进行聚类，采用重复二分聚类方法（repeated bisection），缺省设置类别数为 10，相似系数为余弦函数。检查聚类效果（如各类高被引文献数，类内及类间相似系数等），最终设定聚类类数为 6 类。生成聚类可视化表达的棋盘图和山峰图。通过聚类结果获得每一类高被引论文的代表性来源文献的有关信息。

（5）聚类结果解读：结合同一类内高被引论文的标题和摘要，解析每一类高被引论文组合的具体含义。

（四）结果分析

1. 2020 年国际医学教育研究的引文基本情况

（1）文献引用情况：2020 年两刊发表的 725 篇论文对 9 122 篇被引文献引用了 11 249 次，两个杂志发表论文的引文量为 15.5。被引最高的文献 16 次，被引次数超过 7 次的论文 32 篇，即 0.35%

（32/9 122）的论文被引次数占全部引用次数的 2.49%。显示了医学教育研究论文的被引文献的集中 - 离散趋势，详见表 13-5。

表 13-5　2020 年医学教育核心期刊发表论文高被引论文

序号	被引文献	被引次数	百分比 /%	累计百分比 /%
1	Englander R，2013，ACAD MED，V88，P1088	16	0.14	0.14
2	Boatright D，2017，JAMA INTERN MED，V177，P659	14	0.12	0.27
3	Frank JR，2010，MED TEACH，V32，P631	13	0.12	0.38
4	Teherani A，2018，ACAD MED，V93，P1286	12	0.11	0.49
5	Braun V.，2006，QUAL RES PSYCHOL，V3，P77	11	0.1	0.59
6	Prober CG，2016，ACAD MED，V91，P12	11	0.1	0.68
7	Chen DR，2019，ACAD MED，V94，P302	10	0.09	0.77
8	Sherbino J.，2015，CANMEDS 2015 PHYS CO	10	0.09	0.86
9	Frenk J，2010，LANCET，V376，P1923	9	0.08	0.94
10	Jolly S，2014，ANN INTERN MED，V160，P344	9	0.08	1.02
11	Mullan F，2010，ANN INTERN MED，V152，P804	9	0.08	1.1
12	Ten Cate O，2007，ACAD MED，V82，P542	9	0.08	1.18
13	Nasca TJ，2012，NEW ENGL J MED，V366，P1051	9	0.08	1.26
14	Metzl JM，2014，SOC SCI MED，V103，P126	9	0.08	1.34
15	Chen HC，2015，ACAD MED，V90，P431	8	0.07	1.41
16	Warm EJ，2016，ACAD MED，V91，P1398	8	0.07	1.48
17	Ross DA，2017，PLOS ONE，V12	8	0.07	1.56
18	Davis D，2013，ACAD MED，V88，P593	7	0.06	1.62
19	Carr PL，2018，ACAD MED，V93，P1694	7	0.06	1.68
20	Charmaz K.，2014，BROKERAGE CLOSURE IN	7	0.06	1.74
21	Holmboe ES，2010，MED TEACH，V32，P676	7	0.06	1.8
22	Jurich D，2019，ACAD MED，V94，P371	7	0.06	1.87
23	Hafferty FW，1998，ACAD MED，V73，P403	7	0.06	1.93
24	Gonzalo JD，2017，ACAD MED，V92，P123	7	0.06	1.99
25	Lucey CR，2013，JAMA INTERN MED，V173，P1639	7	0.06	2.05
26	Osseo-Asare A，2018，JAMA NETW OPEN，V1	7	0.06	2.12
27	McGaghie WC，2011，ACAD MED，V86，P48	7	0.06	2.18
28	Malterud K，2016，QUAL HEALTH RES，V26，P1753	7	0.06	2.24
29	Ten Cate O，2016，ACAD MED，V91，P191	7	0.06	2.3
30	Rubright JD，2019，ACAD MED，V94，P364	7	0.06	2.36
31	Van Ryn M，2015，J GEN INTERN MED，V30，P1748	7	0.06	2.43
32	Orom H，2013，ACAD MED，V88，P1765	7	0.06	2.49

（2）作者引用情况：总计 6 878 名被引作者，被引 11 246 次，平均被引次数为 1.6。被引最高的作者（机构）是美国医学院协会，被引 185 次。被引次数超过 15 次的作者（机构）有 38 位，即 0.34%（38/11 246）的作者或机构被引次数达到了总引用次数的 9.45%。医学教育研究的特殊性决定了研究中需要引用来自于教育研究机构制定的一些教育教学的标准，同时注意到匿名发表的文献（社论、述评等）也占了很大的被引次数比例，详见表 13-6。

表 13-6 2020 年医学教育核心期刊发表论文的高被引作者

序号	被引作者	出现频次	百分比 /%	累计百分比 /%
1	Association of American Medical Colleges	185	1.65	1.65
2	[Anonymous]	67	0.6	2.24
3	Accreditation Council for Graduate Medical Education	48	0.43	2.67
4	Gonzalo JD	45	0.4	3.07
5	Ten Cate O	41	0.36	3.43
6	Hauer KE	38	0.34	3.77
7	Cook DA	34	0.3	4.07
8	Englander R	31	0.28	4.35
9	Holmboe ES	28	0.25	4.6
10	Dyrbye LN	26	0.23	4.83
11	Schumacher DJ	26	0.23	5.06
12	McGaghie WC	23	0.2	5.26
13	Hojat M	22	0.2	5.46
14	Jagsi R	22	0.2	5.66
15	Van der Vleuten CPM	22	0.2	5.85
16	Watling C	21	0.19	6.04
17	Shanafelt TD	21	0.19	6.22
18	Eva KW	20	0.18	6.4
19	National Resident Matching Program	19	0.17	6.57
20	Cruess RL	19	0.17	6.74
21	United States Medical Licensing Examination	19	0.17	6.91
22	American Medical Association	19	0.17	7.08
23	Kumagai AK	19	0.17	7.25
24	Sargeant J	18	0.16	7.41
25	Varpio L	18	0.16	7.57
26	Charmaz K.	18	0.16	7.73
27	Kogan JR	17	0.15	7.88
28	Ramani S	17	0.15	8.03
29	Sklar DP	17	0.15	8.18
30	Ginsburg S	17	0.15	8.33
31	Mylopoulos M	17	0.15	8.48
32	Teherani A	16	0.14	8.63
33	Lucey CR	16	0.14	8.77
34	Frank JR	16	0.14	8.91
35	Liaison Committee on Medical Education	16	0.14	9.05
36	National Board of Medical Examiners	15	0.13	9.19
37	Carnes M	15	0.13	9.32
38	Watling CJ	15	0.13	9.45

（3）期刊引用情况：总计 11 247 种被引期刊，被引最高的期刊为美国医学教育杂志，被引 2 005 次。被引次数超过 25 次的期刊 38 种，即 0.34%（38/11 247）的期刊被引次数接近总引用次数的一半 47.09%，说明该时段医学教育研究领域的核心期刊被引的集中趋势十分明显，详见表 13-7。

表 13-7　2020 年医学教育核心期刊发表论文的高被引期刊

序号	被引期刊	被引频次	百分比 /%	累计百分比 /%
1	ACAD MED	2 005	17.8	17.83
2	MED EDUC	493	4.38	22.21
3	MED TEACH	368	3.27	25.48
4	JAMA-J AM MED ASSOC	289	2.57	28.05
5	J GEN INTERN MED	215	1.91	29.96
6	NEW ENGL J MED	185	1.64	31.61
7	J Grad Med Educ	176	1.56	33.17
8	ADV HEALTH SCI EDUC	134	1.19	34.36
9	ANN INTERN MED	107	0.95	35.32
10	TEACH LEARN MED	89	0.79	36.11
11	JAMA INTERN MED	83	0.74	36.85
12	BMC MED EDUC	77	0.68	37.53
13	ACAD PSYCHIATR	66	0.59	38.12
14	HEALTH AFFAIR	56	0.5	38.61
15	SOC SCI MED	55	0.49	39.1
16	J SURG EDUC	55	0.49	39.59
17	FAM MED	55	0.49	40.08
18	BMJ QUAL SAF	54	0.48	40.56
19	PERSPECT MED EDUC	54	0.48	41.04
20	PLOS ONE	50	0.44	41.49
21	AM J PUBLIC HEALTH	49	0.44	41.92
22	BMJ-BRIT MED J	44	0.39	42.31
23	LANCET	44	0.39	42.7
24	ACAD EMERG MED	41	0.36	43.07
25	J NATL MED ASSOC	40	0.36	43.42
26	MED EDUC ONLINE	40	0.36	43.78
27	QUAL HEALTH RES	38	0.34	44.12
28	CAN FAM PHYSICIAN	37	0.33	44.45
29	Acad Med	37	0.33	44.78
30	AM J SURG	34	0.3	45.08
31	MAYO CLIN PROC	33	0.29	45.37
32	PATIENT EDUC COUNS	32	0.28	45.66
33	ARCH INTERN MED	30	0.27	45.92
34	ACAD PEDIATR	28	0.25	46.17
35	ANN SURG	27	0.24	46.41
36	SIMUL HEALTHC	26	0.23	46.64
37	BRIT MED J	25	0.22	46.87
38	J INTERPROF CARE	25	0.22	47.09

（4）被引文献年代分布：2020年两刊物发表论文引用的文献的发表年代跨度从1778年到2021年（有5篇提前发表的论文），总计涉及98个年份，被引最高的年份为2018年，被引990次。通过被引次数统计可以计算出该领域文献老化的半衰期接近6年，普赖斯指数为46.2%，详见表13-8。

表 13-8　2020年医学教育核心期刊发表论文的引文年代分布

序号	被引文献年代	被引频次	百分比/%	累计百分比/%
1	2021	5	0.05	0.05
2	2020	470	4.42	4.47
3	2019	900	8.46	12.9
4	2018	990	9.31	22.2
5	2017	954	8.97	31.2
6	2016	848	7.97	39.2
7	2015	749	7.04	46.2
8	2014	674	6.34	52.6
9	2013	585	5.5	58.1
10	2012	469	4.41	62.5
11	2011	434	4.08	66.5
12	2010	478	4.49	71
13	2009	342	3.22	74.3
14	2008	312	2.93	77.2
15	2007	317	2.98	80.2
16	2006	253	2.38	82.5
17	2005	203	1.91	84.5
18	2004	186	1.75	86.2
19	2003	175	1.65	87.8
20	2002	161	1.51	89.4
21	2001	123	1.16	90.5
22	2000	127	1.19	91.7
23	1999	92	0.86	92.6
24	1998	85	0.8	93.4
25	1997	73	0.69	94.1
26	1996	49	0.46	94.5
27	1995	49	0.46	95
28	1994	53	0.5	95.5
29	1993	37	0.35	95.8
30	1992	30	0.28	96.1
31	1991	37	0.35	96.5
32	1990	38	0.36	96.8
33	1989	37	0.35	97.2
34	1988	20	0.19	97.3
35	1987	13	0.12	97.5
36	1986	21	0.2	97.7
37	1985	16	0.15	97.8
38	1984	16	0.15	98
39	1983	17	0.16	98.1
40	1982	7	0.07	98.2

序号	被引文献年代	被引频次	百分比 /%	累计百分比 /%
41	1981	10	0.09	98.3
42	1980	10	0.09	98.4
43	1979	15	0.14	98.5
44	1978	22	0.21	98.7
45	1977	14	0.13	98.9
46	1976	6	0.06	98.9
47	1975	9	0.08	99
48	1974	3	0.03	99
49	1973	8	0.08	99.1
50	1972	1	0.01	99.1
51	1971	4	0.04	99.2
52	1970	4	0.04	99.2
53	1969	3	0.03	99.2
54	1968	4	0.04	99.3
55	1967	9	0.08	99.3
56	1966	2	0.02	99.4
57	1965	5	0.05	99.4
58	1963	3	0.03	99.4
59	1962	2	0.02	99.5
60	1961	1	0.01	99.5
61	1960	1	0.01	99.5
62	1958	1	0.01	99.5
63	1957	1	0.01	99.5
64	1956	6	0.06	99.5
65	1955	1	0.01	99.6
66	1954	5	0.05	99.6
67	1952	2	0.02	99.6
68	1950	1	0.01	99.6
69	1948	1	0.01	99.6
70	1946	3	0.03	99.7
71	1945	1	0.01	99.7
72	1944	1	0.01	99.7
73	1943	1	0.01	99.7
74	1937	1	0.01	99.7
75	1935	1	0.01	99.7
76	1934	1	0.01	99.7
77	1933	1	0.01	99.7
78	1932	1	0.01	99.7
79	1924	1	0.01	99.8
80	1920	2	0.02	99.8
81	1916	1	0.01	99.8
82	1910	5	0.05	99.8
83	1906	1	0.01	99.8
84	1903	2	0.02	99.9

续表

序号	被引文献年代	被引频次	百分比/%	累计百分比/%
85	1901	1	0.01	99.9
86	1879	1	0.01	99.9
87	1854	1	0.01	99.9
88	1851	1	0.01	99.9
89	1843	1	0.01	99.9
90	1825	1	0.01	99.9
91	1822	1	0.01	99.9
92	1817	1	0.01	99.9
93	1805	1	0.01	99.9
94	1803	2	0.02	100
95	1800	1	0.01	100
96	1797	1	0.01	100
97	1789	1	0.01	100
98	1778	1	0.01	100

2. 高被引论文同被引聚类分析及结果解析　2020 年国际教育研究主题涵盖 6 个主要方面，见表 13-9。

表 13-9　2020 年国际医学教育领域高被引论文聚类结果

类号	高被引文献标题	被引频次
0 类	[1]Racial Disparities in Medical Student Membership in the Alpha Omega Alpha Honor Society	14
	[2]How Small Differences in Assessed Clinical Performance Amplify to Large Differences in Grades and Awards：A Cascade With Serious Consequences for Students Underrepresented in Medicine	12
	[3]Differences in words used to describe racial and gender groups in Medical Student Performance Evaluations	8
	[4]Do racial and ethnic group differences in performance on the MCAT exam reflect test bias?	7
	[5]The social and learning environments experienced by underrepresented minority medical students：a narrative review	7
1 类	[1]A Plea to Reassess the Role of United States Medical Licensing Examination Step 1 Scores in Residency Selection	11
	[2]Student Perspectives on the "Step 1 Climate" in Preclinical Medical Education	10
	[3]The Social Mission of Medical Education：Ranking the Schools	9
	[4]The Next GME Accreditation System — Rationale and Benefits	9
	[5]Moving the United States Medical Licensing Examination Step 1 After Core Clerkships：An Outcomes Analysis	7
	[6]Are United States Medical Licensing Exam Step 1 and 2 scores valid measures for postgraduate medical residency selection decisions?	7
	[7]Examining Demographics，Prior Academic Performance，and United States Medical Licensing Examination Scores	7
2 类	[1]Toward a Common Taxonomy of Competency Domains for the Health Professions and Competencies for Physicians	16
	[2]Health professionals for a new century：transforming education to strengthen health systems in an interdependent world	9
	[3]Health Systems Science Curricula in Undergraduate Medical Education：Identifying and Defining a Potential Curricular Framework	7
	[4]Medical Education Part of the Problem and Part of the Solution	7

续表

类号	高被引文献标题	被引频次
3类	[1]Toward a definition of competency-based education in medicine a systematic review of published definitions	13
	[2]Competency-based postgraduate training: can we bridge the gap between theory and clinical practice?	9
	[3]The case for use of entrustable professional activities in undergraduate medical education	8
	[4]Months of an Internal Medicine Residency	8
	[5]An Exploration of the Clinical Accommodation Process for Nursing Students with Physical Disabilities Using Grounded Theory	7
	[6]The role of assessment in competency-based medical education	7
	[7]Entrustment Decision Making in Clinical Training	7
4类	[1]Using thematic analysis in psychology	11
	[2]CanMEDS 2015 Physician Competency Framework	10
	[3]Beyond curriculum reform confronting medicine's hidden curriculum	7
	[4]Sample Size in Qualitative Interview Studies Guided by Information Power	7
5类	[1]Gender differences in time spent on parenting and domestic responsibilities by high-achieving young physician-researchers	9
	[2]Structural competency: theorizing a new medical engagement with stigma and inequality	9
	[3]Gender Differences in Academic Medicine: Retention, Rank, and Leadership Comparisons From the National Faculty Survey	7
	[4]Minority Resident Physicians' Views on the Role of Race/Ethnicity in Their Training Experiences in the Workplace	7
	[5]Medical School Experiences Associated with Change in Implicit Racial Bias Among 3547 Students: A Medical Student CHANGES Study Report	7

2020 年国际医学教育领域高被引论文同被引聚类分析棋盘图和同被引聚类分析山峰图如图 13-4 和图 13-5 所示，共分为 6 类。

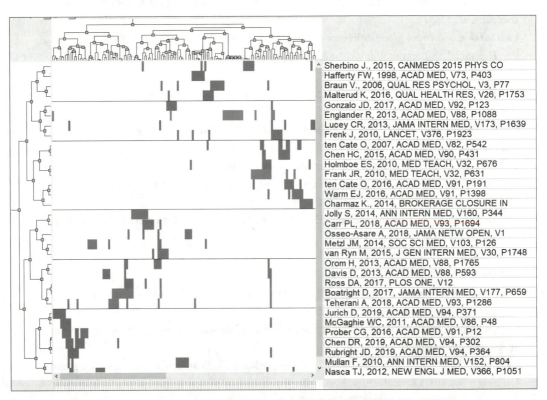

图 13-4 2020 年国际医学教育领域高被引论文同被引聚类分析棋盘图

第一类（类0）：此类中共包含5篇文献。主要讨论美国少数族裔医学生的教育问题。发现医学院不同种族学生所获得的临床成绩和奖励存在差异。对医学生的表现评估中，不同种族和性别群体所使用的描述词语存在着差异，最终不同种族群体间在MCAT考试中体现的差异。

第二类（类1）：此类中共包含7篇文献。主要关注美国医疗执业考试的相关内容。涉及医疗执业考试中的步骤一对住院医师选拔的影响、医学生们对基础医学教育中"步骤一现象"的看法，以及对于步骤一考试的完成时间变更的建议等。

第三类（类2）：此类中共包含4篇文献。主要讨论如何围绕健康服务这一终极目标培养医学生

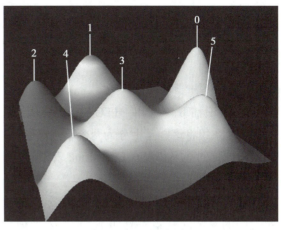

图 13-5　2020 年国际医学教育领域高被引论文同被引聚类分析山峰图

的问题，包括制定评价全球卫生专业人员和医生岗位胜任力的通用分类标准的问题，本科生医学教育中的健康系统课程框架设计等。

第四类（类3）：此类中共包含7篇文献。主要关注和梳理医学生能力本位教育（competency-based education）的定义与内涵，并以基于扎根理论的护理临床适应过程为例，探讨在医学教育中的专业委托活动及评估在能力本位教育中的作用，以寻找弥合理论与临床实践之间差距的方法。

第五类（类4）：此类中共包含4篇文献。主要讨论定性分析方法在医学教育研究中的应用。如主题分析法在心理学中的应用、定性访谈研究的样本量问题等。

第六类（类5）：此类中共包含5篇文献。研究关注医生成就的影响因素。如医学学术领域中以及高成就的年轻医师研究人员花在养育子女和家庭责任上的时间的性别差异，提出结构化的胜任力的理念用于医学生的培养等。

本节通过案例一和案例二联合使用书目共现分析系统 BICOMB、聚类工具 gCLUTO 对来源文献进行了高频主题词分布和高被引文献的共被引聚类分析，揭示了医学教育研究论文外部特征描绘、热点研究主题内容挖掘和聚类分析情况，有助于帮助更多的医学教育研究者、工作者把握国际医学教育的整体发展态势，提高医学教育研究与实践的质量。

有关文献数据库检索和下载文献记录的内容，可以参见本教材第三章"书目信息获取与整理"；有关分析数据的内容，参见第七章"聚类分析方法与书目信息共现分析"。

第二节　基于文献的知识发现

一、运用非相关文献知识发现方法挖掘疾病的潜在相关基因

（一）研究背景

研究疾病中潜在的遗传因素所处的地位和作用有利于揭示疾病的病因、理解非遗传的环境因素对人类健康的影响，将对诊断学、治疗学及预防医学的领域带来深刻的革命。不同专业间表面上没有任何联系的文献中可能存在隐含的未被发现的有价值的关联，挖掘文献之间的这些隐含的关联可能对科学发展具有重要的推动作用。

（二）研究目的

利用开放式的非相关文献知识发现方法，通过 BITOLA 软件寻找先天性全身多毛症相关的候选基因，并应用闭合式方法进行初步筛选，应用网络权威数据库进一步调查分析，确定可能性较大的潜在相关基因。

（三）分析步骤

1. 知识抽取 应用 BITOLA 系统从 HUGO 和 LocusLink 数据库中获取基因标志和名称。BITOLA 系统将这些基因分为两个语义类型：Gene or Gene Product 和 Genetic Disease，分别代表已知序列和产物的基因和仅有 LocusLink 表型的基因。

2. 数据处理

（1）发现算法：关联规则是发现概念之间新关联的算法的基础（图 13-6）。发现医学概念之间新关联的算法的基本步骤如下：①输入要研究的起始概念 X（如疾病）；②找出所有的符合关联规则 X→Y 的中间概念 Y（如细胞功能、病理功能等）；③找出所有的符合关联规则 Y→Z 的概念 Z（如基因）；④去除那些与起始概念 X 的染色体位置不匹配的概念 Z；⑤去除那些已经与起始概念 X 共现的概念 Z；⑥余下的概念 Z 是 X 与 Z 之间存在新关系的候选概念；⑦将剩下的概念 Z 排序并显示。

染色体位置匹配是可选项，并且只适用于如概念 X 和概念 Z 的染色体区域都已知的情况下。

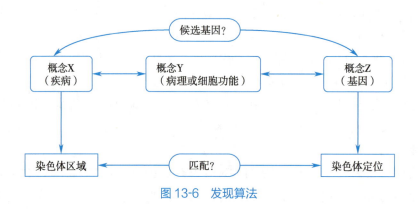

图 13-6 发现算法

（2）应用 BITOLA 挖掘疾病候选基因：将 hypertrichosis（多毛症）作为起始概念 X 输入 concept 框中（图 13-7），系统处理后选择 HTC2: hypertrichosis 2（generalised, congenital）（先天性全身多毛症）作为最终的起始概念 X，相关研究表明，先天性全身多毛症可能的基因区域为 17q，故研究将染色体区域定在 17q，预测该区域的潜在相关基因（图 13-8）。

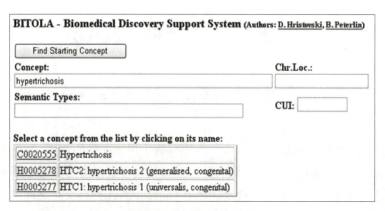

图 13-7 选择起始概念 X

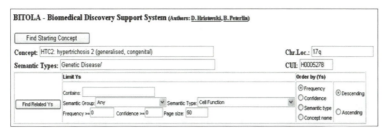

图 13-8　确定染色体区域和 Y 的语义类型

根据 BITOLA 基本特性认为 pathological function 和 cell function 之一更适合作为中间概念的语义类型发现疾病潜在相关基因，故选 cell function 和 pathologic function，作为 Y 的语义类型分别尝试，找出与 X 相关的 Y（X→Y）。根据选定的 Y 寻找相关的 Z，语义类型为 Gene or Gene Product，并要求与 X 的染色体区域匹配，并且没有 XZ 相关的研究结果，以得到 X 与 Z 之间可能的潜在联系。

根据 XZ 之间联系越多，即 Y 词越多，那么所做的假设越有价值。对通过开放式挖掘方法找出的可能的候选基因 Z 通过 BITOLA 系统提供的闭合式验证方法进行初筛。将 X 定为起始概念，Z 为终止概念，寻找中间概念 Y，根据 Y 词的个数初步筛选 Z，筛除那些 Y 词极少的 Z。

通过 Gene、OMIM 和 PubMed 数据库对初筛所得结果进行进一步分析，以获得符合要求的潜在相关基因。

（四）结果分析

1. BITOLA 挖掘的候选基因　限定 semantic type 为 cell function，找出与 X 相关的 Y（X→Y），阈值 10 共有 11 个（表 13-10），参照 PubMed 已有的有关先天性全身多毛症的文献，认为 Down-Regulation 是最好的中间概念 Y。之后，根据选定的 Y 寻找相关的 Z，以得到 X 与 Z 之间的潜在联系。阈值为 7，没有报道的共找到 18 个这样的 Z 可能是先天性全身多毛症的潜在基因（图 13-9 和表 13-11）。

表 13-10　BITOLA 中设定语义类型为 cell function 挖掘出的 Y 概念

序号	概念 Y（Concept）	共现文献数（Freq）	可信度（Conf%）
1	Metaphase	59	1.820
2	Cell division	51	1.574
3	Cell Differentiation process	45	1.388
4	Meiosis	28	0.864
5	Spermatogenesis	19	0.771
6	Down-Regulation	25	0.586
7	Apoptosis	17	0.525
8	Cell Survival	16	0.494
9	Mitotic Cell Cycle	13	0.401
10	Cell Aging	12	0.370
11	Sperm Motility	10	0.309

注：共现文献数为 PubMed 中 X 和 Y 的共现文献数。可信度（%）为所有含有 X 的文献中含有 Y 的百分比。

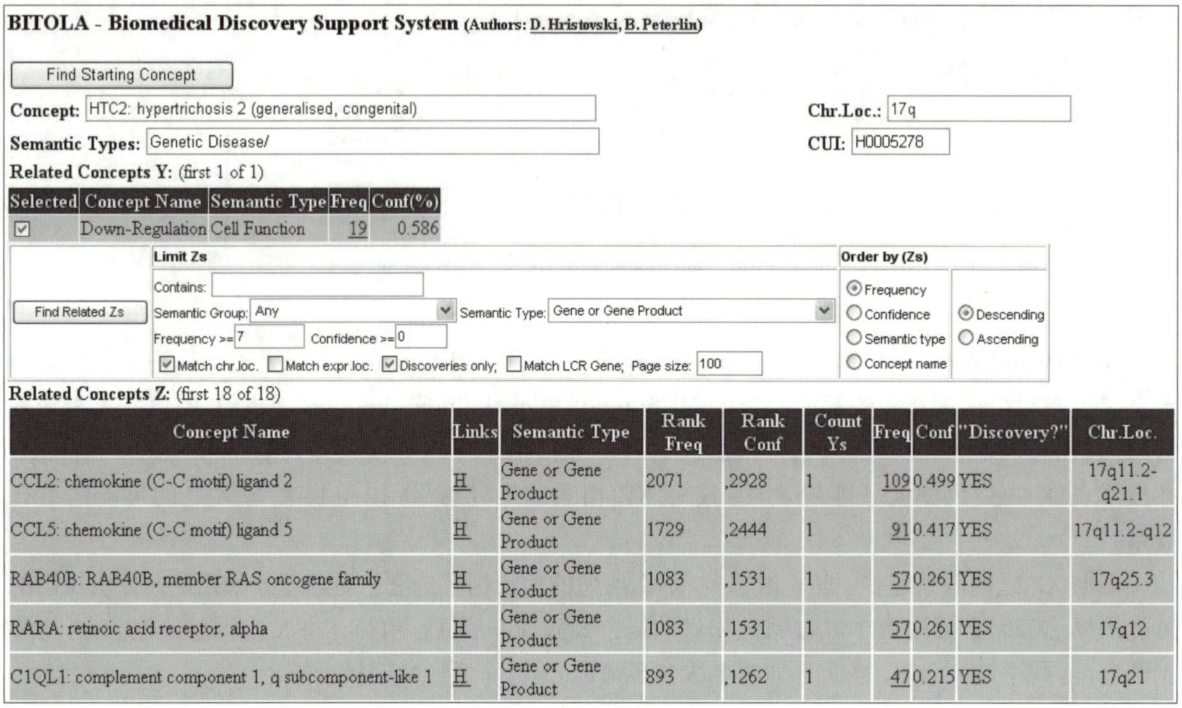

BITOLA - Biomedical Discovery Support System (Authors: D. Hristovski, B. Peterlin)

Find Starting Concept

Concept: HTC2: hypertrichosis 2 (generalised, congenital) **Chr.Loc.:** 17q

Semantic Types: Genetic Disease/ **CUI:** H0005278

Related Concepts Y: (first 1 of 1)

Selected	Concept Name	Semantic Type	Freq	Conf(%)
☑	Down-Regulation	Cell Function	19	0.586

Limit Zs **Order by (Zs)**

Find Related Zs

Contains:

Semantic Group: Any   Semantic Type: Gene or Gene Product   ◉ Frequency ◉ Descending

Frequency >= 7   Confidence >= 0   ○ Confidence ○ Ascending
○ Semantic type
☑ Match chr.loc. ☐ Match expr.loc. ☑ Discoveries only; ☐ Match LCR Gene; Page size: 100   ○ Concept name

Related Concepts Z: (first 18 of 18)

Concept Name	Links	Semantic Type	Rank Freq	Rank Conf	Count Ys	Freq	Conf	"Discovery?"	Chr.Loc.
CCL2: chemokine (C-C motif) ligand 2	H	Gene or Gene Product	2071	,2928	1	109	0.499	YES	17q11.2-q21.1
CCL5: chemokine (C-C motif) ligand 5	H	Gene or Gene Product	1729	,2444	1	91	0.417	YES	17q11.2-q12
RAB40B: RAB40B, member RAS oncogene family	H	Gene or Gene Product	1083	,1531	1	57	0.261	YES	17q25.3
RARA: retinoic acid receptor, alpha	H	Gene or Gene Product	1083	,1531	1	57	0.261	YES	17q12
C1QL1: complement component 1, q subcomponent-like 1	H	Gene or Gene Product	893	,1262	1	47	0.215	YES	17q21

图 13-9 染色体区域与 X 匹配的基因 Z

注：Rank Freg 为 PubMed 中 X 和 Y、Y 和 Z 的频次的乘积。Rank Conf(%) 为 X 和 Y、Y 和 Z 的可信度(%) 的乘积。Count Ys 为中间概念 Y 的个数。Freg 为 PubMed 中 Y 和 Z 共现的文献数。Conf(%) 为所有含有 Y 的文献中含有 Z 的百分比。Discovery 表示 X 和 Z 之间关系有没有证实；YES: 没有相关报道。Chr.Loc. 表示染色体定位。

表 13-11 BITOLA 中设定语义类型为 Gene or Gene Product 挖掘出的基因 Z

序号	概念 Z（Concept）	共现文献数（Freq）	可信度（Conf%）
1	CCL2	109	0.499
2	CCL5	91	0.417
3	RAB40B	57	0.261
4	RARA	57	0.261
5	C1QL1	47	0.215
6	PSMD12	42	0.192
7	CCR7	28	0.128
8	SOCS3	23	0.105
9	CCL11	22	0.101
10	MPO	19	0.087
11	EPX	18	0.082
12	CNP	15	0.069
13	HGS	11	0.050
14	MAP2K3	10	0.046
15	CCL3	10	0.046
16	CCL7	8	0.037
17	MAP2K6	8	0.037
18	CCL4	7	0.032

2. **候选基因的闭合验证及初筛结果** 在 BITOLA 中用闭合方法验证，X 为 HTC2: hypertrichosis 2（generalised，congenital），Z 为开放方法查找出的 18 个候选基因，试找出 XZ 之间的中间概念 Y（表 13-12）。

表 13-12 XZ 之间的中间概念 Y 的个数（Y 的语义类型为 Cell Function）

序号	基因（Gene）	Y 的个数（Ys）
1	CCL2	27
2	RAB40B	25
3	RARA	25
4	CNP	24
5	C1QL1	24
6	EPX	23
7	CCL5	23
8	MPO	23
9	PSMD12	23
10	MAP2K6	21
11	CCL11	20
12	CCR7	20
13	MAP2K3	19
14	CCL7	18
15	CCL3	17
16	SOCS3	15
17	CCL4	14
18	HGS	12

根据 X 和 Z 的联系越多，所做的假设越有价值的原则，如表 13-12 所列，首先排除 Ys 小于等于 20 的 11～18 号 8 个基因。

对初筛后余下的 10 个候选基因通过 Gene、OMIM 及 PubMed 数据库分析，最终得出先天性全身多毛症可能与 MAP2K6 基因有关。

（五）讨论

本研究是基于 Swanson 情报学理论研究，研究结合了一定的医学知识选词，增加了新知识的可信性。运用 BITOLA 的开放式发现方法研究疾病与基因之间潜在关系，验证了非相关文献知识发现方法可用于挖掘疾病的潜在基因。

二、科研机构潜在的合作方向的研究

（一）研究背景

科研合作与交流有利于知识和能力的互补，充分发挥科研主体的潜能，有利于缩短研究周期，提高科研工作的效率，是现代科研活动的一大显著特征。如何能找到科研合作与交流的方向，目前仍然处于探索阶段。本案例用非相关文献知识发现方法寻找科研机构的潜在合作方向。

（二）研究目的

以非相关知识发现方法为理论基础，尝试利用 Arrowsmith 程序发现美国斯坦福大学和哥伦比亚大学在医学信息学研究领域潜在的合作方向，探讨非相关文献知识发现方法在挖掘科研机构潜在合作方向研究的适用性。

（三）分析步骤

1. 数据收集 为了研究两所美国大学——哥伦比亚大学和斯坦福大学在医学信息学研究领域的合作与交流活动，研究中通过检索哥伦比亚大学和斯坦福大学下设的生物医学信息系和医学信息学系近五年发表的论文，获取所需数据，检索式如下：

columbia university AND（medical informatics OR bio-medical informatics）（文献集 A）

stanford university AND（medical informatics 0R bio-medical informatics）（文献集 C）

2. 数据处理 在寻找合作与交流方向上，Arrowsmith 能够找出两个文献集的共同词汇，可以把这些共同词汇看成是两个机构研究的共同点，也就是双方合作与交流潜在的基础。故作者通过应用 Arrowsmith 找出文献集的共同词汇 B 词，利用 Arrowsmith 中的词频过滤器选出两个文献集中词频大于 3 的词，并将其看成是两个机构研究的共同点，即双方合作与交流潜在的基础。

（四）结果分析

Arrowsmith 分析结果如图 13-10。文献集 A（哥伦比亚大学）检出 4 218 篇文献，文献集 C（斯坦福大学）检出 2 769 篇文献，B—list 产生包含 2 239 个词汇，按相近性排序结果的前 20 条记录中，相应文献数均大于 3 的词有 8 个，结果见表 13-13。

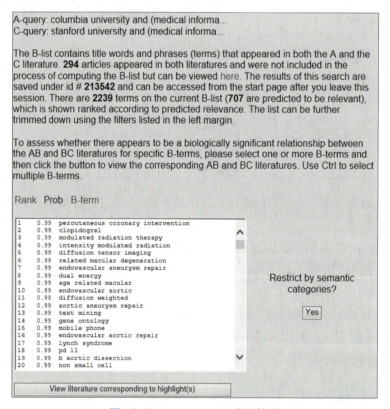

图 13-10　Arrowsmith 分析结果

表 13-13　入选的词及文献数

B 词	文献集 A 的篇数	文献集 C 的篇数
percutaneous coronary intervention	11	3
clopidogrel	3	4
modulated radiation therapy	3	7
intensity modulated radiation	4	7

续表

B 词	文献集 A 的篇数	文献集 C 的篇数
related macular degeneration	3	6
dual energy	9	8
age related macular	3	6
endovascular aortic	4	8
diffusion weighted	3	3
aortic aneurysm repair	6	3
endovascular aortic repair	4	5
non small cell	5	17
总数	58	77

通过阅读双方文献,分析哥伦比亚大学和斯坦福大学在医学信息学领域的潜在合作和交流点,得出如下结果:

1. 在疾病治疗的研究方面,哥伦比亚大学的文献量较多,研究主要针对经皮冠状动脉介入治疗的过程及预后,相比较而言,斯坦福大学的研究相对较少,主要关注基因对经皮冠状动脉介入治疗的影响。

2. 药物氯吡格雷的使用方面,哥伦比亚大学侧重于药物对疾病治疗的使用和评价,而斯坦福大学的研究侧重于基因反应对药物疗效的影响。

3. 在调强放射治疗研究方面,两所大学皆关注调强放疗对肿瘤的治疗效果,在此研究方向上可加强机构间的合作研究。

4. 关于老年性黄斑退化症的研究,斯坦福大学重点关注眼部疾病与年龄相关性黄斑变性的关联关系分析。哥伦比亚大学的相关研究内容较为分散,在这一点上是应该向斯坦福大学学习的。

5. 在双能 CT 应用领域,两机构的文献均较多,研究的内容既有相似之处,也各有特点。

6. 血管腔内修复术的相关研究,哥伦比亚大学主要针对胸腔血管内主动脉修复术的应用效果评价,斯坦福大学主要关注术前风险分析及术后并发症和死亡风险分析,以及施行修复术后心脏、血管或主动脉径的变化情况。

7. 针对弥散加权成像的研究,两所高校均侧重于弥散加权成像在磁共振成像中的应用。

8. 关于胸主动脉瘤手术的研究,哥伦比亚大学相对关注更多,两所大学的研究重点都在用对主动脉瘤修复术后预后情况的分析。

9. 针对非小细胞肺癌的研究,相对而言斯坦福大学更为关注此研究领域,相关文献数量很多,从对不同时期非小细胞肺癌的治疗到应用深度学习方法对非小细胞肺癌类型和转录组亚型的分类及使用临床基因组数据库分析非小细胞肺癌患者特征和肿瘤基因组学与临床结局的关联分析等。而哥伦比亚大学的研究相对较少,主要关注非小细胞肺癌的相关因素及低生存率的相关分析研究。

(五)讨论

通过上面的案例可以看出,Arrowsmith 能够更好地聚焦研究方向,它能够给出两研究所包含的共同的词,同时在这些词的两侧列出了两个机构的文献,通过人工阅读、比较这些文献,能够发现两个研究机构的具体研究方法、研究侧重点等内容,这就更好地体现出两个机构研究内容的相似点(可以合作之处)和不同点(可以相互交流、学习之处)。应用 Arrowsmith 的问题在于找到的 B 词过于宽泛,单从词汇上并不能解决问题,还要阅读相应的文献。在实际应用中,可根据实际情况选择合适的方法。

第三节　专家调查法案例

一、德尔菲法在确定居民心理健康评估指标中的应用

（一）研究背景

心理健康是健康的重要组成部分。随着社会经济的快速发展，快节奏的生活不可避免地给人们带来更大的生活压力，人们面临心理问题的严重程度日益加深，心理健康问题已成为重要的公共卫生问题。研究表明居民心理健康可用自我意识、自觉性、情绪和情感、人际关系、环境适应、挫折应对和自我实现 7 个一级指标进行评估。

（二）研究目的

为验证指标的有效性，采用德尔菲法（Delphi）就上述 7 个指标邀请心理健康研究领域专家进行两轮咨询，确定最终评估指标。

（三）分析步骤

1. 成立项目协调小组　小组成员由 6 人组成，其中教授 1 人，副教授 1 人，讲师 2 人，在读研究生 2 人。项目协调小组主要进行确定评估指标、遴选专家、设计调查表、制定调查计划及统计分析专家意见等工作。小组成员遵守保密原则，在执行上述工作的过程中，未出现专家信息泄露的问题。

2. 遴选专家　为兼顾专家的代表性和组织难度，德尔菲法规定的专家规模在 15～50 人。依据项目特点，本项目确定了 15 位领域专家。为保证项目结果的科学性，对参与函询的领域专家设立如下遴选标准：①从事心理学或精神医学等相关领域研究或临床工作 10 年以上；②具有副高级及以上专业技术职称；③项目执行期间有足够的时间全程参与函询。

3. 专家咨询　项目协调小组设计专家咨询表，采用函询的方式进行 2 轮专家咨询。

（1）第 1 轮专家咨询：依据已有研究成果，设计包含自我认知、自主性、情绪与情感、人际关系、环境适应、挫折应对、自我实现 7 个指标的居民心理健康评估指标体系专家咨询表。

专家咨询表的主体部分包括指标科学性评分表、专家指标熟悉程度和判断依据评分表。指标科学性评分表要求专家对各项指标的科学性进行评分，评分范围设定为 1～5 分，1 分为程度最弱，5 分为程度最强。专家指标熟悉程度和判断依据评分表要求专家对指标的熟悉程度和判断依据进行评分，熟悉程度分为 5 个等级，由低至高依次为：不熟悉（0.1）、不太熟悉（0.3）、一般熟悉（0.5）、较熟悉（0.7）、很熟悉（0.9）。判断依据主要包括实践经验、理论分析、同行了解和专家直觉 4 档。每档又分高、中、低 3 个不同层次，具体赋值如表 13-14 所示。

表 13-14　专家指标判断依据赋值表

分类	高	中	低
实践经验	0.5	0.4	0.3
理论分析	0.3	0.2	0.1
同行了解	0.1	0.1	0.1
专家直觉	0.1	0.1	0.1

除上述评分表外，专家咨询表还包括：①项目背景介绍；②德尔菲法及调查问卷规划说明；③专家基本信息（姓名、性别、职称、主要研究方向、联系方式等）；④供专家补充指标和发表自己意见的空白填写项。

（2）第2轮专家咨询：第1轮专家咨询完成后，协调小组对专家评分和建议进行归纳整理，按照预先设定的指标纳入和删除标准对指标体系进行修正，形成新一轮专家咨询表，进行第2轮专家咨询以确定居民心理健康评估指标体系。

4. 统计分析

（1）专家积极系数：反映专家对项目的积极程度，可采用问卷应答率（response rate，RR）表示。RR（%）= 收回问卷数 / 发出问卷数 ×100%。通常情况下 RR > 70%，可认为专家积极性较好。

（2）专家权威系数（Cr）：由专家对指标的熟悉程度系数（Cs）和专家对指标的判断依据系数（Ca）共同决定，计算公式为 Cr =（Cs + Ca）/2。其中 Cs 和 Ca 可由专家指标熟悉程度及判断依据评分表数据计算得出，例如：若专家在评分表中指标熟悉程度选择"很熟悉"，指标判断依据分别选择实践经验"中层次"，理论分析"高层次"，同行了解"低层次"，则 Cs 值为 0.9，Ca 值为 0.4 + 0.3 + 0.1 = 0.8，Cr =（0.9 + 0.8）/2 = 0.85。通常情况下 Cr ≥ 0.7 表示专家权威性较好。

（3）专家协调系数：指专家对调查问卷所有项目的一致性程度，可采用 Kendall 协调系数（W）表示。W 的取值范围为 0 至 1，W 值越大，表示一致性程度越高，专家协调程度越好。W 值可通过对各专家指标科学性评分进行 Kendall 协同系数检验得出，其中 H_0：这些对不同个体的评估是不相关的或随机的；H_1：这些对不同各体的评估是正相关的或多少一致的。若 $P < 0.05$，则拒绝 H_0，接受 H_1，即专家对指标的评价具有一致性。

5. 指标评估　使用均数（$\bar{x}$）、标准差（S）和变异系数（CV）对指标进行评估，确定指标是否保留。指标的变异系数等于该指标的标准差除以均数，即 CV = $S/\bar{x}$，CV 反映的是各专家对该指标科学性评价的协调程度，CV 越小，表示专家对该指标科学性的评价越一致。

（四）结果分析

1. 遴选专家结果　对参与德尔菲法的15专家基本信息进行统计，如表13-15所示。

表13-15　专家基本信息情况

项目		人数
性别	男	9
	女	6
职称	副高级	7
	高级	8
研究方向	心理学	10
	精神医学	5

2. 统计分析结果

（1）专家积极系数计算结果：对2轮专家咨询的问卷应答率进行统计，结果如表13-16所示。由表13-16可知，2轮专家咨询问卷应答率均为100%，说明专家们对于本项目非常支持。

表13-16　2轮专家咨询问卷应答率

分类	第1轮	第2轮
发出	15	15
收回	15	15
有效	15	15
应答率	100%	100%

（2）专家权威系数计算结果：对专家咨询表中专家指标熟悉程度和判断依据评分表数据进行统计，结果如表13-17所示。由表13-17可知，Cr 值为 0.7～0.95，因此本项目专家的权威性较好。

表 13-17 专家权威系数

编号	Cs	Ca	Cr
专家 01	0.9	0.9	0.9
专家 02	0.9	0.8	0.85
专家 03	0.7	0.8	0.75
专家 04	0.9	1.0	0.95
专家 05	0.7	0.9	0.8
专家 06	0.9	0.9	0.9
专家 07	0.7	0.8	0.75
专家 08	0.7	0.7	0.7
专家 09	0.9	0.8	0.85
专家 10	0.7	0.8	0.75
专家 11	0.7	0.9	0.8
专家 12	0.9	0.8	0.85
专家 13	0.9	0.7	0.8
专家 14	0.9	0.9	0.9
专家 15	0.7	0.8	0.75

（3）专家协调系数计算结果：对专家咨询表中指标科学性评分表数据进行统计，运用 SPSS19.0 软件对数据进行 Kendall 协同系数检验，计算专家协调系数 W 值。以第 1 轮专家咨询为例，在 SPSS19.0 软件中设置相关变量（图 13-11），整理专家咨询表，将专家对各指标科学性的评分录入软件。

名称	类型	宽度	标签	小数	值	缺失	列	对齐	度量标准	角色
专家ID	字符串	8		0	无	无	8	≣左	♣ 名义(N)	↘ 输入
自我认知	数值(N)	8		0	无	无	8	≣右	⊿ 序号(O)	↘ 输入
自主性	数值(N)	8		0	无	无	8	≣右	⊿ 序号(O)	↘ 输入
情绪与情感	数值(N)	8		0	无	无	8	≣右	⊿ 序号(O)	↘ 输入
人际关系	数值(N)	8		0	无	无	8	≣右	⊿ 序号(O)	↘ 输入
环境适应	数值(N)	8		0	无	无	8	≣右	⊿ 序号(O)	↘ 输入
挫折应对	数值(N)	8		0	无	无	8	≣右	⊿ 序号(O)	↘ 输入
自我实现	数值(N)	8		0	无	无	8	≣右	⊿ 序号(O)	↘ 输入

图 13-11 变量视图

在软件中依次点击"分析"—"非参数检验"—"相关样本"—"K 个相关样本"，将所有 7 个变量导入至检验变量，检验类型选择"Kendall 的 W（K）"（图 13-12），最后点击"确定"可得到检验结果。

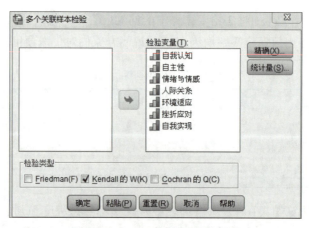

图 13-12 Kendall 协同系数检验

按上述步骤对 2 轮专家指标科学性评分数据分别进行 Kendall 协同系数检验,结果如表 13-18 所示。由表 13-18 可知,2 轮专家咨询的 W 值分别为 0.639 和 0.513,P 值均小于 0.05,说明 2 轮咨询中专家对各指标的评分具有较好的一致性。

表 13-18　2 轮专家协调系数

	第 1 轮	第 2 轮
N	15	15
W	0.639	0.513
卡方	67.513	38.509
df	6	5
P	0.000	0.000

注:$P < 0.05$。

3. **指标评估结果**　对第 1 轮专家咨询中指标科学性评分进行统计,计算各指标 $\bar{x}$、S 和 CV 值,如表 13-19 所示。由表 13-19 可知,除自我实现外的其他指标 $\bar{x}$ 值均大于 3.75,CV 值均 < 0.25,符合指标纳入标准,而自我实现的 $\bar{x}$ 值为 2.20,< 3.75,CV 值为 0.49 > 0.25,符合指标删减标准,故删除。在删除自我实现指标后,对剩余 6 个指标科学性评价组织第 2 轮专家咨询,专家对各指标评分与第 1 轮专家咨询相同。因此得到自我认知、自主性、情绪与情感、人际关系、环境适应和挫折应对 6 个指标为居民心理健康评估指标。

表 13-19　第 1 轮专家咨询指标评估

分类	$\bar{x}$	S	CV
自我认知	4.47	0.743	0.17
自主性	3.93	0.704	0.18
情绪与情感	3.80	0.676	0.18
人际关系	3.80	0.676	0.18
环境适应	4.13	0.743	0.18
挫折应对	4.67	0.488	0.10
自我实现	2.20	1.082	0.49

(五)讨论

1. **项目的科学性**　本项目制定了较为严格的专家遴选标准:通过计算专家积极系数、专家权威系数和专家协调系数来评估德尔菲法的可信性,同时设定了指标删减标准,并对各项指标进行了评估,为项目的科学性提供了较好的保障。

2. **项目的局限性**　虽然可以通过定量指标评价德尔菲法的可信性和指标的科学性,但德尔菲法本质上仍然属于专家调查法,不可避免地受专家主观因素的影响,所得结果的客观性、科学性需通过进一步的实验研究进行验证。

二、层次分析法在确定肿瘤信息系统评价指标体系各指标权重中的应用

(一)研究背景

恶性肿瘤正危害着全人类的健康。肿瘤信息作为肿瘤预防和控制的重要证据,在预防肿瘤工作中发挥着不可替代的作用,因此建立科学、有效的肿瘤信息系统是助力肿瘤防控工作发展的必然要求。已有研究成果表明:肿瘤信息系统评价指标体系由危险因素(A),早期发现及筛查(B),诊断、治

疗及预后（C）三个一级指标和个人因素（A_1）、环境因素（A_2）、行为方式（A_3）、遗传因素（A_4）；早期症状（B_1）、筛查信息（B_2）；诊断信息（C_1）、治疗信息（C_2）、预后信息（C_3）9个二级指标构成。

（二）研究目的

运用层次分析法（analytic hierarchy process，AHP）确定各指标权重，旨在针对不同肿瘤信息系统开展评价工作，以促进肿瘤信息系统内容的完善，为不同系统实现内容互补及信息共享提供建议，并支持肿瘤防控相关政策。

（三）分析步骤

1. 建立肿瘤信息系统评价层次结构模型　本项目旨在确定肿瘤信息系统评价指标体系中各指标权重，因此层次结构模型只有目标层和准则层两部分构成，并没有方案层。

2. 构建肿瘤信息系统评价指标判断矩阵　依据层次结构模型，构建4个判断矩阵，分别为$A_1 \sim A_4$相对于A的判断矩阵，$B_1 \sim B_2$相对于B的判断矩阵，$C_1 \sim C_3$相对于C的判断矩阵，以及A、B、C相对于O的判断矩阵。

3. 层次单排序及其一致性检验　计算判断矩阵的最大特征根λ，及其对应的特征向量W，W中各元素的值即是判断矩阵中各元素相对于其所隶属元素的相对重要性程度。λ和W可通过层次分析法相关软件（如yaahp、Expert Choice等）计算得出。使用一致性比率（consistency ratio，CR）作为判断矩阵是否符合一致性原则的指标，当$CR < 0.1$时表示判断矩阵符合一致性原则。

4. 层次总排序及其一致性检验　计算判断矩阵中各元素相对于目标层的相对重要性程度。层次总排序结果也要进行一致性检验。当$CR < 0.1$时，表示层次总排序的一致性是可以接受的。

（四）结果分析

1. 层次结构模型构建结果　建立肿瘤信息系统评价层次结构模型，如图13-13所示。

2. 判断矩阵构建结果　邀请5位领域专家进行问卷咨询，累计回收问卷5份，回收率100%，根据专家咨询结果采用算术平均数法进行汇总计算，得到综合判断矩阵，如表13-20～表13-23所示。

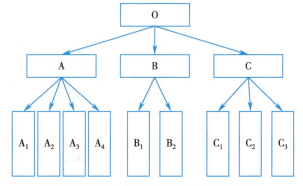

图 13-13　肿瘤信息系统评价层次结构模型

表 13-20　肿瘤信息系统评价一级指标判断矩阵（O_1）

	A	B	C
A	1	4	6
B	1/4	1	2
C	1/6	1/2	1

表 13-21　危险因素（A）所属各二级指标判断矩阵（O_2）

	A_1	A_2	A_3	A_4
A_1	1	1/2	1/5	1/3
A_2	2	1	1/3	1/2
A_3	5	3	1	2
A_4	3	2	1/2	1

表 13-22　早期发现及筛查（B）所属各二级指标判断矩阵（O₃）

	B₁	B₂
B₁	1	1/3
B₂	3	1

表 13-23　诊断、治疗及预后（C）所属各二级指标判断矩阵（O₄）

	C₁	C₂	C₃
C₁	1	4	2
C₂	1/4	1	1/2
C₃	1/2	2	1

3. 层次单排序及其一致性检验结果　使用 yaahp 6.0 软件对判断矩阵进行层次单排序及层次单排序一致性检验，各判断矩阵权重向量 W 值、最大特征根 λ 值、CI 值及一致性比率 CR 值计算结果如表 13-24 所示。由表 13-24 可知，所有判断矩阵 CR 值均小于 0.1，说明所有判断矩阵均通过层次单排序一致性检验。

表 13-24　各判断矩阵 W、λ、CI 及 CR 值

判断矩阵	指标	W	λ	CI	CR
O₁	A	0.701 0	3.009 2	0.004 6	0.008 8
	B	0.192 9			
	C	0.106 1			
O₂	A₁	0.088 2	4.014 5	0.004 8	0.005 4
	A₂	0.156 9			
	A₃	0.483 2			
	A₄	0.271 7			
O₃	B₁	0.250 0	2.000 0	0.000 0	0.000 0
	B₂	0.750 0			
O₄	C₁	0.571 4	3.000 0	0.000 0	0.000 0
	C₂	0.142 9			
	C₃	0.285 7			

4. 层次总排序及其一致性检验结果　使用 yaahp 6.0 软件对各判断矩阵进行层次总排序，层次总排序的结果即为指标体系中各指标的权重，如表 13-25 所示。

表 13-25　肿瘤信息系统评价指标体系权重

	一级指标	一级指标权重	二级指标	二级指标权重
肿瘤信息系统评价	危险因素 A	0.701 0	个人因素 A₁	0.061 8
			环境因素 A₂	0.110 0
			行为方式 A₃	0.338 7
			遗传因素 A₄	0.190 5
	早期发现及筛查 B	0.192 9	早期症状 B₁	0.048 2
			筛查信息 B₂	0.144 7
	诊断、治疗及预后 C	0.106 1	诊断信息 C₁	0.060 7
			治疗信息 C₂	0.015 2
			预后信息 C₃	0.030 3

按相关公式计算层次总排序一致性检验 $CR_总$ 值：

$$CR_总 = \frac{0.701\,0 * 0.004\,8 + 0.192\,9 * 0 + 0.106\,1 * 0}{0.701\,0 * 0.90 + 0.192\,9 * 0 + 0.106\,1 * 0.58} = 0.004\,9 < 0.1$$

由于 $CR_总 < 0.1$，因此通过层次总排序一致性检验，可确定表 13-25 中各指标的权重值，为肿瘤信息系统评价指标体系各指标的最终权重值。

（五）讨论

1. 项目的科学性 通过监测指标的科学分层和加权计算，将专家的经验予以量化，实现指标权重确定从依靠专家经验判断到定量测量的转变。项目得出的肿瘤信息系统评价一、二级指标权重结果印证了癌症防控关口前移、癌症筛查关注度不断提高的大趋势。

2. 项目的局限性 一方面在指标遴选和方法学运用上存在不足，对于指标的选择不够细化，指标来源偏重"理论"；另一方面使用层次分析法不能增添新的指标，可能会遗漏少量指标，同时建立层次结构模型时只构建了目标层和准则层，未构建方案层。

第四节 专利分析案例

一、专利基本指标分析在评价吉林省医药健康产业技术竞争力中的应用

（一）研究背景

医药健康产业作为吉林省传统优势产业之一，近年来在吉林省相关政策的支持下不断发展，逐渐形成了自身独特的优势和特色，截至 2021 年已成为吉林省第四大工业支柱产业和第三大工业投资产业。面对着激烈的市场竞争，明确吉林省医药健康产业拥有哪些优势、存在哪些不足，对于准确认清产业竞争态势具有重要意义。

（二）研究目的

从专利分析角度出发，对吉林省医药健康产业技术竞争力进行评价，从而为产业相关人员制定产业政策提供决策支持和信息参考。

（三）分析步骤

1. 数据来源与检索范围 以中国知网（CNKI）专利数据库为数据来源，对比吉林省与北京市、山东省、江苏省三个医药健康产业优势省区在专利数量指标上的基本差异，描述吉林省医药健康产业在专利分布指标上的基本概况，对吉林省医药健康产业技术竞争力进行评价。

2. 专利检索策略 使用国际专利分类号（international patent classification，IPC）字段作为检索途径。检索策略为"IPC = A61K（医用、牙科用或梳妆用的配制品）"，检索时间为 2016—2020 年，选择北京市、江苏省和山东省作为医药健康产业优势省区与吉林省在相关指标上进行对比。

3. 专利数量指标分析 使用专利申请公开量和专利申请时间序列 2 个指标对专利数量情况进行分析。通过比较专利申请公开量，可以描述吉林省与其他医药健康产业优势省区在专利数量上的差别；通过展示专利公开时间序列分布，可以看出吉林省医药健康产业技术创新能力的年度发展情况。

4. 专利分布指标分析 使用专利申请主题分布、专利申请学科分布和专利申请类别分布 3 个指标对专利分布情况进行分析。通过对专利申请主题进行分析，可以对吉林省医药健康产业的技术优势主题进行描述；通过对专利申请学科进行分析，可以看出吉林省医药健康产业的技术优势学科分布情况；通过对专利申请类别进行分析，可以看出吉林省医药健康产业在专利类别分布上的优势与不足。

（四）结果分析

1. 专利数量指标分析结果

（1）专利申请公开量：通过浏览器进入中国知网，选择高级检索，在总库中点击"专利"，在下拉菜单中选择"中国专利"，进入中国专利检索界面。点击检索字段下拉菜单，选择"分类号"字段，输入"A61K"并选择模糊检索，"时间范围"选择"申请日：2016 年 1 月 1 日—2020 年 12 月 31 日"，在"国省名称"中依次选择"吉林省""北京市""江苏省"和"山东省"。共检索得到相关省区的专利公开数量为：江苏省，27 958 件；山东省，22 684 件；北京市，14 970 件；吉林省，3 326 件。如图 13-14 所示。

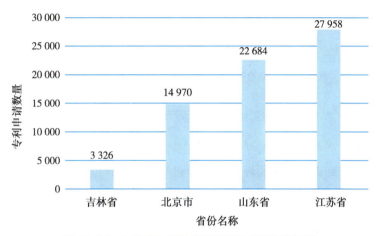

图 13-14　吉林省与其他省份专利申请公开量对比

（2）专利申请时间序列：在吉林省专利检索结果界面下，通过更改"时间范围"，依次检索 2016—2020 年五年间吉林省医药健康产业专利申请数量，得到吉林省医药健康产业专利申请数量分布，如图 13-15 所示。由图 13-15 可知，吉林省医药健康产业专利申请数量在 2016—2018 年三年间逐年上升，分别为 2016 年，681 件；2017 年，701 件；2018 年，765 件。在 2019 年和 2020 年两年逐年下降，分别为 2019 年，647 件；2020 年，548 件。专利申请数量下降原因可能与新冠疫情对科学研究工作及专利申请业务的影响有关。

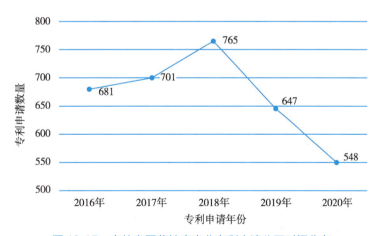

图 13-15　吉林省医药健康产业专利申请公开时间分布

2. 专利分布指标分析结果

（1）吉林省医药健康产业专利申请主题分布：CNKI 专利数据库会自动统计检索结果的主题、学科及专利类别，并按频次由高至低顺序排列。在吉林省专利检索结果界面下，找到排名前 5 主题对应的专利申请数量，得到吉林省医药健康产业专利申请主题分布，如图 13-16 所示。通过图 13-16 可以大致了解吉林省医药健康产业在哪些主题上具有技术优势。

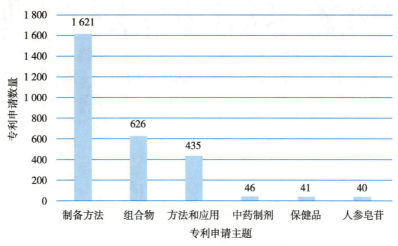

图 13-16 吉林省医药健康产业专利申请主题分布

（2）吉林省医药健康产业专利申请学科分布：在吉林省专利检索结果界面下，找到排名前 5 学科对应的专利申请数量，得到吉林省医药健康产业专利申请学科分布，如图 13-17 所示。通过图 13-17 可以大致了解吉林省医药健康产业在哪些学科上具有技术优势。

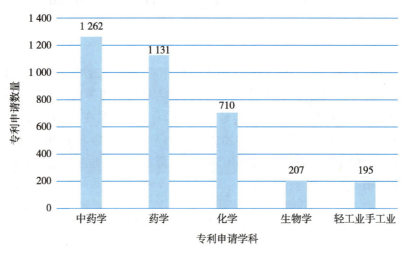

图 13-17 吉林省医药健康产业专利申请学科分布

（3）吉林省医药健康产业专利申请类别分布：在吉林省专利检索结果界面下，找到各专利类别对应的专利申请数量，得到吉林省医药健康产业专利申请类别分布，如图 13-18 所示。由图 13-18 可知，吉林省医药健康产业虽然专利申请公开数量较多，但专利授权数量并不多。其原因一方面在于一些专利申请还在审查阶段，未来将获得专利授权；另一方面在于一些专利申请不符合专利授权条件，申请专利权被驳回。

（五）讨论

1. 项目的科学性 通过对专利申请公开量、专利申请公开时间序列、专利申请主题分布、专利申请学科分布以及专利申请类别分布等指标进行分析，对吉林省医药健康产业技术竞争力情况进行了定量的描述，为产业政策和发展战略的制定提供了数据支撑，体现了一定的科学性和可操作。

2. 项目的局限性 一方面，项目选择的指标过于简单，并不足以全面反映专利数量和专利分布的全部信息；另一方面，仅从专利数量和专利分布两个层面并不能对吉林省医药健康产业技术竞争力进行全面评价。

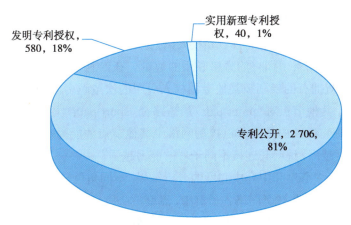

图 13-18　吉林省医药健康产业专利申请类别分布

二、专利权人共被引网络分析在识别专利权人知识角色中的应用

（一）研究背景

知识获取是企业进行知识创新的重要前提和基础，在特定知识领域中，各知识源扮演着不同的角色。企业知识获取是一个复杂的过程，只有准确识别符合企业自身知识创新需求的知识源角色，才能保障企业知识获取的效率和效果。

（二）研究目的

依据知识源在知识领域中的地位及其与知识获取企业之间知识的相似性程度，对知识源的角色进行定义，并利用专利权人共被引网络分析方法，对所定义的知识源角色进行识别。

（三）分析步骤

1. 知识源的角色定义　依据知识源在知识领域中的地位及其与知识获取企业之间知识的相似性程度，可将知识源划分为知识首领、知识桥梁和知识族员三种角色。其中知识族员之间又存在潜在合作伙伴和潜在竞争对手两种关系。不同角色知识源所具有的特征如下：

（1）知识首领：在特定知识领域中具有极强的知识优势，通常是行为内技术优势最强的企业。

（2）知识桥梁：在特定知识领域中可能不具备知识首领的知识优势，但却具备连接不同知识领域的能力，在不同知识领域之间起着"桥梁"的作用。

（3）知识族员：在特定知识领域中既不扮演知识首领角色，又不扮演知识桥梁角色的"普通"知识源。

（4）潜在合作伙伴：在特定知识领域中，若两个知识族员所拥有的知识相似性较低，彼此之间知识互补，则两个知识族员互为潜在合作伙伴。

（5）潜在竞争对手：在特定知识领域中，若两个知识族员所拥有的知识相似性较高，彼此之间存在业务竞争，则两个知识族员互为潜在竞争对手。

2. 知识源的角色识别　通过构建专利权人共被引网络对上述角色进行识别。专利权人是享有专利权的主体，可看作知识领域中的知识源。在专利权人共被引网络中，节点代表专利权人，节点之间的连线代表专利权人之间的共被引关系，即两专利权人各自拥有的专利被同一专利权人拥有的专利引用。依据共被引原理可知，若两专利权人之间存在共被引关系，则说明两专利权人之间具有知识的相似性，且共被引强度越大，两专利权人之间知识的相似性程度越高。

在专利权人共被引网络的基础上，通过对网络中各节点在网络中的地位及节点之间的关系进行分析，可对各知识源的角色进行识别，主要涉及对网络中各节点的点度中心度和中介中心度进行测度，以及对网络进行凝聚子群分析。

凝聚子群是网络的一个子集合,在此集合中的各节点具有相对较强的、紧密的关系。在专利权人共被引网络中,处于同一个子群中的各专利权人,彼此之间知识相似性程度较高。

点度中心度指节点在网络中拥有的直接联系的数量。在专利权人共被引网络中,专利权人的点度中心度越高,说明其所拥有的专利被其他专利权人引用的次数越多,其在网络中的知识优势越大。中介中心度是该点位于其他节点对(point pair)最短路径(short path)上的可能性,指失去此节点,各节点间将失去的联系。它反映的是某节点控制网络中其他节点的能力。在专利权人共被引网络中,专利权人的中介中心度越高,说明其连接不同子群的能力越强。

综合凝聚子群、点度中心度和中介中心度的分析结果,不同角色知识源的识别方法如下:

(1)知识首领:专利权人共被引网络各子群中,点度中心度高的节点。

(2)知识桥梁:专利权人共被引网络中,连接不同子群的中介中心度高的节点。

(3)知识族员:在专利权人共被引网络中除了知识首领和知识桥梁的节点。

(4)潜在竞争对手:专利权人共被引网络同一子群中,处于同一派系的知识族员。

(5)潜在合作伙伴:专利权人共被引网络同一子群中,处于不同派系的知识族员。

3. 数据来源及研究对象 使用德温特数据库(Derwent Innovation Index,DII)作为数据来源。利用国际专利分类号(international patent classification,IPC)和德温特分类代码(Derwent class code,DCC),选择病毒性抗体领域中2004—2013年的所有专利作为研究样本。

4. 构建专利权人共被引矩阵 可通过计算机编程或采用文献计量软件(如 Derwent Data Analyzer)软件对检索得到的专利的专利权人进行数据抽取,并以专利权人为行、列条目,构建专利权人共被引矩阵,矩阵中各值为专利权人之间的共被引次数。

5. 构建专利权人共被引网络 使用 NodeXL 软件对专利权人共被引矩阵进行处理,生成专利权人共被引网络。在 NodeXL 中设置共被引强度的阈值为2,即只有当两专利权人被不少于2篇专利共同引用时才认为两专利权人之间具有相似性,在专利权人共被引网络中才会在表示两专利权人的节点之间用直线连接。为了去除网络中的自循环(self-loops),将专利权人共被引矩阵中的正对角线上的值均用"0"取代。将修正后的专利权人共被引矩阵输入 NodeXL 软件,可以得到符合要求的专利权人共被引网络。

6. 专利权人共被引网络分析 使用凝聚层次聚类(aggregation hierarchy clustering,AHC)算法对网络进行凝聚子群分析及派系(clique)分析。使用 NodeXL 软件计算各子群中节点的点度中心度和中介中心度。

(四)结果分析

1. 数据检索结果 制定检索策略:"IPC = A61K039/42 AND CPC = B* AND Time = 2003-2014",将检索式输入 DII 后得到相关专利905条。

2. 专利权人共被引矩阵构建结果 检索得到的905条专利共引用了796个专利权人的专利。以上述796个专利权人为行、列条目,构建796×796的专利权人共被引矩阵。由于矩阵较大,在这里仅给出10个专利权人的共被引矩阵,如表13-26所示。

表13-26 专利权人共被引矩阵(部分)

Item	USSH	CRUL	REGC	SCRI	CHIR	STRD	GETH	CETU	BIOJ	REPK
USSH	13	1	3	4	2	4	1	3	3	1
CRUL	1	8	1	2	0	1	0	0	0	0
REGC	3	1	7	2	2	3	2	4	3	2
SCRI	4	2	2	6	1	2	2	1	2	1

续表

Item	USSH	CRUL	REGC	SCRI	CHIR	STRD	GETH	CETU	BIOJ	REPK
CHIR	2	0	2	1	6	1	2	2	2	1
STRD	4	1	3	2	1	6	2	3	2	1
GETH	1	0	2	2	2	2	6	2	2	2
CETU	3	0	4	1	2	3	2	5	4	2
BIOJ	3	0	3	2	2	2	2	4	5	2
REPK	1	0	2	1	1	1	2	2	2	4

3．专利权人共被引网络构建结果 由 NodeXL 软件得出的结果可知，专利权人共被引网络包括 117 个节点和 657 条边，共由 8 个子网组成，具体情况如表 13-27 所示。

表 13-27 专利权人共被引网中的各子网情况

子网包含的专利权人数量	子网数量
95	1
9	1
2	6

4．专利权人共被引网络分析结果 由表 13-27 可知，专利权人共被引网络中最大的子网（C_1）包含 95 个节点和 612 条联系，分别占总节点的 81% 和总联系的 93%，因此仅选择 C_1 进行分析并不会造成太大的信息损失。AHC 结果显示，C_1 中的所有节点可分成 7 个子群（记为 $G_1 \sim G_7$），以 G_1 为例，各节点的点度中心度和中介中心度的计算结果如表 13-28 所示，对 G_1 进行派系分析的结果如表 13-29 所示。

表 13-28 G_1 中各节点的中心度值

节点	点度中心度	中介中心度	节点	点度中心度	中介中心度
A	13	1 033	H	2	0
B	4	0	I	5	0
C	4	0	J	5	0
D	4	0	K	5	0
E	4	0	L	5	0
F	1	0	M	5	0
G	2	0			

表 13-29 G_1 中各节点派系分析

派系	包含节点
1	A、B、C、D、E
2	F
3	G、H
4	I、J、K、L、M

由表 13-28 可知，在 G_1 中，节点 A 的点度中心度和中介中心度都远远超过其他节点，因此可认为专利权人 A 既为该领域中的知识首领也为该领域的知识桥梁，其他专利权人都可作为该领域的知识族员。由表 13-29 可知，A～E 五点、F 点、G～H 两点、I～M 五点分属于四个派系。因此各派系内的知识族员之间互为潜在竞争对手，不同派系之间的知识族员之间互为潜在合作伙伴。

（五）讨论

1. 项目的科学性　通过建立专利权人共被引矩阵构建专利权人共被引网络，从而将各专利权人之间的技术相似性用网络关系强度定量地表示出来，提供了一种识别特定领域知识源角色的技术方法。

2. 项目的局限性　仅用专利权人之间的共被引关系表示技术相似性不够全面，同时对于共被引网络的"强关系"和"弱关系"没有进行科学的界定，对结果的准确性有一定的影响。

（黄丽丽　潘　玮）

附　　录

一、指标评价部分专家函询表样例

请您对附表 1～附表 3 中的指标的重要性和可操作性进行评价,在您认为合适的选项上打 √。每项单选,空项或漏项将导致问卷无效。

附表 1　一级指标的重要性、可操作性评价与评价意见

一级指标	重要性评价					可操作性评价					备注
	非常重要	比较重要	一般	不太重要	不重要	非常强	比较强	一般	不太强	不强	修改意见
1. 教育与培训											
2. 风险评估											
3. 预防措施											
需增加指标											

对于附表 1 的内容,您若还有其他意见,请填写在下面横线位置:

_____

附表 2　二级指标的重要性、可操作性评价与评价意见

函询指标		重要性评价					可操作性评价					备注
一级指标	二级指标	非常重要	比较重要	一般	不太重要	不重要	非常强	比较强	一般	不太强	不强	修改意见
1. 教育与培训	1.1　护士相关知识掌握											
	1.2　患者健康教育											
2. 风险评估	2.1　评估时机											
	2.2　评估工具和方法											
3. 预防措施	3.1　功能锻炼											
	3.2　辅助器具使用											
	3.3　疼痛管理											
	3.4　出院管理											
需增加指标												

对于附表 2 的内容,您若还有其他意见,请填写在下面横线位置:

_____

附表3　三级指标的重要性、可操作性评价与评价意见
［注：只列出样例，详细指标内容省略］

函询指标		重要性评价					可操作性评价					备注
二级指标	三级指标	非常重要	比较重要	一般	不太重要	不重要	非常强	比较强	一般	不太强	不强	修改意见
1.1　护士相关知识掌握	1.1.1　RIT的发生与发展											
	1.1.2　RIT的评估方法											
	1.1.3　RIT的临床分级											
	1.1.4　健康宣教的方法，如teach-back等											
1.2　患者健康教育	1.2.1　疾病及治疗方法相关知识											
［略］	［略］											
需增加指标												

对于附表3的内容，您若还有其他意见，请填写在下面横线位置：

_____

二、专家权威程度调查表样例

1．判断依据　以下是对指标重要性及可操作性判断的依据，请您根据自己做出判断依据的影响程度进行自评。在相应处打√（附表4）。

附表4　指标重要性及可操作性判断依据

判断依据	影响程度		
	大	中	小
直觉判断			
工作经验			
理论分析			
参考国内外文献			

2．您对咨询内容的熟悉程度　请您根据实际情况对咨询内容的熟悉程度进行评定。在相应处打√（附表5）。

附表5　指标熟悉程度评定表

很熟悉	熟悉	中等熟悉	了解	不清楚

三、德尔菲法应用案例第一轮函询结果数据统计

德尔菲法应用案例第一轮函询结果数据统计见附表6。

附表6　第一轮函询结果数据统计

编号	指标重要性				指标可操作性			
	均数 $\bar{x}$	标准差 S	满分比 /%	变异系数 CV	均数 $\bar{x}$	标准差 S	满分比 /%	变异系数 CV
1.1	4.67	0.47	67	0.10	4.60	0.49	60	0.10
1.2	4.67	0.47	67	0.10	4.20	0.75	30	0.18
2.1	4.40	0.49	40	0.11	4.26	0.77	40	0.18
2.2	4.46	0.61	53	0.14	4.07	0.57	20	0.14

续表

编号	指标重要性				指标可操作性			
	均数 $\bar{x}$	标准差 S	满分比 /%	变异系数 CV	均数 $\bar{x}$	标准差 S	满分比 /%	变异系数 CV
3.1	4.80	0.40	80	0.08	4.20	0.83	40	0.20
3.2	4.26	0.57	33	0.13	4.00	0.97	26	0.24
3.3	4.33	0.70	47	0.16	3.87	0.81	20	0.21
3.4	4.53	0.50	53	0.11	3.53	0.96	7	0.27
1.1.1	4.40	0.48	40	0.11	4.31	0.77	47	0.18
1.1.2	4.46	0.50	47	0.11	4.50	0.61	60	0.14
1.1.3	4.46	0.61	53	0.14	4.44	0.79	60	0.18
1.1.4	4.60	0.49	60	0.10	4.31	0.58	40	0.14
1.2.1	4.40	0.49	40	0.11	3.94	0.75	20	0.19
1.2.2	4.67	0.47	67	0.10	4.19	0.53	27	0.13
2.1.1	4.53	0.61	60	0.17	4.19	0.63	33	0.15
2.2.1	4.27	0.68	40	0.16	4.31	0.68	47	0.16
2.2.2	4.40	0.61	47	0.14	4.25	0.83	47	0.20
2.2.3	4.40	0.61	47	0.14	4.31	0.84	53	0.20
2.2.4	4.40	0.61	47	0.14	3.44	0.10	13	0.30
3.1.1	4.60	0.49	60	0.11	3.94	0.83	27	0.20
3.1.2	4.47	0.62	53	0.14	4.00	0.94	33	0.23
3.1.3	4.20	0.91	47	0.22	4.07	1.00	40	0.25
3.1.4	4.27	0.85	47	0.20	4.19	0.83	40	0.17
3.1.5	4.53	0.50	53	0.11	4.50	0.61	60	0.14
3.1.6	4.60	0.61	67	0.13	4.06	0.75	27	0.18
3.2.1	4.07	0.83	33	0.21	3.69	1.10	20	0.30
3.2.2	4.26	0.77	40	0.18	4.13	1.00	40	0.24
3.2.3	3.40	0.87	7	0.25	3.06	1.14	7	0.37
3.3.1	4.40	0.71	53	0.16	4.38	0.86	60	0.20
3.3.2	4.06	0.93	40	0.23	4.06	1.03	40	0.25
3.3.3	4.40	0.61	47	0.14	4.56	0.61	67	0.13
3.4.1	4.53	0.61	60	0.14	4.50	0.61	60	0.14
3.4.2	4.40	0.49	40	0.11	4.50	0.50	53	0.11
3.4.3	4.40	0.71	53	0.16	3.88	1.00	27	0.26
3.4.4	4.46	0.61	53	0.14	4.13	0.78	33	0.19

四、德尔菲法应用案例第二轮函询结果数据统计

德尔菲法应用案例第二轮函询结果数据统计见附表 7。

附表 7　第二轮函询结果数据统计

编号	指标重要性				指标可操作性			
	均数 $\bar{x}$	标准差 S	满分比 /%	变异系数 CV	均数 $\bar{x}$	标准差 S	满分比 /%	变异系数 CV
1.1	4.63	0.34	87	0.07	4.63	0.34	87	0.07
1.2	4.64	0.34	87	0.07	4.32	0.62	60	0.14
2.1	4.19	0.60	40	0.14	4.32	0.81	60	0.19
2.2	4.45	0.61	67	0.14	4.26	0.80	53	0.19

续表

编号	指标重要性				指标可操作性			
	均数 $\bar{x}$	标准差 S	满分比 /%	变异系数 CV	均数 $\bar{x}$	标准差 S	满分比 /%	变异系数 CV
3.1	4.76	0.50	93	0.1	4.51	0.61	67	0.14
3.2	4.26	0.60	40	0.14	4.20	0.93	53	0.22
3.3	4.52	0.51	67	0.14	4.33	0.61	47	0.14
3.4	4.78	0.34	87	0.07	4.65	0.57	80	0.12
3.5	4.72	0.40	80	0.08	4.09	1.09	47	0.27
1.1.1	4.53	0.50	53	0.11	4.53	0.62	60	0.14
1.1.2	4.67	0.60	73	0.13	4.40	0.80	53	0.18
1.1.3	4.60	0.49	60	0.11	4.53	0.80	67	0.18
1.1.4	4.67	0.6	73	0.13	4.67	0.60	73	0.18
1.2.1	4.40	0.49	40	0.11	4.33	0.70	47	0.16
1.2.2	4.87	0.34	87	0.07	4.67	0.70	80	0.15
2.1.1	4.53	0.50	53	0.11	4.13	1.02	47	0.25
2.2.1	4.60	0.61	67	0.13	4.53	0.81	67	0.17
2.2.2	4.87	0.34	87	0.07	4.6	0.50	60	0.11
2.2.3	4.53	0.62	60	0.14	4.53	0.62	60	0.14
3.1.1	4.80	0.54	80	0.11	4.6	0.49	60	0.11
3.1.2	4.80	0.54	87	0.11	4.53	0.50	53	0.11
3.1.3	4.67	0.60	73	0.13	4.33	0.70	47	0.16
3.1.4	4.73	0.44	73	0.09	4.47	0.49	47	0.11
3.1.5	4.67	0.47	67	0.10	4.60	0.49	60	0.11
3.1.6	4.80	0.40	80	0.08	4.33	0.59	40	0.14
3.2.1	4.27	0.77	47	0.18	4.20	0.75	40	0.18
3.2.2	4.73	0.44	73	0.09	4.27	0.57	33	0.13
3.3.1	4.67	0.47	67	0.10	4.40	0.61	47	0.14
3.3.2	4.67	0.60	73	0.13	4.47	0.62	53	0.14
3.4.1	4.73	0.57	80	0.12	4.47	0.50	47	0.11
3.4.2	4.73	0.44	73	0.09	4.53	0.61	60	0.14
3.4.3	4.33	0.79	53	0.18	4.00	1.10	33	0.27
3.5.1	4.73	0.57	80	0.12	4.40	0.61	47	0.14
3.5.2	4.67	0.47	67	0.10	4.40	0.71	53	0.16
3.5.3	4.67	0.47	67	0.10	4.33	0.60	40	0.14

推荐阅读

[1] 艾伯特 - 拉斯洛•巴拉巴西. 巴拉巴西网络科学. 沈华伟，黄俊铭，译. 郑州：河南科学技术出版社，2020.

[2] 崔雷. 医学数据挖掘. 北京：高等教育出版社，2006.

[3] 陈峰. 竞争情报理论方法与应用案例. 北京：科学技术文献出版社，2014.

[4] 陈卉，李冬果. 医用统计方法及 SPSS 实现. 北京：科学出版社，2016.

[5] 陈向明. 质的研究方法与社会科学研究. 北京：教育科学出版社，2000.

[6] 杜栋，庞庆华. 现代综合评价方法及其案例精选. 北京：清华大学出版社，2005.

[7] 李杰. 科学计量与知识网络——基于 Bibexcel 等软件的实践. 北京：首都经济贸易大学出版社，2017.

[8] 邱均平. 文献计量学. 2 版. 北京：科学出版社，2019.

[9] 邱均平. 信息计量学概论. 武汉：武汉大学出版社，2019.

[10] 瞿海源，毕恒达，刘长萱，等. 社会及行为科学研究法（二）：质性研究法. 北京：社会科学文献出版社，2013.

[11] 孙振球. 医学综合评价方法及其应用. 北京：化学工业出版社，2006.

[12] 吕琳媛，周涛. 链路预测. 北京：高等教育出版社，2013.

[13] 文庭孝，杨思洛，刘莉. 信息分析. 北京：机械工业出版社，2017.

[14] 吴斌. 复杂网络与科技文献知识发现. 北京：科学技术文献出版社，2011.

[15] 肖明. 知识图谱工具使用指南. 北京：中国铁道出版社，2014.

[16] 颜艳，王彤. 医学统计学. 第 5 版. 北京：人民卫生出版社. 2020.

[17] 杨良斌. 信息分析方法与实践. 长春：东北师范大学出版社，2017.

[18] 杨思洛. 替代计量学：理论、方法与应用. 北京：科学出版社，2019.

[19] 叶冬青. 医学科研方法. 合肥：安徽大学出版社，2010.

[20] 赵正旭，郭阳，王威，等. 复杂网络分析与应用. 北京：科学出版社，2018.

[21] 周志华. 机器学习. 北京：清华大学出版社，2016.

[22] HERSH W R. Information Retrieval: A Health and Biomedical Perspective.New York: Springer-Verlag.2020.

[23] NORMAN K D，YVONNA S L. 定性研究：经验资料收集与分析的方法. 风笑天，译. 重庆：重庆大学出版社，2007.

中英文名词对照索引

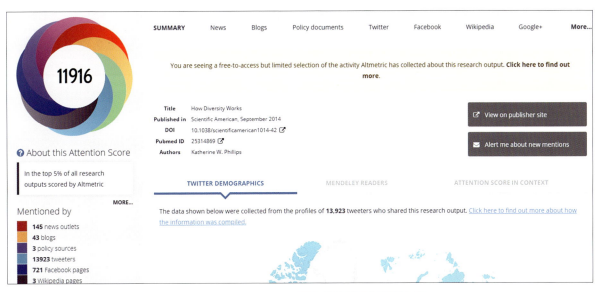

图 6-5　Altmetric.com 平台替代计量指数详细页

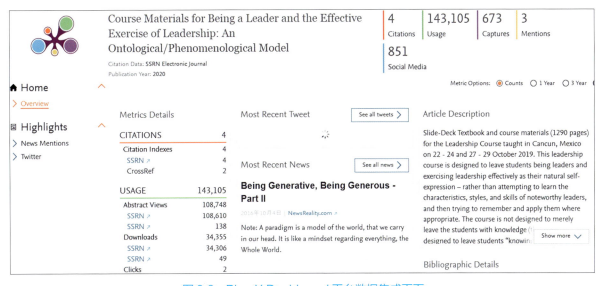

图 6-6　PlumX Dashboard 平台数据集成页面

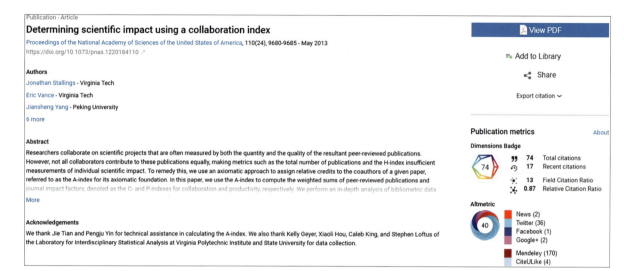

Researchers collaborate on scientific projects that are often measured by both the quantity and the quality of the resultant peer-reviewed publications. However, not all collaborators contribute to these publications equally, making metrics such as the total number of publications and the H-index insufficient measurements of individual scientific impact. To remedy this, we use an axiomatic approach to assign relative credits to the coauthors of a given paper, referred to as the A-index for its axiomatic foundation. In this paper, we use the A-index to compute the weighted sums of peer-reviewed publications and journal impact factors, denoted as the C- and P-indexes for collaboration and productivity, respectively. We perform an in-depth analysis of bibliometric data

图 6-7　Dimensions 平台数据集成界面

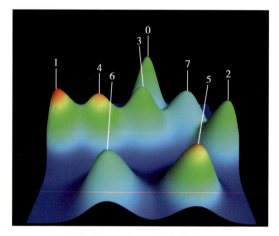

图 7-19　gCluto 聚类山峰图